教育部人才培养模式创新实验区教改教材

中医基础学科图表解丛书

中药学图表解

第2版

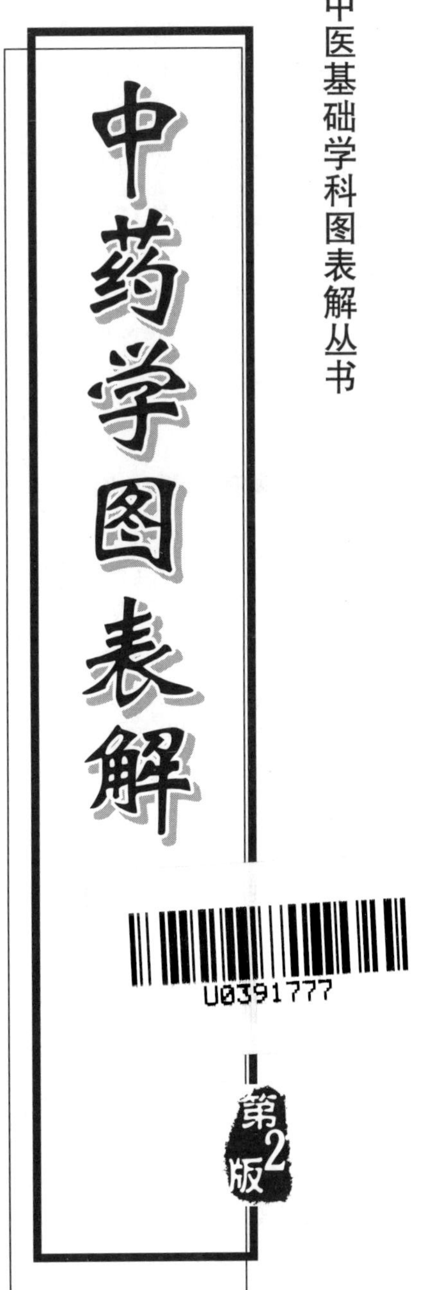

主　编　钟赣生

副主编　（以姓氏笔画为序）

王　淳　王景霞　王睿林

陈绍红　欧丽娜　高　晶

编　委　（以姓氏笔画为序）

王　茜　王　鼎　任燕冬

刘　明　刘　佳　刘云翔

刘为易　李少华　李怡文

吴立坤　苗彦妮　赵　桐

柳海艳　柴剑波　高　源

谢　菁

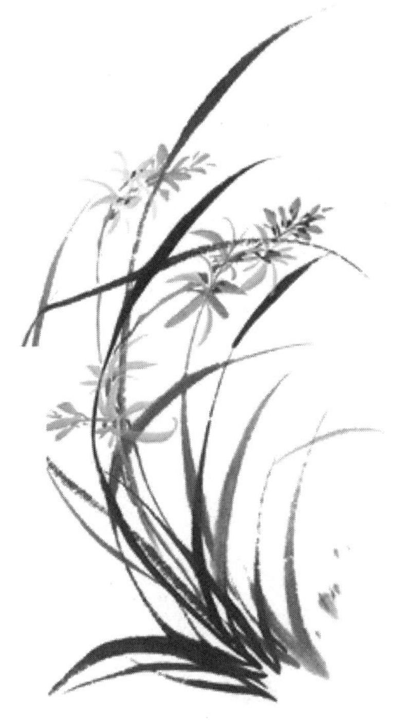

人民卫生出版社

图书在版编目（CIP）数据

中药学图表解/钟赣生主编．—2版．—北京：人民卫生出版社，2013

（中医基础学科图表解丛书）

ISBN 978-7-117-17380-3

Ⅰ.①中…　Ⅱ.①钟…　Ⅲ.①中药学-中医学院-教学参考资料　Ⅳ.①R28

中国版本图书馆CIP数据核字（2013）第112507号

中药学图表解

第2版

主　　编： 钟赣生
出版发行： 人民卫生出版社（中继线 010-59780011）
地　　址： 北京市朝阳区潘家园南里19号
邮　　编： 100021
E - mail： pmph @ pmph.com
购书热线： 010-59787592　010-59787584　010-65264830
印　　刷： 北京铭成印刷有限公司
经　　销： 新华书店
开　　本： 710×1000　1/16　　**印张：** 25
字　　数： 449千字
版　　次： 2004年7月第1版　　2013年7月第2版
2025年1月第2版第9次印刷（总第14次印刷）
标准书号： ISBN 978-7-117-17380-3/R・17381
定　　价： 42.00元
打击盗版举报电话：010-59787491　E-mail：WQ @ pmph.com
（凡属印装质量问题请与本社市场营销中心联系退换）

2 版编写说明

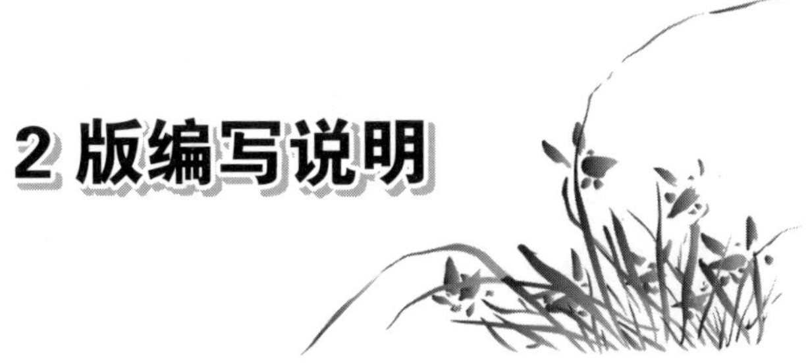

中药学是专门研究中药的基本理论和各种中药的来源、产地、采集、炮制、性能、功效及临床应用规律等知识的一门学科，是祖国医药学宝库中一个重要组成部分。同时，中药学也是全国中医院校的骨干课程，中医、中药专业本科生毕业考试、全国硕士研究生入学综合考试、全国执业医师资格考试、全国执业药师资格考试、全国中医专业留学生毕业联合考试的考试科目。但是，中药学的内容繁多，枯燥乏味，难于记忆，对于高等中医院校的学生而言，可以说其学习、掌握的难度仅次于外语课程，是最难学的科目之一。因而本书的编写采用图表解说的形式，设计各种形象直观的图表进行讲解，使理性认识感性化，复杂问题条理化，以期能引起学生的学习兴趣，从而加深对中药学的理解和记忆。本书属于教育部人才培养模式创新实验区北京中医药大学中医实验班二期规划教材之一。

《中药学图表解》(第 2 版)的编写，本着既要有系统性，又要重点突出，还要形象直观的原则，在保持《中药学图表解》(第 1 版)框架结构不变的基础上，以现行全国中医药行业高等教育"十二五"规划教材、全国高等中医药院校规划教材《中药学》为蓝本，根据中药学教学大纲的要求，对有关章节及其重点、难点内容，设计成各种形象、直观的图表进行解析。本书不仅是学生学习中药学的学习参考书，也是教师从事中药学理论教学的教学参考书，还是应试生参加中医、中药专业本科生毕业考试、全国硕士研究生入学考试综合考试、全国执业医师资格考试、全国执业药师资格考试、全国中医专业留学生毕业联合考试的中药学考试科目的辅导书。同时，对于从事中医临床及基础研究人员，也有一定的参考价值。

本书每味中药的性能功用图表解说一项下分别标有"★★★"、"★★"、"★"，分别表示该药属于教学大纲中的掌握药、熟悉药、了解药的范围。若单味药下没有★号表示者，说明该药属于教学大纲中的参考药范围。

本书是作者多年从事中药学理论教学及研究的经验与体会的总结。中药学源远流长，内容丰富，而以图表的形式对中药学的主要内容进行解析是一种新的尝试，加之时间仓促，作者水平有限，因此疏漏及不当之处在所难免，敬请读者批评指正，以冀今后修正提高。

钟赣生

2013 年 4 月

于北京中医药大学

目　录

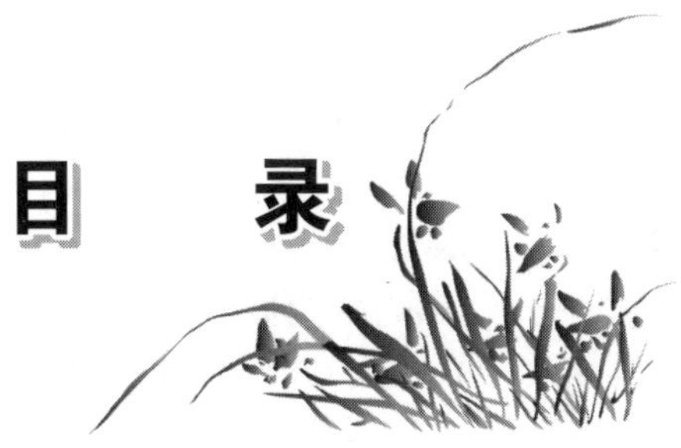

总　论

各　论

总　论

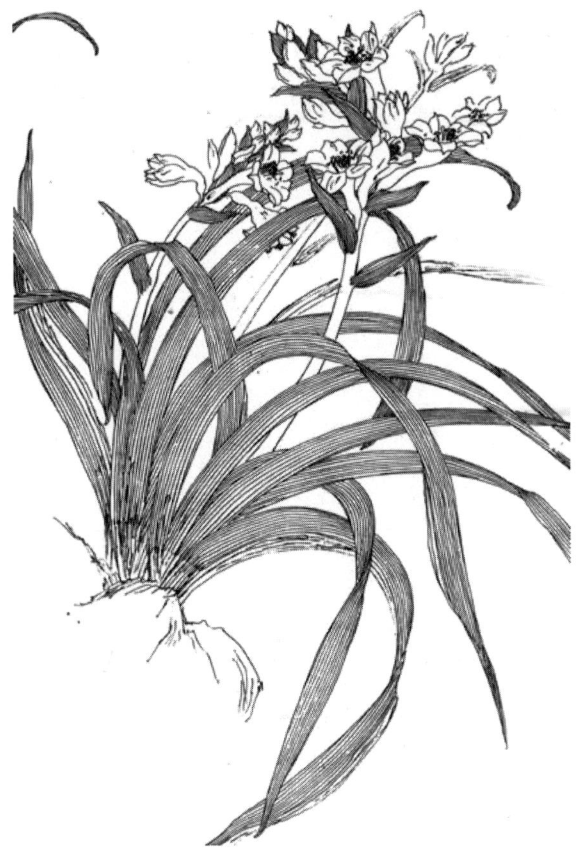

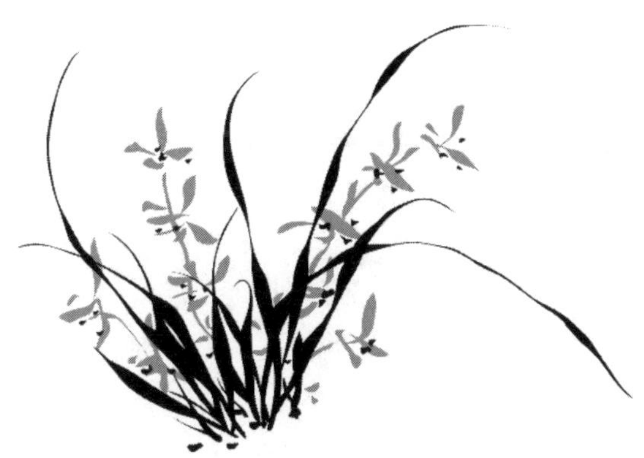

绪　论

一、中药的含义

中药是对我国传统药物的称呼，是和西药相对而言的。其发明和应用，在我国有着悠久的历史。它具有以下几个特点：

1. 从产地来看，绝大多数的中药最初都是出产于中国的。

2. 中药的认识和使用以中医理论为基础，具有独特的理论体系和应用形式。

3. 它充分地反映了我国的历史文化、自然资源等方面的若干特点。

因此，人们习惯把凡是以中国传统医药理论指导采集、炮制、制剂，说明作用机理，指导临床应用的药物，统称为中药。简而言之，中药就是指在中医理论指导下，用于预防、治疗、诊断疾病并具有康复与保健作用的物质。它对于维护我国人民健康、促进中华民族的繁衍昌盛作出了重要贡献。

古代本草书籍所载中药已逾 3000 种，经目前整理则达 12807 种。

二、本草的含义

中药主要来源于天然药及其加工品，包括植物药、动物药、矿物药及部分化学、生物制品类药物。由于中药以植物药居多（占 80％多），且植物药的使用也最普遍，故有“诸药草类最多，诸药以草为本”的说法。因此，自古相沿把中药称作“本草”。

三、草药的含义

草药系指广泛流传于民间，在正规中医院应用不太普遍，为民间医生所习用，且加工炮制尚欠规范的部分中药。

四、中草药的含义

中草药一词，实则是指中药和草药的混称。由此可见，草药、中草药与中药、本草没有质的区别，为避免混淆，应统一于中药一词的概念中。

五、中药材的含义

中药材是指在中医药理论指导下，所采集的植物、动物、矿物经产地加工后形成的原料药材，可供制成中药饮片、提取物及中成药。

六、中药饮片的含义

中药饮片系指中药材经过炮制后可直接用于中医临床或制剂生产使用的处方药品。

七、中成药的含义

中成药是指以中药饮片为原料，在中医药理论指导下，按规定的处方和方法，加工制成一定的剂型，标明药物作用、适应证、剂量、服法、注意、规格等，供医生、患者直接选用，符合药品法规定的药物。中成药是中药复方或单方使用的成品药剂，也是中国传统医药的一个重要组成部分。

八、民族药的含义

所谓民族药是指中国少数民族地区所习用的药物，其药源与中药基本相同，它是在吸收中医药学及国外医药学相关理论和经验的基础上，又在实践中逐步发展形成具有本民族医药学特色和较强地域性的药物，如藏药、蒙药、维药、傣药、苗药、彝药等，广而言之，民族药与中药同样都是中国传统医药的一个重要组成部分。

九、中药学的含义

自古以来人们习惯把中药称为本草，自然也就把记载中药的典籍中药学称为本草学，传统本草学近代始称中药学，它是中医药学宝库中的一个重要组成部分。随着近代科学的发展，中药学又形成了临床中药学、中药栽培学、中药资源学、中药鉴定学、中药化学、中药药理学、中药炮制学、中药制剂学、中成药学等多个分支学科。

本教材中药学的内容主要介绍临床中药学学科相关知识。中药学是研究中药的基本理论和常用中药的来源、产地、采集、炮制、性能、功效、临床应用规律等知识的一门学科。中药学课程是我国高等中医院校中医药专业、中西医结合专业的必修基础课。

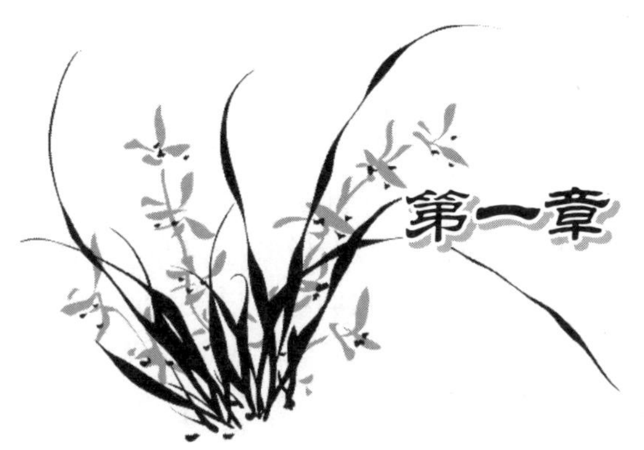

第一章　中药的起源和中药学的发展

一、原始社会(远古—公元前21世纪)

劳动创造了人类、社会,同时也创造了医药。中药的发现和应用以及中药学的产生、发展,和中医学一样,都经历了极其漫长的实践过程。

原始时代,我们的祖先在寻找食物的过程中,由于饥不择食,不可避免地会误食一些有毒甚至剧毒的植物,以致发生呕吐、腹泻、昏迷甚至死亡等中毒现象;同时也可因偶然吃了某些植物,使原有的呕吐、腹泻、昏迷等症状得以缓解甚至消除。经过无数次的口尝身受,逐步积累了辨别食物和药物的经验,也逐步积累了一些关于植物药的知识,这就是早期植物药的发现。进入氏族社会后,由于弓箭的发明和使用,人们进入了以狩猎和捕鱼为重要生活来源的渔猎时代,人们在吃到较多动物的同时,也相应地发现了一些动物具有治疗作用,这就是早期动物药的发现。至氏族社会后期,由于种植、饲养业的发展,发现了更多的药物,用药的知识也不断丰富,从而形成了早期的药物疗法。因此可以说,中药的起源是我国劳动人民长期生活实践和医疗实践的结果。故《淮南子·修务训》谓:“神农……尝百草之滋味,水泉之甘苦,令民知所避就。当此之时,一日而遇七十毒。”它反映了我国劳动人民发现药物、积累经验的艰苦实践过程,也是药物起源于生产劳动的真实写照。

随着社会的进步,生产力的发展,人们对于药物的认识和需求也与日俱增。药物的来源也由野生药材、自然生长逐步发展到部分人工栽培和驯养,并由动、植物扩展到天然矿物及若干人工制品。用药知识与经验也愈见丰富,记录和传播这些知识的方式、方法也就由最初的“识识相因”、“师学相承”、“口耳相传”发展到文字记载。

二、夏商周时期(公元前21世纪—公元前221年)

人工酿酒和汤液的发明与应用，对医药学的发展起了巨大的促进作用。酒能通血脉、行药势，并可用作溶剂，也是后世加工炮制药物常用的辅料之一。随着人们医药知识的日益丰富，用药经验和药物品种的逐渐增多，为从单纯的用酒治病发展到制造药酒准备了条件。甲骨文中即有“鬯其酒”的记载。据汉·班固《白虎通义·考黜篇》注释：“鬯者，以百草之香，郁金合而酿之成为鬯。”可见，“鬯其酒”就是制造芳香的药酒。酒剂的使用有利于提高药物的疗效，故后世有“酒为百药之长”之说。酒剂的发明与应用对推动医药的发展产生了重要的影响。

进入奴隶社会，手工业逐步发达。夏、商时期，人们已较广泛地使用陶制器皿，同时对食品加工的知识也不断丰富和提高，为汤液的发明创造了条件。相传商代伊尹始创汤液。晋·皇甫谧《针灸甲乙经》序中谓：“伊尹以亚圣之才，撰用神农本草，以为汤液。”《资治通鉴》谓伊尹“闵生民之疾苦，作汤液本草，明寒热温凉之性，酸苦辛甘咸淡之味，轻清浊重，阴阳升降，走十二经络表里之宜。”伊尹，商初人，既精烹饪，又兼通医学，说明汤液的发明与食物加工有密切关系。汤液的出现，不但服用方便，提高了疗效，且降低了药物的毒副作用，同时也促进了复方药剂的发展。因此汤剂也就作为中药最常用的剂型之一得以流传，并得到不断的发展。

周代在一些非医药学专著中，出现了关于医药的文字记载。如《周礼·天官冢宰下》谓：“医师掌医之政令，聚毒药以供医事。”又谓：“以五味、五谷、五药养其病。”据汉代郑玄注：“五药，草、木、虫、石、谷也。”所谓“五药”，并非指五种具体药物，可能是当时对药物的初步归纳。

《诗经》是西周时代的文学作品，也可以说是我国现存文献中最早记载具体药物的书籍。书中收录100多种药用动、植物名称，如苍耳、芍药、枸杞、鲤鱼、蟾蜍等，并记载了某些品种的采集、性状、产地及服用季节等。

《山海经》是记载先秦时期我国各地名山大川及物产的一部史地书。记载药物120多种，其中包括植物药、动物药、矿物药等，并明确指出了药物的产地、效用和性能。服法方面有内服和外用的不同。所治病种达31种之多，包括内、外、妇、眼、皮肤等科疾患。而其中有关补药和预防的记载，反映了当时我国古代预防医学思想的萌芽。可见当时药物的知识已较丰富。

春秋战国时期，出现了“诸子蜂起，百家争鸣”的局面。当时的医家，以朴素的、唯物的阴阳五行学说为指导思想，以人和自然的统一观，总结了前人的医学成就。《黄帝内经》的问世，奠定了我国医学发展的理论基础，对中药学的发展同样产生了巨大的影响。如《素问·至真要大论》"寒者热之，热者寒之"，《素问·藏气法时论》"辛散"、"酸收"、"甘缓"、"苦坚"、"咸软"等，奠定了四气五味学说的理论基础；《素问·宣明五气》"五味所入，酸入肝、辛入肺、苦入心、咸入肾、甘入脾，是为五入"是中药归经学说之先导；《素问·六微旨大论》"升降出入，无器不有"，《素问·阴阳应象大论》"味厚者为阴，薄者为阴中之阳；气厚者为阳，薄者为阳中之阴"等，是后世中药升降浮沉学说的理论依据。同时，《黄帝内经》中所提出的五脏苦欲补泻及五运六气与用药的关系，对中药的临床应用曾产生过很大的影响。

成书年代与《黄帝内经》同时或更早的1975年长沙马王堆汉墓出土的《五十二病方》虽然并非药物专著，但用药已达240余种之多，医方280多个，所治疾病涉及内、外、妇、五官等科。其载药数目之多，复方用药之早，所治疾病之广，足见先秦时期用药已具相当规模了。它是最早涉及药物炮制、制剂等内容的医药专著。

三、秦汉时期（公元前221—公元220年）

由于生产力的发展，科学的进步，内外交通的日益发达，特别是张骞、班超先后出使西域，打通丝绸之路，西域的番红花、葡萄、胡桃等药材不断输入内地，少数民族及边远地区的琥珀、麝香及南海的荔枝、龙眼等已逐渐为内地医家所采用，从而丰富了本草学的内容。西汉初年已有药物专书流传民间，如《史记·仓公列传》称吕后八年（公元前180年）公乘阳庆传其弟子淳于意《药论》一书；《汉书·楼护传》谓："护少诵医经、本草、方术数十万言"；《汉书·平帝纪》云："元始五年（公元5年）徵天下通知……本草以及五经、论语、孝经、尔雅教授者……遣至京师。"可见秦汉时期已有本草专著问世，并有众多的本草讲授者，本草学的发展已初具规模，遗憾的是专门的本草文献未能留传下来。

秦汉时期本草代表作为《神农本草经》。

1. 书名　《神农本草经》（简称《本经》）。它是我国现存最早的本草专著（第一部药学专著）。

2. 作者　该书并非出于一时一人之手，而是经历了较长时期的充实和完善过程。（它是由若干位医家陆续编写而成。）

3. 成书年代　一般认为该书成于西汉末年至东汉初年（公元前1—公元1世纪），一说是该书成书于东汉末年（公元2世纪）。（其成书的具体年代虽尚有争议，但不会晚于公元2世纪）

4. 载药数目　全书载药 365 种，其中植物药 252 种、动物药 67 种、矿物药 46 种。

5. 分类　按药物功效的不同分为上、中、下三品，即后世所称的“三品分类法”。上品 120 种，功能滋补强壮，延年益寿，无毒或毒性很弱，可以久服；中品 120 种，功能治病补虚，兼而有之，有毒或无毒，当斟酌使用；下品 125 种，功专祛寒热，破积聚，治病攻邪，多具毒性，不可久服。

6. 主要内容和学术价值

①《本经》序论中简要赅备地论述了中药的基本理论，如四气五味、有毒无毒、配伍法度、辨证用药原则、服药方法及丸、散、膏、酒等多种剂型，并简要介绍了中药的产地、采集、加工、贮存、真伪鉴别等，为中药学的全面发展奠定了理论基石。

②书中新载药物大多朴实有验，至今仍然习用，如常山抗疟、苦楝子驱虫、阿胶止血、乌头止痛、当归调经、黄连治痢、麻黄定喘、海藻治瘿等。

③《本经》是汉以前药学知识和经验的第一次大总结，奠定了我国大型骨干本草的编写基础，是我国最早的珍贵药学文献，被奉为四大经典之一，它对中药学的发展产生了极为深远的影响。

7. 版本情况　《本经》成书之后，沿用五百余年，原著在唐初已失传，但它的内容仍然保留在历代本草之中。现存的各种版本都是经明清以来学者考订、辑佚、整理而成的，其中著名的有孙星衍、孙冯翼同辑本、顾观光辑本和日本森立之辑本。

四、两晋南北朝时期(公元 265—581 年)

自《神农本草经》成书以后，历经后汉、三国、两晋至南齐时期，由于临床用药的不断发展，以及中外通商和文化交流，使西域南海诸国的药物如乳香、苏合香、沉香等香料药输入我国，新的药物品种逐渐增多，并陆续有了零星记载，对原有的药物功效也有了新的认识，增加了药物的治疗面。经过长期的临床实践，证明部分药物的性味、功效等与原来的记述不尽相同，因此，南朝梁代著名医药学家陶弘景(公元 456 —536 年)在整理注释经传抄错简的《神农本草经》的基础上，又增加汉魏以来名医的用药经验(主要取材于《名医别录》)，撰成《本草经集注》一书，“以朱书神农，墨书别录”，小字加注的形式，对魏晋以来三百余年间中药学的发展做了全面总结。

(一)代表作

1. 书名　《本草经集注》。

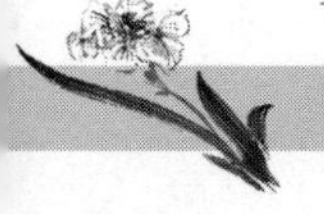

2. 作者　梁·陶弘景所辑。

3. 成书年代　公元500年左右。

4. 载药数目　730种。

5. 分类　首创按药物自然属性分类的方法，将所载730种药物的分为玉石、草木、虫兽、果、菜、米食及有名未用七类，各类中又结合三品分类安排药物顺序。改变了“三品混糅，冷热舛错，草木不分，虫兽无辨”的现象。

6. 主要内容和学术价值

①“序例”部分首先回顾本草学的发展概况，接着对《本经》序例条文逐一加以注释、发挥，具有较高的学术水平。

②对药物的形态、性味、产地、采制、剂量、真伪辨别等都做了较为详尽的论述，强调药物的产地与采制方法和其疗效具有密切的关系。

③首创“诸病通用药”，分别列举80多种疾病的通用药物，如治风通用药有防风、防己、秦艽、川芎等，治黄疸通用药有茵陈、栀子、紫草等，以便于医生临证处方用药。

④考定了古今用药的度量衡，并规定了汤、酒、膏、丸等剂型的制作规范。

⑤为便于保存文献资料原貌，陶氏采用朱写《本经》文，墨写《别录》文，小字作注的方式(朱墨分书)；对于药性，又以朱点为热，墨点为冷，无点为平。这在全凭手抄药书的时代，不失为一种事半功倍的方法。它是最先对《本经》进行注释的本草书籍。

⑥本书是继《本经》之后的第二部本草名著，它奠定了我国大型骨干本草编写的雏形，反映了魏晋南北朝时期的主要药学成就，并且标志着综合本草模式的初步确立。

7. 版本情况　本书流传至北宋初即逐渐亡佚，现仅存敦煌石窟藏本的序录残卷，但其主要内容仍可在《经史证类备急本草》和《本草纲目》中窥测。近代有尚志钧重辑本。

(二)其他有名的本草著作

1.《雷公炮炙论》　南朝刘宋时代(公元420—479年)雷敩(斅)著。它是我国第一部炮制专著，系统地介绍了300种中药的炮制方法，提出药物经过炮制可以提高药效，降低毒性，便于贮存、调剂、制剂等。此书对后世中药炮制的发展产生了极大的影响，书中记载的某些炮制方法至今仍有很大参考价值。该书也标志着本草学新分支学科的产生。

2.《吴普本草》、《李当之药录》、《名医别录》、徐之才《药对》。

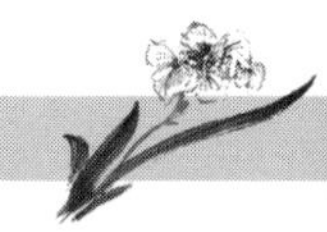

五、隋唐时期(公元581—907年)

隋唐时期我国南北统一，经济文化繁荣，交通发达，外贸增加，印度、西域药品输入日益增多，从而推动了医药学术的迅速发展，加之陶弘景《本草经集注》成书之际，正处于南北分裂时期，对北方药物情况了解不够，内容上存在一定的局限性，因而有必要对本草做一次全面的整理、总结。

(一)代表作

1. 书名　《新修本草》(又称《唐本草》)。它依靠了国家的行政力量和充分的人力、物力，是我国历史上第一部官修本草(或称第一部药典)。

2. 作者　由长孙无忌、李勣领衔编修，由苏敬实际负责，23人参加撰写。

3. 成书年代　唐显庆四年(公元659年)。

4. 载药数目　844种(一说850种)，新增药物114种(一说120种)。

5. 主要内容和学术价值

①本书由药图、图经、本草三部分组成，分为玉石、草、木、兽禽、虫、鱼、果菜、米谷、有名未用九类。

②在编写过程中唐政府通令全国各地选送当地道地药材，作为实物标本进行描绘，从而增加了药物图谱，并附以文字说明。这种图文并茂(图文对照)的方法，开创了世界药学著作的先例。

③本书治学严谨，实事求是，尊重经典又不拘泥，在保持《本经》原文的基础上，对古书未载者加以补充，内容错讹者重新修订。

④书中既收集了为民间所习用的安息香、龙脑香、血竭、诃黎勒、胡椒等外来药，同时又增加了水蓼、葎草、山楂、人中白等民间经验用药，且药物分类也较《本草经集注》多两类。

⑤本书内容丰富，取材精要，具有高度的科学价值，反映了唐代本草学的辉煌成就，奠定了我国大型骨干本草编写的格局。

⑥它不仅对我国而且对世界医药学的发展产生了巨大的影响，很快流传到国外。如公元731年即传入日本，并广为流传，日本律令《延喜式》即有“凡医生皆读苏敬《新修本草》”的记载。

⑦由于《新修本草》是由国家组织修订和推行的，因此是它也是世界上公开颁布的最早的药典，比公元1542年欧洲纽伦堡药典要早八百余年。

6. 版本情况　本书现仅存残卷的影刻、影印本，但其内容保存于后世本草及方书中，近年有尚志钧重辑本问世。

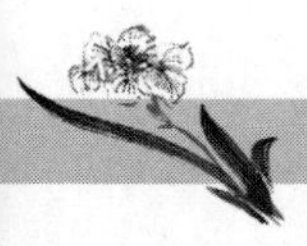

（二）其他有名的本草著作

1.《本草拾遗》

（1）作者：陈藏器。

（2）成书年代：唐开元年间（公元 713 —741 年）。

（3）主要内容和学术价值

①作者深入实际，搜集了《新修本草》所遗漏的许多民间药物，对《新修本草》进行了增补和辨误。

②此书扩展了用药范围，仅矿物药就增加了 110 多种，且其辨识品类也极为审慎，全书增加药物总数尚无定论，然仅《经史证类备急本草》引用就达 488 种之多，为丰富本草学的内容作出了贡献。

③根据药物功效，提出宣、通、补、泻、轻、重、燥、湿、滑、涩十种分类方法，对后世方药分类产生了很大影响。“十剂”分类法为中药按临床功效分类的发端。

2.《食疗本草》

（1）作者：由孟诜原著，经张鼎改编增补而成。

（2）主要成就：全面总结了唐以前的营养学和食治经验，是这一时期最有代表性的食疗专著。

3.《海药本草》

（1）作者：李珣。

（2）主要成就：主要介绍海外输入药物及南药，扩充了本草学的内容，也反映出唐代对外来药物引进的情况和认识水平。

可见，唐至五代时期对某些食物及外来药都已有专门的研究，扩充了本草学的内容。

4.《药性论》(《药性本草》)

（1）作者：甄权。

（2）主要内容：有关药性理论的专著。

5.《蜀本草》

（1）作者：五代（公元 935—960 年），翰林学士韩保昇等受蜀主孟昶之命编成。

（2）主要内容和学术价值

①它也以《新修本草》为蓝本，参阅有关文献，进行增补注释，增加了新药，撰写了图经。

②该书对药品的性味、形态和产地做了许多补充，绘图也十分精致，颇具特点，李时珍谓“其图说药物形状，颇详于陶（弘景）、苏（敬）也”。故本书常为后人

编纂本草时所引用，是一部对本草学发展有影响的书籍。

(三)唐代已开始使用动物组织、器官及激素制剂。

六、宋金元时期(公元960—1368年)

宋代火药、指南针、活字印刷术的发明，促进了科学文化的发展。由于临床医学的进步，促进了药物学的发展。药物数量的增加，功效认识的深化，炮制技术的改进，成药应用的推广，使宋代本草的发展呈现了蓬勃的局面。

(一)宋代官修本草

宋代本草书籍的修订，乃沿唐代先例以国家规模进行。

宋代的官修本草有

①开宝元年(公元973年)刘翰、马志等奉命在《新修本草》、《蜀本草》的基础上修改增订宋代第一部官修本草《开宝新详定本草》。

②次年发现其仍有遗漏和不妥之处，经李昉、制知浩等重加校订，较《新修本草》增加药物133种，合计983种，名《开宝重定本草》，苏颂称本书"其言药性之良毒，性之寒温，味之甘苦，可谓备且详矣"。

③经过八十多年的时间，嘉祐二至五年(公元1057—1060年)，又出现了第三部官修本草，即《嘉祐补注神农本草》。此书由掌禹锡、林亿、苏颂等人编写，以《开宝重定本草》为蓝本，附以《蜀本草》、《本草拾遗》等各家之说，书成21卷，较《开宝本草》增加新药99种，合计载药1082种，采摭广泛，校修恰当，对药物学的发展起了一定的作用。

④嘉祐六年(公元1061年)，由苏颂将国家向各郡县收集所产药材实图及开花、结果、采收时间、药物功效的说明资料，以及外来进口药的样品，汇总京都，编辑成册，名曰《图经本草》，亦称《本草图经》。所附900多幅药图是我国现存最早的版刻本草图谱。全书共21卷，考证详明，颇具发挥。本书与《嘉祐本草》互为姊妹篇。

元祐七年(公元1092年)陈承将两书(《嘉祐补注神农本草》、《图经本草》)合编起来，附以古今论说及个人见解(名《别说》)，故名《重广补注神农本草图经》。上述诸本草均已亡佚，然其内容仍可散见于《经史证类备急本草》、《本草纲目》等后世本草中。

⑤大观二年(公元1108年)出版的《经史证类大观本草》(简称《大观本草》)。

⑥政和六年(公元1116年)出版的《政和新修证类备用本草》(简称《政和本草》)。

⑦南宋绍兴二十九年(公元1159年)出版的《绍兴校定经史证类备急本草》

(简称《绍兴本草》)。

(二)宋代本草代表作

1. 书名　《经史证类备急本草》(后世简称《证类本草》)。

2. 作者　唐慎微。

3. 成书年代　公元1082年。

4. 载药数目　1558种(1500余种),较前增加476种。

5. 主要内容及学术价值

①在《嘉祐本草》、《图经本草》的基础上撰成。

②各药之后附列大量方剂(附方3000余首)以相印证,医药紧密结合。方例是药物功能的直接例证,每味药物附有图谱。这种方药兼收、图文并重的编写体例,较前代本草又有所进步。

③保存了民间用药的丰富经验。

④每药还附以制法,为后世提供了药物炮炙资料。

⑤广泛引证历代文献,保存了《开宝本草》、《日华子本草》、《嘉祐本草》等佚书内容。本书不仅切合实际,而且在集前人著作大成方面作了极大贡献,为后世保存了大量宋代以前方药的宝贵文献,使我国大型骨干本草编写格局臻于完备,起了承前启后、继往开来的作用。

⑥《经史证类备急本草》沿用五百多年,从《大观本草》、《政和本草》,以及《绍兴本草》,直到金元时期(公元1302年)出版的《经史证类大全本草》等,都是在《经史证类备急本草》的基础上,稍加修订补充而成的官修本草著作。这些著作,历代不断地复刻重刊,直到明代《本草纲目》问世后,才逐渐地代替了它。作为本草学范本的《经史证类备急本草》,不仅完成了当时的历史使命,并为《本草纲目》的诞生奠定了基础。直到现代,它仍然是我们研究中药必备的重要参考书目之一。

(三)宋代国家药局的设立

国家药局的设立,是北宋的一大创举,也是我国乃至世界药学史上的重大事件。1076年,在京城开封开设由国家经营的熟药所,其后又发展为修合药所(后改名为"医药和剂局")及出卖药所(后改名为"惠民局")。药局的出现促进了药材检验、成药生产的发展,带动了中药炮制、制剂技术的提高,并制定了制剂规范,《太平惠民和剂局方》即是这方面的重要文献。

此外,"秋石"是从人尿中提取的性激素制剂,它的制备方法最早见于《苏沈良方》。《宝庆本草折衷》则有"猪胆合为牛黄"的记载。而宋代用升华法制取龙脑、樟脑,蒸馏法制酒等,皆反映出这一时期中药制剂所取得的成就。

(四)金元时期

1. 金元两代没有出现一部有代表性的大型综合本草。这一时期的本草,一般出自医家之手,内容简要,具有明显的临床药物学特征。如刘完素的《素问药注》、《本草论》,张元素的《医学启源》、《珍珠囊》、《脏腑标本寒热虚实用药式》,李东垣的《药类法象》、《用药心法》,王好古《汤液本草》,朱丹溪的《本草衍义补遗》等。

2. 金元时期本草的主要特点

一是发展了医学经典中有关升降浮沉、归经等药物性能的理论,使之系统化,并作为药物记述中的重要内容。

二是大兴药物奏效原理探求之风。他们在宋人基础上,以药物形、色、味为主干,利用气化、运气和阴阳五行学说,建立了一整套法象药理模式。这一努力的结果,丰富了中药的药理内容,但其简单、机械的推理方式,又给本草学造成了一些消极后果。

3. 元代忽思慧于1330年所著的《饮膳正要》是饮食疗法专著,书中对养生避忌、妊娠食忌、高营养物的烹调法、营养疗法、食物卫生、食物中毒都有论述,记录了不少回、蒙民族的食疗方药和蒙元宫廷食物的性质及有关膳食的烹饪方法,至今仍有较高的参考价值。

4. 元代中外医药交流　回回药物院的建立,更促进了中国医药和阿拉伯医药的交流。

(五)宋金元时期

宋金元时期药性理论发展较大,这一时期研究药性理论著名的医籍有寇宗奭的《本草衍义》、王好古的《汤液本草》、张元素的《医学启源》及《珍珠囊》等。

七、明代(公元1368—1644年)

明代中外交流日益频繁,商品经济迅速发展,医药知识不断丰富,沿用已久的《经史证类备急本草》已经不能够完全符合时代的要求,需进一步的总结和提高。

(一)代表作

1. 书名　《本草纲目》。

2. 作者　李时珍。

3. 成书年代　初稿1578年,定稿1592年,出版1596年。

4. 载药数目　1892种(新增374种,改绘药图1160幅,附方11096首)。

5. 主要内容和学术价值

①本书既收载了醉鱼草、半边莲、紫花地丁等一些民间药物，又吸收了番木鳖、番红花、曼陀罗等外来药物，大大地丰富了本草学的内容。

②本书以《经史证类备急本草》为蓝本，在文前编辑了序例，介绍历代诸家本草，证经史百家书目、七方、十剂、气味阴阳、升降浮沉、引经报使、配伍、禁忌、治法、治则等内容，全面总结了明以前药性理论内容，保存了大量医药文献。

③其百病主治药，既是临床用药经验介绍，又是药物按功效主治病证分类的楷模。

④本书按自然属性分为水、火、土、金石、草、谷、菜、果、木、器服、虫、鳞、介、禽、兽、人共16部62类，每药标正名为纲，纲之下列目，纲目清晰。这种按“从贱至贵”的原则，即从无机到有机、从低等到高等，基本上符合进化论的观点，因而可以说是当时世界上最先进的分类法，它比植物分类学创始人林奈的《自然系统》一书要早170多年。

⑤《本草纲目》中的每一味药都按释名、集解、修治、气味、主治、发明、附方等项分别叙述，详细地介绍了药物名称的由来和含义、产地、形态、真伪鉴别、采集、栽培、炮制方法、性味功能、主治特点。尤其是发明项下，主要是介绍李时珍对药物观察、研究和实际应用的新发现、新经验，这就更加丰富了本草学的内容。

⑥对药物的记载分析，尽量用实物说明和临床验证作出审慎的结论，内容精详，实事求是，突出了辨证用药的中医理法特色。

⑦本书在收集历代本草精华的同时，对其错误之处也做了科学的纠正，如对“葳蕤、女葳二物而并入一条”、“南星、虎掌一物而分二种”、“以兰花为兰草”、“以卷丹为百合”等都做了准确的更正。并通过他的临床实践和药物研究，对某些药物的功效作了新的概括，如土茯苓治梅毒、延胡索止痛、曼陀罗麻醉、常山截疟、金银花疗痈等，都做了证实和肯定。

⑧由于本书不仅总结了我国16世纪以前的药物学知识，而且还广泛介绍了植物学、动物学、矿物学、冶金学等多学科知识，其影响远远超出了本草学范围，自1596年在南京印行后，很快风行全国，17世纪即流传到国外，先后被译成朝、日、拉丁、英、法、德、俄等多种文字，成为不朽的科学巨著，是我国大型骨干本草的范本，是我国科技史上极其辉煌的硕果，在世界科技史永放光辉，对世界自然科学也有举世公认的卓越贡献。

（二）官修本草

刘文泰奉敕修订本草，编成《本草品汇精要》，收药1815种。本书绘有1385幅精美的彩色药图和制药图，是古代彩绘本之珍品。该书是我国封建社会最后一部大型官修本草。

(三)专题本草

1. 炮制方面　缪希雍的《炮炙大法》是明代影响最大的炮制专著,书中所述的“雷公炮制十七法”对后世影响很大。炮制方法不断完善的同时,炮制技术也不断提高。明末的《白猿经》记载了用新鲜乌头榨汁、日晒、烟熏,使药面上结成冰,冰即是乌头碱的结晶,比起19世纪欧洲人从鸦片中提出吗啡——号称世界第一种生物碱还要早一百多年。

2. 食疗方面　朱橚的食疗专著《救荒本草》(公元1406年)为饥馑年代救荒所著,书中将民间可供食用的救荒草木,按实物绘图,标明出产环境、形态特征、性味及食用方法。本书既扩大了食物资源,又丰富了植物学、本草学内容,有一定科学价值。

3. 药用植物方面　李中立于公元1612年编著的《本草原始》,对本草名实、性味、形态加以考证,绘图逼真,注重生药学的研究。

4. 地方本草方面　兰茂(公元1397—1476年)编著的《滇南本草》,是一部专门记载云南地区药物知识的地方本草。它是我国一部优秀的地方性本草代表作。

八、清代(公元1644—1911年)

(一)清代本草研究的特色

一是由于医药学的发展,有必要进一步补充修订《本草纲目》的不足,如赵学敏《本草纲目拾遗》。

二是配合临床需要,以符合实用为原则,由博返约,撷取《本草纲目》精粹,编撰成节要性本草,如汪昂《本草备要》、吴仪洛《本草从新》、黄宫绣《本草求真》等。

三是受考据之风影响,从古代文献中重辑《神农本草经》,如孙星衍、顾观光等人的辑本;或对《本经》进行考证注释发挥,如张璐《本经逢原》、邹澍《本经疏证》等。

四是清代的大批草药专著,也为综合本草提供了新的内容。仅《本草纲目拾遗》引用,就有《百草镜》、《草药书》、《采药志》、《草宝》、《山海草函》、《李氏草秘》等十余种。此外,还有《生草药性备要》、《草药图经》、《草本便方》及《天宝本草》等。

五是清代专题类本草门类齐全,其中也不乏佳作。如张睿(张仲岩)的《修事指南》,为炮制类专著。它是张仲岩将历代各家有关炮制记载综合归纳而成,较为系统地论述了各种炮制方法。吴其浚的《植物名实图考》,书中每种植物均详记形态、产地、栽培、用途、药用部位、效用治验等内容,并附有插图,为我们研究药用植物提供了宝贵的文献资料。郑肖岩《伪药条辨》，为优秀的辨药专书；唐容川《本草问答》、徐灵胎《医学源流论》中的十余篇药理论文，都属药理专著；章穆的《调疾饮食辨》、丁其誉的《类物》、王孟英的《随息居饮食谱》等，则属较好的食疗专著。

（二）代表作

1. 书名　《本草纲目拾遗》。

2. 作者　赵学敏。

3. 成书年代　公元 1765 年。

4. 载药数目　921 种，其中在《纲目》之外新增药物 716 种。

5. 主要内容和学术价值

①按《纲目》16 部分类，除人部外，把金石分为两部，又增藤、花两部，共 18 部。

②补充了太子参、鸡血藤等临床常用药，以及马尾连、金钱草、独角莲、万年青、鸦胆子等疗效确切的民间草药。

③收集了金鸡勒、香草、臭草等外来药，极大地丰富了本草学的内容。

④它不仅拾《纲目》之遗，而且对《纲目》已载药物治疗未备、根实未详者，也详加补充。卷首列正误 34 条，对《纲目》中的错误之处加以订正。

⑤保存了大量今已散失的方药书籍的部分内容，具有重要文献价值。

⑥他在《本草纲目》的基础上创造性发展了本草学，出色地完成了我国本草学第 6 次大总结，他是继李时珍之后我国又一位伟大的药物学家。

（三）以《纲目》为基础，删繁就简，切合实用的本草著作

①刘若金的《本草述》（1666 年）。全书 32 卷，依《纲目》分类法，集 691 种常用药，重点介绍药性特点及临床应用，引证各家论述，参以己见，是一部很有影响的著作。

②杨时泰将《本草述》再次精简整理，编辑成《本草述钩元》。

③汪昂的《本草备要》（1694 年），全书 8 卷，从《纲目》选录 478 种临床常用药，概述性味、主治功用，附图 400 余幅，在凡例和药性总义中阐述汪氏见解，卷帙不繁，内容精练，广为流传。

④吴仪洛的《本草从新》（1757 年）为补订《本草备要》而作，载药 721 种，除介绍性味、主治外，对辨伪、修治也有论述，内容更加完善，深受医家喜爱。

⑤严西亭的《得配本草》（1761 年），全书 10 卷，附药考 1 篇，选自《纲目》647 种药，除论述药性主治外，重点详述各药之间的相互配伍应用，是一部探讨中药配伍规律的本草。

⑥黄宫绣的《本草求真》(1769年),10卷,载药520种,上篇详述药物形态、性味、功用等,下编阐述脏腑病证主药、六淫病证主药、药物总义等内容,也是切合临床实际的本草。本书采用的按药物主要功效进行分类的方法,不仅较《本经》三品分类、陈藏器"十剂"分类更为先进,而且对当代临床中药学的功效分类亦有重要影响。

⑦王子接的《得宜本草》、黄元御的《玉楸药解》都是属于由繁返约的本草。

(四)《神农本草经》辑复本

现行《神农本草经》辑复本版本有以下几种。

1. 孙星衍、孙冯翼合辑本(1799年),3卷,载药365种,取材于《经史证类备急本草》,并校以《太平御览》等,每药正文之后,增加了《吴普本草》、《名医别录》及其他文献资料,是一部学术水平较高、影响较大的重辑本。

2. 顾观光辑本(1844年),4卷,也取材于《经史证类备急本草》,按《纲目》所载"本草经药物目录"编排,除考证书中条文外,对药物也作了一些校勘,虽不如孙本完善,但突出了用药原则,是本书特点。

3. 日本森立之辑本(1854年),3卷,考异1卷。书中药品次序、文字均系采自《新修本草》,并参考了《备急千金要方》、《医心方》及日本《本草和名》等书而辑成,载药357种。因《新修本草》所收《神农本草经》的资料最接近原书内容,故森立之所辑原文也最可靠,同时所附考异1卷,引证广博而严谨,很有学术价值,这是迄今较为完善的辑本。

4. 此外,还有明·卢复、清·黄奭等辑本,对学习研究《本经》都有参考价值。

(五)注释发挥《神农本草经》的著作

1. 明末(1625年)缪希雍即写成《神农本草经疏》。全书30卷,载药490味,据经以疏义,缘义以致用,互参以尽其长,简误以防其失,以《本经》、《别录》等主要文献为依据,结合临床实际,注释、订正、阐明药性,多有发挥,并附各家主治、配方、禁忌等内容,是一部很有影响的本草学著作,故前人有"经疏出而本草亡"的赞誉。

2. 继《神农本草经疏》之后,清代有邹澍的《本经疏证》(1837年)、《本经续要》(1840年),作者以《本经》为主,以《别录》、《唐本草》和《图经本草》为辅,取《伤寒》、《金匮》、《千金》、《外台》各书古方,交互参考,逐一疏解。他以经方解释《本经》,用《本经》分析古方,注疏中注意理论联系实际,对研究《本经》和汉唐经方、古方颇有影响。

3. 张璐的《本经逢原》(1695年),4卷,以《本经》为基础,载药700余种,阐述药物的性味、效用、真伪优劣等，论述中选用诸家治法及本人治验心得，是一部侧重实用、宜于临床参考的著作。

4. 张志聪的《本草崇原》(1767 年)，3 卷，收《本经》药物 290 种，每药先列《本经》原文，然后注释，包括别名、产地、历代医家见解、临床应用等内容，阐述纲要详尽，且多有发挥。

5. 此外，《本草经解》、《神农本草经合注》等，都是很有影响的《本经》注疏专著。

九、民国时期(公元 1911—1949 年)

1. “改良中医药”、“中医药科学化”、“创立新中医”等口号风行一时，形成民国时期中医药学发展的一大特色。这一时期我国医药学发展的特点是中西医药并存。虽然国民政府对中医药采取了不支持和歧视的政策，但在志士仁人的努力下，中医药学以其顽强的生命力，依然继续向前发展，并取得了不少成果。

2. 中药辞书的产生和发展是民国时期中药学发展的一项重要成就，其中成就和影响最大的当推陈存仁主编的《中国药学大辞典》(公元 1935 年)，全书约 200 万字，收录词目 4300 条，既广罗古籍，又博采新说，且附有标本图册，受到药界之推崇。虽有不少错讹，仍不失为近代第一部具有重要影响的大型药学辞书。

3. 这一时期，随着中医或中医药院校的出现，涌现了一批适应教学和临床应用需要的中药学讲义。如浙江兰溪中医学校张山雷编撰的《本草正义》，该书分类承唐宋旧例，对药物功效则根据作者实际观察到的情况及临证用药的具体疗效加以阐述，且对有关中药鉴别、炮制、煎煮方法等亦加以论述，目的在于让学生既会用药，又会识药、制药，掌握更多的中药学知识。属于这类教材的还有上海中医专门学校秦伯未的《药物学》、浙江中医专门学校何廉臣的《实验药物学》、天津国医函授学校张锡纯的《药物讲义》等，对各药功用主治的论述大为充实。

4. 民国时期，随着西方药学知识和化学、生物学、物理学等近代科学技术在我国的迅速传播和发展，初步建立了以中药为主要研究对象的药用动物学、药用植物学、生药学、中药鉴定学、中药药理学等新的学科。在当时条件下，其成果集中在中药的生药、药理、化学分析、有效成分提取及临床验证等方面，对本草学发展所做的贡献应当充分肯定。

十、当代(公元 1949 年 10 月至今)

中华人民共和国成立以来，我国社会主义事业取得了伟大成就，政治稳定，经济繁荣，重大科学技术研究成果层出不穷，许多先进技术被引进到医药学中，极大地促进了中医药学的发展。政府高度重视中医药事业的继承和发扬，并制定了一系列相应的政策和措施，使中医药事业走上了健康发展的轨道，本草学也取得了前所未有的成就。

从1954年起，各地出版部门根据卫生部的安排和建议，积极进行历代中医药书籍的整理刊行。在本草方面，陆续影印、重刊或校点评注了《神农本草经》、《新修本草》(残卷)、《经史证类备急本草》、《滇南本草》、《本草品汇精要》、《本草纲目》等数十种重要的古代本草著作。20世纪60年代以来，对亡佚本草的辑复也取得突出成绩，其中有些已正式出版发行，对本草学的研究、发展做出了较大贡献。

在此六十多年间，国内出版的中药新著数量繁多且种类齐全，从各个角度将本草学提高到崭新的水平。其中最能反映当代本草学术成就的，有历版《中华人民共和国药典》、《中药大辞典》、《全国中草药汇编》、《中华本草》等。《中华人民共和国药典·一部》作为中药生产、供应、检验和使用的依据，以法典的形式确定了中药在当代医药卫生事业中的地位，也为中药材及中药制剂质量的提高，标准的确定起了巨大的促进作用，在一定程度上反映当代中药的水平。《中药大辞典》(1977年出版，2006年修订再版)第一版由江苏新医学院编写，第二版由南京中医药大学编著，共收载中药6008种，原植(动)物或药材均附以墨线图。全书内容丰富，资料齐全、系统，引文直接标注最早出处，或始载文献，有重要的文献价值。《全国中草药汇编》由中国中医研究院(现已更名为中国中医科学院)中药研究所、中国医学科学院药物研究所、北京药品生物制品检定所会同全国九省二市及北京的有关单位的代表组成编写组，负责编写整理及绘图工作，于1975年9月和1986年7月两次由人民卫生出版社出版。全书分文字与图谱两部分。文字部分分上、下两册；正文收载中草药2202种，附录1723种，连同附注中记载的中草药，总数在4000种以上，并附墨线图近3000幅。为配合正文而编绘的《全国中草药汇编彩色图谱》选收中草药彩图1156幅。本书是在大量征集资料和调查研究的基础上，比较系统地、全面地整理了全国中草药关于认、采、种、养、制、用等方面的经验与有关国内外科研技术资料，内容翔实，重点突出，便于应用。《中华本草》(公元1999年)由全国人大和全国政协中的6位中医药界代表和委员提议，国家中医药管理局组织全国中药专家编纂而成。该书既系统总结历代本草学成果，又全面反映当代中药学科发展水平，学科涉猎众多，资料收罗宏丰，分类先进，项目齐全。全书收录正药8980种，附列药物571种，在全面继承传统本草学成就的基础上，增加了化学成分、药理、制剂、药材鉴定和临床报道等内容，在深度和广度上，超过了以往的本草文献，可以说该书是一部反映20世纪中药学科发展水平的综合性本草巨著。

中华人民共和国成立以来，政府先后3次组织各方面人员开展了大型全国中药资源普查(调查)。通过普查，基本上摸清了天然药物的种类、产区分布、生态环境、野生资源、蕴藏量、收购量和社会需要量等。在资源调查的基础上，编著出版了全国性的中药志及一大批药用植物志、药用动物志及地区性的中药志，蒙、藏、维、傣、苗、彝等少数民族药也得到科学整理。20世纪80年代开展的第3次全国中药资源普查，使目前的中药材总数达到12807种。普查中发现的国产沉香、马钱子、安息香、阿魏、萝芙木等，已经开发利用，并能在相当程度上满足国内需求，而不再完全依赖进口。从2009年9月至2012年初，国家中医药管理局通过组织开展地方调研、部门调研和专题研讨，编制了全国中药资源实施方案和全国中药资源普查技术方案，成立了全国中药资源普查机构，2012年全国中药资源普查试点工作将在全国10个省的205个县全面展开，从而为第四次全国中药资源普查的全面实施奠定基础。

随着现代自然科学的迅速发展及中药事业自身发展的需要，中药的现代研究在深度和广度上都取得了瞩目成就，中药鉴定学、中药化学、中药药理学、中药炮制学、中药药剂学等分支学科都取得了很大发展。新中国成立后中药鉴定工作广泛地开展，特别是在本草考证、基原鉴定、性状及经验鉴定、显微鉴定、理化鉴定等方面做了大量的工作；用现代科学方法对中药做了大量化学研究工作，发现了不少抗癌药物、防治心血管疾病的药物、抗寄生虫病药物、抗菌抗病毒药物、防治肝炎的药物，还对常用传统中药进行了较系统的化学研究，有的还以酶或受体等生物学指标筛选化学成分，获得较好的成绩。中药药理学研究成绩也很显著，在系统药理学、血清药理学等方面均取得了较好的进展。中药炮制方面的研究主要表现在结合中医临床用药理论和经验，对古今炮制文献进行了整理和研究，应用化学分析、仪器分析及药理学、免疫学等多种现代科学技术，探索炮制原理，寻找制订合理的炮制方法，改进炮制工艺，制定饮片质量标准等方面。中药制剂的研究在工艺、剂型、药理、药效、毒理、质量控制、临床应用等方面都取得了较大成就。

当代中药教育事业的振兴，结束了中医药没有正规大学的历史，使中医中药由家传师授的培养方式转入了国家高等教育的轨道，造就了一大批高质量的专业人才。1956年起，在北京、上海、广州、成都和南京等地相继建立了中医学院，使中医教育纳入了现代正规高等教育行列。1958年河南中医学院首先创办了中药专业之后，成都、北京、南京、湖南、云南等中医学院也相继增设了中药专业。自1978年恢复培养研究生制度后，全国不少高等院校及药学科研机构开始招收中药学硕士学位和博士学位研究生。我国的中药教育形成了从中专、大专、本科到硕士、博士研究生以及博士后多层次培养的完整体系。为了适应中药教育的需要，各种中药学教材也多次编写修订，质量不断提高。

我国医药学源远流长，内容浩博。我们在已取得的成绩基础上，还要动员多学科的力量，使丰富多彩的中药学取得更大的成就，使安全有效、质量可控的优秀中药逐步走向世界，为世界人民的医疗保健作出更大的贡献。

历代本草代表作简况见下表(表 1-1)：

表 1-1　历代本草代表作简况表

朝代	书名	作者	成书年代	载药数目	备注
汉代	《神农本草经》	无名氏	西汉末年至东汉初年	365 种	我国第一部药学专著
两晋南北朝	《本草经集注》	陶弘景	公元 500 年左右	730 种	首创按药物自然属性分类的方法
隋唐时期	《新修本草》	苏敬等	公元 659 年	844 种(一说 850 种)	我国及世界上第一部药典性本草(官修本草)
宋金元时期	《经史证类备急本草》	唐慎微	公元 1082 年	1558 种	为后世保存了大量宋代以前的方药文献资料
明代	《本草纲目》	李时珍	公元 1578 年	1892 种	不仅总结了 16 世纪以前的药物学知识，还广泛介绍了动、植、矿物学等多种学科知识，是我国大型骨干本草的范本
清代	《本草纲目拾遗》	赵学敏	公元 1765 年	921 种	是新增药物数最多的古代本草著作
当代	《中华本草》	国家中医药管理局《中华本草》编委会	公元 1999 年	8980 种	是一部反映 20 世纪中药学科发展水平的综合性本草著作

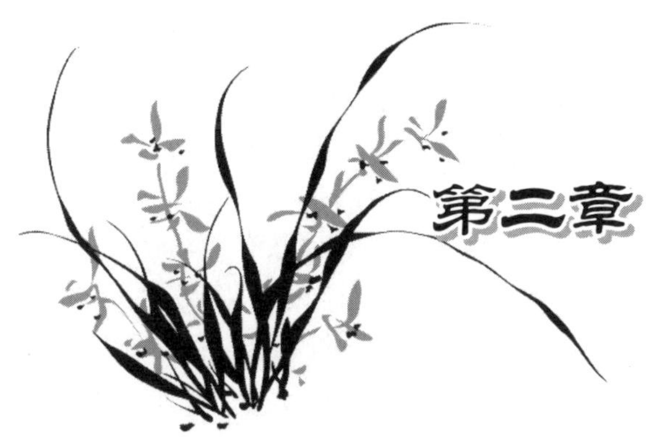

第二章　中药的产地、采集与贮藏

中药的来源除部分人工制品外，绝大部分都是来自天然的动、植、矿物。中药的产地、采收与贮藏是否合宜，直接影响到药物的质量和疗效。

《本经》中即说："阴干曝干、采造时月生熟，土地所出，真伪陈新，并各有法。""阴干、曝干"指产地加工方法，"采造时月"指采收季节时间，"生熟"指炮制与否及炮制方法，"土地所出"指药材的产地，"真伪陈新，并各有法"指品种的真伪及存放时间和方法。《用药法象》也谓："凡诸草木昆虫，产之有地；根叶花实，采之有时。失其地则性味少异，失其味则性味不全。"

可见，研究药物的产地、采集规律和贮藏方法，对于保证和提高药材的质量和保护药源都有十分重要的意义。

第一节　中药的产地

一、道地药材的概念

所谓道地药材，又称地道药材，是优质纯真药材的专用名词，它是指历史悠久、产地适宜、品种优良、产量宏丰、炮制考究、疗效突出、带有地域特点的药材。

二、道地药材形成的原因(为什么中药材的生产多有一定的地域性)

1. 天然药材的分布和生产离不开一定的自然条件。

2. 我国疆域辽阔，地处亚洲东部，大部分地处北温带，并有大兴安岭北部的寒温带、秦岭淮河以南的亚热带及华南低纬度的热带，加之地貌复杂，江河湖泽、山陵丘壑、平原沃野及辽阔的海域，形成了复杂的自然地理环境，水土、日照、气候、生物分布等生态环境各地不尽相同，甚至南北迥异，差别很大，因而为多种药用植物的生长提供了有利的条件。同时也就使各种药材的生产，无论品种、产量和质量都有一定的地域性。自古以来医家非常重视“道地药材”就是这个缘故。

3. 古代医药学家经过长期使用、观察和比较，知道即便是分布较广的药材，也由于自然条件的不同，各地所产，其质量优劣不一样，并逐渐形成了“道地药材”的概念。

4. 道地药材的确定，与药材产地、品种、质量等多种因素有关，而临床疗效则是其关键因素。如四川的黄连、川芎、附子，江苏的薄荷、苍术，广东的砂仁，东北的人参、细辛、五味子，云南的茯苓，河南的地黄，山东的阿胶等，都是著名的道地药材，受到人们的称道。

三、如何正确对待道地药材

1. 道地药材是长期的生产和用药实践中形成的，并不是一成不变的。环境条件的变化使上党人参绝灭，人们遂贵东北人参；川芎在宋代始成为道地药材；三七原产广西，称为广三七、田七，云南产者后来居上，称为滇三七，成为三七的新道地产区。

2. 长期的临床医疗实践证明，重视中药产地与质量的关系，强调道地药材开发和应用，对于保证中药疗效，起着十分重要的作用。宋代寇宗奭《本草衍义》云：“凡用药必择土地所宜者，则药力具，用之有据。”强调了气候水土自然对药材的生产、气味的形成、疗效的高低都有密切的关系。历代医药学家都十分重视道地药材的生产。从《本经》、《别录》起，众多的本草文献都记载了名贵药材的品种产地资料，如甘肃的当归，宁夏的枸杞，青海的大黄，内蒙古的黄芪，东北的人参、细辛、五味子，山西的党参，河南的地黄、牛膝、山药、菊花，云南的三七、茯苓，四川的黄连、川芎、贝母、乌头，山东的阿胶，浙江的贝母，江苏的薄荷，广东的陈皮、砂仁等。自古以来都被称为道地药材，沿用至今。

3. 然而，随着医疗事业的发展，国内外中药材需求的日益增加，再加上很多道地药材的生产周期较长，产量有限，单靠强调道地药材产区扩大生产，已经无法完全满足临床的需求。实际上在不影响疗效的情况下，不可过于拘泥道地药材的地域限制。但是研究道地药材的生态环境、栽培技术，创造特定的生产条件，对发展优质药材生产，开拓新的药源都是必要的。

4. 当前，对道地药材的栽培研究，从道地药材栽培品种的地理分布和生态环境的调查、道地药材生态型与生长环境关系的研究（包括光照、温度、湿度、土壤）到道地药材植化的研究、道地药材的药理生态研究及野生变家种的生态研究等方面都做了大量的工作，动物驯养工作也在进行，从而在一定程度上满足了部分短缺药材的需求。当然，在药材的引种或驯养工作中，必须确保该品种原有的性能和疗效。为了进一步发展优质高效的道地药材生产，国家正在实施按国际科学规范管理标准（GAP）建立新的药材生产基地，深信必为推动我国道地药材生产发展，为中药早日走向世界作出贡献。

第二节　中药的采集

一、采集与药效的关系

中药的采收时节和方法对确保药物的质量有着密切的关联。因为动植物在其生长发育的不同时期，其药用部分所含有效及有害成分各不相同，因此药物的疗效和毒副作用也往往有较大差异，故药材的采收必须在适当的时节采集。

孙思邈《备急千金要方》云："早则药势未成，晚则盛时已歇。"《千金翼方》也谓："夫药采取，不知时节，不以阴干暴干，虽有药名，终无药实，故不依时采取，与朽木不殊，虚费人工，卒无裨益。"强调了药物适时采收的重要性。

近代药物化学研究也证实，人参皂苷以8月份含量最高，麻黄碱秋季含量最高，槐花在花蕾时芦丁含量最高，青蒿中青蒿素含量以7月至8月中花蕾出现前为高峰，故槐花、青蒿均应在开花前采收为好。再如止咳平喘药照山白，3月份有效成分总黄酮可达2.75%，而有毒成分梫木毒素为0.03%，到了8月份总黄酮下降到1.72%，而梫木毒素上升到0.60%。同样证实了按生长季节不同，所含有效及有毒成分不同，适时采收的重要性。

二、植物类药材的采收

（一）植物类药材采收的一般原则

植物类药材其根、茎、叶、花、果实各器官的生长成熟期有明显的季节性，根据前人长期的实践经验，一般来讲，以入药部分的成熟程度作依据，也就是在药用部位的有效成分含量最高的时节采集。

（二）植物类药材不同药用部位的采集时间和方法

每种植物都有一定的采收时节和方法，按药用部位的不同可归纳为以下几方面。

1. 全草　大多数在植物枝叶茂盛、花朵初开时采集，从根以上割取地上部分，如益母草、荆芥、紫苏、豨莶草等；如需连根入药的则可拔起全株，如小蓟、车前草、地丁等；而须用带叶花梢的更需适时采收，如夏枯草、薄荷等。

2. 叶类　通常在花蕾将放或正盛开的时候，此时叶片茂盛、性味完壮、药力雄厚，最适于采收，如枇杷叶、荷叶、大青叶、艾叶等。有些特定的药物如桑叶，需在深秋或初冬经霜后采集。

3. 花、花粉　花类药材，一般采收未开放的花蕾或刚开放的花朵，以免香味散失、花瓣散落而影响质量，如野菊花、金银花、月季花、旋覆花等。对花期短的植物或花朵次第开放者，应分次及时摘取。至于蒲黄之类以花粉入药者，则须在花朵盛开时采取。

4. 果实、种子　果实类药物除青皮、枳实、覆盆子等少数药材要在果实未成熟时采收果皮或果实外，一般都在果实成熟时采收，如瓜蒌、马兜铃等。以种子入药的，通常在果实成熟后采集，如莲子、银杏、沙苑子、菟丝子等。有些既用全草又用种子入药的，可在种子成熟后割取全草，将种子打下后分别晒干贮存，如车前草与车前子等。有些种子成熟时易脱落，或果壳易裂开，种子散失者，如茴香、牵牛子、豆蔻、凤仙子等，则应在刚成熟时采集。容易变质的浆果如枸杞子、女贞子等，最好在略熟时于清晨或傍晚时分采收。

5. 根、根（块）茎　一般以早春或深秋时节（即农历二月或八月）采收为佳，因为“春初津润始萌，未充枝叶，势力淳浓”，“至秋枝叶干枯，津润归流于下”，且“春宁宜早，秋宁宜晚”（《本草纲目》）。现代研究也证明早春及深秋时植物的根或根（块）茎中有效成分含量较高，此时采集则产量和质量都较高，如天麻、葛根、玉竹、大黄、桔梗、苍术等。但也有少数例外，如半夏、延胡索等则要在夏天采收。

6. 树皮、根皮　通常在春、夏时节植物生长旺盛，植物体内浆液充沛时采集，则药性较强，疗效较高，并容易剥离，如黄柏、杜仲、厚朴等。另有些植物根皮则以秋后采收为宜，如牡丹皮、苦楝皮、地骨皮等。需要注意的是，由于木本植物生长周期长，成材缓慢，因此应尽量避免伐树取皮或环剥树皮，造成树木枯死的掠夺式方法，以保护药源。

三、动物类药材的采集

动物类药材的采集，不具有明显的规律性，因品种不同而采收各异。其具体时间，需根据它们各自的生长活动季节，以保证药效及容易获取为原则。

如一般潜藏在地下的小动物全蝎、土鳖虫、地龙、蟋蟀、蝼蛄、斑蝥等虫类药材，大多在夏末秋初捕捉其虫，此时气温高，湿度大，宜于生长，是采收的最好季节；桑螵蛸为螳螂的卵鞘，露蜂房为黄蜂的蜂巢，这类药材多在秋季卵鞘、蜂巢形成后采集，并用开水煮烫以杀死虫卵，以免来年春天孵化成虫；再如蝉蜕为黑蚱羽化时蜕的皮壳，多于夏秋季采取；蛇蜕为锦蛇、乌梢蛇等多种蛇类蜕下的皮膜，因其反复蜕皮，故全年可以采收，唯 3～4 月最多；又蟾酥为蟾蜍耳后腺分泌物干燥而成，此药宜在夏、秋两季蟾蜍多活动时采收，此时容易捕捉，腺液充足，质量最佳；再如哈蟆油（即林蛙的干燥输卵管），此药宜在白露节前后林蛙发育最好时采收；又石决明、牡蛎、海蛤壳、瓦楞子等海生贝壳类药材，多在夏秋季捕采，此时生长发育旺盛，钙质充足，药效最佳。

四、矿物类药材的采集

矿物类药材的成分较为稳定，故全年随时皆可采收。

总之，无论植物药、动物药及矿物药，采收方法各不相同。正如《本草蒙筌》所谓："茎叶花实，四季随宜，采未老枝茎，汁正充溢，摘将开花蕊，气尚包藏，实收已熟，味纯，叶采新生，力倍。入药诚妙，治病方灵。其诸玉石禽兽虫鱼，或取无时，或收按节，亦有深义，非为虚文，并各遵依，勿恣孟浪。"足见药材不同，采收方法各异，但还是有一定规律可循的。

中药的常规采集时间如下所示。

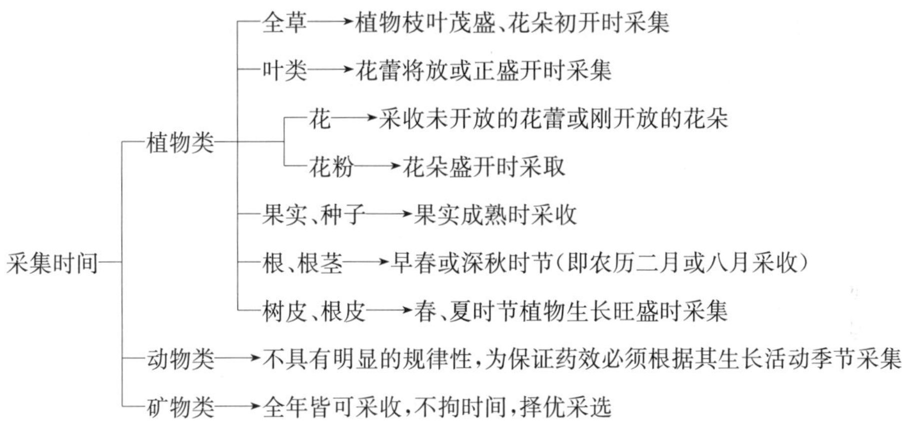
采集时间
植物类
全草→植物枝叶茂盛、花朵初开时采集
叶类→花蕾将放或正盛开时采集
花→采收未开放的花蕾或刚开放的花朵
花粉→花朵盛开时采取
果实、种子→果实成熟时采收
根、根茎→早春或深秋时节（即农历二月或八月采收）
树皮、根皮→春、夏时节植物生长旺盛时采集
动物类→不具有明显的规律性，为保证药效必须根据其生长活动季节采集
矿物类→全年皆可采收，不拘时间，择优采选

第三节　中药的贮藏

一、何谓中药的变异现象

中药在运输、贮藏过程中，如果管理不当，养护不善，在外界条件和自身性质的相互作用下，就会逐渐发生物理、化学或生理生化变化，出现发霉、虫蛀、变色、变味、泛油、风化等现象，直接影响药物的质量与疗效，这种现象称为中药的变异现象。

中药的变异现象不仅取决于中药自身的性质（包括所含化学成分及其性质、

含水量等)，而且和外界的环境密切相关。掌握中药各种变异现象及特色，了解发生变异的原因，才能有效地进行防治，从而保证临床用药的安全有效。

二、影响中药变异的常见外界因素

影响中药变异的常见外界因素包括温度、湿度、空气、日光、微生物、虫害及鼠害。

(一)温度

中药在常温下成分基本稳定，利于贮藏，但当温度升至34℃以上时某些中药就会发生变异，如含油脂较多的苦杏仁、柏子仁等油分外溢，含糖类较多的黄精、玉竹粘连、变味等。而温度低于0℃时，某些含水量较高的中药(如鲜地黄、鲜石斛等)所含水分就会结冰，细胞壁及原生质受损，从而导致中药疗效降低。

(二)湿度

湿度可影响中药的含水量，直接引起中药的潮解、溶化、糖质分解、霉变、风化、干裂等各种变化。

(三)空气

空气中的氧和臭氧也对中药的质变起着重要作用。害虫的生长发育及繁殖都离不开氧，因此，改变空气成分的组成比例是防治仓虫的有效途径之一。

(四)日光

长时间的日光照射会促使中药成分发生氧化、分解、聚合等光化反应，日光中的紫外线和热还可使含蛋白质的中药材变性、色素分解、加速鞣质产生沉淀。

(五)微生物

微生物是中药材发霉、腐烂的主要因素。中药材中的营养物质，包括脂肪、蛋白质、碳水化合物和水分等有利于微生物的生长繁殖，其中霉菌类是造成中药发霉变质的主要微生物。

(六)害虫

中药来源广泛，受采收、加工、运输、贮藏、包装等多种途径的影响，加之害虫生物学特性多样，容易对药物构成不同程度的污染和危害。在常用的中药饮片中，易被虫蛀的占40%以上。

(七)鼠害

鼠类易破坏中药的包装，造成药物的窃食，同时还可造成排泄物污染、病毒及致病菌传播等危害，尤其是死鼠对中药危害更大。

三、贮藏中常见的中药变异现象

（一）虫蛀

虫蛀是指害虫侵入中药内部所引起的破坏性作用。中药材（饮片）及其制剂大都含有淀粉、脂肪、糖、氨基酸等，营养丰富，当温度在25～32℃之间、空气相对湿度在70%～80%之间，中药材及饮片含水量在15%以上时，极易滋生害虫，发生虫蛀。中药经虫蛀后，会形成蛀孔，产生蛀粉，成分损耗，且会受排泄物污染，造成疗效降低，甚至完全失效。如泽泻、莲子、甘草、党参等最易受虫蛀蚀心。

（二）发霉

发霉是指在适当温度（20～35℃）、湿度（相对湿度75%以上或中药含水量超过15%）和足够的营养条件下，中药表面附着或内部寄生的真菌繁殖滋生的现象。它能够侵蚀药材内部组织，使其变质，以致失效。

（三）变色

变色是指中药在采收、加工、贮藏过程中，由于受到温度、空气、日光的影响而引起中药自身原有色泽改变的现象。变色的原因主要是中药所含化学成分不稳定，或由于酶的作用而发生氧化、聚合、水解等反应而产生新的有色物质。例如花类药材，光线直射过久，就会褪色。颜色的变化不仅影响外观，更重要的是有可能发生有效成分的变化。

（四）走油

走油也称泛油，是指含有脂肪油、挥发油、黏液质、糖类等成分较多的中药，在温度和湿度较高的条件下，出现的油润、返软、发黏、颜色变深等现象。因此，贮藏这类药材，必须放置于阴凉干燥处。

此外，常见的变异现象还包括中药的气味散失、风化、潮解、粘连融化、升华、腐烂等。因此，要恰当地贮藏中药，以避免上述中药变异现象的发生。

四、常用的中药贮藏与养护方法

（一）干燥养护

干燥是保存中药的最基本条件，因为没有水分，许多化学变化就不会发生，微生物也不易繁殖。常用的干燥方法有晒干法、阴干法、烘干法、木炭干燥法、生石灰干燥法、通风干燥法、密封吸湿干燥法、微波干燥法、远红外干燥法、太阳能集热器干燥法等方法。如枣仁、知母宜阴干；大黄、山药可以烘干；人参、鹿茸采用石灰干燥法；款冬花、红花运输时常采用木炭干燥法。

(二)冷藏养护

采用低温(0～10℃)贮存方法,可以有效防止不宜烘、晾中药的生虫、发霉、变色等变异现象的发生。低温冷藏不仅可以防止中药材及饮片的有效成分变化或散失,还可以防止菌类孢子和虫卵的繁殖。如人参、哈蟆油等常用此法。

(三)密封养护

密封或密闭贮藏可以避免外界空气、光线、温度、湿度、微生物、害虫等对中药质量的影响。可在密闭容器中填加石灰、沙子、糠壳、木炭等吸湿剂或贮藏于地下室。如刺猬皮、蜣螂虫等动物类药材可以采用生石灰埋藏贮存,熟地黄、龙眼肉等可用薄膜材料密封于密闭容器贮藏等。

(四)化学药剂养护

本法主要适用于储存大量药材的仓库。但由于化学杀虫剂往往对人体也有不良影响,因此适用于中药的防霉杀虫剂很少,以选择毒性小的为宜,常选用不易残留的化学熏蒸法来灭菌杀虫。常用磷化铝或硫黄熏蒸。需注意熏蒸后通风排毒。

(五)对抗同贮养护

本法为利用不同性能的中药和特殊物质同贮具有相互制约,抑制虫蛀、霉变、泛油现象的传统贮藏养护方法。如泽泻、山药等与丹皮同贮防虫保色,番红花防冬虫夏草生虫,花椒与地龙、蕲蛇、金钱白花蛇及全蝎同贮防虫蛀,冰片与灯心草同贮防霉变等。此外,乙醇或高浓度白酒是良好的杀菌剂,某些药物与乙醇或白酒密封贮存,也是较好的养护方法。

(六)气调养护

气调即空气组成的调整,简称“CA”贮藏。气调养护,系指通过采用一定的技术措施调节或控制密封容器内的气体组成成分,降低氧的浓度以防中药变质的方法。是一种无毒、无污染、科学而经济的贮藏方法。

此外,近年来还出现^{60}Co-γ射线辐射技术、气幕防潮技术、气体灭菌技术、无菌包装技术、埃-京氏杀虫技术、高频介质电热杀虫技术等。应根据中药的品种、特性、季节气温的变化采取不同的措施,对特殊中药应重点保护,做到科学养护,保证质量,降低损耗。

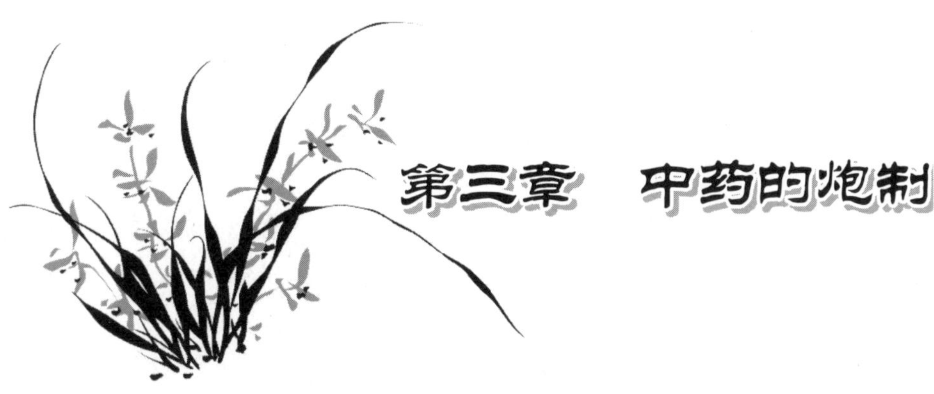

第三章　中药的炮制

炮制的概念：炮制，古时又称“炮炙”、“修事”、“修治”，是指中药在应用或制成各种剂型前，根据中医药理论，依照辨证施治用药的需要和药物的自身性质，以及调剂、制剂的不同要求，而进行必要的加工处理的过程，它是我国的一项传统制药技术，也是中医药学的一大特色。

由于中药材大都是生药，其中不少的药物必须经过一定的炮制处理，才能符合临床用药的需要。按照不同的药性和治疗要求又有多种炮制方法，同时有毒之品必须经过炮制后才能确保用药安全。有些药材的炮制还要加用适宜的辅料，并且注意操作技术和掌握火候，故《本草蒙筌》谓：“凡药制造，贵在适中，不及则功效难求，太过则气味反失。”可见炮制是否得当对保障药效、用药安全、便于制剂和调剂都有十分重要的意义。

中药的炮制、应用和发展有着悠久的历史，从《黄帝内经》、《神农本草经》及历代中医药文献中都有不少中药炮制的散在记载，到逐步发展出现了《雷公炮炙论》、《炮炙大法》、《修事指南》等炮制专著，使炮制方法日益增多，炮制经验日趋丰富。

第一节　中药炮制的目的

炮制的目的大致可以归纳为以下 8 个方面。

1. 纯净药材，保证质量，分捡药物，区分等级。
2. 切制饮片，便于调剂制剂。
3. 干燥药材，利于贮藏。
4. 矫味、矫臭，便于服用。
5. 降低毒副作用，保证安全用药。
6. 增强药物功能，提高临床疗效。
7. 改变药物性能，扩大应用范围。
8. 引药入经，便于定向用药。

第二节　中药炮制的方法

炮制方法是历代逐步发展和充实起来的。参照前人的记载，根据现代实际炮制经验，炮制方法一般来讲可以分为以下5类。

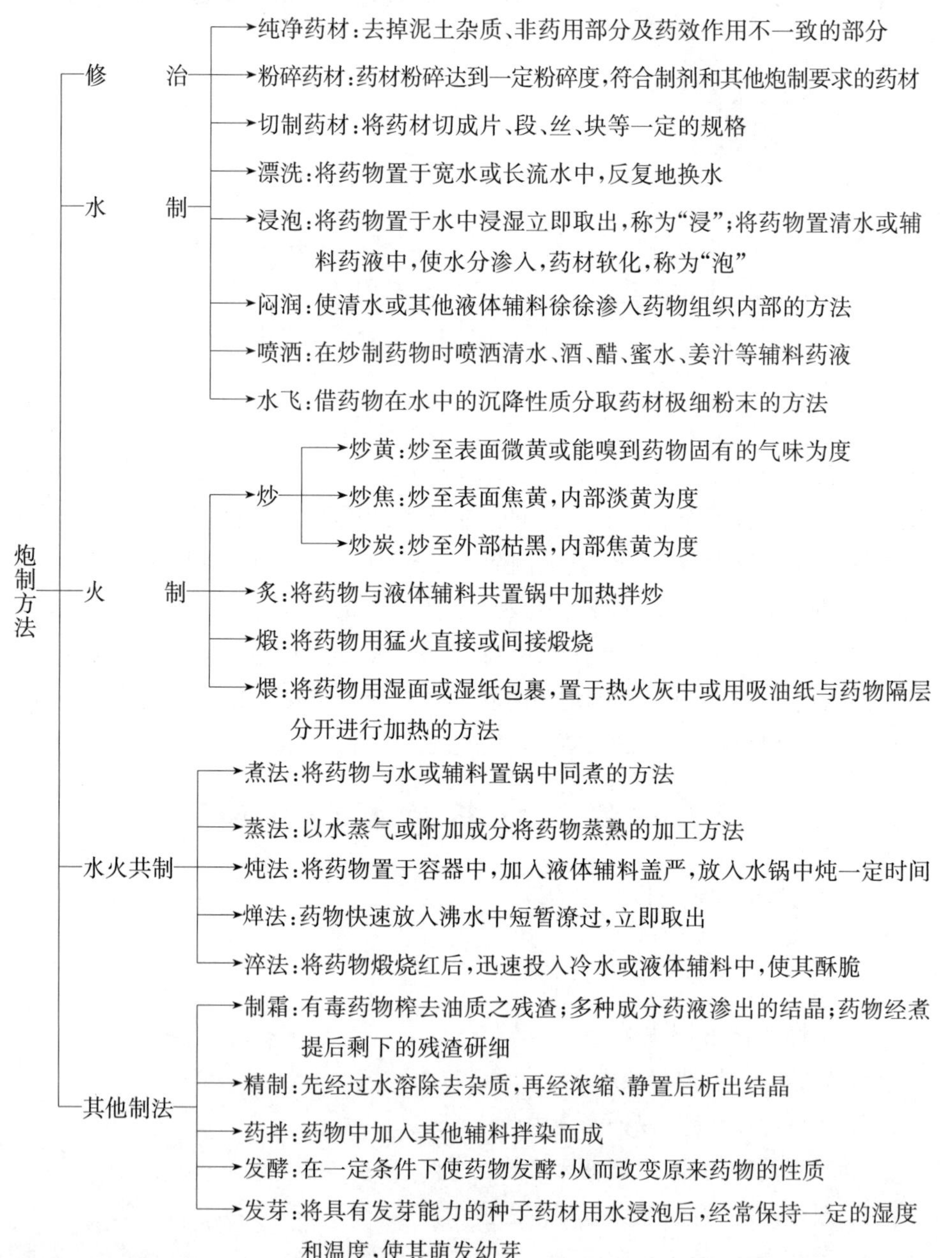
炮制方法
修　治
纯净药材：去掉泥土杂质、非药用部分及药效作用不一致的部分
粉碎药材：药材粉碎达到一定粉碎度，符合制剂和其他炮制要求的药材
切制药材：将药材切成片、段、丝、块等一定的规格
水　制
漂洗：将药物置于宽水或长流水中，反复地换水
浸泡：将药物置于水中浸湿立即取出，称为“浸”；将药物置清水或辅料药液中，使水分渗入，药材软化，称为“泡”
闷润：使清水或其他液体辅料徐徐渗入药物组织内部的方法
喷洒：在炒制药物时喷洒清水、酒、醋、蜜水、姜汁等辅料药液
水飞：借药物在水中的沉降性质分取药材极细粉末的方法
火　制
炒
炒黄：炒至表面微黄或能嗅到药物固有的气味为度
炒焦：炒至表面焦黄，内部淡黄为度
炒炭：炒至外部枯黑，内部焦黄为度
炙：将药物与液体辅料共置锅中加热拌炒
煅：将药物用猛火直接或间接煅烧
煨：将药物用湿面或湿纸包裹，置于热火灰中或用吸油纸与药物隔层分开进行加热的方法
水火共制
煮法：将药物与水或辅料置锅中同煮的方法
蒸法：以水蒸气或附加成分将药物蒸熟的加工方法
炖法：将药物置于容器中，加入液体辅料盖严，放入水锅中炖一定时间
燀法：药物快速放入沸水中短暂潦过，立即取出
淬法：将药物煅烧红后，迅速投入冷水或液体辅料中，使其酥脆
其他制法
制霜：有毒药物榨去油质之残渣；多种成分药液渗出的结晶；药物经煮提后剩下的残渣研细
精制：先经过水溶除去杂质，再经浓缩、静置后析出结晶
药拌：药物中加入其他辅料拌染而成
发酵：在一定条件下使药物发酵，从而改变原来药物的性质
发芽：将具有发芽能力的种子药材用水浸泡后，经常保持一定的湿度和温度，使其萌发幼芽

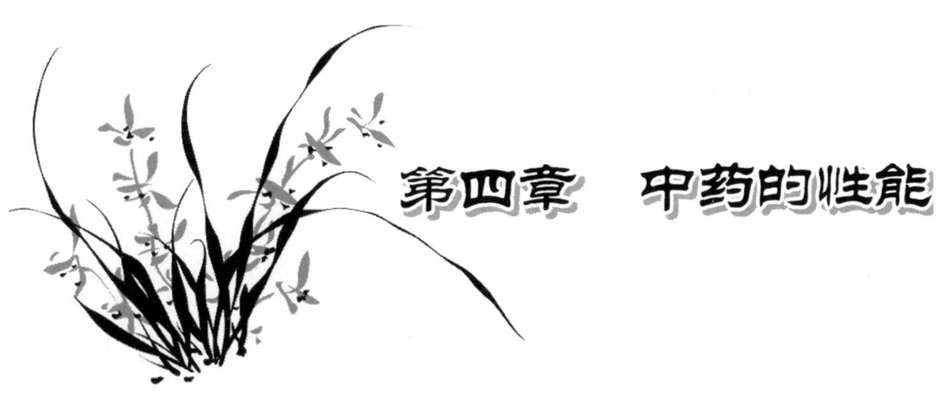

第四章 中药的性能

一、中药治病的基本原理

中医学认为任何疾病的发生发展过程都是致病因素(邪气)作用于人体,引起机体正邪斗争,从而导致阴阳气血偏盛偏衰或脏腑经络功能活动失常的结果。

因此,中药治病的基本作用不外是扶正祛邪,消除病因,恢复脏腑经络的正常生理功能,纠正阴阳气血偏盛偏衰的病理现象,使之最大程度上恢复到正常状态,达到治愈疾病、恢复健康的目的。

药物之所以能够针对病情,发挥上述基本作用,是由于各种药物本身各自具有若干特性和作用,前人将之称为药物的偏性,意思是说以药物的偏性来纠正疾病所表现出来的阴阳气血偏盛偏衰。

二、中药性能的含义

中药的性能是中药作用的基本性质和特征的高度概括,也是在中医药理论指导下认识和使用中药,并用以阐明其药效机制的理论依据。中药的性能也称药性,它包括药物发挥疗效的物质基础和治疗过程中所体现出来的作用。

三、药性理论的含义

研究药性形成的机制及其运用规律的理论称为药性理论,其基本内容包括四气五味、升降浮沉、归经、有毒无毒等。

徐洄溪总结说:“凡药之用,或取其气,或取其味……或取其所生之时,或取其所生之地,各以其所偏胜而即资之疗疾,故能补偏救弊、调和脏腑,深求其理,可自得之。”

此外,历代医药文献对中药的补泻、润燥、轻重、缓急、动静等方面也有论述,它们虽也属于药性理论的范畴,但相对较为次要,其含义有的相互交叉或包容,故在此不作具体介绍。

药性理论是我国历代医家在长期医疗实践中，以阴阳、脏腑、经络学说为依据，根据药物的各种性质及所表现出来的治疗作用总结出来的用药规律。它是中医学理论体系中的一个重要组成部分，是学习、研究、运用中药所必须掌握的基本理论知识。

四、中药的性能与性状的区别

中药的性能与性状是两个不同的概念。

中药的性能是对中药作用性质和特征的概括，是依据用药后的机体反应归纳出来的，是以人体为观察对象。

中药的性状是指药物形状、颜色、气味、滋味、质地（包括轻重、疏密、坚软、润燥等），是以药物（药材）为观察对象。

前人将药物的性状和性能相联系，并用药物的性状，即一般所说的形色、气味、质地、入药部位等解释药物作用的原理。随着认识的深入，前人也意识到两者的涵义、认识方法截然不同，不能混淆。

五、中药的作用

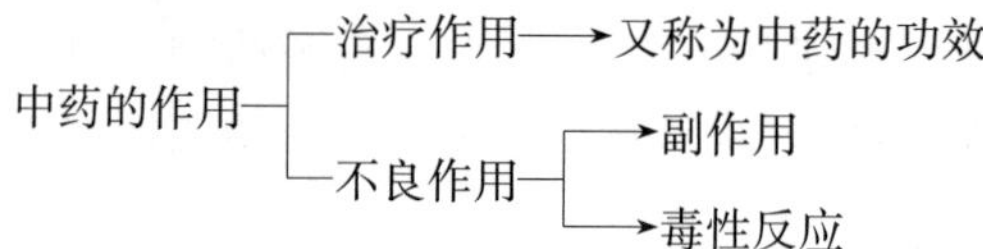
中药的作用
治疗作用
又称为中药的功效
不良作用
副作用
毒性反应

充分而正确地利用中药的治疗作用，尽量避免不良反应的发生，即确保用药安全、有效，这是临床用药的一条基本原则。

第一节　四　　气

《神农本草经》序录云："药有酸咸甘苦辛五味，又有寒热温凉四气。"这是有关药性基本理论之一的四气五味的最早概括。每味药物都有四气五味的不同，因而也就具有不同的治疗作用。历代本草在论述药物的功用时，首先标明其"气"和"味"，可见气与味是药物性能的重要标志之一，这对于认识各种药物的共性和个性以及临床用药都有实际意义。

一、四气的含义

四气，就是寒热温凉四种不同的药性，又称四性。它反映了药物对人体阴阳盛衰、寒热变化的作用倾向，为药性理论重要组成部分，是说明药物作用的主要理论依据之一。

四气之中寓有阴阳含义，寒凉属阴，温热属阳，寒凉与温热是相对立的两种药性，而寒与凉之间、温与热之间则仅是程度上的不同，即“凉次于寒”、“温次于热”。有些本草文献对药物的四性还用“大热”、“大寒”、“微温”、“微寒”加以描述，这是对中药四气程度不同的进一步区分，示以斟酌使用。然从四性本质而言，只有寒热两性的区分。

二、平性药的含义

四性以外还有一类平性药。平性药是指寒热界限不很明显、药性平和、作用较缓和的一类药，如党参、山药、甘草等。

平性能否入性，医家见解不同，有的认为虽称平性但实际上也有偏温偏凉的不同，如甘草性平，生用性凉，炙用则性偏温，所以平性仍未超出四性的范围，是相对而言的。它不是绝对的平性，因此仍称四气（性）而不称五气（性）。然而也有主张“平应入性”，如李时珍在《本草纲目》草部卷前绪论中说“五性焉，寒热温凉平”，第一个提出五性分类法。《本经》载药 365 种，平性药竟占 100 味之多。天麻性平，凡肝风内动，惊厥抽搐，不论寒热虚实皆可应用，可见无论从文献记载，或临床实践，均可证明平性是客观存在的，“平”应入性。

三、四气的确定

药性的寒热温凉是由药物作用于人体所产生的不同反应和所获得的不同疗效而总结出来的，它与所治疗疾病的寒热性质是相对而言的。故药性的确定是以用药反应为依据，以病证寒热为基准。能够减轻或消除热证的药物，一般属于寒性或凉性；反之，能够减轻或消除寒证的药物，一般属于温性或热性。

如病人表现为高热烦渴、面红目赤、咽喉肿痛、脉洪数，这属于阳热证，用石膏、知母、栀子等药物治疗后，上述症状得以缓解或消除，说明它们的药性是寒凉的；反之，如病人表现为四肢厥冷、面色苍白、脘腹冷痛、脉微欲绝，这属于阴寒证，用附子、肉桂、干姜等药物治疗后，上述症状得以缓解或消除，说明它们的药性是温热的。

四、四气的作用与适应证

寒凉药
- 作用：清热泻火、凉血解毒、滋阴除蒸、泻热通便、清热利尿、清化热痰、清心开窍、凉肝息风等
- 适应证：实热烦渴、温毒发斑、血热吐衄、火毒疮疡、热结便秘、热淋涩痛、黄疸水肿、痰热喘咳、高热神昏、热极生风等一系列阳热证

温热药—作用：温里散寒、暖肝散结、补火助阳、温阳利水、温经通络、引火归原、回阳救逆等
　　　—适应证：中寒腹痛、寒疝作痛、阳痿不举、宫冷不孕、阴寒水肿、风寒痹证、血寒经闭、虚阳上越、亡阳虚脱等一系列阴寒证

五、四气的意义

1.《素问·至真要大论》"寒者热之，热者寒之"、《本经》序例"疗寒以热药，疗热以寒药"指出了如何掌握药物的四气理论以指导临床用药的原则。寒凉药用治阳热证，温热药用治阴寒证，这是临床必须遵循的用药原则。

2. 反之，如果阴寒证用寒凉药，阳热证用温热药，必然导致病情进一步恶化，甚至引起死亡。故王叔和云："桂枝下咽，阳盛则毙；承气入胃，阴盛以亡。"李中梓《医宗必读》谓："寒热温凉，一匕之谬，覆水难收。"

3. 由于寒与凉、热与温之间具有程度上的差异，因而在用药时也要注意。如当用热药而用温药、当用寒药而用凉药，则病重药轻达不到治愈疾病的目的；反之，当用温药而用热药则反伤其阴，当用凉药反用寒药则易伤其阳。

4. 至于表寒里热、上热下寒、寒热中阻而致的寒热错杂的复杂病证，则当寒、热药并用，使寒热并除。若为寒热错杂、阴阳格拒的复杂病证，又当采用寒热并用佐治之法治之。即张介宾"以热治寒，而寒拒热，则反佐以寒药而入之；以寒治热，而热拒寒，则反佐以热药而入之"之谓也。

5. 又《素问·六元正纪大论》提出"寒无犯寒"、"热无犯热"，这是指掌握四气理论，根据季节不同，指导临床用药的规律。一般是指在寒冬时无实热证，不要随便使用寒药，以免损伤阳气；又在炎热夏季无寒证者不要随便使用热药，以免伤津化燥。

6. 如遇到真寒假热证则当用热药治疗，必要时反佐以寒药；真热假寒证则当选用寒药以治之，必要时反佐以热药，不可真假混淆。

六、药性寒热与药物功效的关系

1. 药性寒热与药物功效是共性与个性、抽象与具体的关系。药性寒热与八纲寒热相对应，是高层次上的抽象，而阴阳则是更高层次上的抽象。药性寒热只反映药物影响人体阴阳盛衰、寒热变化方面的基本倾向，并不说明药物的具体作用。因此，掌握药性寒热不能脱离其具体功效。

徐灵胎所说："同一热药，而附子之热与干姜之热迥乎不同；同一寒药，而石膏之寒与黄连之寒迥乎不同。"指出了掌握药性寒热时应当注意：对于药性寒热，不仅要从共性方面进行理解，还必须结合每一药物的具体作用，方能掌握其性热

或性寒的特点。

2. 药性寒热是从特定角度概括药物作用性质，它只反映药物作用性质的一个侧面，而非所有方面。因此，掌握药物寒热，不能脱离其具体功效。

七、掌握药性寒热必须与其他性能相结合

对药物作用可从不同角度认识，如作用性质、作用范围、作用趋势、作用强度、作用的益害性等。药性寒热是从药物对机体阴阳盛衰、寒热变化的影响这一特定角度来概括药物作用性质，而不概括药物作用的所有方面。因此，必须与其他方面的内容相结合，方能全面地认识和掌握药物的性能和作用。

第二节　五　　味

五味理论在春秋战国时代就以饮食调养的理论出现了，如四时五味的宜忌，过食五味所产生的不良后果等，是其主要讨论的内容。五味作为药性理论最早见诸于《内经》、《神农本草经》中。《内经》对五味的作用、阴阳五行属性及应用都做了系统的论述。《神农本草经》不仅明确指出“药有酸、咸、甘、苦、辛五味”，还以五味配合四气，共同标明每种药物的药性特征，开创了先标明药性，后论述效用的本草编写先例，从而为五味学说的形成奠定了基础。经后世历代医家的补充，逐步完善了五味理论。

一、五味的含义

所谓五味，是指药物有酸、苦、甘、辛、咸不同的药味，因而具有不同的治疗作用。有些还具有淡味或涩味，因而实际上不止五种。但由于酸、苦、甘、辛、咸是最基本的五种药味，所以仍然称为五味。

二、五味的产生(五味的确定)

1. 五味的产生，首先是通过口尝，即用人的感觉器官辨别出来的，它是药物真实味道的反映。

2. 然而和四气一样，五味更重要的则是通过长期的临床实践观察，不同味道的药物作用于人体，产生了不同的反应，获得不同的治疗效果，从而总结归纳出五味的理论。随着用药实践的发展，对药物作用的认识不断丰富，一些药物的作用很难用其滋味来解释，因而采用了以作用推定其味的方法。

例如，葛根、皂角刺并无辛味，但前者有解表散邪作用，常用于治疗表证；后者有消痈散结作用，常用于痈疽疮毒初起或脓成不溃之证，二者的作用皆与“辛

能散、能行”有关，故皆标以辛味。磁石并无咸味，因其能入肾潜镇浮阳，而肾在五行属水与咸相应，磁石因之而标以咸味。

也就是说，五味不仅仅是药物味道的真实反映，更重要的是对药物作用的高度概括。

自从五味作为归纳药物作用的理论出现后，五味的“味”也就超出了味觉的范围，而是建立在功效的基础之上了。因此，本草书籍的记载中有时出现与实际口尝味道不相符的地方。

总之，五味的含义既代表了药物味道的“味”，又包含了药物作用的“味”，而后者构成了五味理论的主要内容。

由此可知，确定味的主要依据，一是药物的滋味，二是药物的作用。

三、五味的实际意义

五味的实际意义，一是标示药物的真实滋味，二是提示药物作用的基本范围。

四、五味的阴阳五行属性

五味与四气一样，也具有阴阳五行的属性。《内经》云：“辛甘淡属阳，酸苦咸属阴。”《尚书·洪范》谓：“酸味属木、苦味属火、甘味属土、辛味属金、咸味属水。”

五、五味的作用与适应证

《素问·藏气法时论》指出：“辛散、酸收、甘缓、苦坚、咸软。”这是对五味作用的最早概括。后世在此基础上进一步补充，日臻完善。

现据前人的论述，结合临床实践，将五味所代表药物的作用及主治病证分述如下：

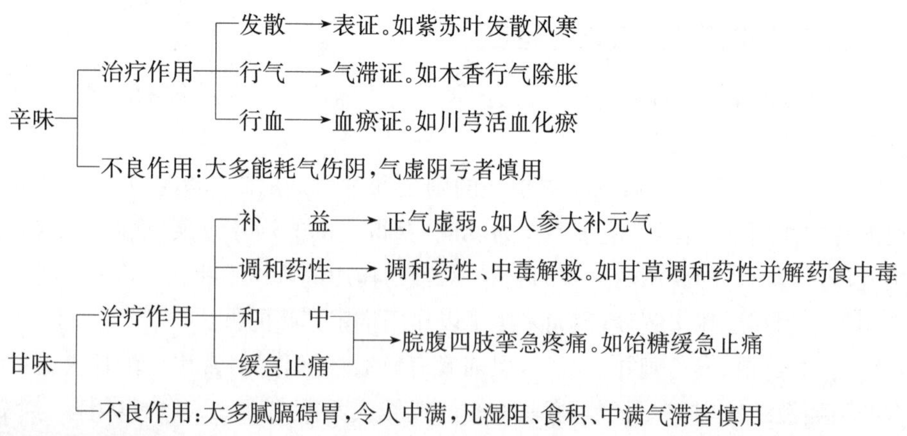
辛味
治疗作用
发散→表证。如紫苏叶发散风寒
行气→气滞证。如木香行气除胀
行血→血瘀证。如川芎活血化瘀
不良作用：大多能耗气伤阴，气虚阴亏者慎用
甘味
治疗作用
补　　益→正气虚弱。如人参大补元气
调和药性→调和药性、中毒解救。如甘草调和药性并解药食中毒
和　　中
缓急止痛
→脘腹四肢挛急疼痛。如饴糖缓急止痛
不良作用：大多腻膈碍胃，令人中满，凡湿阻、食积、中满气滞者慎用

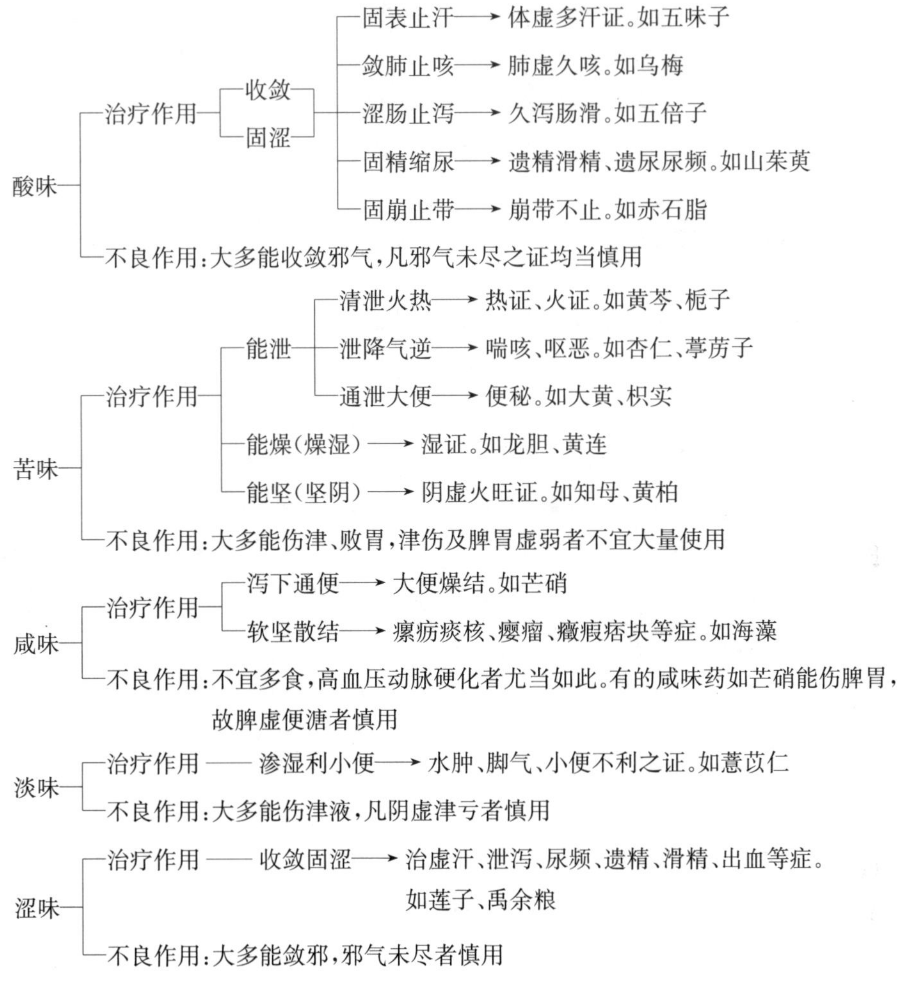
酸味
治疗作用
收敛
固涩
固表止汗→体虚多汗证。如五味子
敛肺止咳→肺虚久咳。如乌梅
涩肠止泻→久泻肠滑。如五倍子
固精缩尿→遗精滑精、遗尿尿频。如山茱萸
固崩止带→崩带不止。如赤石脂
不良作用:大多能收敛邪气,凡邪气未尽之证均当慎用
苦味
治疗作用
能泄
清泄火热→热证、火证。如黄芩、栀子
泄降气逆→喘咳、呕恶。如杏仁、葶苈子
通泄大便→便秘。如大黄、枳实
能燥(燥湿)→湿证。如龙胆、黄连
能坚(坚阴)→阴虚火旺证。如知母、黄柏
不良作用:大多能伤津、败胃,津伤及脾胃虚弱者不宜大量使用
咸味
治疗作用
泻下通便→大便燥结。如芒硝
软坚散结→瘰疬痰核、瘿瘤、癥瘕痞块等症。如海藻
不良作用:不宜多食,高血压动脉硬化者尤当如此。有的咸味药如芒硝能伤脾胃,故脾虚便溏者慎用
淡味
治疗作用——渗湿利小便→水肿、脚气、小便不利之证。如薏苡仁
不良作用:大多能伤津液,凡阴虚津亏者慎用
涩味
治疗作用——收敛固涩→治虚汗、泄泻、尿频、遗精、滑精、出血等症。如莲子、禹余粮
不良作用:大多能敛邪,邪气未尽者慎用

六、五味与五脏的联系

五味还可和五行配合与五脏联系起来。如《素问·宣明五气》说:“酸入肝(属木)、苦入心(属火)、甘入脾(属土)、辛入肺(属金)、咸入肾(属水)。”即作了概括的说明。但这仅是一般的规律,并不是一成不变的。如黄柏味苦、性寒,作用是泻肾火而不是泻心火;枸杞子味甘,作用是补肝肾而不是补脾土等。因此不能机械地看待这一问题。

七、性味合参(气味合参)

1. 由于每种药物都同时具有性和味,因此两者必须综合起来看。缪希雍谓“物有味必有气,有气斯有性”,强调了药性是由气和味共同组成的。换言之,必须把四气和五味结合起来，才能准确地辨别药物的作用。

2. 一般来讲，气味相同，作用相近，同一类药物大都如此，如辛温的药物多具有发散风寒的作用，甘温的药物多具有补气助阳的作用。

3. 有时气味相同，又有主次之别，如黄芪甘温，偏于甘以补气，锁阳甘温，偏于温以助阳。

4. 气味不同，作用有别，如黄连苦寒，锁阳甘温，黄连功能清热燥湿，锁阳则补胃助阳。

5. 而气同味异，味同气异者其所代表药物的作用则各有不同。如麻黄、杏仁、大枣、乌梅、肉苁蓉同属温性，由于五味不同，则麻黄辛温散寒解表、杏仁苦温下气止咳、大枣甘温补脾益气、乌梅酸温敛肺涩肠、肉苁蓉咸温补肾助阳；再如桂枝、薄荷、附子、石膏均为辛味，因四气不同，又有桂枝辛温解表散寒、薄荷辛凉疏散风热、附子辛热补火助阳、石膏辛寒清热降火等不同作用。

6. 至于一药兼有数味，则标志其治疗范围的扩大，如当归辛甘温，甘以补血、辛以活血行气、温以祛寒，故有补血、活血、行气止痛、温经散寒等作用，可用治血虚、血滞、血寒所引起的多种疾病。

7. 一般临床用药是既用其气，又用其味，但有时在配伍其他药物复方用药时，就可能出现或用其气、或用其味的不同情况。如升麻辛甘微寒，与黄芪同用治中气下陷时，则取其味甘升举阳气的作用；若与葛根同用治麻疹不透时，则取其味辛以解表透疹；若与石膏同用治胃火牙痛，则取其寒性以清热降火。此即王好古《汤液本草》所谓："药之辛、甘、酸、苦、咸，味也；寒、热、温、凉，气也。味则五，气则四，五味之中，每一味各有四气，有使气者，有使味者，有气味俱使者……所用不一也。"

8. 由于性和味都属于性能范畴，只反映药物作用的共性和基本特点，因此不仅要性味合参，还必须与药物的具体功效结合起来，方能得到比较全面、准确的认识。例如，紫苏、辛夷性味皆是辛温，都有发散风寒的作用，而前者发散力较强，又能行气和中；后者发散力较弱，而长于通鼻窍。因此，性味与功效合参尤为重要。

9. 由此可见，药物的气味所表示的药物作用以及气味配合的规律是比较复杂的，因此，既要熟悉四气五味的一般规律，又要掌握每一药物气味的特殊治疗作用以及气味配合的规律，这样才能很好地掌握药性，指导临床用药。

附：芳香药性

有些药难以用四气五味理论解释药性、说明作用机制，因而又有芳香药性之说。现将芳香药主要作用及指导临床用药意义归纳如下：

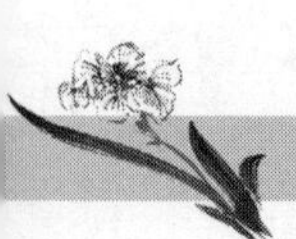

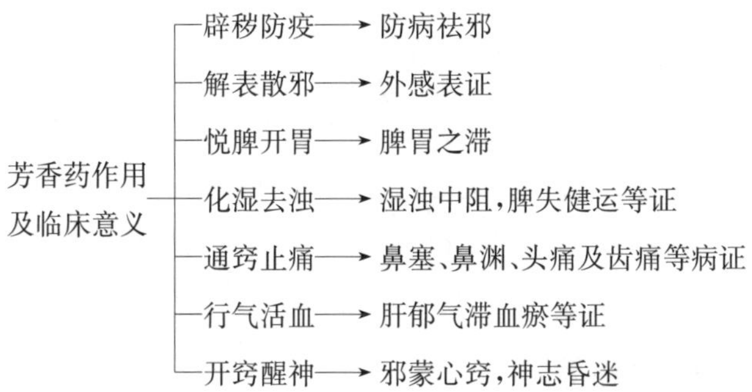
芳香药作用及临床意义
辟秽防疫→防病祛邪
解表散邪→外感表证
悦脾开胃→脾胃之滞
化湿去浊→湿浊中阻，脾失健运等证
通窍止痛→鼻塞、鼻渊、头痛及齿痛等病证
行气活血→肝郁气滞血瘀等证
开窍醒神→邪蒙心窍，神志昏迷

第三节　升降浮沉

一、升降浮沉的概念

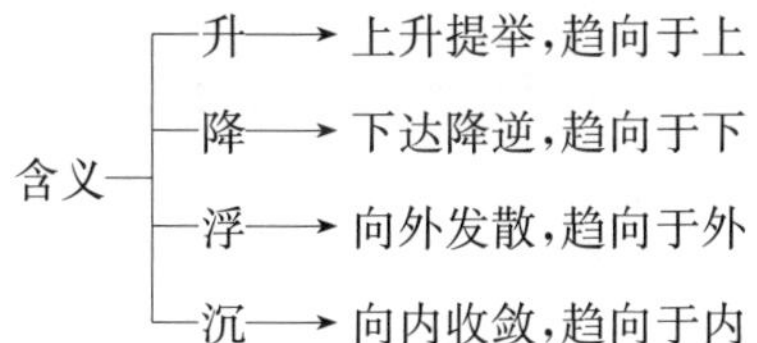
含义
升→上升提举，趋向于上
降→下达降逆，趋向于下
浮→向外发散，趋向于外
沉→向内收敛，趋向于内

升降浮沉是表示药物对人体作用的不同趋向性。升降浮沉也就是指药物对机体有向上、向下、向外、向内四种不同作用趋向。它是与疾病所表现的趋向性相对而言的。其中，升与降，浮与沉是相对立的，升与浮，沉与降，既有区别，又有交叉，难以截然分开，在实际应用升与浮、沉与降又常相提并论。升降浮沉表明了药物作用的定向概念，也是药物作用的理论基础之一。

二、升降浮沉的阴阳属性

按阴阳属性区分，则升浮属阳，沉降属阴。

三、药物升降浮沉作用趋向的认定

由于疾病在病势上常常表现出向上（如呕吐、呃逆、喘息）、向下（如脱肛、遗尿、崩漏）、向外（如自汗、盗汗）、向内（表证未解而入里），在病位上则有在表（如外感表证）、在里（如里实便秘）、在上（如目赤肿痛）、在下（如腹水、尿闭）等的不同，因而能够针对病情，改善或消除这些病证的药物，相对来说也就分别具有升降浮沉的作用趋向了。

四、药物升降浮沉作用趋向性的形成

药物升降浮沉作用趋向性的形成，虽然与药物在自然界生成禀赋不同、形成药性不同有关，并受四气、五味、炮制、配伍等诸多因素的影响，但更主要是与药物作用于机体所产生的不同疗效、所表现出的不同作用趋向密切相关。与四气、五味一样，也同样是通过药物作用于机体所产生的疗效而概括出来的用药理论。

五、影响药物升降浮沉的因素

影响药物升降浮沉的因素主要与四气五味及药物质地轻重有密切关系，并受到药物炮制和配伍的影响。

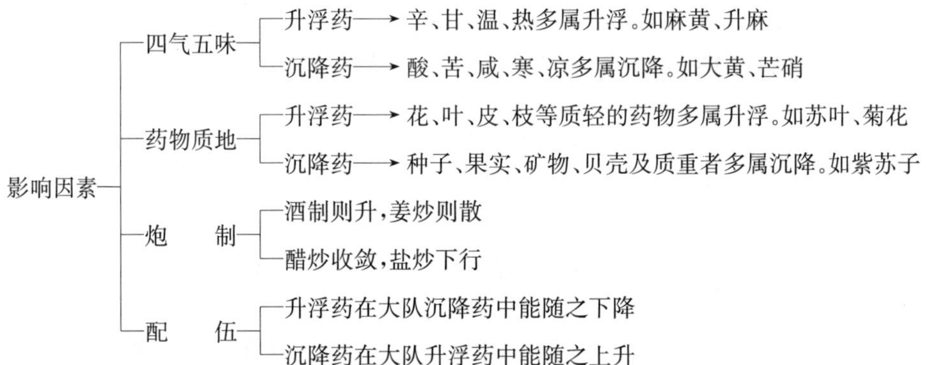
影响因素
四气五味
升浮药
辛、甘、温、热多属升浮。如麻黄、升麻
沉降药
酸、苦、咸、寒、凉多属沉降。如大黄、芒硝
药物质地
升浮药
花、叶、皮、枝等质轻的药物多属升浮。如苏叶、菊花
沉降药
种子、果实、矿物、贝壳及质重者多属沉降。如紫苏子
炮　制
酒制则升，姜炒则散
醋炒收敛，盐炒下行
配　伍
升浮药在大队沉降药中能随之下降
沉降药在大队升浮药中能随之上升

由此可见，药物的升降浮沉受多种因素的影响，它在一定的条件(炮制、配伍)下可相互转化，正如李时珍所说：“升降在物，亦在人也。”

六、药物升降浮沉的作用

升降浮沉代表不同的药性，标示药物不同的作用趋向。

1. 一般来讲，升浮药其性主温热，味属辛、甘、淡，质地多为轻清至虚之品，作用趋向多主上升、向外。就其所代表药物的具体功效而言，分别具有疏散解表、宣毒透疹、解毒消疮、宣肺止咳、温里散寒、暖肝散结、温通经脉、通痹散结、行气开郁、活血消癥、开窍醒神、升阳举陷、涌吐等作用。故解表药、温里药、祛风寒湿药、行气药、活血祛瘀药、开窍药、补益药、涌吐药等多具有升浮药性。

2. 一般来讲，沉降药其性主寒凉，味属酸、苦、咸，质地多为重浊坚实之品，作用趋向多主下行、向内。就其所代表药物的具体功效而言，分别具有清热泻火、泻下通便、利水渗湿、重镇安神、平肝潜阳、息风止痉、降逆平喘、止呕、止呃、消积导滞、固表止汗、敛肺止咳、涩肠止泻、固崩止带、涩精止遗、收敛止血、收湿敛疮等作用。故清热药、泻下药、利水渗湿药、降气平喘药、降逆和胃药、安神药、平肝息风药、收敛止血药、收涩药等多具有沉降药性。

七、掌握药物升降浮沉性能对指导临床用药的意义

1. 药物具有升降浮沉的性能，可以调整脏腑气机的紊乱，使之恢复正常的生理功能，或作用于机体的不同部位，因势利导，祛邪外出，从而达到治愈疾病的目的。

2. 升降浮沉的用药原则是：顺着病位，逆着病势。具体内容如下。

就病位而言，病变部位在上在表者宜升浮不宜沉降，如外感风热则应选用薄荷、菊花等升浮药来疏散；病变部位在下在里者宜沉降不宜升浮，如热结肠燥大便秘结者则应选用大黄、芒硝等沉降药来泻热通便。

就病势而言，病势上逆者，宜降不宜升，如肝阳上亢见头晕目眩则应选用赭石、石决明等沉降药来平肝潜阳；病势下陷，宜升不宜降，如气虚下陷见久泻脱肛，则应用黄芪、升麻、柴胡等升浮药来升阳举陷。

3. 总之，必须针对疾病发生部位有在上在下、在表在里的区别，病势有上逆下陷的区别，根据药物有升降浮沉的不同特性，恰当选用药物，这也是指导临床用药必须遵循的重要原则。

4. 此外，为了适应复杂病机，更好地调节紊乱的脏腑功能，还可采用升降浮沉并用的用药方法，如治疗表邪未解，邪热壅肺，汗出而喘的表寒里热证，常用石膏清泄肺火，肃降肺气，配麻黄解表散寒，宣肺止咳，二药相伍，一清一宣，升降并用，以成宣降肺气的配伍。用治心肾不交，虚烦不眠，腰冷便溏，上热下寒证，常用黄连清心降火安神，配肉桂补肾引火归原，以成交通心肾、水火既济的配伍。再如治疗湿浊中阻，头痛昏蒙，腹胀便秘，升降失调的病证，常用蚕沙和中化湿，以升清气，配皂角滑肠通便，润燥降浊，以成调和脾胃、升清降浊的配伍。可见升降并用是适应复杂病机，调节紊乱脏腑功能的有效用药方法。

八、药物升降浮沉理论的源流

《素问·六微旨大论》谓："升降出入，无器不有。"指出这是人体生命活动的基础，如一旦发生故障便导致疾病的产生。故《素问·阴阳应象大论》说："其高者，因而越之；其下者，引而竭之；中满者，泻之以内；其有邪者，渍形以为汗；其在皮者，汗而发之。"阐明了应根据升降出入障碍所产生疾病的病势和病位的不同，采取相应的治疗方法，为中药升降浮沉理论的产生和发展奠定了理论基础。金元时期升降浮沉学说得到了全面发展，张元素在《医学启源》中旨承《内经》，首倡"气味厚薄升降图说"，用运气学说阐发了药物具有升降浮沉不同作用趋向的道理。其后，李东

垣、王好古、李时珍等又作了进一步的补充，使药物升降浮沉学说趋于完善。它作为说明药物作用指导临床用药的理论依据，是对四气五味的补充和发展。

第四节　归　经

一、归经的含义

归经是药物作用的定位概念，即表示药物作用部位。归是作用的归属，经是脏腑经络的概称。归经是指药物对于机体某部分的选择性作用，即某药对某些脏腑经络有特殊的亲和作用，因而对这些部位的病变起着主要或特殊的治疗作用，药物的归经不同，其治疗作用也不同。归经指明了药物治病的适用范围，也就是说明了药效所在，包含了药物定性定位的概念，也是阐明药物作用机制，指导临床用药的药性理论基本内容之一。

二、归经理论的源流

药物归经理论的形成可追溯到先秦的文史资料，如《周礼》以及秦汉以来的《内经》、《神农本草经》、《名医别录》、《备急千金要方》等大量医药文献，广泛论述了五味作用定向定位的概念，可视为归经理论的先声。《伤寒论》六经分经用药为归经理论的形成奠定了基础。唐宋时期《食疗本草》、《本草拾遗》、《本草衍义》、《苏沈良方》等医药文献都部分地论述了药物定向定位的归经作用，并逐渐与脏腑经络联系在一起，出现了药物归经理论的雏形。金元时代，易水学派代表人物张洁古的《珍珠囊》正式把归经作为药性主要内容加以论述，王好古的《汤液本草》、徐彦纯的《本草发挥》又全面汇集了金元时期医家对归经的学术见解，标志着系统的归经理论已确立。明代刘文泰《本草品汇精要》、贾九如《药品化义》均把“行某经”、“入某经”作为论述药性的固定内容。清代沈金鳌的《要药分剂》正式把“归经”作为专项列于“主治”项后说明药性，并采用五脏六腑之名。《松厓医径》、《务中药性》系统总结了十二经归经药。《本草分经》、《得配本草》又列出及改订入各奇经八脉的药物。温病学派的兴起，又产生了卫、气、营、血及三焦归经的新概念，使归经学说臻于完善。

三、归经的确定(归经理论的形成)

中药归经理论的形成是在中医基本理论指导下，以脏腑经络学说为基础，以药物所治疗的具体病证为依据，经过长期临床实践，从药物的疗效中归纳总结出来的用药理论。它与机体因素即脏腑经络生理特点、临床经验的积累、中医辨证理论体系的不断发展与完善及药物自身的特性密不可分。由于经络能沟通人体内外表里，所以一旦机体发生病变，体表病变可以通过经络影响到内在脏腑；反之，内在脏腑病变也可以反映到体表上来。由于发病所在脏腑及经络循行部位不同，临床上所表现的症状则各不相同。如心经病变多见心悸失眠，肺经病变常见胸闷喘咳，肝经病变每见胁痛抽搐等症。临床用朱砂、远志能治愈心悸失眠，说明它们归心经；用桔梗、紫苏子能治愈喘咳胸闷，说明它们归肺经；而选用白芍、钩藤能治愈胁痛抽搐则说明它们能归肝经。至于一药能归数经，是指其治疗范围的扩大。如麻黄归肺与膀胱经，它既能发汗宣肺平喘，治疗外感风寒及咳喘之证，又能宣肺利尿，治疗风水水肿之证。由此可见，归经理论是通过脏腑辨证用药，从临床疗效观察中总结出来的用药理论。

四、归经的方法

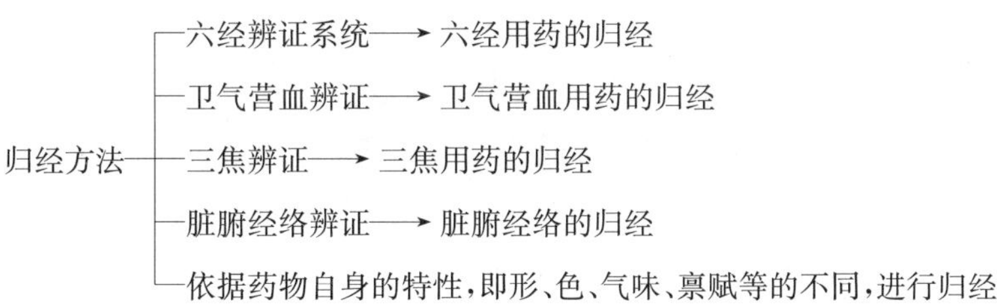
归经方法
六经辨证系统→六经用药的归经
卫气营血辨证→卫气营血用药的归经
三焦辨证→三焦用药的归经
脏腑经络辨证→脏腑经络的归经
依据药物自身的特性，即形、色、气味、禀赋等的不同，进行归经

归经方法虽有不同，但是都与脏腑经络密不可分。脏腑经络学说实为归经的理论基础，故探讨归经的实质，必须抓住脏腑经络学说这个核心。

应当注意的是，经络与脏腑虽有密切联系，但又各成系统。故有经络辨证与脏腑辨证的不同，经络辨证体系的形成早于脏腑辨证。因而历史上不同时期，不同医家在确定药物归经时，或侧重于经络系统，或侧重于脏腑系统。这样一来，便造成某些药物归经的含义有所不同。例如，本草文献记载，羌活、泽泻皆归膀胱经，羌活能治疗外感风寒湿邪所致的头痛、身痛，肢体关节酸楚之症，其归膀胱经，是依经络辨证，盖足太阳膀胱经主表，为一身之藩篱。泽泻利水渗湿，其归膀胱经，是指膀胱之腑。羌活与泽泻，一为解表药，一为利水药，虽都归膀胱经，但两者所包含的意义是不同的。

至于有的药物只归一经，有的药物则归数经，这正说明不同药物的作用范围有广、狭之分。

五、归经的意义

1. 掌握归经便于临床辨证用药　即根据疾病的临床表现，通过辨证审因，诊断出病变所在脏腑经络部位，按照归经来选择适当药物进行治疗。如病患热证，有肺热、心火、胃火、肝火等的不同，治疗时用药不同。若肺热咳喘，当用桑白皮、地骨皮等肺经药来泻肺平喘；若胃火牙痛当用石膏、黄连等胃经药来清泻胃火；若心火亢盛，心悸失眠，当用朱砂、丹参等心经药以清心安神；若肝热目赤，当用夏枯草、龙胆等肝经药以清肝明目。再如外感热病，热在卫分，发热、微恶风寒、头痛、咽痛，当用金银花、连翘等卫分药以辛凉解表，清热解毒；若热入气分，面赤恶热、高热烦渴，则当用石膏、知母等气分药以清热泻火、生津止渴等。可见归经理论为临床辨证用药提供了方便。

2. 掌握归经理论还有助于区别功效相似的药物　如同是利尿药，有麻黄的宣肺利尿、黄芪的健脾利尿、附子的温阳利水、猪苓的通利膀胱之水湿等的不同。又羌活、葛根、柴胡、吴茱萸、细辛同为治头痛之药，但羌活善治太阳经头痛、葛根善治阳明经头痛、柴胡善治少阳经头痛、吴茱萸善治厥阴经头痛、细辛善治少阴经头痛。因此，在熟悉药物功效的同时，掌握药物的归经对相似药物的鉴别应用有十分重要的意义。

正如徐灵胎所说："不知经络而用药，其失也泛。"

3. 运用归经理论指导临床用药，还要依据脏腑经络相关学说，注意脏腑病变的相互影响，恰当选择用药　如肾阴不足，水不涵木，肝火上炎，目赤头晕，治疗时当选用黄柏、知母、枸杞、菊花、地黄等肝、肾两经的药物来治疗，以益阴降火，滋水涵木；而肺病久咳，痰湿稽留，损伤脾气，肺病及脾，脾肺两虚，治疗时则要肺脾兼顾，采用党参、白术、茯苓、陈皮、半夏等肺、脾两经的药物来治疗，以补脾益肺，培土生金，而不能拘泥于见肝治肝、见肺治肺的单纯分经用药的方法。

故徐灵胎又指出："执经络而用药，其失也泥，反能致害。"

六、为什么归经理论必须与四气五味、升降浮沉学说相结合

在运用归经理论指导药物临床应用时，还必须与四气五味、升降浮沉学说结合起来，才能做到全面准确。如同归肺经的药物，由于有四气的不同，其治疗作用也异。如紫苏温散肺经风寒、薄荷凉散肺经风热、干姜性热温肺化饮、黄芩性寒清肺泻火。同归肺经的药物，由于五味的不同，作用亦殊。如乌梅酸收固涩、敛肺止咳，麻黄辛以发表、宣肺平喘，党参甘以补虚、补肺益气，陈皮苦以下气、止咳化痰，蛤蚧咸以补肾、益肺平喘。同归肺经的药物，因其升降浮沉之性不同，作用迥异。如桔梗、麻黄药性升浮，故能开宣肺气、止咳平喘；杏仁、紫苏子药性降沉，故能泻肺止咳平喘。四气五味、升降浮沉、归经同是药性理论的重要组成部分，在应用时必须结合起来，全面分析，才能准确地指导临床用药。

七、如何正确对待归经理论

四气五味只是说明药物具有不同的寒热属性和治疗作用，升降浮沉只是说明药物的作用趋向。二者都缺乏明确的定位概念，只有归经理论才把药物的治疗作用与病变所在的脏腑经络部位有机地联系起来了。事实证明，掌握好归经理论对于指导临床用药意义很大。然而，由于历代医家对一些药物功效的观察，认识上存在差异，归经方法不同，以及药物品种的混乱，因此出现了本草文献中对某些药物归经的记载不够统一、准确，造成归经混乱的现象。据不完全统计，仅大黄一味就有十四种归经的说法，涉及十经之多，这充分说明归经学说有待整理和提高。但绝对不能因此而贬低归经学说的科学价值。正如徐灵胎所说："不知经络而用药，其失也泛，必无捷效；执经络而用药，其失也泥，反能致害。"既承认归经理论的科学性，又要看到它的不足之处，这是正确对待归经理论的态度。

附：引经报使与引经药

1. 引经报使与引经药的含义

引经报使是中药的性能之一，指某些药物对某一脏腑经络有特殊作用，其选择性较强，并能引导其他药物的药力到达病变部位，从而提高临床疗效。从治疗意义上来说，主要是作为各经用药的向导，这类药物称为引经药。

对引经报使和引经药的认识，是建立在归经理论基础之上的，是归经理论的重要组成部分。但归经只是针对某药本身而言，而引经报使则是归经与配伍的结合，是"剂中用为向导，则能接引众药，直入本经"之药。

2. 引经药的分类

历代医家论述的引经报使药甚多，认定也不统一。经整理，根据其引经报使的范围和性质的不同，大体把引经药分为以下三类：

(1)十二经引经药；

(2)病症引经药；

(3)局部穴位引经药。

3. 引经药的作用

引经药在临床上的应用，历来受到医家的重视，正如尤在泾《医学读书记》所说："兵无向导，则不达贼境；药无引使，则不通病所。"引经药的作用因其在方中的不同地位而异，概括起来有以下两个方面：

(1)作为佐使药，引诸药直达病所，以增强临床用药的针对性。

(2)兼作方剂的主药，发挥主导作用。

第五节　毒　　性

历代本草书籍中，常在每一味药物的性味之下，标明其“有毒”、“无毒”。“有毒无毒”也是药物性能的重要标志之一，它是掌握药性必须注意的问题。

一、中药“毒”的含义

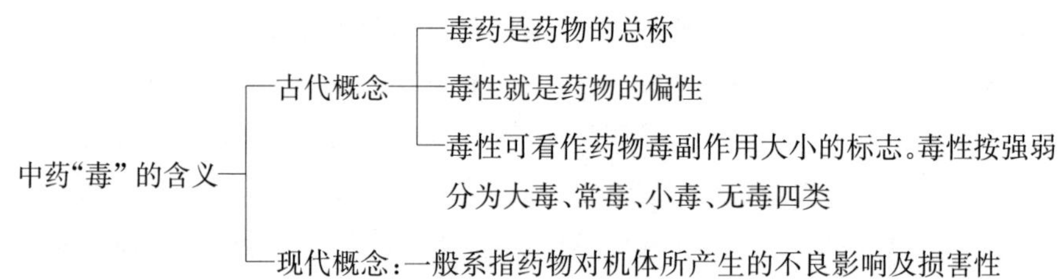
中药“毒”的含义
古代概念
毒药是药物的总称
毒性就是药物的偏性
毒性可看作药物毒副作用大小的标志。毒性按强弱分为大毒、常毒、小毒、无毒四类
现代概念：一般系指药物对机体所产生的不良影响及损害性

古代药物毒性的含义较广，既认为毒药是药物的总称，毒性是药物的偏性，又认为毒性是药物毒副作用大小的标志。而后世本草书籍在其药物性味下标明“有毒”、“大毒”、“小毒”等记载，则大都指药物的毒副作用的大小。

现代认为，所谓毒性一般系指药物对机体所产生的不良影响及损害性。包括有急性毒性、亚急性毒性、亚慢性毒性、慢性毒性和特殊毒性如致癌、致突变、致畸胎、成瘾等。所谓毒药一般系指对机体发生化学或物理作用，能损害机体，引起功能障碍、疾病甚至死亡的物质。剧毒药系指中毒剂量与治疗剂量比较接近，或某些治疗量已达到中毒剂量的范围，因此治疗用药时安全系数小；一是指毒性对机体组织器官损害剧烈，可产生严重或不可逆的后果。

二、中药的副作用与毒性反应的区别

中药的副作用有别于毒性作用。副作用是指在常用剂量时出现与治疗需要无关的不适反应，一般比较轻微，对机体危害不大，停药后可自行消失。如临床常见服用某些中药可引起恶心、呕吐、胃痛、腹泻或皮肤瘙痒等不适反应。

中药副作用的产生与药物自身特性、炮制、配伍、制剂等多种因素有关。通过医药人员努力可以尽量减少副作用，避免不良反应的发生。过敏反应也属于不良反应范围，其症状轻者可见瘙痒、皮疹、胸闷、气急，重者可引起过敏性休克，除药物因素外，多与患者体质有关。此外，由于中药常见一药多效能，如常山既可解疟，又可催吐，若用治疟疾，则催吐就是副作用，可见中药副作用还有一定的相对性。

副作用的产生固然与药物的偏性有关，更重要的是因为一味中药往往有多种作用。治疗时利用其一种或一部分作用，其他作用便成为副作用。

毒性反应是指用药后引起机体损害性反应，往往因用药剂量过大或用药时间过长而引起，与人的体质因素等也有密切关系。

三、中药毒性分级

1. 伴随临床用药经验的积累，对毒性研究的深入，中药毒性分级情况各不相同。如《素问・五常政大论》把药物毒性分为“大毒”、“常毒”、“小毒”、“无毒”四类；《神农本草经》分为“有毒”、“无毒”两类；《经史证类备急本草》、《本草纲目》将毒性分为“大毒”、“有毒”、“小毒”、“微毒”四类。

2. 近代中药毒性分级多沿袭临床用药经验及文献记载，分级尚缺乏明确的实验数据。

3. 目前，正从中药中毒后临床表现的不同程度，根据已知的定量毒理学研究的数据、有效剂量与中毒剂量之间的范围大小、中毒剂量与中毒时间的不同及中药的产地和炮制不同等角度，进行中药毒性分级的全面探讨，深信会得出科学的结论。当今《中华人民共和国药典》采用大毒、有毒、小毒三级分类方法，是目前通行的分类方法。

四、如何正确对待中药的毒性

正确对待中药的毒性，是安全用药的保证，这里包含如何总体评估中药的毒性，如何正确看待文献记载，如何正确看待临床报道，以及加强毒性中药的使用管理。

1. 首先要正确总体评价中药毒性　目前中药资源已多达 12 807 种，而见中毒报告的才 100 余种，其中许多还是临床很少使用的毒性大的中药。由于大多数中药品种是安全的，这是中药一大优势，尤其与西药化学合成药造成众多药源性疾病的危害相比，中药安全低毒的优势就更加突出了，这也是当今提倡回归自然，返璞归真，中药受到世界青睐的主要原因。

2. 其次正确对待中药毒性，还要正确对待本草文献记载　历代本草对药物毒性多有记载，这是前人的经验总结，值得借鉴。但由于受历史条件的限制，也出现了不少缺漏和错误的地方，如《本草纲目》认为马钱子无毒，《中国药学大辞典》认为黄丹无毒等，说明对待药物毒性的认识，随着临床经验的积累，社会的发展，有一个不断修改、逐步认识的过程。相信文献，不能尽信文献，实事求是，才是科学态度。

3. 正确对待中药毒性，还要重视中药中毒的临床报道　自新中国成立以来，出现了大量中药中毒报告，仅单味药引起中毒就达上百种之多，其中植物药九十多种，如关木通、广防己、苍耳子、苦楝根皮、昆明山海棠、狼毒、萱草、附子、乌头、夹竹桃、雪上一枝蒿、福寿草、槟榔、乌柏、巴豆、半夏、牵牛子、山豆根、艾叶、白附子、瓜蒂、马钱子、黄药子、苦杏仁及曼陀罗花、苗、莨菪等；动物药及矿物药各十多种，如斑蝥、蟾蜍、鱼胆、芫青及砒霜、升药、胆矾、铅丹、密陀僧、皂矾、雄黄等。由此可见，文献中认为大毒、剧毒的固然有中毒致死的，小毒、微毒甚至无毒的同样也有中毒病例发生，故临床应用有毒中药固然要慎重，就是“无毒”的，也不可掉以轻心。认真总结经验，既要尊重文献记载，更要重视临床经验，相互借鉴，才能全面深刻准确地理解掌握中药的毒性，对保证安全用药是十分必要的。

4. 正确对待中药毒性，还要加强对有毒中药的使用管理　此处所称的毒性中药，系指列入国务院《医疗用毒性药品管理办法》的中药品种，包括砒石、砒霜、水银、生马钱子、生川乌、生草乌、生白附子、生附子、生半夏、生南星、生巴豆、斑蝥、青娘虫、红娘虫、生甘遂、生狼毒、生藤黄、生千金子、生天仙子、闹羊花、雪上一枝蒿、红升丹、白降丹、蟾酥、洋金花、红粉、轻粉、雄黄。

五、产生中药中毒的主要原因

一是剂量过大，如砒霜、胆矾、斑蝥、蟾酥、马钱了、附了、乌头等毒性较大的药物，用量过大，或时间过长，可导致中毒。

二是误服伪品，如误以华山参、商陆代人参，独角莲代天麻使用。

三是炮制不当，如使用未经炮制的生附子、生川乌、生草乌。

四是制剂服法不当，川乌、草乌、附子中毒，多因煎煮时间太短，或服后受寒、进食生冷。

五是配伍不当，如甘遂与甘草同用，乌头与瓜蒌同用而致中毒。

此外，还有药物贮存不当、品种不同、剂型不恰当、给药途径不同、使用时间过长、药不对证、自行服药、乳母用药及个体差异（病人的体质、年龄）等也是引起中毒的原因。

因此，使用有毒药物应从上述各个环节进行控制，避免中毒反应的发生。

应当指出的是，有毒药物的治疗剂量与中毒剂量比较接近或相当，因而治疗用药时安全度小，易引起中毒反应。无毒药物安全度较大，但并非绝对不会引起中毒反应。人参、艾叶、知母等皆有产生中毒反应的报道，这与剂量过大或服用时间过长等有密切关系。因此，自古就有“所谓无毒，亦可伤人”、“药证相符，大黄也补；药不对证，参茸亦毒”之说。

六、掌握药物毒性强弱对指导临床用药的意义

1. 在应用毒药时要针对体质的强弱、疾病部位的深浅，恰当选择药物并确定

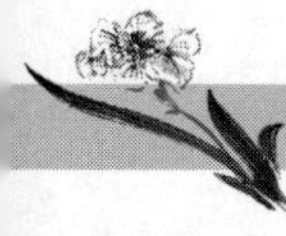

剂量，中病即止，不可过服，以防止过量和蓄积中毒。同时要注意配伍禁忌，凡两药合用能产生剧烈毒副作用的禁止同用，并严格毒药的炮制工艺，以降低毒性；对某些毒药要采用适当的制剂形式给药。此外，还要注意个体差异，适当增减用量，告诫患者不可自行服药。医药部门要抓好药品真伪鉴别，防止伪品混用，注意保管好剧毒中药。从上述不同的环节努力，保证用药安全，以避免中毒的发生。

2. 根据中医“以毒攻毒”的原则，在保证用药安全的前提下，也可采用某些毒药治疗某些疾病。如用雄黄治疗疔疮恶肿，水银治疗疥癣梅毒，砒霜治疗白血病等，让有毒中药更好地为临床服务。

3. 掌握药物的毒性及其中毒后的临床表现，便于诊断中毒原因，以便及时采取合理、有效的抢救治疗手段，对于搞好中药中毒抢救工作具有十分重要的意义。

四气五味作用背记表见下表（表 4-1，表 4-2）：

表 4-1　四气作用背记表

	清热	温里	泻火	散寒	凉血	解毒	补火助阳	温经通络	回阳救逆
寒凉药									
温热药									

表 4-2　五味作用背记表

药味 作用	辛味	甘味	酸味	苦味	咸味	涩味	淡味
行气							
行血							
补益							
发散							
调和药性							
清泄火热							
收敛固涩							
泄降气逆							
和中							
利水渗湿							
泻下通便							
软坚散结							
缓急止痛							
坚阴（泻火存阴）							
燥湿							

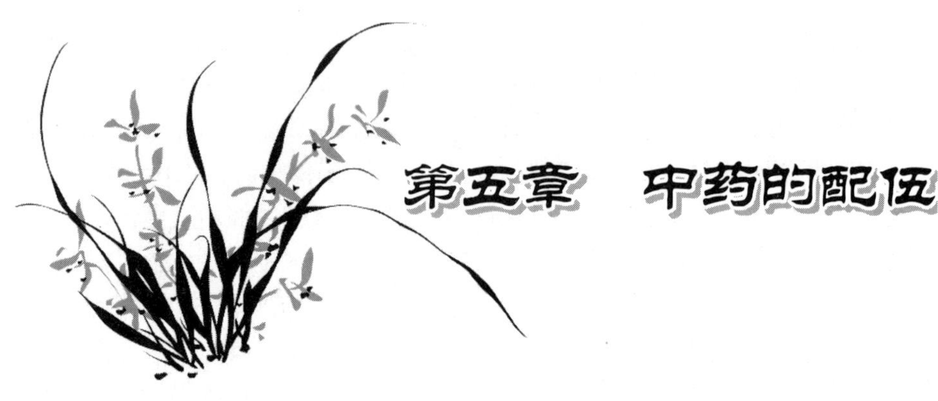

第五章　中药的配伍

一、中药配伍的概念

按照病情的不同需要和药物的不同特点，有选择地将两种或两种以上的药物配合在一起应用，称作配伍。

二、中药配伍的意义(配伍的目的)

从中药的发展史来看，在医药萌芽时代治疗疾病一般都是采用单味药物的形式，后来由于药物品种日趋增多，对药性特点不断明确，对疾病的认识逐渐深化，由于疾病可表现为数病相兼，或表里同病，或虚实互见，或寒热错杂的复杂病情，因而用药也就由简到繁出现了多种药物配合应用的方法，并逐步积累了配伍用药的规律，从而既照顾到复杂病情，又增进了疗效，减少了毒副作用。因此，掌握中药配伍规律对指导临床用药意义重大。

配伍意义：
- 增强药物的疗效。如麻黄配桂枝，增强发汗解表的作用
- 抑制或消除药物的毒副作用。如半夏配生姜，半夏的毒性被生姜所降低或消除
- 适应复杂病情的需要，从而达到全面兼顾治疗的目的。如虚实相兼者，当攻补兼施
- 扩大药物的适用范围。如黄连配吴茱萸治疗肝郁化火犯胃的呕吐吞酸，胁肋胀痛

三、中药配伍的内容

(一)药物七情的含义

前人将单味药的应用同药与药之间的配伍关系，总结为七个方面，称为药物的“七情”。它包括单行、相须、相使、相畏、相杀、相恶、相反七个方面。

药物配合应用，相互之间必须产生一定的作用，有的可以增进原有的疗效，有的可以相互抵消或削弱原有的功效，有的可以降低或消除毒副作用，也有的合

用可以产生毒副作用。因此,《神农本草经·序录》将各种药物的配伍关系归纳为"有单行者,有相须者,有相使者,有相畏者,有相恶者,有相反者,有相杀者"。这"七情"之中除单行者外,都是谈药物配伍关系。

(二)药物七情七个方面各自的含义

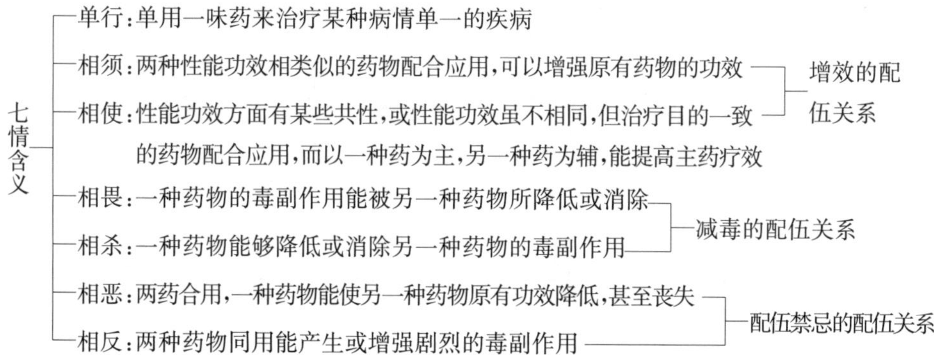
七情含义
单行:单用一味药来治疗某种病情单一的疾病
相须:两种性能功效相类似的药物配合应用,可以增强原有药物的功效
相使:性能功效方面有某些共性,或性能功效虽不相同,但治疗目的一致的药物配合应用,而以一种药为主,另一种药为辅,能提高主药疗效
增效的配伍关系
相畏:一种药物的毒副作用能被另一种药物所降低或消除
相杀:一种药物能够降低或消除另一种药物的毒副作用
减毒的配伍关系
相恶:两药合用,一种药物能使另一种药物原有功效降低,甚至丧失
相反:两种药物同用能产生或增强剧烈的毒副作用
配伍禁忌的配伍关系

四、七情配伍用药的原则

1. 相须、相使可以起到协同作用,能提高药效,是临床常用的配伍方法。

2. 相畏、相杀可以减轻或消除毒副作用,以保证安全用药,是使用毒副作用较强药物的配伍方法,也可用于有毒中药的炮制及中毒解救。

3. 相恶则是因为药物的拮抗作用,抵消或减弱其中一种药物的功效;相反则是药物相互作用,能产生或增强毒性反应或强烈的副作用,故相恶、相反是配伍用药的禁忌。

简言之,药物七情中,相须、相使两个方面属于增强疗效的配伍关系,相畏、相杀两个方面属于减毒的配伍关系,而相恶、相反两个方面属于避免配伍或称配伍禁忌的配伍关系。

五、药对配伍

人们习惯把两药合用能起到协同作用,增强药效;或消除毒副作用,抑其所短,专取所长;或产生与原药各不相同的新作用等经验配伍,统称为"药对"或"对药"。如桂枝配芍药以调和营卫,解肌发表;柴胡配黄芩以和解少阳,消退寒热;枳实配白术以寓消于补,消补兼施;干姜配五味子以开合并用,宣降肺气;晚蚕沙配皂角子以升清降浊,滑肠通便;黄连配干姜以寒热并调,降阳和阴;肉桂配黄连以交通心肾,水火互济;黄芪配当归以阳生阴长,补气生血;熟地黄配附子以阴中求阳,阴阳并调等,都是前人配伍用药的经验总结,是七情配伍用药的发展。这些药对往往又构成许多复方的主要组成部分。

药物七情配伍背记见下表(表 5-1)：

表 5-1 药物七情配伍意义背记表

	增效	减效	增毒	减毒
相须				
相使				
相畏				
相杀				
相恶				
相反				

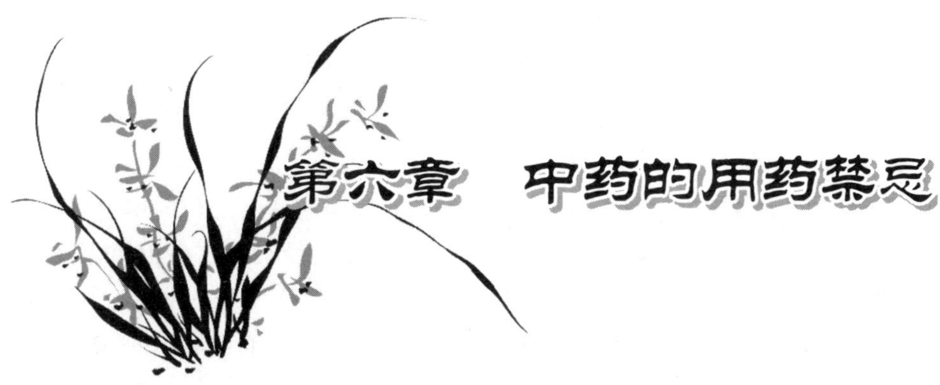

第六章 中药的用药禁忌

为了确保临床疗效、安全用药、避免药物毒副作用的产生，必须注意用药禁忌。中药的用药禁忌主要包括配伍禁忌、证候用药禁忌、妊娠禁忌和服药时的饮食禁忌四个方面。

一、配伍禁忌

1. 配伍禁忌的含义

所谓配伍禁忌，就是指某些药物合用会产生、增强剧烈的毒副作用或降低、破坏药效，因而应该避免配合应用，也即《神农本草经》所谓“勿用相恶、相反者”。

2. 配伍禁忌的主要内容

目前医药界共同认可的配伍禁忌有“十八反”和“十九畏”。

十八反：乌头（包括川乌、草乌、附子）反浙贝母、川贝母、瓜蒌、天花粉、半夏、白及、白蔹；甘草反甘遂、京大戟、红大戟、海藻、芫花；

藜芦反人参、西洋参、党参、丹参、玄参、北沙参、南沙参、苦参、细辛、白芍、赤芍。

歌　诀：本草明言十八反，半蒌贝蔹及攻乌。
藻戟遂芫俱战草，诸参辛芍叛藜芦。

十九畏：硫黄畏朴硝（芒硝），水银畏砒霜，狼毒畏密陀僧，
巴豆畏牵牛，丁香畏郁金，川乌、草乌畏犀角，
牙硝（芒硝）畏三棱，官桂（肉桂）畏赤石脂，人参畏五灵脂。

歌　诀：硫黄原是火中精，朴硝一见便相争。
水银莫与砒霜见，狼毒最怕密陀僧。
巴豆性烈最为上，偏与牵牛不顺情。
丁香莫与郁金见，牙硝难合京三棱。

川乌草乌不顺犀，人参最怕五灵脂。
官桂善能调冷气，若逢石脂便相欺。
大凡修合看顺逆，炮爁炙煿莫相依。

3. 如何正确对待十八反、十九畏

(1)反药能否同用，历代医家众说纷纭。一些医家认为反药同用会增强毒性，损害机体，因而强调反药不可同用。除《神农本草经》提出“勿用相恶、相反者”外，《本草经集注》也谓：“相反则彼我交仇，必不宜合。”孙思邈则谓：“草石相反，使人迷乱，力甚刀剑。”等等，均强调了反药不可同用。有的医家如《医说》甚至描述了相反药同用而致的中毒症状及解救方法。现代临床、实验研究也有不少文献报道反药同用(如贝母与乌头同用、巴豆与牵牛同用)引起中毒的例证。因此，《中国药典》1963 年版“凡例”中即明确规定：“注明畏、恶、反，系指一般情况下不宜同用。”

(2)此外，古代也有不少反药同用的文献记载，认为反药同用可起到相反相成、反抗夺积的效能。如《金匮要略》甘遂半夏汤中甘遂、甘草同用治留饮；赤丸以乌头、半夏合用治寒气厥逆；《儒门事亲》通气丸中海藻、甘草同用。现代也有文献报道用甘遂、甘草配伍治肝硬化及肾炎水肿；人参、五灵脂同用治冠心病；芫花、大戟、甘遂与甘草合用治结核性胸膜炎，取得了较好的效果，从而肯定了反药可以同用的观点。

(3)由此可见，无论文献资料、临床观察及实验研究目前均无统一的结论，说明对十八反、十九畏的科学研究还要做长期艰苦、深入、细致的工作，去伪存真，才能得出准确的结论。国家科技部已将十八反配伍禁忌本质的研究列入 2011 年度“国家重点基础研究发展计划(973 计划)”，从文献、实验及临床等方面对十八反的内容展开深入细致的研究工作。

(4)目前在尚未搞清反药是否能同用的情况下，临床用药应采取慎重从事的态度，对于其中一些反药若无充分把握，最好不配伍使用，以免发生意外。

二、证候用药禁忌

证候用药禁忌的含义：由于药物的药性不同，其作用各有专长和一定的适用范围，因此对于某类或某种病证，应当避免使用某类或某种药物，称证候用药禁忌，也称为病证用药禁忌。

任何一种中药，对于特定的证候，都是有宜也有忌。由于药物皆有偏性，或寒或热，或补或泻，或升或降，或润或燥等，临床用之得当，能以其偏性纠正疾病所表现出来的病理偏向；若使用不当，则其偏性可能会反助病势，加重病情或导致新的病理偏向。因此，凡药不对证，药物功效不为病情所需，而有可能导致病情加重、恶化或产生新的疾病，原则上都属于临床用药禁忌的范围。

如麻黄辛温，功能发汗解表、散风寒，又能宣肺平喘利尿，故只适宜于外感风寒表实无汗或肺气不宣的喘咳，而对表虚自汗及阴虚盗汗、肺肾虚喘者则应禁止使用。又如黄精甘平，功能滋阴补肺、补脾益气，主要用于肺虚燥咳、脾胃虚弱及肾虚精亏的病证，但因其性质滋腻，易助湿邪，因此，凡脾虚有湿、咳嗽痰多以及中寒便溏者则不宜服用黄精。除了药性极为平和者无须禁忌外，一般药物都有证候用药禁忌，其内容参见各论中每味药物的“使用注意”部分。

三、妊娠用药禁忌

1. 妊娠禁忌药的含义

妊娠用药禁忌是指妇女妊娠期间治疗用药的禁忌。妊娠禁忌药专指妇女妊娠期除中断妊娠、引产外，不能使用的药物。

2. 为什么妊娠禁忌药不是用于堕胎的

(1)从历史的角度来说，在我国古代，堕胎是违反我国传统道德观念的。前人记载堕胎药，主要还是从妊娠禁忌药的角度来认识、对待，而不是在寻求堕胎的有效药。

(2)用妊娠禁忌药堕胎，既不可靠，也不安全。

(3)能引起堕胎是早期妊娠禁忌的主要理由。

3. 妊娠禁忌的理由

在传统的妊娠用药禁忌理由中，能损害胎元、引起堕胎是早期妊娠禁忌的主要理由。随着对妊娠禁忌药的认识逐渐深入，对妊娠用药禁忌理由的认识也逐步加深。归纳起来，主要包括以下四个方面。

①对母体不利；

②对胎儿不利；

③对产程不利；

④对小儿不利。

今天，无论从用药安全的角度，还是从优生优育的角度来认识这几点，都是应当给予高度重视的。总的来说，凡对妊娠期的孕妇和胎儿不安全及不利于优生优育的药物均属妊娠禁忌药。

4. 妊娠禁忌药的分类

在为数众多的妊娠禁忌药中，不同的药物对妊娠的危害程度是有所不同的，因而在临床上也应区别对待。古代对妊娠禁忌药主要提禁用与忌用，较少提慎用。近代则多根据临床实际和药物对于胎元损害程度的不同，一般可分为禁用与慎用两大类。

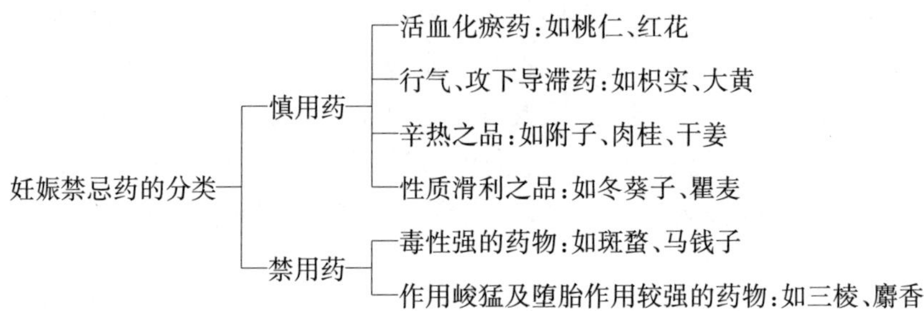
妊娠禁忌药的分类
慎用药
活血化瘀药：如桃仁、红花
行气、攻下导滞药：如枳实、大黄
辛热之品：如附子、肉桂、干姜
性质滑利之品：如冬葵子、瞿麦
禁用药
毒性强的药物：如斑蝥、马钱子
作用峻猛及堕胎作用较强的药物：如三棱、麝香

5. 妊娠禁忌药的使用原则

对于妊娠妇女，凡属于禁用的药物绝对不能使用；而慎用的药物，可根据病情的需要斟酌使用，但要注意辨证准确，掌握好剂量与疗程，并通过恰当的炮制和配伍，尽量减轻药物对妊娠的危害，做到用药有效而安全。如《金匮要略》以桂枝茯苓丸治妊娠瘀病；吴又可用承气汤治孕妇时疫见阳明腑实证。此即《内经》所谓“有故无殒，亦无殒也”的道理。但是，必须强调指出，除非必用时，一般应尽量避免使用，以防发生事故。

四、服药饮食禁忌

1. 服药饮食禁忌的含义

服药时的饮食禁忌是指服药期间对某些食物的禁忌，又简称食忌，也就是通常所说的忌口。中医历来重视服药饮食禁忌，它对于确保临床用药安全而有效，有重要的意义。

2. 服药时饮食禁忌的理由

服药时饮食禁忌的理由，前人也有不少论述，归纳起来包括：避免影响疗效、诱发原有病证或导致新病、产生不良反应。

3. 服药时的饮食禁忌的内容

包括病证食忌、服药食忌两方面。

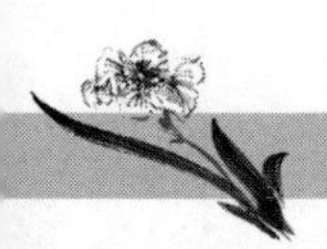

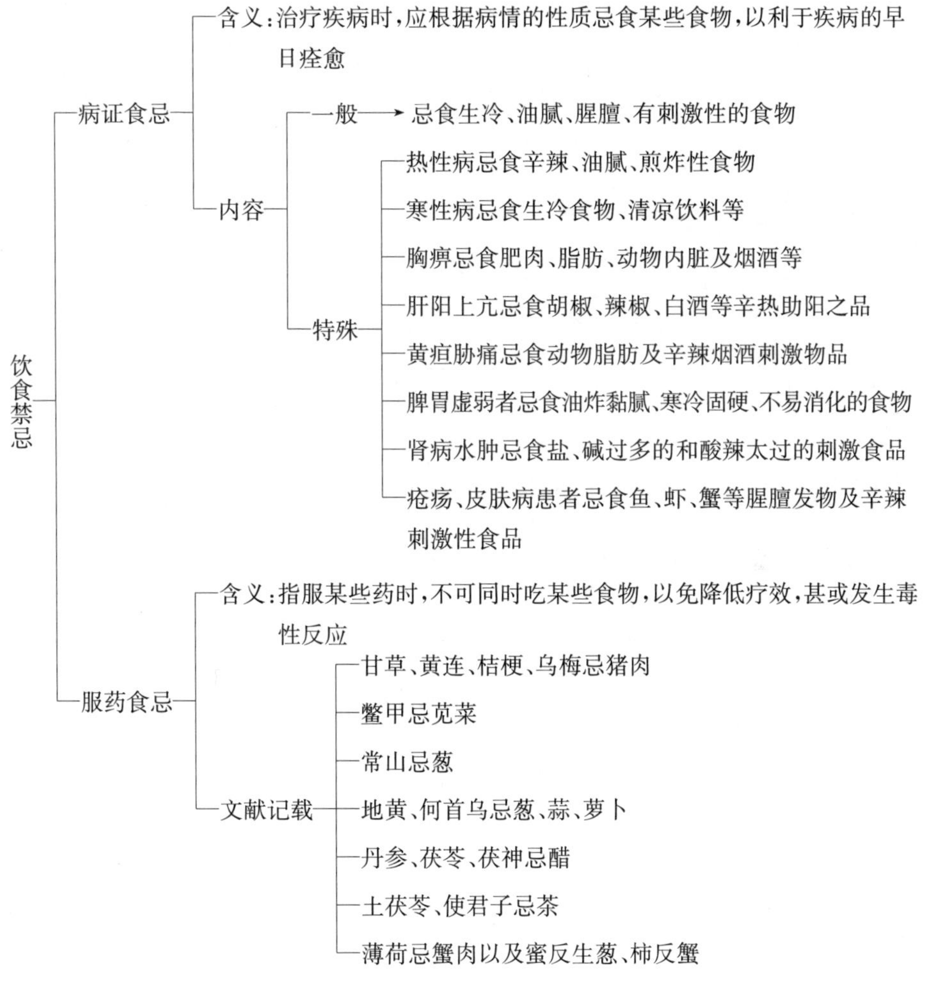
饮食禁忌
病证食忌
含义：治疗疾病时，应根据病情的性质忌食某些食物，以利于疾病的早日痊愈
内容
一般
忌食生冷、油腻、腥膻、有刺激性的食物
特殊
热性病忌食辛辣、油腻、煎炸性食物
寒性病忌食生冷食物、清凉饮料等
胸痹忌食肥肉、脂肪、动物内脏及烟酒等
肝阳上亢忌食胡椒、辣椒、白酒等辛热助阳之品
黄疸胁痛忌食动物脂肪及辛辣烟酒刺激物品
脾胃虚弱者忌食油炸黏腻、寒冷固硬、不易消化的食物
肾病水肿忌食盐、碱过多的和酸辣太过的刺激食品
疮疡、皮肤病患者忌食鱼、虾、蟹等腥膻发物及辛辣刺激性食品
服药食忌
含义：指服某些药时，不可同时吃某些食物，以免降低疗效，甚或发生毒性反应
文献记载
甘草、黄连、桔梗、乌梅忌猪肉
鳖甲忌苋菜
常山忌葱
地黄、何首乌忌葱、蒜、萝卜
丹参、茯苓、茯神忌醋
土茯苓、使君子忌茶
薄荷忌蟹肉以及蜜反生葱、柿反蟹

用药禁忌背记表见下表（表6-1至表6-3）

表6-1　十八反背记表

	川乌	草乌	乌头	附子	甘草	藜芦
芍药						
甘遂						
川贝母						
浙贝母						
人参						
半夏						
丹参						

续表

	川乌	草乌	乌头	附子	甘草	藜芦
玄参						
瓜蒌						
沙参						
白及						
大戟						
白芍						
白蔹						
细辛						
天花粉						
海藻						
赤芍						
芫花						

表 6-2　十九畏背记表

	硫黄	狼毒	巴豆	丁香	水银	川乌	草乌	牙硝	官桂	人参
五灵脂										
三棱										
牵牛										
赤石脂										
密陀僧										
砒霜										
犀角										
郁金										
朴硝										

表 6-3　妊娠禁忌药分类背记表

	通经祛瘀药	药性猛烈的药	毒性较强的药	性质滑利之品	辛热药	堕胎作用强烈的药	行气破滞药
禁用药							
慎用药							

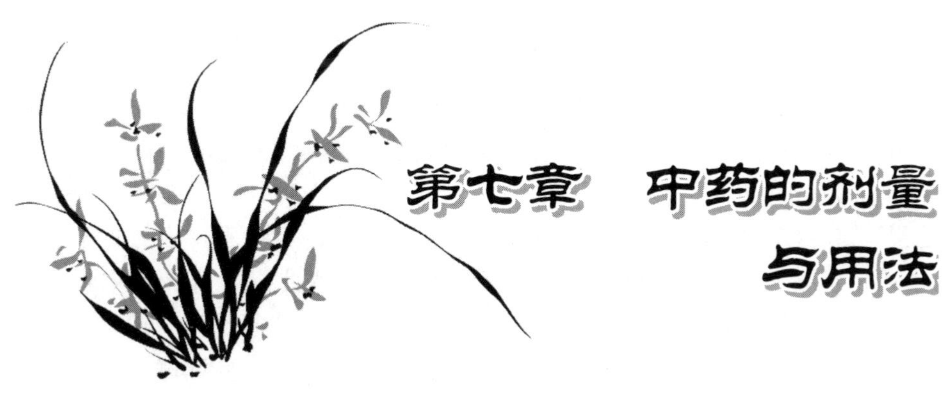

第七章　中药的剂量与用法

第一节　中药的剂量

一、中药剂量的含义

中药剂量是指临床应用时的分量，也称为用量。它主要指明了每味中药的成人一日量(按:本书每味药物标明的用量，除特别注明以外，都是指干燥后的中药饮片，在汤剂中成人一日内用量)。其次指方剂中每味药之间的比较分量，也即相对剂量。

二、中药的计量单位

中药的计量单位有

1. 重量　如市制:斤、两、钱、分、厘;公制:千克、克、毫克;
2. 数量　如生姜三片、蜈蚣二条、大枣七枚、芦根一支、荷叶一角、葱白两只等;
3. 度量　如尺、寸;
4. 容量　如斗、升、合、勺等。

此外，还有可与上述计量方法换算的“刀圭”、“方寸匕”、“撮”、“枚”等较粗略的计量方法。

由于古今度量衡制的变迁，后世主要以法定衡制作为计量标准，以重量单位作为药物计量的主要单位。

三、中药古今计量的换算

自明清以来，我国普遍采用16进位制的“市制”计量方法，即1市斤=16两=160钱。自1979年起我国对中药生产计量统一采用公制，即1公斤=1000克=1 000 000毫克。为了处方和调剂计算方便，按规定以如下的近似值进行换算:

1市两(16进位制)=30克;1钱=3克;1分=0.3克;1厘=0.03克。

四、确定中药剂量大小的依据

尽管中药绝大多数来源于生药，安全剂量幅度较大，用量不像化学药品那样严格，但用量得当与否，也是直接影响药效的发挥、临床效果好坏的重要因素之一。药量过小，起不到治疗作用而贻误病情；药量过大，戕伤正气，也可引起不良后果，或造成不必要的浪费。同时，中药多是复方应用，其中主要药物的剂量变化，可以影响到整个处方的功效和主治病证的改变。因此，对于中药剂量的使用应采取科学、谨慎的态度。一般来讲，确定中药的剂量，应考虑如下几方面：

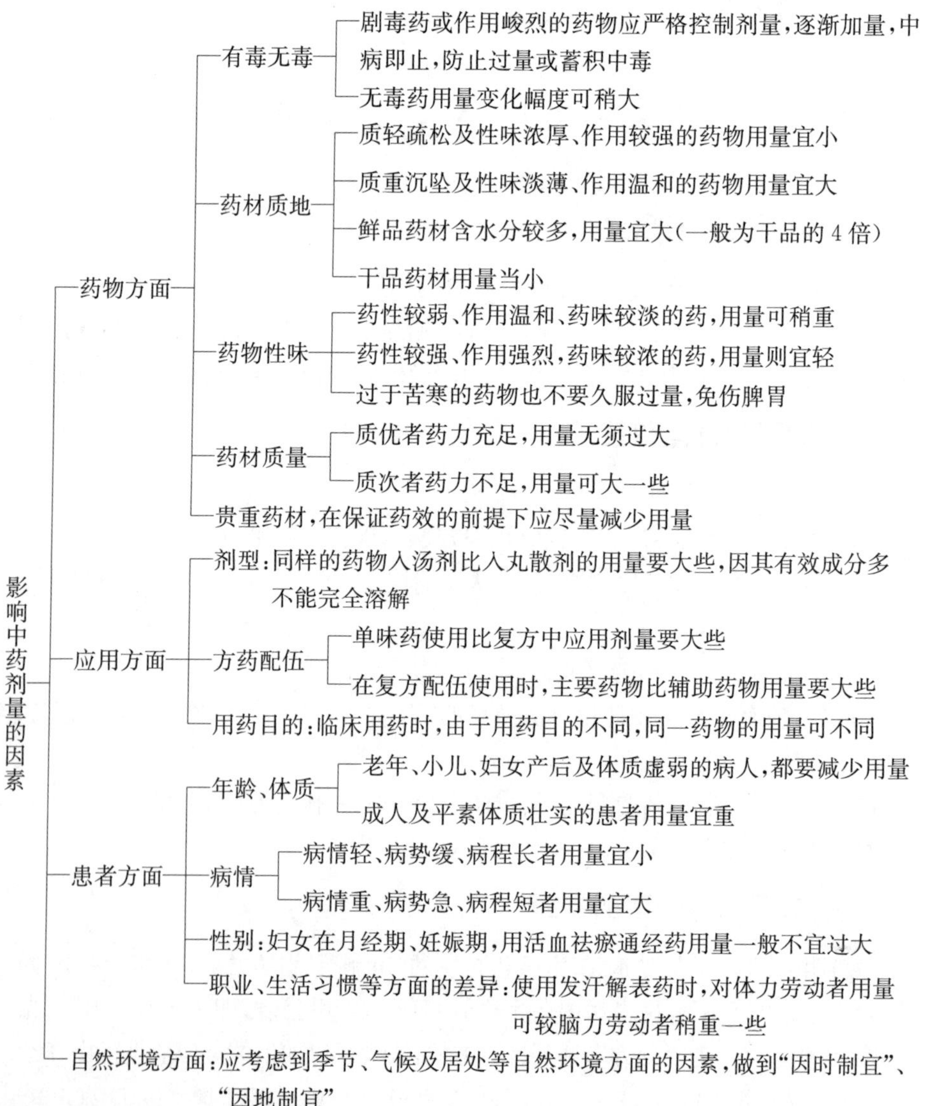
影响中药剂量的因素
药物方面
有毒无毒
剧毒药或作用峻烈的药物应严格控制剂量，逐渐加量，中病即止，防止过量或蓄积中毒
无毒药用量变化幅度可稍大
药材质地
质轻疏松及性味浓厚、作用较强的药物用量宜小
质重沉坠及性味淡薄、作用温和的药物用量宜大
鲜品药材含水分较多，用量宜大（一般为干品的4倍）
干品药材用量当小
药物性味
药性较弱、作用温和、药味较淡的药，用量可稍重
药性较强、作用强烈，药味较浓的药，用量则宜轻
过于苦寒的药物也不要久服过量，免伤脾胃
药材质量
质优者药力充足，用量无须过大
质次者药力不足，用量可大一些
贵重药材，在保证药效的前提下应尽量减少用量
应用方面
剂型：同样的药物入汤剂比入丸散剂的用量要大些，因其有效成分多不能完全溶解
方药配伍
单味药使用比复方中应用剂量要大些
在复方配伍使用时，主要药物比辅助药物用量要大些
用药目的：临床用药时，由于用药目的不同，同一药物的用量可不同
患者方面
年龄、体质
老年、小儿、妇女产后及体质虚弱的病人，都要减少用量
成人及平素体质壮实的患者用量宜重
病情
病情轻、病势缓、病程长者用量宜小
病情重、病势急、病程短者用量宜大
性别：妇女在月经期、妊娠期，用活血祛瘀通经药用量一般不宜过大
职业、生活习惯等方面的差异：使用发汗解表药时，对体力劳动者用量可较脑力劳动者稍重一些
自然环境方面：应考虑到季节、气候及居处等自然环境方面的因素，做到“因时制宜”、“因地制宜”

注意:除了毒性大的药,泻下、行气、活血作用峻猛的药,精制药及某些贵重药外,一般中药常用内服剂量为5～10g,部分质地重而无毒的矿物、贝壳、甲壳、化石类药常用量为15～30g,新鲜的动植物药常用量为30～60g。

第二节　中药的用法

中药的用法是指中药的应用方法,其内容较为广泛,本教材主要介绍中药的给药途径、应用形式、汤剂煎煮方法和服药方法。

一、给药途径

给药途径是影响药物疗效的因素之一。因为机体的不同组织对于药物的吸收性能不同,对药物的敏感性亦有所差别,药物在不同组织中的分布、代谢情况也不一样,所以给药途径不同,会影响药物吸收的速度、数量以及作用强度。有的药物甚至必须以某种特定途径给药,才能发挥某种作用。

中药的传统给药途径,除口服和皮肤给药两种主要途径外,还有吸入、舌下给药、黏膜表面给药、直肠给药等多种途径。20世纪30年代后,中药的给药途径又增添了皮下注射、肌内注射、穴位注射和静脉注射等。

不同的途径给药各有其特点。临床用药时,具体应选择何种给药途径,除应考虑各种给药途径的特点以充分发挥其优势外,还需注意病证与药物双方对给药途径的选择。而病证与药物对给药途径的选择,则是通过对剂型的选择来体现的。

二、应用形式

无论从什么形式给药,都需要将药物加工制成适合医疗、预防应用的一定剂型。传统中药剂型中,有供口服的汤剂、丸剂、散剂、滋膏剂、露剂等;供皮肤用的软膏剂、硬膏剂、散剂、丹剂、涂擦剂、浸洗剂、熏剂等;供体腔使用的栓剂、药条、钉剂等。20世纪30年代研制出了中药注射剂,以后又发展了胶囊剂、颗粒剂、气雾剂、膜剂等剂型。其具体内容可参见《中药药剂学》。

三、汤剂煎煮法

汤剂是中药最为常用的剂型之一,自商代伊尹创制汤液以来沿用至今,经久不衰。汤剂的制作对煎具、用水、火候、煮法都有一定的要求。

1. 煎药用具　以砂锅、瓦罐为好，搪瓷罐次之，忌用铜铁铝锅，以免发生化学变化，影响疗效。

2. 煎药用水　古时曾用长流水、井水、雨水、泉水、米泔水等煎煮。现在多用自来水、井水、蒸馏水等，但总以水质洁净新鲜(符合饮用水标准)为好。

3. 煎药火候　有文火、武火之分。文火，是指使温度上升及水液蒸发缓慢的火候；而武火，又称急火，是指使温度上升及水液蒸发迅速的火候。

4. 煎煮方法　先将药材浸泡 30～60 分钟，用水量以高出药面为度。一般中药煎煮两次，第二煎加水量为第一煎的 1/3～1/2。两次煎液去渣滤净混合后分 2 次服用。煎煮的火候和时间，要根据药物性能而定。一般来讲，解表药、清热药宜武火煎煮，时间宜短，煮沸后煎 3～5 分钟即可；补养药需用文火慢煎，时间宜长，煮沸后再续煎 30～60 分钟。某些药物因其质地不同，煎法比较特殊，处方上需加以注明，归纳起来包括有先煎、后下、包煎、另煎、烊化、泡服、冲服、煎汤代水等不同煎煮法。

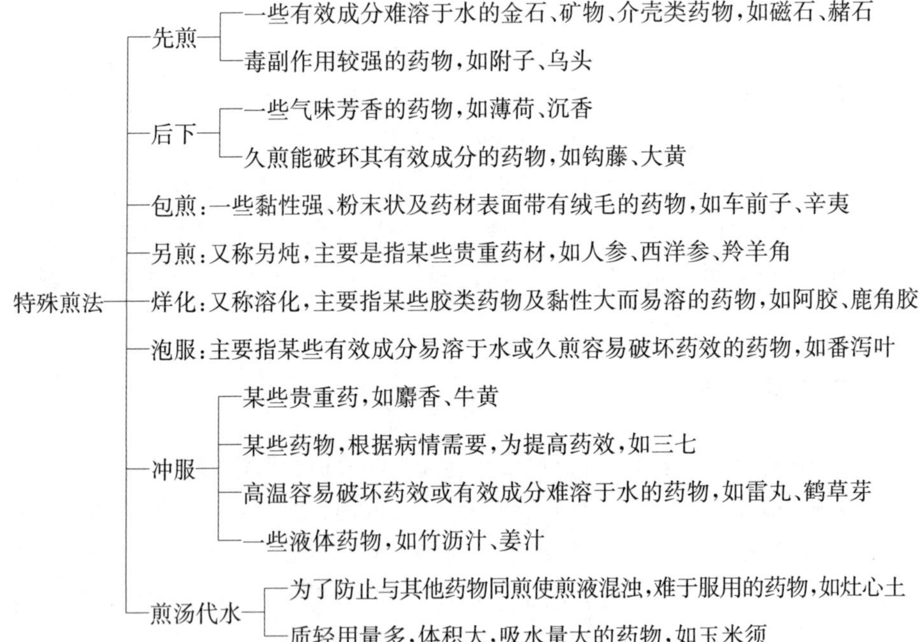
特殊煎法
先煎
一些有效成分难溶于水的金石、矿物、介壳类药物，如磁石、赭石
毒副作用较强的药物，如附子、乌头
后下
一些气味芳香的药物，如薄荷、沉香
久煎能破坏其有效成分的药物，如钩藤、大黄
包煎：一些黏性强、粉末状及药材表面带有绒毛的药物，如车前子、辛夷
另煎：又称另炖，主要是指某些贵重药材，如人参、西洋参、羚羊角
烊化：又称溶化，主要指某些胶类药物及黏性大而易溶的药物，如阿胶、鹿角胶
泡服：主要指某些有效成分易溶于水或久煎容易破坏药效的药物，如番泻叶
冲服
某些贵重药，如麝香、牛黄
某些药物，根据病情需要，为提高药效，如三七
高温容易破坏药效或有效成分难溶于水的药物，如雷丸、鹤草芽
一些液体药物，如竹沥汁、姜汁
煎汤代水
为了防止与其他药物同煎使煎液混浊，难于服用的药物，如灶心土
质轻用量多，体积大，吸水量大的药物，如玉米须

四、服药法

1. 服药时间　汤剂一般每日 1 剂，煎 2 次分服，两次间隔时间为 4～6 小时。临床用药时可根据病情增减，如急性病、热性病可 1 日 2 剂。

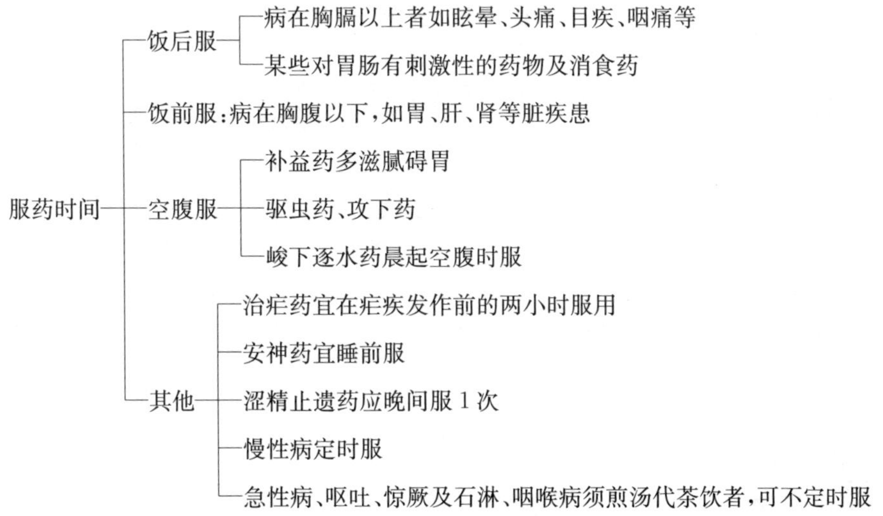
服药时间
饭后服
病在胸膈以上者如眩晕、头痛、目疾、咽痛等
某些对胃肠有刺激性的药物及消食药
饭前服:病在胸腹以下,如胃、肝、肾等脏疾患
空腹服
补益药多滋腻碍胃
驱虫药、攻下药
峻下逐水药晨起空腹时服
其他
治疟药宜在疟疾发作前的两小时服用
安神药宜睡前服
涩精止遗药应晚间服 1 次
慢性病定时服
急性病、呕吐、惊厥及石淋、咽喉病须煎汤代茶饮者,可不定时服

一般药物,无论饭前或饭后服,服药与进食都应间隔 1 小时左右,以免影响药物、食物的消化吸收与药效的发挥。

2. 服药方法

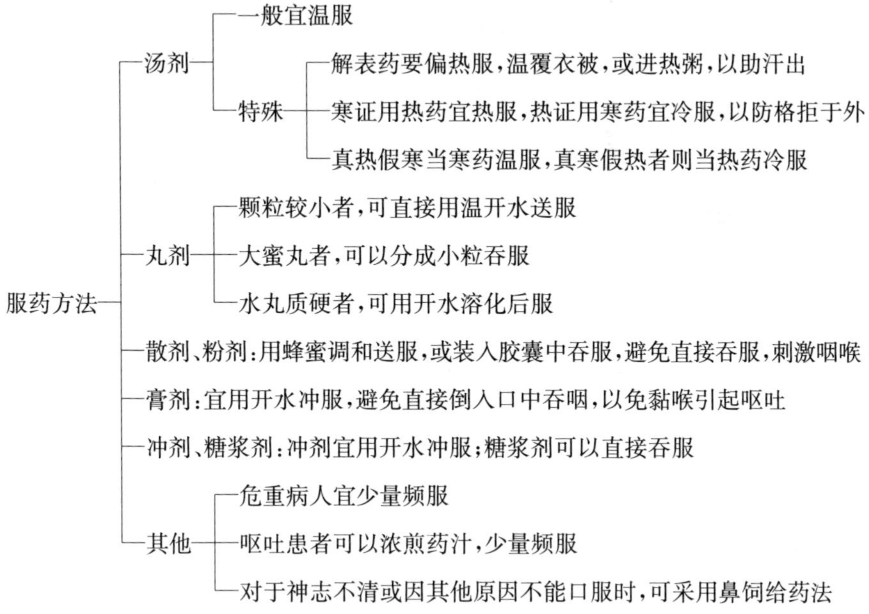
服药方法
汤剂
一般宜温服
特殊
解表药要偏热服,温覆衣被,或进热粥,以助汗出
寒证用热药宜热服,热证用寒药宜冷服,以防格拒于外
真热假寒当寒药温服,真寒假热者则当热药冷服
丸剂
颗粒较小者,可直接用温开水送服
大蜜丸者,可以分成小粒吞服
水丸质硬者,可用开水溶化后服
散剂、粉剂:用蜂蜜调和送服,或装入胶囊中吞服,避免直接吞服,刺激咽喉
膏剂:宜用开水冲服,避免直接倒入口中吞咽,以免黏喉引起呕吐
冲剂、糖浆剂:冲剂宜用开水冲服;糖浆剂可以直接吞服
其他
危重病人宜少量频服
呕吐患者可以浓煎药汁,少量频服
对于神志不清或因其他原因不能口服时,可采用鼻饲给药法

特殊煎法背记表见下表(表 7-1):

表 7-1 特殊煎法背记表

煎法 药物	先煎	后下	包煎	另煎	烊化	泡服	冲服	煎汤代水
金石、矿物、介壳类药物								
粉末状药物								
贵重药材								
有效成分难溶于水的药物								
质轻用量多,体积大,吸水量大的药物								
附子、乌头等毒副作用强的药物								
表面带有绒毛的药物								
气味芳香的药物								
久煎有效成分易遭破坏的药物								
黏性强而不易溶的果实、种子								
胶类药物								
黏性大而易溶的药物								

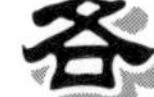

各论

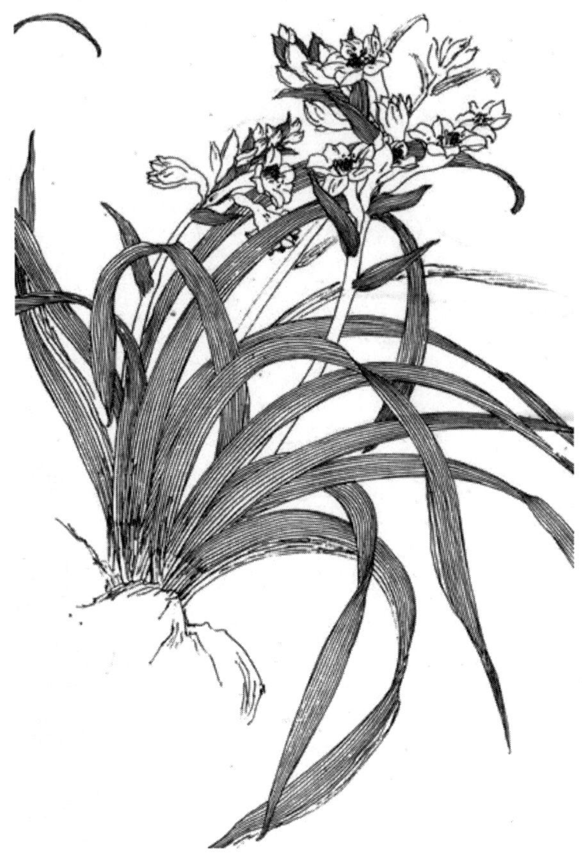

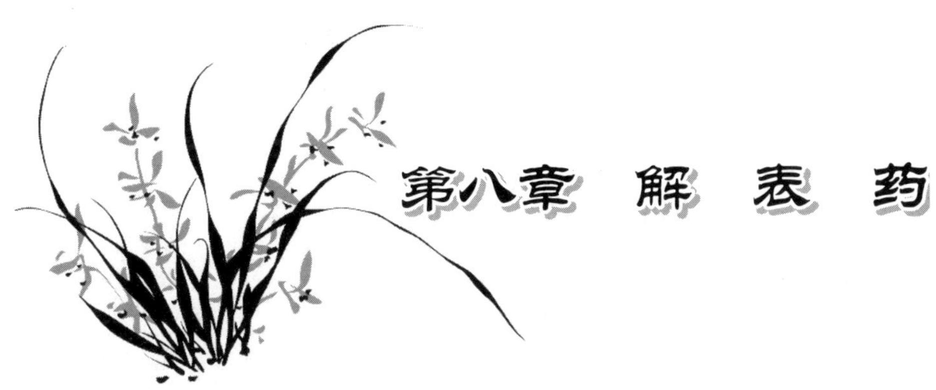

第八章　解　表　药

含义：凡以发散表邪为主要功效，常用以治疗表证的药物，称解表药，又称发表药。

性能功效：本类药物大多辛散轻扬，主入肺、膀胱经，偏行肌表，能促进肌体发汗，使表邪由汗出而解，从而达到治愈表证，防止疾病传变的目的。即《内经》所谓："其在皮者，汗而发之。"此外，部分解表药兼能利水消肿、止咳平喘、透疹、止痛、消疮等。

适用范围：解表药主要用治恶寒发热、头身疼痛、无汗或有汗不畅、脉浮之外感表证。部分解表药尚可用于水肿、咳喘、麻疹、风疹、风湿痹痛、疮疡初起等兼有表证者。

配伍方法：使用解表药时应针对外感风寒、风热表邪不同，相应选择长于发散风寒或风热的药物。由于冬季多风寒，春季多风热，夏季多夹暑湿，秋季多兼燥邪，故应根据四时气候变化的不同而恰当地配伍祛暑、化湿、润燥药。若虚人外感，正虚邪实，难以祛散表邪者，又应根据体质不同，分别与益气、助阳、养阴、补血药配伍，以扶正祛邪。温病初起，邪在卫分，除选用发散风热药物外，应同时配伍清热解毒药。

使用注意：使用发汗力较强的解表药时，用量不宜过大，以免发汗太过，耗伤阳气，损及津液，造成"亡阳"、"伤阴"的弊端。又汗为津液，血汗同源，故表虚自汗、阴虚盗汗以及疮疡日久、淋证、失血患者，虽有表证，也应慎用解表药。同时，使用解表药还应注意因时因地而异，如春夏腠理疏松，容易出汗，解表药用量宜轻；冬季腠理致密，不易汗出，解表药用量宜重；北方严寒地区用药宜重；南方炎热地区用药宜轻。且解表药多为辛散轻扬之品，入汤剂不宜久煎，以免有效成分挥发而降低药效。

分类：根据解表药的药性及功效主治差异，可分为发散风寒药及发散风热药两类。也称辛温解表药与辛凉解表药。

药理作用:现代药理研究证明,解表药一般具有不同程度的发汗、解热、镇痛、抑菌、抗病毒及祛痰、镇咳、平喘、利尿等作用。部分药物还有降压、改善心脑血液循环等作用。

第一节　发散风寒药

本类药物性味多属辛温,辛以发散,温可祛寒,故以发散肌表风寒邪气为主要作用。主治风寒表证,症见恶寒发热,无汗或汗出不畅,头身疼痛,鼻塞流涕,口不渴,舌苔薄白,脉浮紧等。部分发散风寒药分别兼有祛风止痒、止痛、止咳平喘、利水消肿、消疮等功效,又可用治风疹瘙痒、风湿痹证、咳喘以及水肿、疮疡初起等兼有风寒表证者。

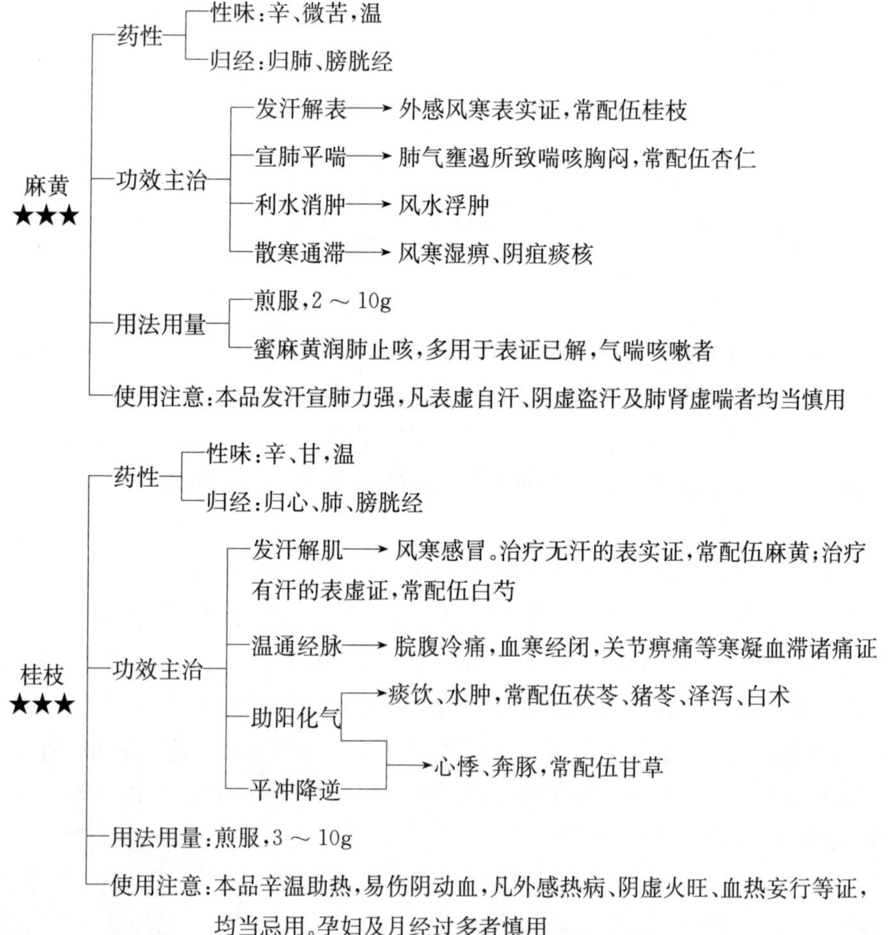
麻黄
★★★
药性
性味:辛、微苦,温
归经:归肺、膀胱经
功效主治
发汗解表→外感风寒表实证,常配伍桂枝
宣肺平喘→肺气壅遏所致喘咳胸闷,常配伍杏仁
利水消肿→风水浮肿
散寒通滞→风寒湿痹、阴疽痰核
用法用量
煎服,2～10g
蜜麻黄润肺止咳,多用于表证已解,气喘咳嗽者
使用注意:本品发汗宣肺力强,凡表虚自汗、阴虚盗汗及肺肾虚喘者均当慎用
桂枝
★★★
药性
性味:辛、甘,温
归经:归心、肺、膀胱经
功效主治
发汗解肌→风寒感冒。治疗无汗的表实证,常配伍麻黄;治疗有汗的表虚证,常配伍白芍
温通经脉→脘腹冷痛,血寒经闭,关节痹痛等寒凝血滞诸痛证
助阳化气
→痰饮、水肿,常配伍茯苓、猪苓、泽泻、白术
平冲降逆
→心悸、奔豚,常配伍甘草
用法用量:煎服,3～10g
使用注意:本品辛温助热,易伤阴动血,凡外感热病、阴虚火旺、血热妄行等证,均当忌用。孕妇及月经过多者慎用

麻黄与桂枝均辛温，归肺、膀胱经，皆能发汗解表，同可用治外感风寒，恶寒、发热、头身疼痛、无汗、脉浮而紧等症（风寒表实证），二者常相须为用。不同之处在于，麻黄辛散苦泄温通，善于宣肺气、开腠理、透毛窍而发汗解表，发汗力强，为发汗解表第一要药，主要适用于外感风寒，无汗的表实证。同时，麻黄又善于宣肺而平喘、利水消肿，又常用于治疗肺气不宣的咳嗽气喘，为治疗肺气壅遏所致喘咳的要药；善治风水水肿（水肿兼有表证者）。此外，取麻黄散寒通滞之功，也可用治风寒痹证，阴疽，痰核。桂枝又归心经。本品辛甘温煦，善于温通卫阳而发汗解肌，其发汗之力较麻黄温和（为缓），故外感风寒，无论是无汗的表实证，还是有汗的表虚证，以及阳虚受寒者，桂枝均可配伍使用。同时，桂枝又可温通经脉，助阳化气，平冲降逆。也常用治寒凝血滞诸痛证，如胸阳不振、心脉瘀阻、胸痹心痛者，中焦虚寒、脘腹冷痛、喜温喜按，妇女寒凝血滞、月经不调、经闭痛经、产后腹痛，风寒湿痹、肩臂疼痛；脾阳不运，水湿内停所致的痰饮病眩晕、心悸、咳嗽；膀胱气化不行，水肿、小便不利者（蓄水证）；心阳不振，不能宣通血脉而见心动悸、脉结代；阴寒内盛，引动下焦冲气，上凌心胸所致奔豚者。

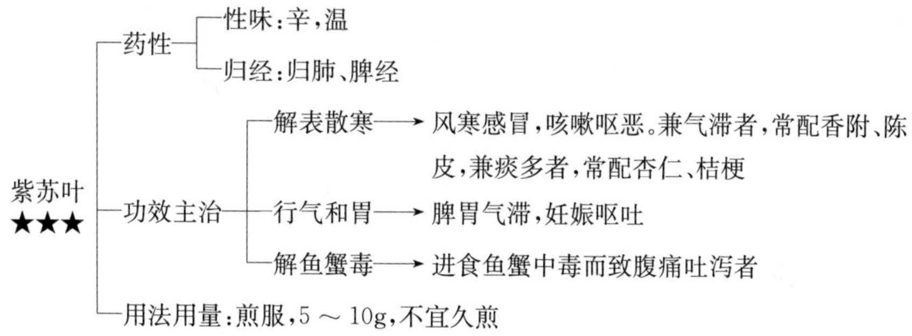
紫苏叶
★★★
药性
性味：辛，温
归经：归肺、脾经
功效主治
解表散寒
风寒感冒，咳嗽呕恶。兼气滞者，常配香附、陈皮，兼痰多者，常配杏仁、桔梗
行气和胃
脾胃气滞，妊娠呕吐
解鱼蟹毒
进食鱼蟹中毒而致腹痛吐泻者
用法用量：煎服，5 ～ 10g，不宜久煎

附药：紫苏梗　性味辛，温；归肺、脾经。功能理气宽中，止痛，安胎。适用于胸膈痞闷，胃脘疼痛，嗳气呕吐，胎动不安。煎服，5～10g。

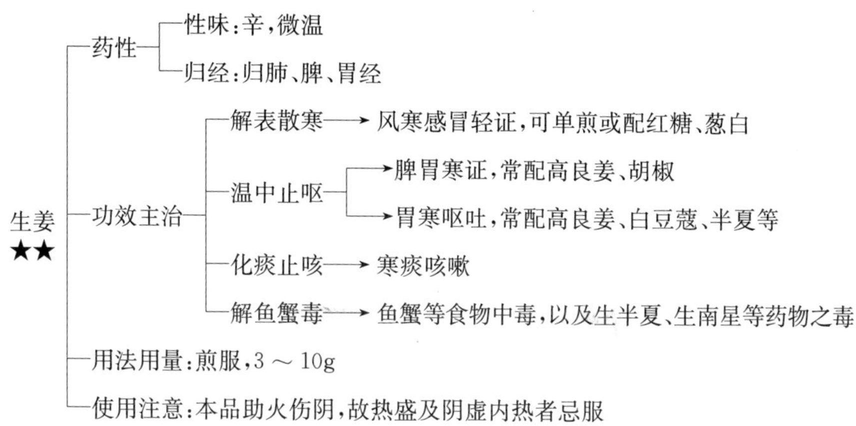
生姜
★★
药性
性味：辛，微温
归经：归肺、脾、胃经
功效主治
解表散寒
风寒感冒轻证，可单煎或配红糖、葱白
温中止呕
脾胃寒证，常配高良姜、胡椒
胃寒呕吐，常配高良姜、白豆蔻、半夏等
化痰止咳
寒痰咳嗽
解鱼蟹毒
鱼蟹等食物中毒，以及生半夏、生南星等药物之毒
用法用量：煎服，3 ～ 10g
使用注意：本品助火伤阴，故热盛及阴虚内热者忌服

附药

1. 生姜皮　性味辛，凉。功能和脾行水消肿，主要用于水肿，小便不利。煎服，3～10g。

2. 生姜汁　系用生姜捣汁入药。功同生姜，但偏于开痰止呕，便于临床应急服用。如遇天南星、半夏中毒的喉舌麻木肿痛，或呕逆不止、难以下食者，可取汁冲服，易于入喉；也可配竹沥，冲服或鼻饲给药，治中风猝然昏厥者。用量 3～10 滴，冲服。

紫苏叶与生姜均辛温，归肺、脾经，皆能发汗解表散寒、解鱼蟹毒。同可用治外感风寒，恶寒发热、头痛鼻塞等症，二者发汗解表散寒之力皆较为缓和，轻证可以单用，重证须与其他发散风寒药合用；进食鱼蟹中毒而致腹痛吐泻者。不同之处在于，紫苏叶外能解表散寒，内能行气和胃(行气宽中)，且略兼化痰止咳之功，故风寒表证而兼气滞，胸脘满闷、恶心呕逆，或咳喘痰多者，较为适宜。同时，紫苏叶又兼能理气安胎，也可用治脾胃气滞，胸闷呕吐；胎气上逆，胸闷呕吐，以及气滞胎动不安；七情郁结，痰凝气滞之梅核气证。此外，紫苏有紫苏叶、紫苏梗之分，紫苏叶偏于发表散寒，紫苏梗偏于理气宽中，止痛，安胎(宽胸利膈，顺气安胎)。生姜则善于温中止呕，素有“呕家圣药”之称。并能温肺化痰止咳，解半夏、天南星毒。又常用于脾胃寒证，包括寒犯中焦或脾胃虚寒之胃脘冷痛、食少、呕吐者；呕吐。本品止呕功良，随证配伍可治疗多种呕吐。因其本为温胃之品，故对胃寒呕吐最为适合；肺寒咳嗽，不论有无外感风寒，或痰多痰少，皆可选用；服半夏、天南星中毒或炮制半夏、天南星，用生姜以降低其毒性。

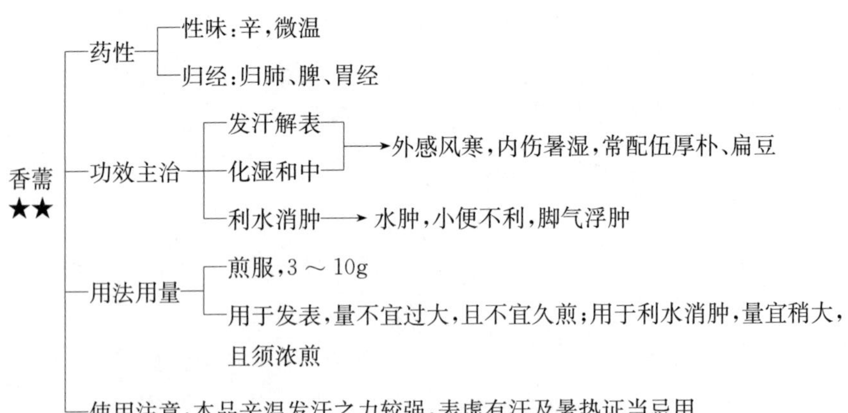
香薷
★★
药性
性味：辛，微温
归经：归肺、脾、胃经
功效主治
发汗解表
化湿和中
外感风寒，内伤暑湿，常配伍厚朴、扁豆
利水消肿
水肿，小便不利，脚气浮肿
用法用量
煎服，3 ～ 10g
用于发表，量不宜过大，且不宜久煎；用于利水消肿，量宜稍大，且须浓煎
使用注意：本品辛温发汗之力较强，表虚有汗及暑热证当忌用

麻黄与香薷皆味辛性温，均能发汗解表，利水消肿。都可用治外感风寒，恶寒、发热、头痛、无汗以及水肿兼表证者。不同之处在于，麻黄善于宣肺气、开腠理、透毛窍而发汗解表，其发汗之力较强、散寒之力较大，但无和中化湿之功，主

要用于外感风寒、恶寒无汗的表实证。同时，麻黄又能宣肺而平喘、利水消肿，也常用于肺气壅遏的咳嗽气喘。香薷其发汗、散寒之力不如麻黄，善于化湿和中而祛暑，多用于暑天感受风寒而兼脾胃湿困，症见恶寒发热，头痛身重，无汗，脘满纳差，腹痛吐泻，苔腻者(阴暑证)。因该证多见于暑天贪凉饮冷之人，故香薷素有“夏月麻黄”、“夏月解表之药”之称。

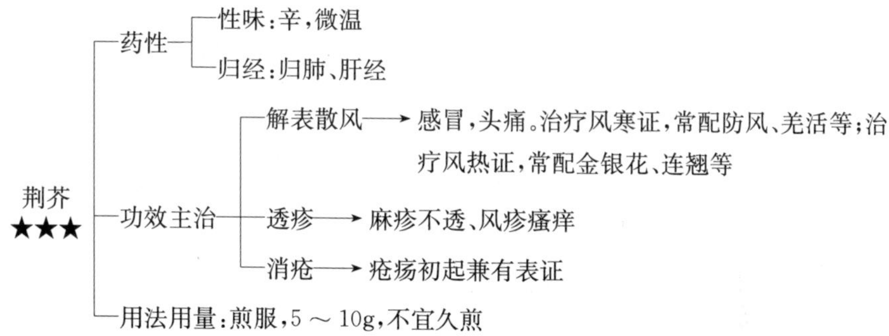
荆芥
★★★
药性
性味：辛，微温
归经：归肺、肝经
功效主治
解表散风
感冒，头痛。治疗风寒证，常配防风、羌活等；治疗风热证，常配金银花、连翘等
透疹
麻疹不透、风疹瘙痒
消疮
疮疡初起兼有表证
用法用量：煎服，5 ～ 10g，不宜久煎

附药：荆芥炭　性味辛、涩，微温；归肺、肝经。功能收敛止血。适用于便血、崩漏、产后血晕。煎服，5～10g。

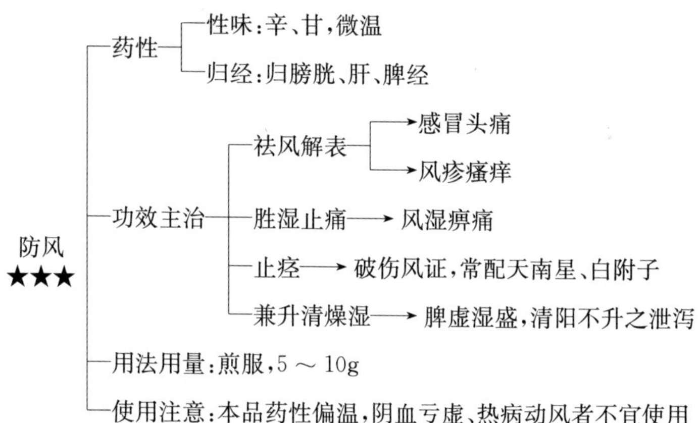
防风
★★★
药性
性味：辛、甘，微温
归经：归膀胱、肝、脾经
功效主治
祛风解表
感冒头痛
风疹瘙痒
胜湿止痛
风湿痹痛
止痉
破伤风证，常配天南星、白附子
兼升清燥湿
脾虚湿盛，清阳不升之泄泻
用法用量：煎服，5 ～ 10g
使用注意：本品药性偏温，阴血亏虚、热病动风者不宜使用

荆芥与防风均味辛、性微温，微温而不燥热，长于祛风解表(发表散风)，对于外感表证，无论是风寒感冒，恶寒发热、头痛无汗，还是风热感冒，发热、微恶风寒、头痛、咽痛，两者均可配伍使用。同时，两者也都可用于风疹瘙痒。不同之处在于，荆芥质轻透散，发汗之力较防风为强，风寒感冒、风热感冒均常选用；又能透疹、消疮。也可用于麻疹初起，透发不畅；疮疡初起兼有表证。此外，荆芥炒炭(荆芥炭)功能收敛止血，适用于便血、崩漏、产后血晕。防风质松而润，祛风之力较强，为“风药之润剂”、“治风之通用药”。又能胜湿止痛、止痉。也可用于外感风湿，头痛如裹、身重肢痛；风寒湿痹，肢节疼痛、筋脉挛急；破伤风证，肌肉痉挛，

四肢抽搐，项背强急，角弓反张等；此外，以其升清燥湿之性，亦可用于脾虚湿盛，清阳不升所致的泄泻及土虚木乘，肝郁侮脾，肝脾不和，腹泻而痛者。

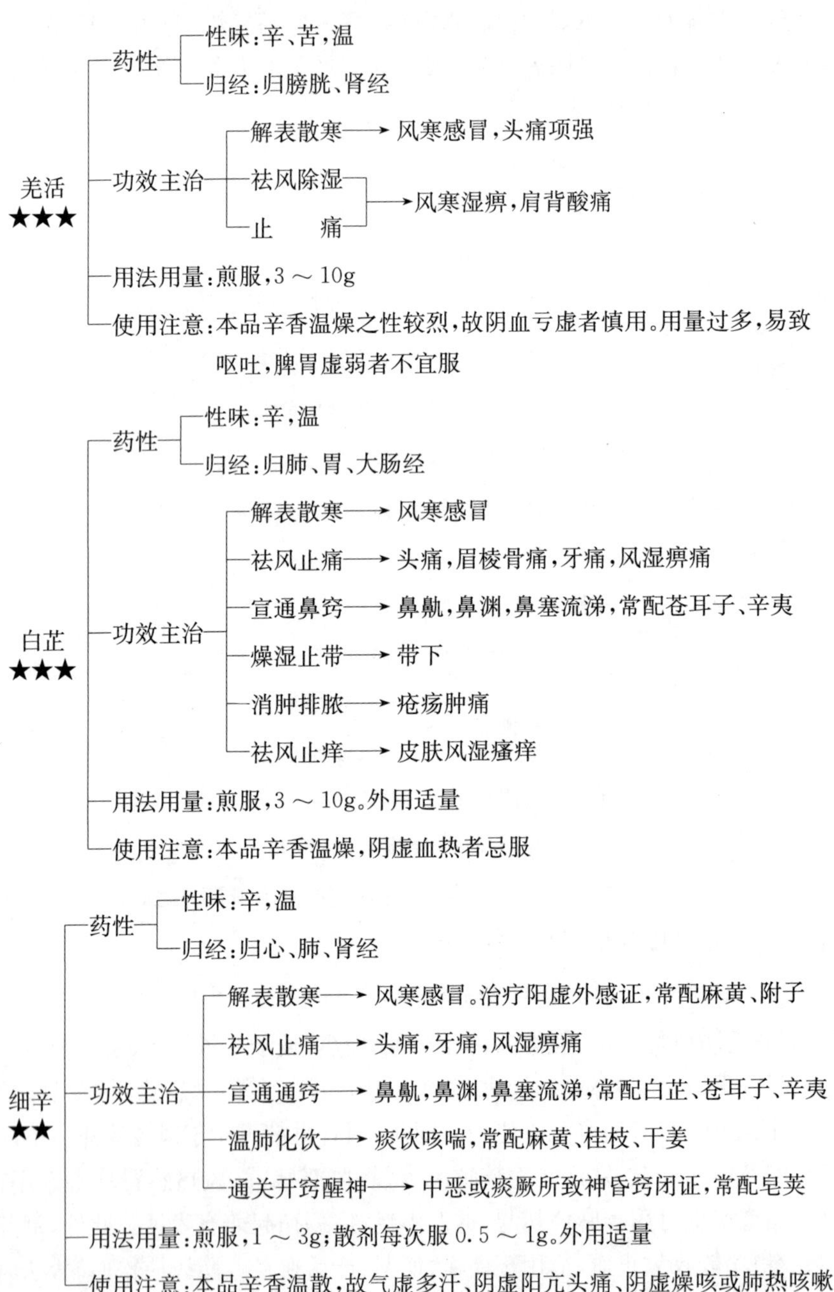
羌活
★★★
药性
性味：辛、苦，温
归经：归膀胱、肾经
功效主治
解表散寒——→风寒感冒，头痛项强
祛风除湿
止　痛
——→风寒湿痹，肩背酸痛
用法用量：煎服，3～10g
使用注意：本品辛香温燥之性较烈，故阴血亏虚者慎用。用量过多，易致呕吐，脾胃虚弱者不宜服
白芷
★★★
药性
性味：辛，温
归经：归肺、胃、大肠经
功效主治
解表散寒——→风寒感冒
祛风止痛——→头痛，眉棱骨痛，牙痛，风湿痹痛
宣通鼻窍——→鼻鼽，鼻渊，鼻塞流涕，常配苍耳子、辛夷
燥湿止带——→带下
消肿排脓——→疮疡肿痛
祛风止痒——→皮肤风湿瘙痒
用法用量：煎服，3～10g。外用适量
使用注意：本品辛香温燥，阴虚血热者忌服
细辛
★★
药性
性味：辛，温
归经：归心、肺、肾经
功效主治
解表散寒——→风寒感冒。治疗阳虚外感证，常配麻黄、附子
祛风止痛——→头痛，牙痛，风湿痹痛
宣通通窍——→鼻鼽，鼻渊，鼻塞流涕，常配白芷、苍耳子、辛夷
温肺化饮——→痰饮咳喘，常配麻黄、桂枝、干姜
通关开窍醒神——→中恶或痰厥所致神昏窍闭证，常配皂荚
用法用量：煎服，1～3g；散剂每次服0.5～1g。外用适量
使用注意：本品辛香温散，故气虚多汗、阴虚阳亢头痛、阴虚燥咳或肺热咳嗽者忌用。不宜与藜芦同用。用量不宜过大

细辛与麻黄均能发汗解表，同可用治风寒感冒。不同之处在于，细辛辛温走窜，达表入里，可散肺与足少阴肾经风寒，发汗之力虽不如麻黄，但散寒力胜，既治一般风寒感冒，又宜于寒犯少阴，无汗恶寒、发热脉沉之阳虚外感；其辛散温通，长于通窍止痛、温肺化饮，善治头面诸窍疾患、风湿痹痛及痰饮喘咳等证。而麻黄辛开苦泄，重在宣发卫气，开通腠理，透发毛窍，发汗解表，主散肺与膀胱经风寒，为作用较强的发汗解表药，故主治风寒外束，肺气壅实，毛窍闭塞，表实无汗的风寒感冒重证；并有宣肺平喘、利水消肿之功，还可用于肺气闭遏的喘咳息促及风邪袭表、一身尽肿的风水水肿证。

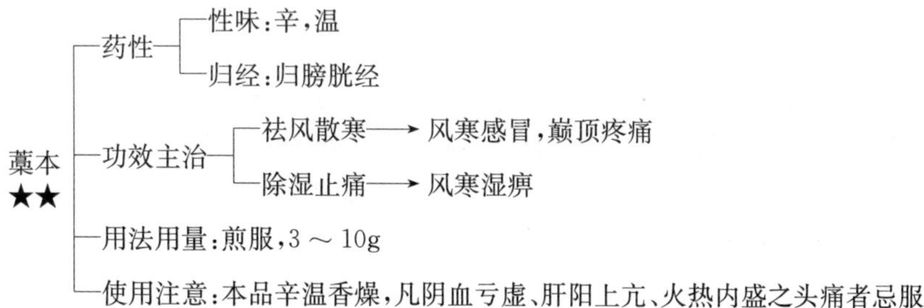
藁本
★★
药性
性味：辛，温
归经：归膀胱经
功效主治
祛风散寒
风寒感冒，巅顶疼痛
除湿止痛
风寒湿痹
用法用量：煎服，3 ～ 10g
使用注意：本品辛温香燥，凡阴血亏虚、肝阳上亢、火热内盛之头痛者忌服

羌活、白芷、细辛、藁本皆为辛温香燥之品，均能解表散寒，祛风止痛，且止痛作用较好。其中羌活、白芷、藁本还能胜湿（除湿）。四者都常用治风寒感冒或风寒夹湿的感冒，头身疼痛较甚者；风寒湿痹，肢节疼痛。因白芷、细辛气味芳香，既能散风寒，又能通鼻窍，故风寒感冒而见鼻塞流涕者，白芷、细辛尤为适宜。同时白芷、细辛也常用于鼻鼽、鼻渊等鼻科疾病之鼻塞不通，流涕不止，前额疼痛，为治鼻鼽、鼻渊之良药。不同之处在于，羌活气味雄烈，解表散寒，祛风胜湿，止痛作用较强。其治痹痛，因其善入足太阳膀胱经，以除头项肩背之痛见长，故上半身风寒湿痹、肩背肢节疼痛者尤为多用（尤宜于上半身的风寒湿痹）。白芷善入足阳明胃经，故阳明经头额痛以及牙龈肿痛尤为多用（善治阳明经头面诸痛）。并能燥湿止带、消肿排脓。又可用于寒湿带下；疮疡肿毒。此外，本品能祛风止痒，可用治皮肤风湿瘙痒。细辛辛香走窜，达表入里，散寒之力较强，表寒、里寒证均可使用。本品又能温肺化饮。也可用于阳虚外感，恶寒发热、无汗、脉反沉者；少阴头痛，偏正头痛，牙痛。痰饮咳喘，包括风寒咳喘证，或寒饮咳喘证。此外，本品辛温行散，芳香透达，研末吹鼻取嚏，有通关开窍醒神之功，故可用治中恶或痰厥所致猝然口噤气塞、昏不知人、面色苍白、牙关紧闭之神昏窍闭证。藁本则性味俱升，上达巅顶，善治外感风寒、巅顶头痛甚者。

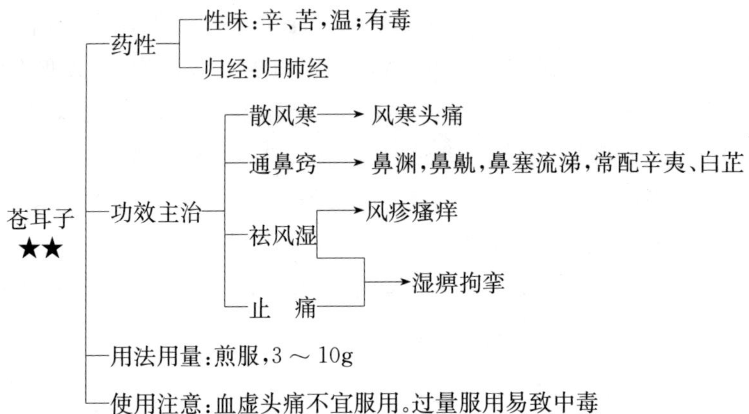
苍耳子
★★
药性
性味:辛、苦,温;有毒
归经:归肺经
功效主治
散风寒
风寒头痛
通鼻窍
鼻渊,鼻鼽,鼻塞流涕,常配辛夷、白芷
祛风湿
风疹瘙痒
止　痛
湿痹拘挛
用法用量:煎服,3 ～ 10g
使用注意:血虚头痛不宜服用。过量服用易致中毒

附药:苍耳草　性味苦、辛,微寒;有小毒。功能祛风,清热,解毒。主要用治风湿痹痛,四肢拘急等症。也可用于麻风、疔毒、皮肤瘙痒诸症。本品有毒,内服不宜过量,亦不能持续服用。用量 6～15g,水煎或熬膏及入丸散。外用适量。本品散气耗血,体虚者慎用。

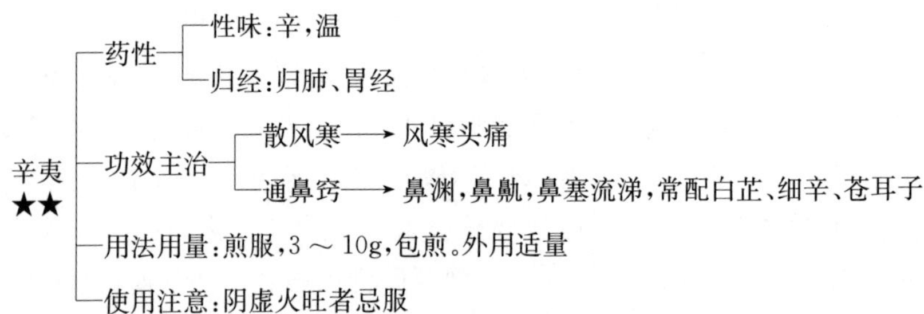
辛夷
★★
药性
性味:辛,温
归经:归肺、胃经
功效主治
散风寒
风寒头痛
通鼻窍
鼻渊,鼻鼽,鼻塞流涕,常配白芷、细辛、苍耳子
用法用量:煎服,3 ～ 10g,包煎。外用适量
使用注意:阴虚火旺者忌服

苍耳子与辛夷均能发散风寒、通鼻窍,主治鼻鼽、鼻渊等鼻科疾病之鼻塞流涕、不闻香臭、头痛者,为治鼻鼽、鼻渊之良药。同时,也可用于风寒感冒,头痛、鼻塞流涕者。不同之处在于,苍耳子有毒,又能祛风湿、止痛。也可用于风湿痹证,关节疼痛,四肢拘挛,以及风疹瘙痒、疥癣麻风。辛夷则药势上行于头面,善通鼻窍,尤为治鼻渊鼻鼽、鼻塞流涕之要药。

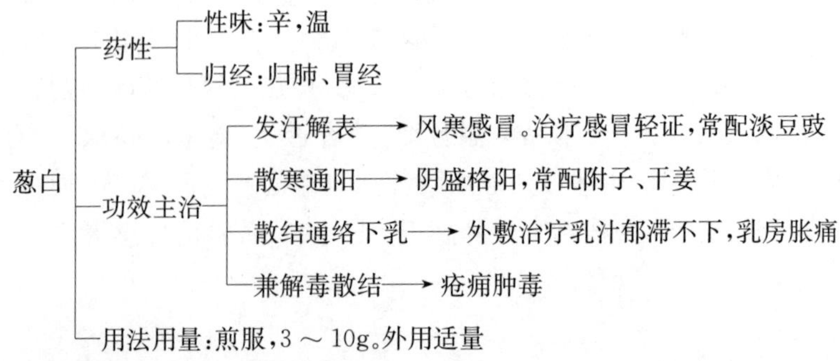
葱白
药性
性味:辛,温
归经:归肺、胃经
功效主治
发汗解表
风寒感冒。治疗感冒轻证,常配淡豆豉
散寒通阳
阴盛格阳,常配附子、干姜
散结通络下乳
外敷治疗乳汁郁滞不下,乳房胀痛
兼解毒散结
疮痈肿毒
用法用量:煎服,3 ～ 10g。外用适量

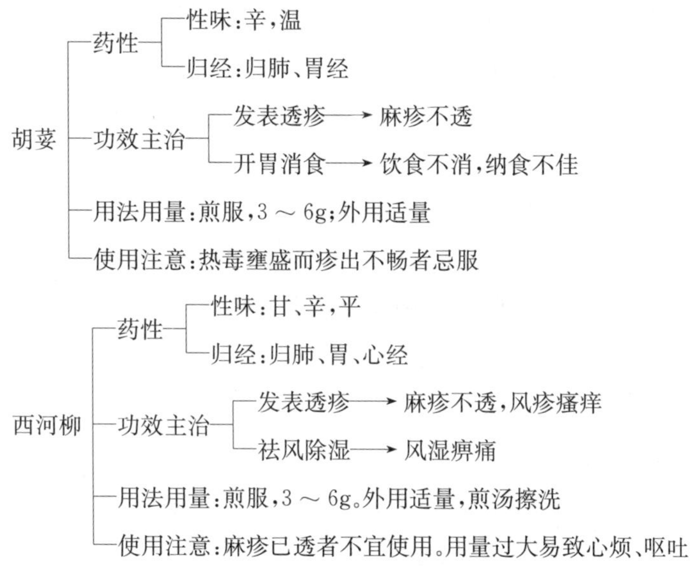
胡荽
药性
性味：辛，温
归经：归肺、胃经
功效主治
发表透疹→麻疹不透
开胃消食→饮食不消，纳食不佳
用法用量：煎服，3～6g；外用适量
使用注意：热毒壅盛而疹出不畅者忌服
西河柳
药性
性味：甘、辛，平
归经：归肺、胃、心经
功效主治
发表透疹→麻疹不透，风疹瘙痒
祛风除湿→风湿痹痛
用法用量：煎服，3～6g。外用适量，煎汤擦洗
使用注意：麻疹已透者不宜使用。用量过大易致心烦、呕吐

第二节 发散风热药

本类药物性味多辛苦而偏寒凉，辛以发散，凉可祛热，故以发散风热为主要作用，发汗解表作用较发散风寒药缓和。主要适用于风热感冒以及温病初起邪在卫分，症见发热、微恶风寒、咽干口渴、头痛目赤、舌边尖红、苔薄黄、脉浮数等。部分发散风热药分别兼有清头目、利咽喉、透疹、止痒、止咳的作用，又可用治风热所致目赤多泪、咽喉肿痛、麻疹不透、风疹瘙痒以及风热咳嗽等证。

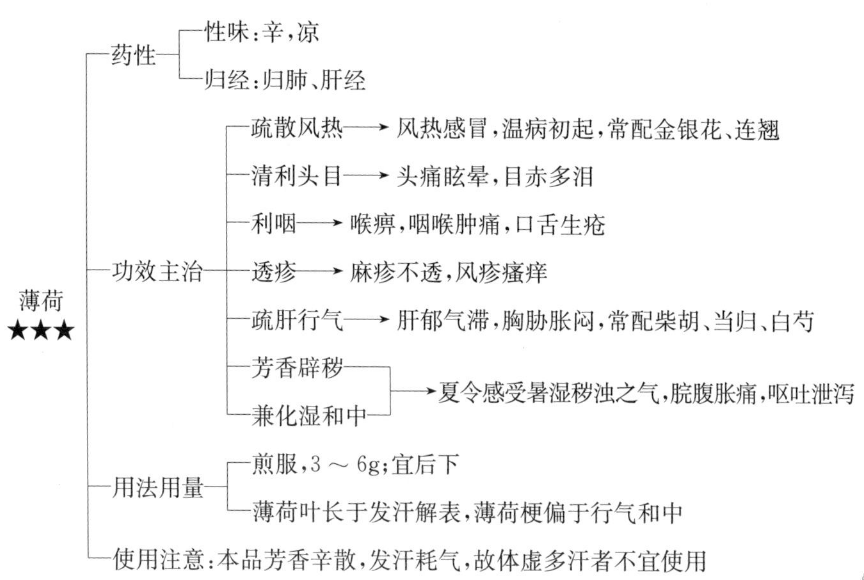
薄荷
★★★
药性
性味：辛，凉
归经：归肺、肝经
功效主治
疏散风热→风热感冒，温病初起，常配金银花、连翘
清利头目→头痛眩晕，目赤多泪
利咽→喉痹，咽喉肿痛，口舌生疮
透疹→麻疹不透，风疹瘙痒
疏肝行气→肝郁气滞，胸胁胀闷，常配柴胡、当归、白芍
芳香辟秽
兼化湿和中
→夏令感受暑湿秽浊之气，脘腹胀痛，呕吐泄泻
用法用量
煎服，3～6g；宜后下
薄荷叶长于发汗解表，薄荷梗偏于行气和中
使用注意：本品芳香辛散，发汗耗气，故体虚多汗者不宜使用

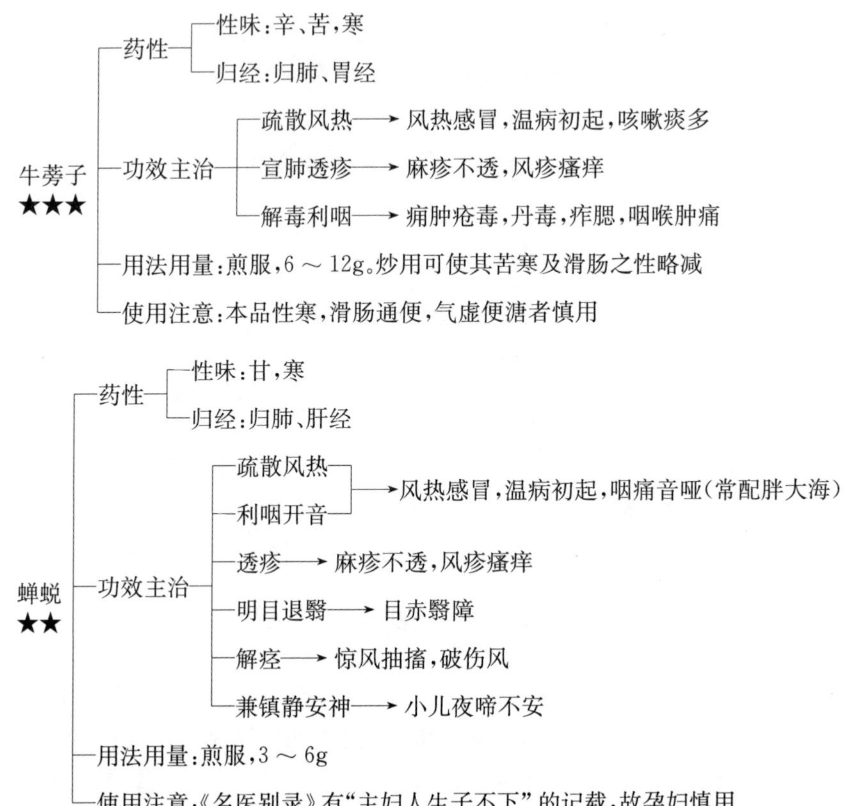
牛蒡子
★★★
药性
性味：辛、苦，寒
归经：归肺、胃经
功效主治
疏散风热
风热感冒，温病初起，咳嗽痰多
宣肺透疹
麻疹不透，风疹瘙痒
解毒利咽
痈肿疮毒，丹毒，痄腮，咽喉肿痛
用法用量：煎服，6 ～ 12g。炒用可使其苦寒及滑肠之性略减
使用注意：本品性寒，滑肠通便，气虚便溏者慎用
蝉蜕
★★
药性
性味：甘，寒
归经：归肺、肝经
功效主治
疏散风热
利咽开音
风热感冒，温病初起，咽痛音哑（常配胖大海）
透疹
麻疹不透，风疹瘙痒
明目退翳
目赤翳障
解痉
惊风抽搐，破伤风
兼镇静安神
小儿夜啼不安
用法用量：煎服，3 ～ 6g
使用注意：《名医别录》有“主妇人生子不下”的记载，故孕妇慎用

薄荷、牛蒡子、蝉蜕皆性寒凉，均能疏散风热、透疹、利咽。均可用于外感风热或温病初起，发热、微恶风寒、头痛、口渴、舌尖红、苔薄黄、脉浮数；麻疹初起，透发不畅；风疹瘙痒；风热上攻，咽喉肿痛等症。不同之处在于，薄荷辛凉芳香，清轻凉散，发汗之力较强，故外感风热，发热、无汗者薄荷首选。且薄荷又能清利头目、疏肝行气，也可用于风热上攻，头痛、目赤肿痛、多泪，口舌生疮；肝郁气滞，胸闷、胁肋胀痛、月经不调、脉弦等症。牛蒡子辛散苦泄，性寒滑利，兼能宣肺祛痰，故外感风热，发热、咳嗽咯痰不畅者，牛蒡子尤为适宜。也可用治肺热咳嗽、咯痰不畅者。同时，牛蒡子外散风热，内解热毒，又具有清热解毒散肿之功。也常用于痈肿疮毒、丹毒、痄腮、喉痹等热毒之证。因其性偏滑利，兼能滑肠通便，故上述病证兼大便秘结者尤为适宜。蝉蜕甘寒质轻，发汗之力不如薄荷，清热之力不如牛蒡子。既能疏散肺经风热而利咽疗哑、透疹止痒，又长于疏散肝经风热而明目退翳，凉肝息风解痉。也常用于风热上攻或肝火上炎之目赤肿痛、翳膜遮睛；惊风抽搐，破伤风证。此外，本品还常用以治疗小儿夜啼不安。

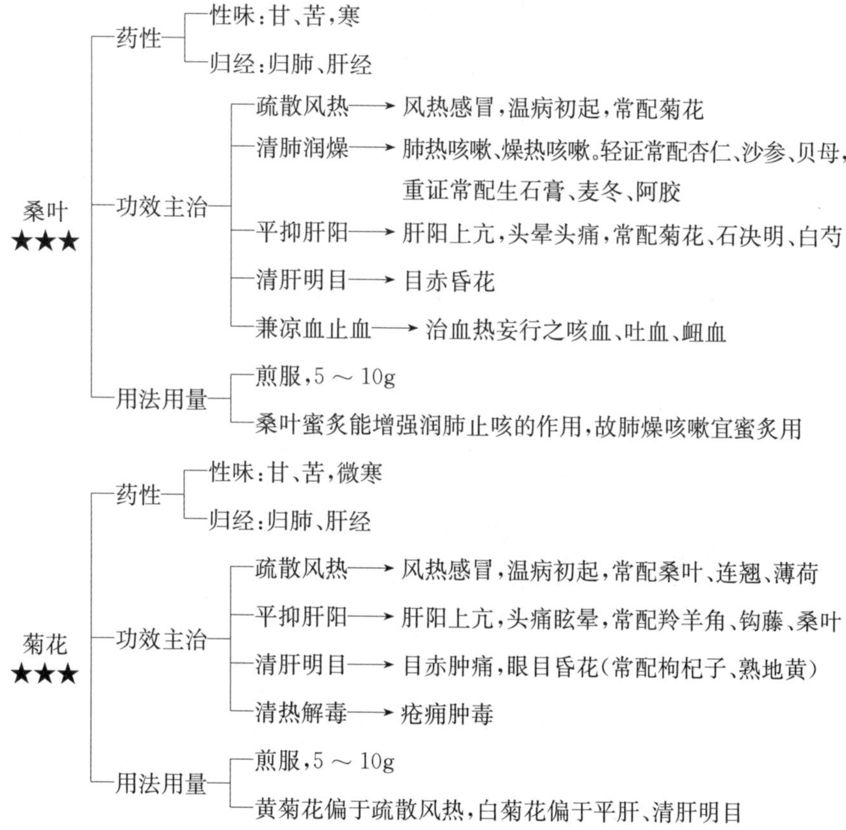
桑叶
★★★
药性
性味:甘、苦,寒
归经:归肺、肝经
功效主治
疏散风热→风热感冒,温病初起,常配菊花
清肺润燥→肺热咳嗽、燥热咳嗽。轻证常配杏仁、沙参、贝母,重证常配生石膏、麦冬、阿胶
平抑肝阳→肝阳上亢,头晕头痛,常配菊花、石决明、白芍
清肝明目→目赤昏花
兼凉血止血→治血热妄行之咳血、吐血、衄血
用法用量
煎服,5 ～ 10g
桑叶蜜炙能增强润肺止咳的作用,故肺燥咳嗽宜蜜炙用
菊花
★★★
药性
性味:甘、苦,微寒
归经:归肺、肝经
功效主治
疏散风热→风热感冒,温病初起,常配桑叶、连翘、薄荷
平抑肝阳→肝阳上亢,头痛眩晕,常配羚羊角、钩藤、桑叶
清肝明目→目赤肿痛,眼目昏花(常配枸杞子、熟地黄)
清热解毒→疮痈肿毒
用法用量
煎服,5 ～ 10g
黄菊花偏于疏散风热,白菊花偏于平肝、清肝明目

桑叶与菊花皆味甘苦,性寒凉,归肺、肝经,都能疏散风热,平抑肝阳,清肝明目。同可用治风热感冒或温病初起,发热、微恶风寒、头痛、咳嗽等症;肝阳上亢,头痛眩晕;风热上攻或肝火上炎所致的目赤肿痛,若配伍滋补肝肾、益阴明目药,也可用治肝肾不足,目暗昏花。不同之处在于,桑叶疏散风热之力较强,又善于清肺润燥,并能凉血止血,可用于肺热或燥热伤肺,咳嗽痰少,色黄而黏稠,或干咳少痰,咽痒等症;血热妄行之咳血、吐血、衄血。而菊花平肝、清肝明目之力较强,又能清热解毒,也可用于疮痈肿毒。

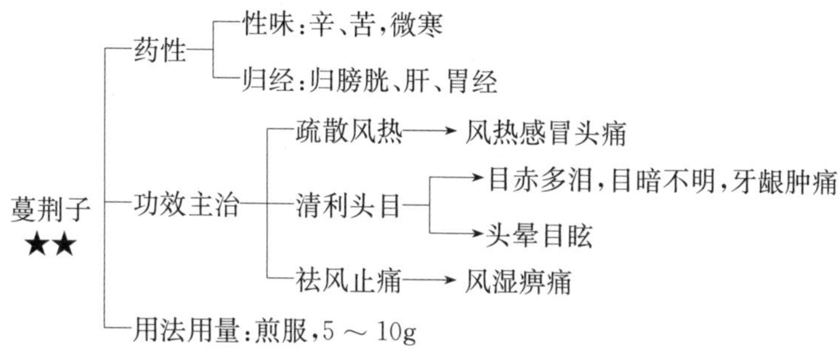
蔓荆子
★★
药性
性味:辛、苦,微寒
归经:归膀胱、肝、胃经
功效主治
疏散风热→风热感冒头痛
清利头目→目赤多泪,目暗不明,牙龈肿痛
→头晕目眩
祛风止痛→风湿痹痛
用法用量:煎服,5 ～ 10g

柴胡 ★★★

- 药性
  - 性味：辛、苦，微寒
  - 归经：归肝、胆、肺经
- 功效主治
  - 疏散退热 → 感冒发热，寒热往来（常配黄芩）
  - 疏肝解郁 → 肝郁气滞，胸胁胀痛，月经不调，常配当归、白芍
  - 升举阳气 → 气虚下陷，子宫脱垂，脱肛，常配升麻、人参、黄芪
  - 兼截疟 → 疟疾寒热
- 用法用量
  - 煎服，3 ～ 10g
  - 疏散退热宜生用，疏肝解郁宜醋炙，升举阳气可生用或酒炙
- 使用注意：柴胡其性升散，古人有“柴胡劫肝阴”之说，阴虚阳亢，肝风内动，阴虚火旺及气机上逆者忌用或慎用。大叶柴胡的干燥根茎，表面密生环节，有毒，不可当柴胡用

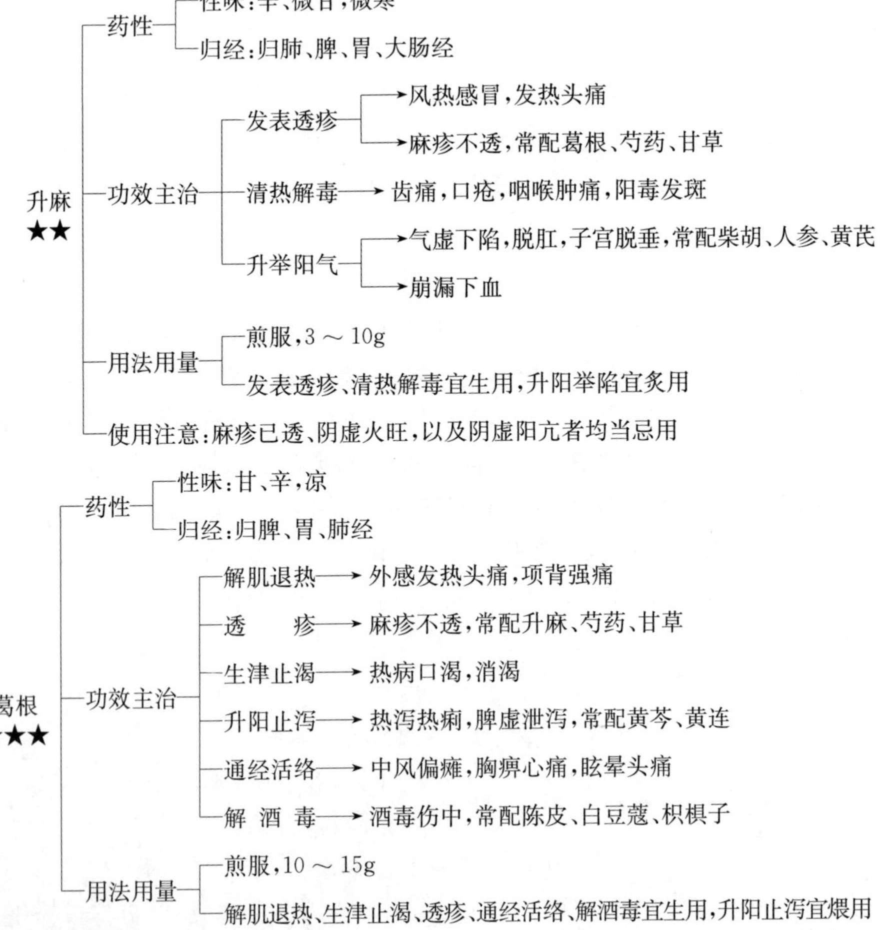
升麻 ★★
药性
性味：辛、微甘，微寒
归经：归肺、脾、胃、大肠经
功效主治
发表透疹
风热感冒，发热头痛
麻疹不透，常配葛根、芍药、甘草
清热解毒 → 齿痛，口疮，咽喉肿痛，阳毒发斑
升举阳气
气虚下陷，脱肛，子宫脱垂，常配柴胡、人参、黄芪
崩漏下血
用法用量
煎服，3 ～ 10g
发表透疹、清热解毒宜生用，升阳举陷宜炙用
使用注意：麻疹已透、阴虚火旺，以及阴虚阳亢者均当忌用
葛根 ★★★
药性
性味：甘、辛，凉
归经：归脾、胃、肺经
功效主治
解肌退热 → 外感发热头痛，项背强痛
透　疹 → 麻疹不透，常配升麻、芍药、甘草
生津止渴 → 热病口渴，消渴
升阳止泻 → 热泻热痢，脾虚泄泻，常配黄芩、黄连
通经活络 → 中风偏瘫，胸痹心痛，眩晕头痛
解酒毒 → 酒毒伤中，常配陈皮、白豆蔻、枳椇子
用法用量
煎服，10 ～ 15g
解肌退热、生津止渴、透疹、通经活络、解酒毒宜生用，升阳止泻宜煨用

附药：葛花 性味甘，平。功能解酒毒，醒脾和胃。主要用于饮酒过度，头痛头昏、烦渴、呕吐、胸膈饱胀等症。常用量3～15g。

柴胡、升麻、葛根三者皆为辛凉之品，都能发表、升阳。均可用治外感表证，发热、头痛等症，以及清阳不升的病证。三者对于风寒、风热表证，皆可配伍使用。其中，柴胡、升麻两者均能升阳举陷，同可用治气虚下陷，食少便溏、久泻脱肛、胃下垂、肾下垂、子宫脱垂等脏器脱垂；升麻、葛根两者又均能透疹，常用治麻疹初起、透发不畅。不同之处在于，柴胡苦辛微寒，主升肝胆之气，长于疏散（少阳半表半里之邪）、退热，疏肝解郁。又常用于伤寒邪在少阳，寒热往来、胸胁苦满、口苦咽干、目眩等症，为治疗少阳证的要药；感冒发热。现有柴胡制成的单味或复方注射液，对于外感发热有较好的解热作用。亦可用于肝郁气滞，胸胁胀痛、月经不调、痛经等症；疟疾寒热往来。升麻主升脾胃清阳之气，其升提（升阳举陷）之力较柴胡为强。并善于清热解毒。又常用于齿痛口疮、咽喉肿痛、阳毒发斑、丹毒痄腮等多种热毒病证。葛根甘辛凉，主升脾胃清阳之气而达到生津止渴、止泻之功。常用于热病烦渴，阴虚消渴；热泄热痢，脾虚泄泻。同时，葛根解肌退热，既能辛散发表以退热，又长于缓解外邪郁阻、经气不利、筋脉失养所致的项背强痛，故对于外感表证，项背强痛者尤为适宜。此外，葛根又能通经活络，解酒毒，也可用治中风偏瘫，胸痹心痛，眩晕头痛；酒毒伤中，恶心呕吐，脘腹痞满。

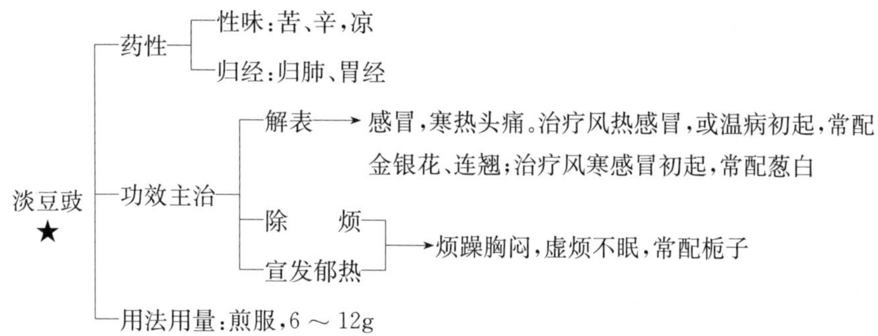
淡豆豉
★
药性
性味：苦、辛，凉
归经：归肺、胃经
功效主治
解表
感冒，寒热头痛。治疗风热感冒，或温病初起，常配金银花、连翘；治疗风寒感冒初起，常配葱白
除 烦
宣发郁热
烦躁胸闷，虚烦不眠，常配栀子
用法用量：煎服，6 ～ 12g

附药：大豆黄卷 性味甘，平；归脾、胃、肺经。功能解表祛暑，清热利湿。适用于暑湿感冒，湿温初起，发热汗少，胸闷脘痞，肢体酸重，小便不利。煎服，9～15g。

淡豆豉、大豆黄卷均源于黑大豆，但因加工方法不同而作用有异。不同之处在于，淡豆豉辛散轻浮，能疏散表邪，且发汗解表之力较缓，无论风寒表证、风热表证皆可配伍应用。同时，淡豆豉又能宣发郁热而除烦，也可用治外感热病，邪热内郁胸中，胸中烦闷、不眠等症。大豆黄卷功能解表祛暑，清热利湿。适用于暑湿感冒，湿温初起，发热汗少，胸闷脘痞，肢体酸重，小便不利。

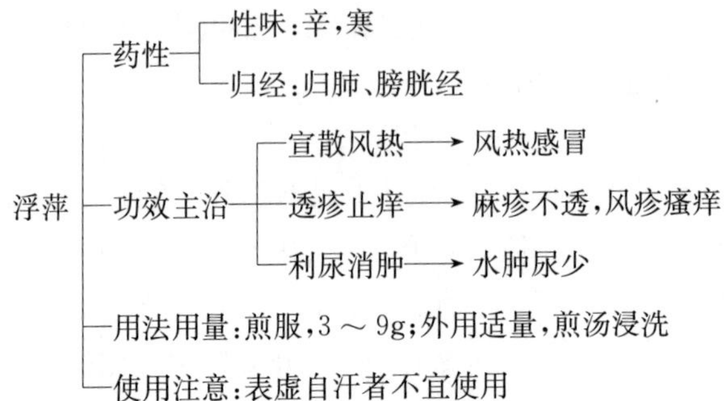
浮萍
药性
性味：辛，寒
归经：归肺、膀胱经
功效主治
宣散风热
风热感冒
透疹止痒
麻疹不透，风疹瘙痒
利尿消肿
水肿尿少
用法用量：煎服，3 ～ 9g；外用适量，煎汤浸洗
使用注意：表虚自汗者不宜使用

麻黄、浮萍皆能宣肺气、开毛窍、通水道而发汗解表、利水消肿，均可用治外感表证，恶寒、发热、无汗，以及水肿、小便不利等症。不同之处在于，麻黄辛温，适用于外感风寒、恶寒无汗的风寒表实证。且麻黄又能宣肺平喘，也常用治肺气壅遏的咳嗽气喘证。浮萍辛寒，适用于外感风热、发热无汗的风热表证。且浮萍又能透疹止痒，也可用于麻疹不透以及风疹瘙痒等症。

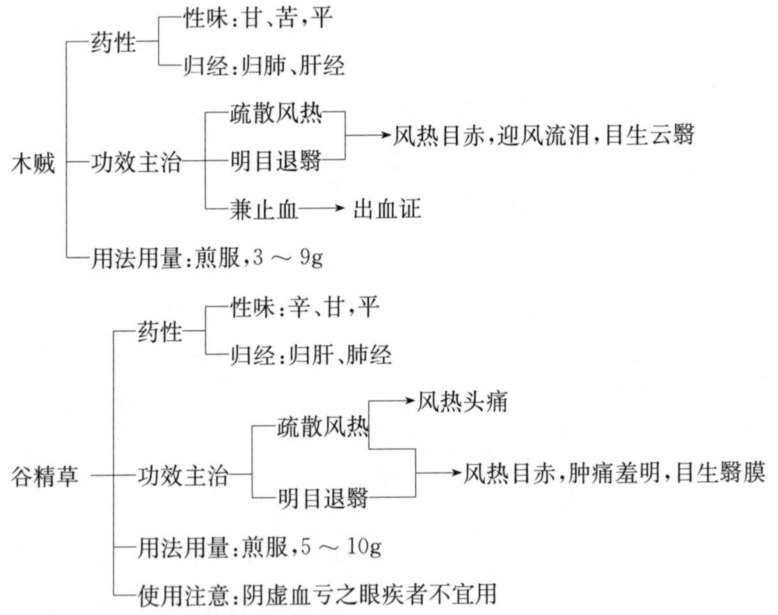
木贼
药性
性味：甘、苦，平
归经：归肺、肝经
功效主治
疏散风热
明目退翳
风热目赤，迎风流泪，目生云翳
兼止血
出血证
用法用量：煎服，3 ～ 9g
谷精草
药性
性味：辛、甘，平
归经：归肝、肺经
功效主治
疏散风热
风热头痛
明目退翳
风热目赤，肿痛羞明，目生翳膜
用法用量：煎服，5 ～ 10g
使用注意：阴虚血亏之眼疾者不宜用

木贼、谷精草皆性平，归肺、肝经，均能疏散风热、明目退翳。二者都较少用于一般风热感冒，而主要用于风热上攻于目，目赤肿痛，多泪，目生翳障。不同之处在于，木贼疏散风热之力较强。并兼有止血作用，但药力薄弱，较少单独使用，宜与其他止血药配伍治疗肠风下血、外伤出血、消化道出血、妇科出血等出血证。谷精草清热泻火之力较木贼强，也可用于风热头痛、齿痛以及喉痹咽痛。

解表药功用归纳小结见下表（表 8-1，表 8-2）：

表 8-1 发散风寒药功用归纳小结表

药名	共性	个性	
		作用特点	其他功效
麻黄	发汗解表	善于宣肺气、开腠理、透毛窍而发汗解表，发汗力强，适宜于无汗表实证	宣肺平喘、利水消肿
桂枝		善于温通卫阳而发汗解肌，发汗之力较麻黄为缓，无论无汗表实、有汗表虚证均宜	温通经脉，助阳化气，平冲降逆
紫苏叶	发汗解表，解鱼蟹毒	外能解表散寒，内能行气和胃(行气宽中)，且略兼化痰止咳之功，故风寒感冒兼气滞或咳喘痰多者尤为适宜	理气，安胎
生姜		善于温中止呕，素有“呕家圣药”之称	温肺化痰止咳，解半夏、天南星毒
香薷	外能发汗解表，内能化湿和中，善治阴暑证，素有“夏月麻黄”之称。又能利水消肿		
荆芥	微温而不燥热，长于祛风解表，无论风寒、风热感冒均可使用	质轻透散，发汗之力较防风为强	透疹，消疮，炒炭收敛止血
防风		质松而润，祛风之力较强，为“风药之润剂”、“治风通用之品”	胜湿止痛，止痉
细辛	辛温香燥，解表散寒，祛风止痛。其中细辛、白芷均能通鼻窍，白芷、羌活、藁本均能胜湿	散寒之力较强，又能温肺化饮，表寒、里寒证均可使用	通关开窍醒神
白芷		善治阳明经头面诸痛	燥湿止带，消肿排脓，祛风止痒
羌活		解表散寒，祛风胜湿，止痛作用较强。其治痹痛，尤宜于上半身风寒湿痹	
藁本		尤善治外感风寒、巅顶头痛甚者	
苍耳子	发散风寒，通鼻窍，主治鼻鼽、鼻渊等鼻科疾病	有毒	祛风湿，止痛
辛夷		尤为治鼻鼽、鼻渊之要药	
葱白	发汗解表，散寒通阳，散结通络下乳		
胡荽	发表透疹	开胃消食	
西河柳		祛风除湿	

表 8-2　发散风热药功用归纳小结表

<table>
<tr><th rowspan="2">药名</th><th rowspan="2">共　性</th><th colspan="2">个　性</th></tr>
<tr><th>作用特点</th><th>其他功效</th></tr>
<tr><td>薄荷</td><td rowspan="3">疏散风热，利咽透疹</td><td>辛凉芳香，清轻凉散，发汗之力较其他发散风热药为强</td><td>清利头目，疏肝行气</td></tr>
<tr><td>牛蒡子</td><td>辛散苦泄，性寒滑利，兼能宣肺祛痰，外感风热，咳嗽咯痰不畅者尤为适宜</td><td>清热解毒散肿，兼能滑肠通便</td></tr>
<tr><td>蝉蜕</td><td colspan="2">甘寒质轻，发汗之力不如薄荷，清热之力不及牛蒡子。既能疏散肺经风热而利咽疗哑，透疹止痒，又能疏散肝经风热而明目退翳，凉肝息风解痉</td></tr>
<tr><td>桑叶</td><td rowspan="2">疏散风热，平抑肝阳，清肝明目</td><td>疏散风热之力较菊花为强</td><td>清肺润燥，凉血止血</td></tr>
<tr><td>菊花</td><td>平肝、清肝明目之力较桑叶为强</td><td>清热解毒</td></tr>
<tr><td>蔓荆子</td><td colspan="3">疏散风热，清利头目，祛风止痛。主治风热上攻头面所致的病证</td></tr>
<tr><td>柴胡</td><td rowspan="3">三者均能发表升阳。其中柴胡、升麻均能升阳举陷，升麻、葛根均能透疹</td><td>主升肝胆之气，长于疏散少阳半表半里之邪。为治疗少阳证之要药</td><td>退热，疏肝解郁</td></tr>
<tr><td>升麻</td><td>主升脾胃清阳之气，其升阳举陷之力较柴胡为强</td><td>清热解毒</td></tr>
<tr><td>葛根</td><td>主升脾胃清阳之气而达到生津止渴、止泻之功。长于缓解外邪郁阻、经气不利、筋脉失养的项背强痛</td><td>通经活络，解酒毒</td></tr>
<tr><td>木贼</td><td rowspan="2">疏散风热，明目退翳</td><td></td><td>兼能止血</td></tr>
<tr><td>谷精草</td><td>清热泻火之力较木贼为强</td><td></td></tr>
<tr><td>淡豆豉</td><td colspan="3">解表除烦，宣发郁热</td></tr>
<tr><td>浮萍</td><td colspan="3">发汗解表，透疹止痒，利尿消肿</td></tr>
</table>

解表药功效及主治背记见下表(表 8-3 至表 8-6)：

表 8-3　发散风寒药功效背记表

功效＼药名	麻黄	桂枝	紫苏叶	生姜	香薷	荆芥	防风	羌活	白芷	细辛	藁本	苍耳子	辛夷	葱白	胡荽	西河柳
发散风寒																
温通经脉																
利水消肿																
散寒通滞																
温中止呕																
助阳化气																
宣肺平喘																
平冲降逆																
行气和胃																
温肺化痰止咳																
通关开窍醒神																
燥湿止带																
化湿和中																
祛风胜湿																
宣通鼻窍																
解鱼蟹毒																
温肺化饮																
消肿排脓																
散寒通阳																
开胃消食																
止痛																
止血																
消疮																
散结通络下乳																
止痉																
透疹																
解半夏、天南星的毒性																

表 8-4 发散风热药功效背记表

药名 功效	薄荷	牛蒡子	蝉蜕	桑叶	菊花	蔓荆子	柴胡	升麻	葛根	葛花	淡豆豉	浮萍	木贼	谷精草
疏散风热														
利咽														
明目退翳														
平肝明目														
透疹														
解毒消肿														
凉血止血														
止痒														
清利头目														
解痉														
清肺润燥														
疏肝解郁														
通经活络														
祛风止痛														
升阳举陷														
解肌退热														
生津止渴														
升阳止泻														
发汗解表														
除烦														
解酒毒														
利水消肿														

表 8-5 发散风寒药主治病证背记表

药名 主治病证	麻黄	桂枝	紫苏	生姜	香薷	荆芥	防风	羌活	白芷	细辛	藁本	苍耳子	辛夷	葱白	胡荽	西河柳
风寒感冒																
风热感冒																
寒凝血滞诸痛																
风水水肿																
风寒湿痹																
肺气壅遏之咳喘																
阴疽																
阴暑证																
气滞胸闷呕吐																
气滞胎动不安																
胃寒呕吐																
心悸奔豚																
水肿，小便不利																
破伤风证																
麻疹不透																
风疹瘙痒																
疮疡初起有表证																
阳虚外感																
阳明头痛																
吐衄下血																
寒饮喘咳																
肝郁侮脾腹痛泄泻																
痰饮病																
蓄水证																
带下过多																
牙痛																
疮痈肿毒																
鼻渊																
阴寒格阳																

表 8-6　发散风热药主治病证背记表

主治病证＼药名	薄荷	牛蒡子	蝉蜕	桑叶	菊花	蔓荆子	柴胡	升麻	葛根	淡豆豉	浮萍	木贼	谷精草
风热感冒													
温病初起													
风寒感冒													
咽喉肿痛													
头痛目赤													
目赤翳障													
齿痛口疮													
麻疹不透													
风疹瘙痒													
痈肿疮毒													
痄腮													
惊痫夜啼													
肺热燥咳													
肝阳眩晕													
肝郁气滞													
中风偏瘫													
血热吐衄													
寒热往来													
破伤风证													
胸痹心痛													
气虚下陷、脏器脱垂													
烦躁胸闷，虚烦不眠													
热病口渴													
阴虚消渴													
热泄热痢													
酒毒伤中													
风水水肿													
便血痔血													

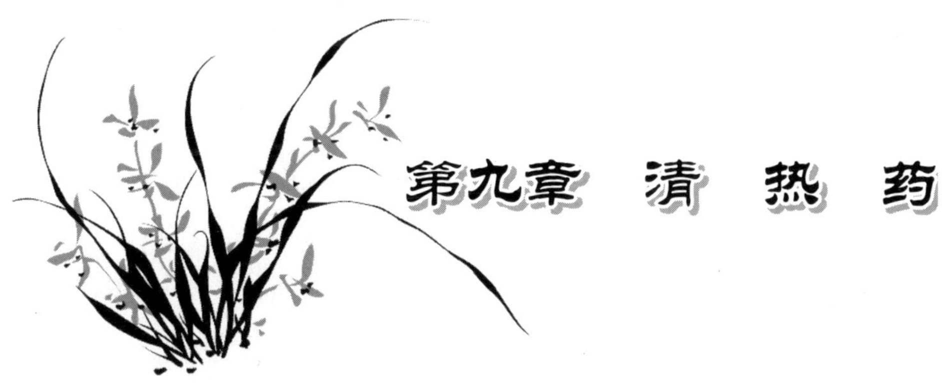

第九章 清 热 药

含义：凡以清解里热为主要功效，常用以治疗里热证的药物，称为清热药。

性能功效：本类药物药性寒凉，沉降入里，清热药通过清热泻火、清湿热、凉血、解毒及清虚热等不同作用，使里热得以清解。即《内经》"热者寒之"、《神农本草经》"疗热以寒药"的用药原则。

适用范围：清热药主要用治温热病高热烦渴，肺、胃、心、肝等脏腑实热证，湿热泻痢，湿热黄疸，温毒发斑，痈疮肿毒及阴虚发热等里热证。

配伍方法：由于里热证的致病因素、疾病表现阶段及脏腑、部位的不同，里热证有多种证型，有热在气分、血分之分，有实热、虚热之别，需选择不同的清热药进行治疗。

使用清热药时应辨别热证的虚实。实热证有气分实热、营血分热及气血两燔之别，应分别予以清热泻火、清热凉血、气血两清；虚热证则以养阴清热。若里热兼有表证，当先解表后清里，或与解表药同用，以表里双解；若里热兼有积滞者，宜配通腑泻下药。

使用注意：本类药物药性大多寒凉，易伤脾胃，故脾胃虚弱，食少便溏者慎用。苦寒药物易化燥伤阴，热证伤阴或阴虚者慎用。清热药禁用于阴盛格阳或真寒假热之证。

分类：根据清热药的药性、功效及其主治证的差异，清热药可分为清热泻火药、清热燥湿药、清热解毒药、清热凉血药、清虚热药五类。

药理作用：现代药理研究证明，清热药一般具有抗病原微生物和解热作用，部分药物有增强机体特异性或非特异性功能、抗肿瘤、抗变态反应及镇静、降血压等作用。

第一节 清热泻火药

本类药物性味多苦寒或甘寒，以清泄气分邪热为主要作用，主治温热病邪入气分，高热、口渴、汗出、烦躁，甚则神昏谵语、脉洪大等气分实热证。部分清热泻火药能清脏腑火热，故也可用治肺热、胃热、心火、肝火等脏腑火热证。

使用清热泻火药时，若里热炽盛而正气已虚，则宜选配补虚药，以扶正祛邪。

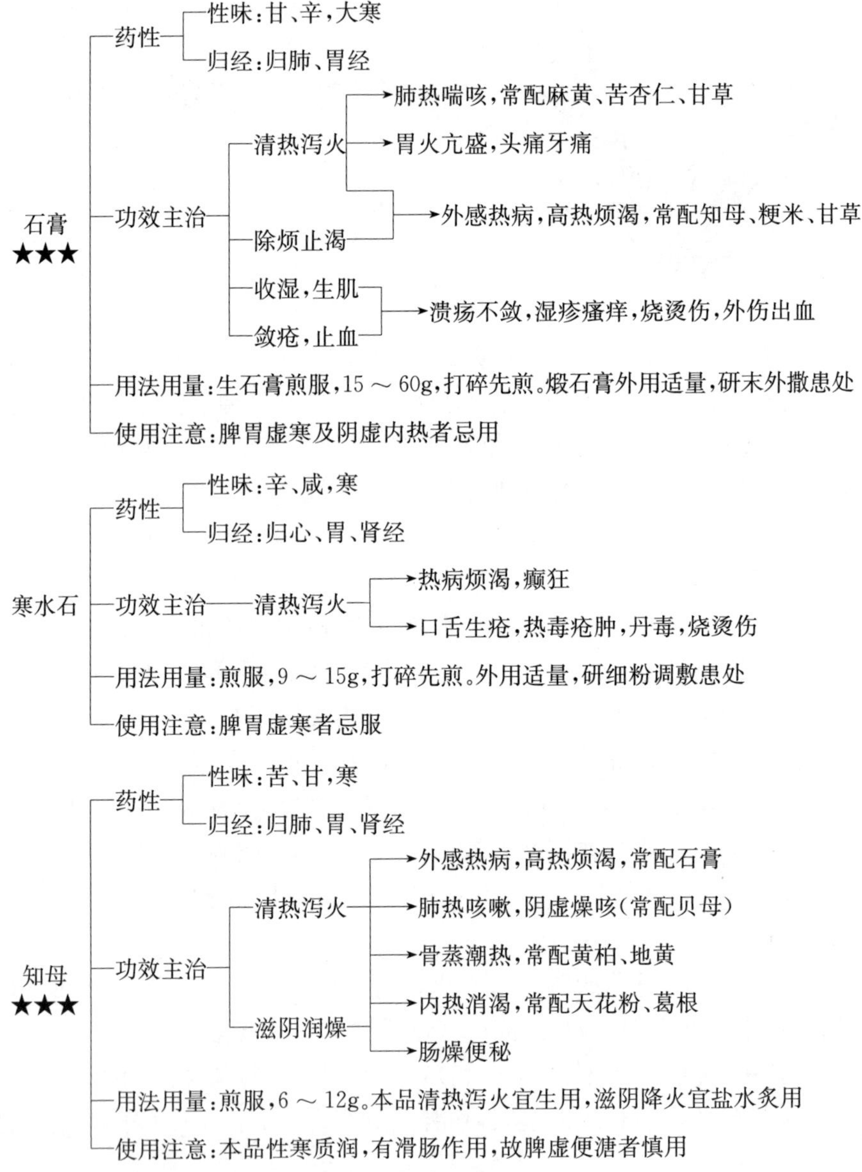
石膏
★★★
药性
性味：甘、辛，大寒
归经：归肺、胃经
功效主治
清热泻火
除烦止渴
肺热喘咳，常配麻黄、苦杏仁、甘草
胃火亢盛，头痛牙痛
外感热病，高热烦渴，常配知母、粳米、甘草
收湿，生肌
敛疮，止血
溃疡不敛，湿疹瘙痒，烧烫伤，外伤出血
用法用量：生石膏煎服，15 ～ 60g，打碎先煎。煅石膏外用适量，研末外撒患处
使用注意：脾胃虚寒及阴虚内热者忌用
寒水石
药性
性味：辛、咸，寒
归经：归心、胃、肾经
功效主治
清热泻火
热病烦渴，癫狂
口舌生疮，热毒疮肿，丹毒，烧烫伤
用法用量：煎服，9 ～ 15g，打碎先煎。外用适量，研细粉调敷患处
使用注意：脾胃虚寒者忌服
知母
★★★
药性
性味：苦、甘，寒
归经：归肺、胃、肾经
功效主治
清热泻火
滋阴润燥
外感热病，高热烦渴，常配石膏
肺热咳嗽，阴虚燥咳（常配贝母）
骨蒸潮热，常配黄柏、地黄
内热消渴，常配天花粉、葛根
肠燥便秘
用法用量：煎服，6 ～ 12g。本品清热泻火宜生用，滋阴降火宜盐水炙用
使用注意：本品性寒质润，有滑肠作用，故脾虚便溏者慎用

石膏、知母皆性寒，归肺、胃经，均能清热泻火、除烦止渴。都可用治温热病邪在气分，壮热、烦渴、汗出、脉洪大等肺胃气分实热证，两者常相须为用。且都可用于肺热咳嗽。不同之处在于，石膏辛甘大寒，清热泻火力强，重在清解（清热之中并能解肌），偏重于清泻肺胃实火。常用治肺热喘咳；胃火亢盛，头痛牙痛、内热消渴。同时，石膏煅用有收湿、生肌、敛疮、止血之效。又常外用于溃疡不敛、湿疹

瘙痒、烧烫伤、外伤出血等症。知母苦甘性寒质润，又归肾经，清热泻火作用不如石膏，而善于滋阴润燥，重在清润（清热之中并能滋阴润燥），偏重于滋润肺胃之燥，且又长于滋肾降火。常用治阴虚燥咳、干咳无痰；阴虚内热之消渴证；阴虚火旺，骨蒸潮热、盗汗遗精、心烦等症；阴虚肠燥便秘等症。故知母上能清肺热、润肺燥，中能清胃热、润胃燥，下能滋肾阴、降虚火（泻肾火），本品既清实热，又清虚热。

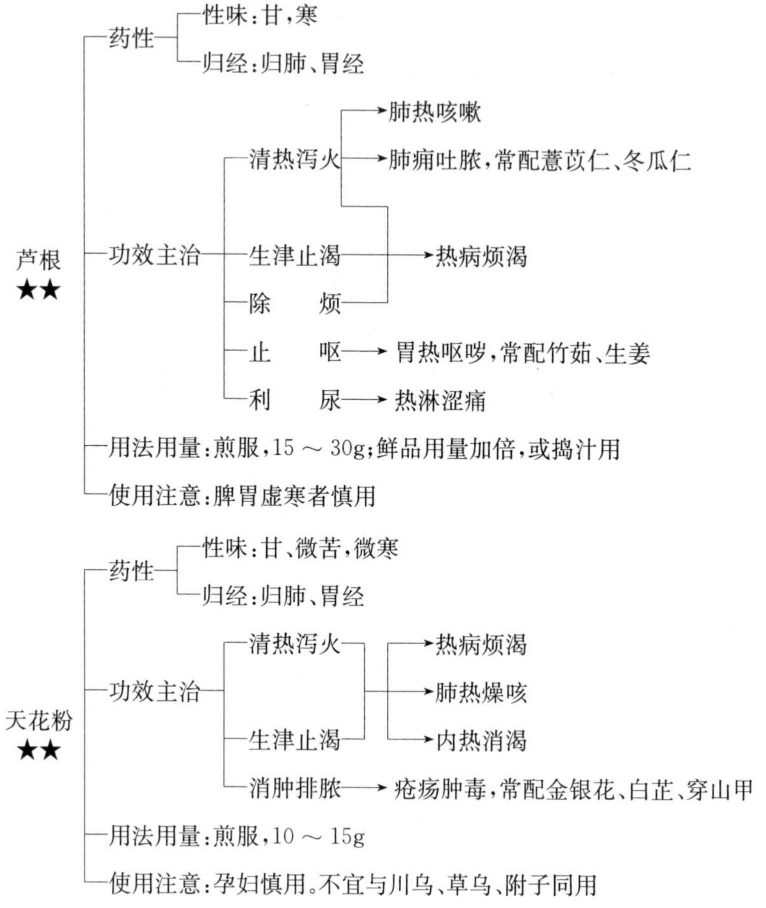
芦根
★★
药性
性味：甘，寒
归经：归肺、胃经
功效主治
清热泻火
生津止渴
除 烦
止 呕
利 尿
肺热咳嗽
肺痈吐脓，常配薏苡仁、冬瓜仁
热病烦渴
胃热呕哕，常配竹茹、生姜
热淋涩痛
用法用量：煎服，15 ～ 30g；鲜品用量加倍，或捣汁用
使用注意：脾胃虚寒者慎用
天花粉
★★
药性
性味：甘、微苦，微寒
归经：归肺、胃经
功效主治
清热泻火
生津止渴
消肿排脓
热病烦渴
肺热燥咳
内热消渴
疮疡肿毒，常配金银花、白芷、穿山甲
用法用量：煎服，10 ～ 15g
使用注意：孕妇慎用。不宜与川乌、草乌、附子同用

芦根、天花粉皆味甘性寒凉，归肺、胃经，均能清热泻火、生津止渴。都可用治热病伤津，烦热口渴、舌燥少津；肺热咳嗽。不同之处在于，芦根甘寒，清热泻火、除烦之力较天花粉为强，又能清肺祛痰排脓、清胃止呕、清热利尿。也常用于肺痈胸痛、咳吐脓痰；胃热呕吐、呃逆；热淋涩痛、小便短赤；天花粉甘微苦微寒，生津止渴之力为优，阴虚内热、消渴多饮者，天花粉多用。同时，天花粉又能清肺润燥、消肿排脓。也可用于燥热伤肺，干咳少痰、痰中带血之症；疮疡肿毒。疮疡初起，热毒炽盛，未成脓者可使之消散，脓已成者可溃疮排脓。

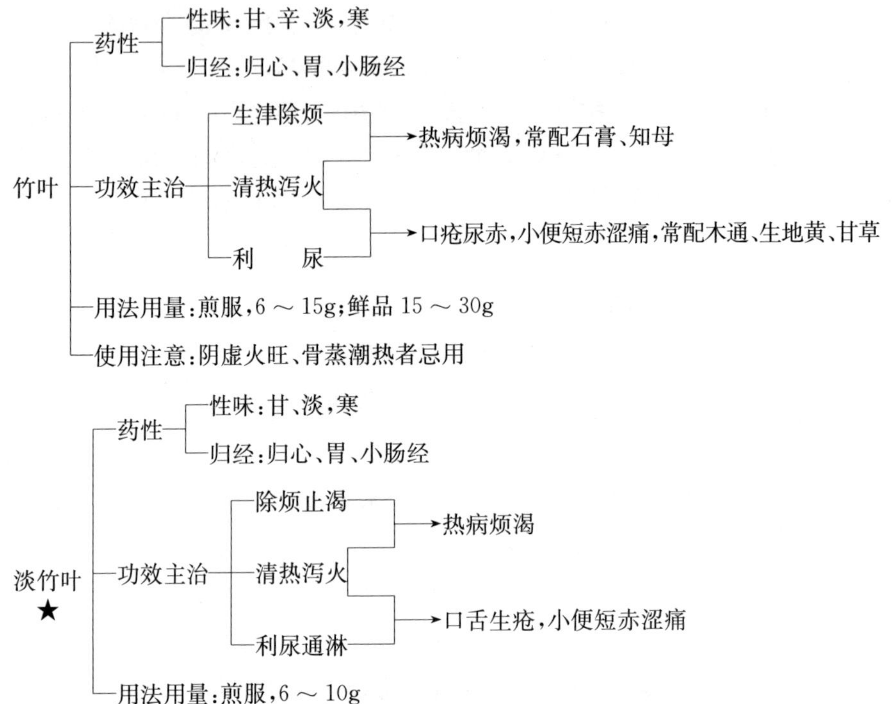
竹叶
药性
性味：甘、辛、淡，寒
归经：归心、胃、小肠经
功效主治
生津除烦
清热泻火
利　尿
热病烦渴，常配石膏、知母
口疮尿赤，小便短赤涩痛，常配木通、生地黄、甘草
用法用量：煎服，6～15g；鲜品15～30g
使用注意：阴虚火旺、骨蒸潮热者忌用
淡竹叶
★
药性
性味：甘、淡，寒
归经：归心、胃、小肠经
功效主治
除烦止渴
清热泻火
利尿通淋
热病烦渴
口舌生疮，小便短赤涩痛
用法用量：煎服，6～10g

竹叶、淡竹叶皆味甘淡性寒，均能清热泻火，除烦止渴，利尿。都可用治热病伤津，烦热口渴；心火上炎之口舌生疮，以及心热下移于小肠之小便短赤、热淋涩痛。二者临床常混用。不同之处在于，竹叶为禾本科常绿乔木或灌木淡竹的叶入药。其清心泻火除烦之力较淡竹叶强，并能生津，故热病烦渴，竹叶多用。又本品轻清，兼能凉散上焦风热，也可用治外感风热，发热口渴。淡竹叶为禾本科草本植物淡竹叶的叶入药。其清心泻火除烦之力不及竹叶，而长于清热利尿，故心火移热于小肠之心烦口疮、小便短赤涩痛，以及湿热水肿、黄疸尿赤等症，淡竹叶多用。此外，竹叶卷心为竹叶卷而未放的幼叶入药，尤长于清心泻火，善治温病热陷心包，高热不退、神昏谵语者。

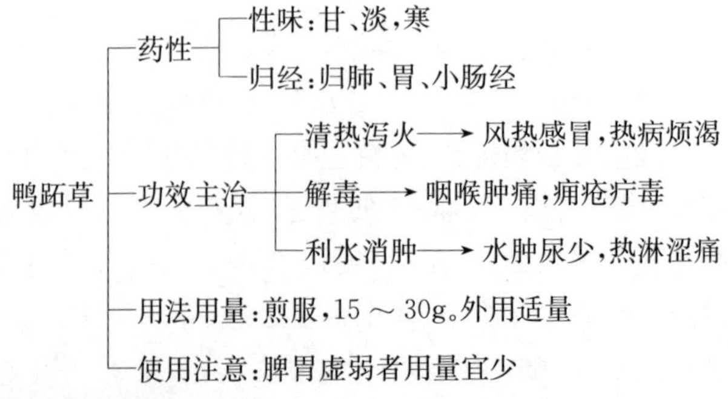
鸭跖草
药性
性味：甘、淡，寒
归经：归肺、胃、小肠经
功效主治
清热泻火 → 风热感冒，热病烦渴
解毒 → 咽喉肿痛，痈疮疔毒
利水消肿 → 水肿尿少，热淋涩痛
用法用量：煎服，15～30g。外用适量
使用注意：脾胃虚弱者用量宜少

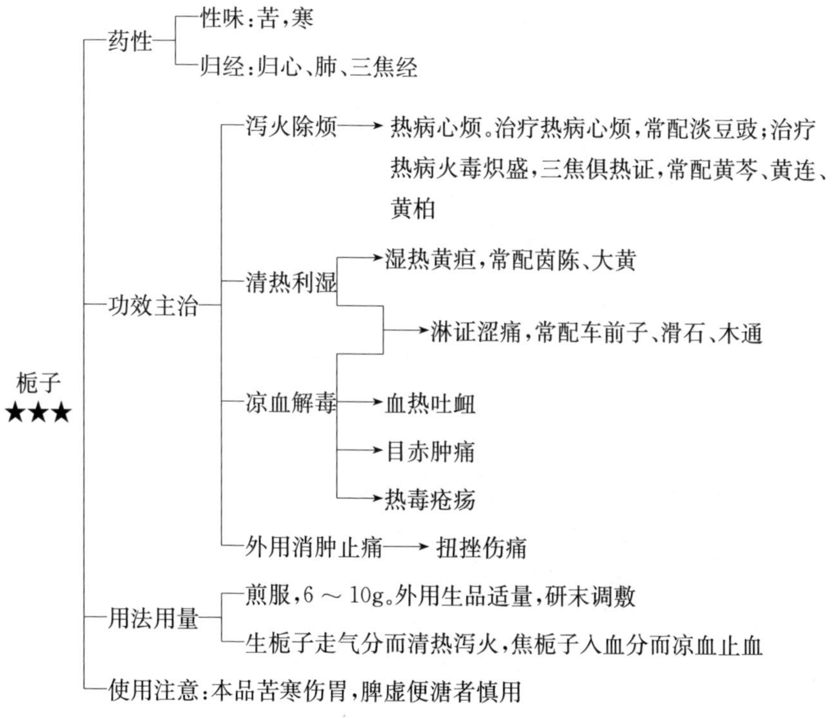
栀子
★★★
药性
性味：苦，寒
归经：归心、肺、三焦经
功效主治
泻火除烦
热病心烦。治疗热病心烦，常配淡豆豉；治疗热病火毒炽盛，三焦俱热证，常配黄芩、黄连、黄柏
清热利湿
湿热黄疸，常配茵陈、大黄
淋证涩痛，常配车前子、滑石、木通
凉血解毒
血热吐衄
目赤肿痛
热毒疮疡
外用消肿止痛
扭挫伤痛
用法用量
煎服，6 ～ 10g。外用生品适量，研末调敷
生栀子走气分而清热泻火，焦栀子入血分而凉血止血
使用注意：本品苦寒伤胃，脾虚便溏者慎用

栀子、鸭跖草均为苦寒清利之品，皆能清热泻火，解毒，利湿。都可用治热病烦渴，热毒疮疡，湿热黄疸，热淋涩痛。不同之处在于，栀子清降下行，清热泻火、解毒之力较强，善于清泻心、肺、胃三焦之火而除烦，常用于热病心烦郁闷、躁扰不宁，甚则高热、神昏谵语。同时，栀子又能凉血止血，外用消肿止痛。也可用于血热吐衄，目赤肿痛，外敷治扭挫伤痛。栀子既清气分热，又清血分热。鸭跖草则清解兼透利，利水消肿之力较强，且能透散表邪。又可用于风热感冒，以及温病初起、邪在卫分，湿热水肿尿少。

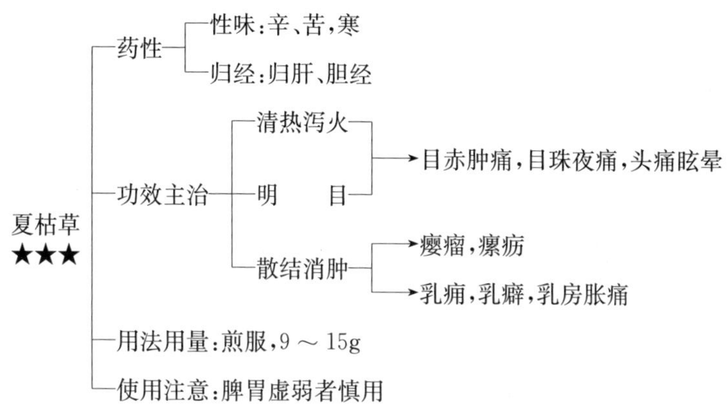
夏枯草
★★★
药性
性味：辛、苦，寒
归经：归肝、胆经
功效主治
清热泻火
明　目
目赤肿痛，目珠夜痛，头痛眩晕
散结消肿
瘿瘤，瘰疬
乳痈，乳癖，乳房胀痛
用法用量：煎服，9 ～ 15g
使用注意：脾胃虚弱者慎用

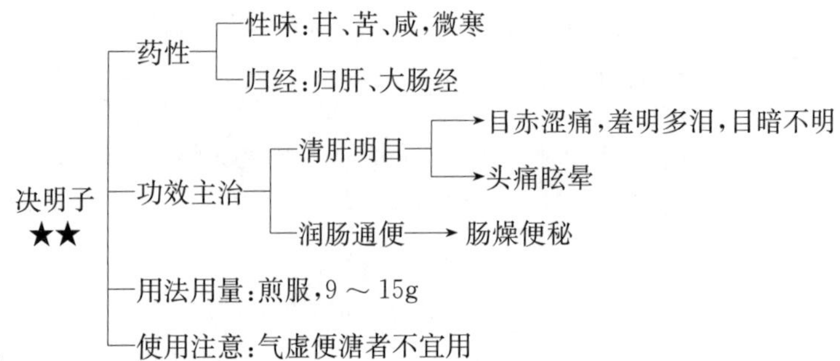
决明子
★★
药性
性味：甘、苦、咸，微寒
归经：归肝、大肠经
功效主治
清肝明目
目赤涩痛，羞明多泪，目暗不明
头痛眩晕
润肠通便
肠燥便秘
用法用量：煎服，9～15g
使用注意：气虚便溏者不宜用

夏枯草、决明子皆性寒凉，都能清肝明目、降血压。均可用治肝火上炎的目赤肿痛、羞明多泪，为眼科常用药；高血压病属于肝热阳亢、头痛眩晕者。不同之处在于，夏枯草辛苦寒，清肝泻火之力较强，并能散结消肿（散郁结）。也可用于痰火郁结之瘿瘤、瘰疬；乳痈，乳癖，乳房胀痛。决明子明目之力较强，为明目佳品。无论是风热上攻、肝火上炎之目赤肿痛，肝肾阴亏，视物昏花、目暗不明者，决明子均常配伍使用。同时，决明子质润，又能（清热）润肠通便，也可用于内热肠燥，大便秘结。

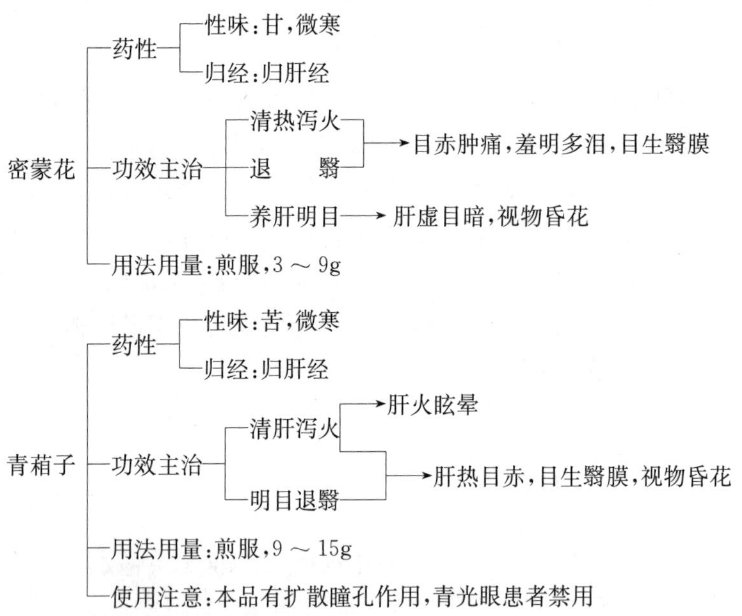
密蒙花
药性
性味：甘，微寒
归经：归肝经
功效主治
清热泻火
退　　翳
目赤肿痛，羞明多泪，目生翳膜
养肝明目
肝虚目暗，视物昏花
用法用量：煎服，3～9g
青葙子
药性
性味：苦，微寒
归经：归肝经
功效主治
清肝泻火
肝火眩晕
明目退翳
肝热目赤，目生翳膜，视物昏花
用法用量：煎服，9～15g
使用注意：本品有扩散瞳孔作用，青光眼患者禁用

青葙子、密蒙花皆能清肝泻火，明目退翳。均可用治肝火上炎所致的目赤肿痛、羞明多泪、目生翳膜，为眼科常用药。不同之处在于，青葙子清泄肝火之力较强，也可用于肝阳化火所致头痛、眩晕、烦躁不寐。但本品有扩散瞳孔的作用，故青光眼患者禁用。密蒙花既能清肝热，又兼能养肝血，也可

用治肝虚有热所致目暗不明、视物昏花者。眼科的实证、虚证，密蒙花均可使用。

第二节 清热燥湿药

本类药物性味苦寒，苦能燥湿，寒能清热，以清热燥湿为主要作用，主要用治湿热证。湿热内蕴，多见发热、苔腻、尿少等症状，但因湿热所侵肌体部位的不同，临床症状各有所异。如湿温或暑湿的身热不扬、胸膈痞闷、小便短赤；湿热蕴结脾胃所致的脘腹痞满、恶心呕吐；湿热壅滞大肠所致的泄泻、痢疾、痔疮肿痛；湿热蕴蒸肝胆所致的胁肋疼痛、黄疸、耳肿流脓；下焦湿热之小便淋沥涩痛、带下黄臭；湿热流注关节所致的关节红肿热痛以及湿热浸淫肌肤之湿疹、湿疮等。此外，本类药物多具有清热泻火、解毒作用，亦可用治脏腑火热证及热毒疮痈。

本类药物苦寒性大，燥湿力强，过服易伐胃伤阴，故用量不宜过大。凡脾胃虚寒，津伤阴亏者当慎用，必要时可与健胃药或养阴药同用。用本类药物治疗脏腑火热证及痈肿疮疡时，可分别配伍清热泻火药、清热解毒药。

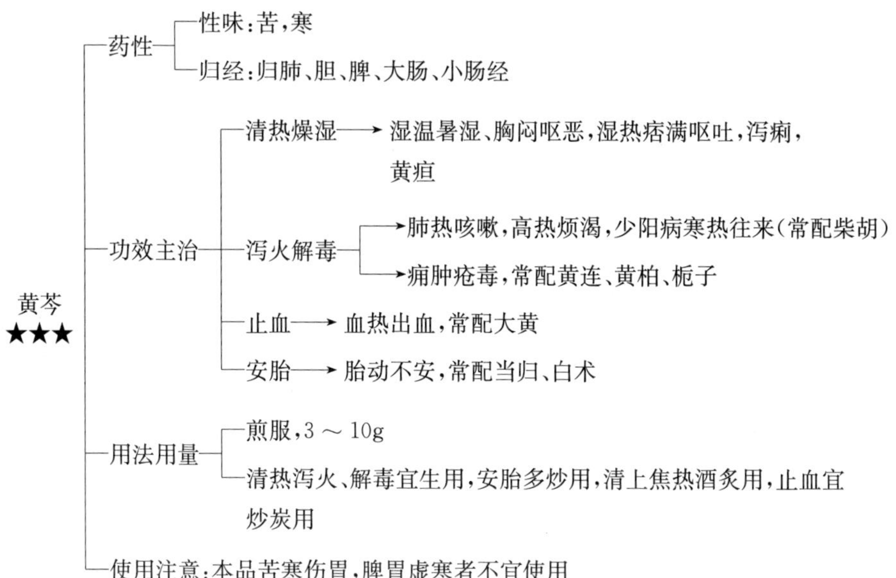
黄芩
★★★
药性
性味:苦,寒
归经:归肺、胆、脾、大肠、小肠经
功效主治
清热燥湿→湿温暑湿、胸闷呕恶,湿热痞满呕吐,泻痢,黄疸
泻火解毒
→肺热咳嗽,高热烦渴,少阳病寒热往来(常配柴胡)
→痈肿疮毒,常配黄连、黄柏、栀子
止血→血热出血,常配大黄
安胎→胎动不安,常配当归、白术
用法用量
煎服,3 ～ 10g
清热泻火、解毒宜生用,安胎多炒用,清上焦热酒炙用,止血宜炒炭用
使用注意:本品苦寒伤胃,脾胃虚寒者不宜使用

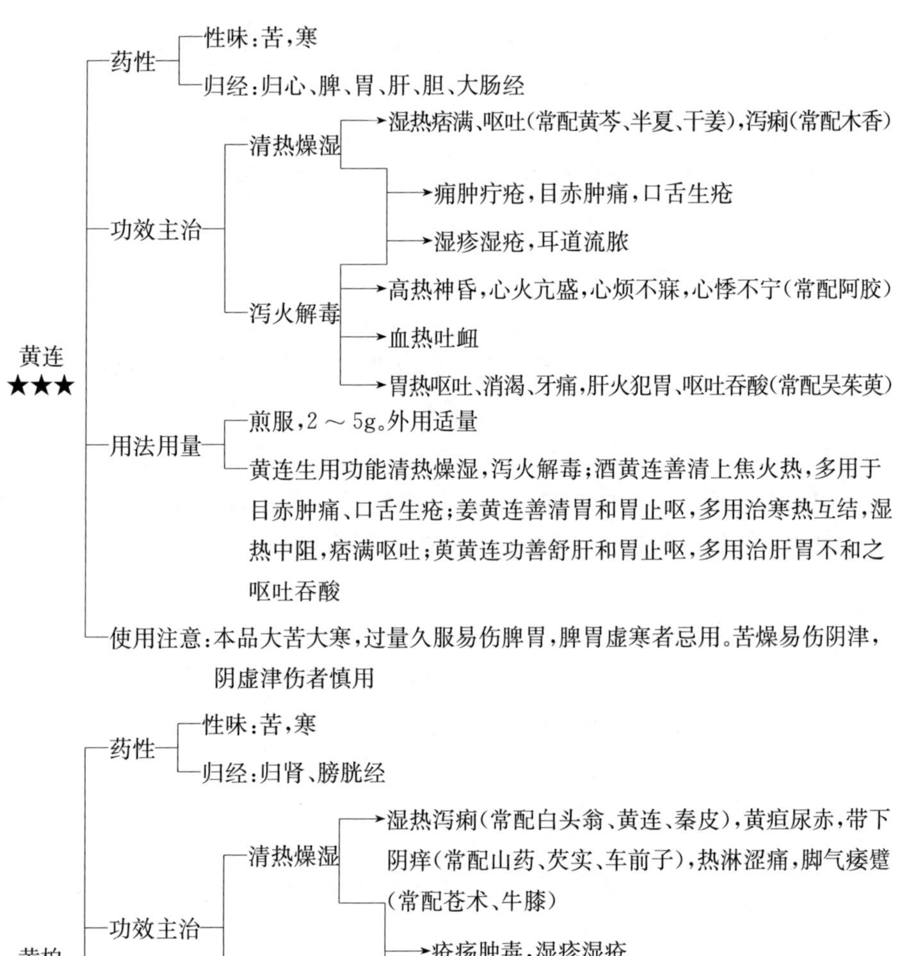
黄连
★★★
药性
性味：苦，寒
归经：归心、脾、胃、肝、胆、大肠经
功效主治
清热燥湿
湿热痞满、呕吐（常配黄芩、半夏、干姜），泻痢（常配木香）
痈肿疔疮，目赤肿痛，口舌生疮
湿疹湿疮，耳道流脓
泻火解毒
高热神昏，心火亢盛，心烦不寐，心悸不宁（常配阿胶）
血热吐衄
胃热呕吐、消渴、牙痛，肝火犯胃、呕吐吞酸（常配吴茱萸）
用法用量
煎服，2～5g。外用适量
黄连生用功能清热燥湿，泻火解毒；酒黄连善清上焦火热，多用于目赤肿痛、口舌生疮；姜黄连善清胃和胃止呕，多用治寒热互结，湿热中阻，痞满呕吐；萸黄连功善舒肝和胃止呕，多用治肝胃不和之呕吐吞酸
使用注意：本品大苦大寒，过量久服易伤脾胃，脾胃虚寒者忌用。苦燥易伤阴津，阴虚津伤者慎用
黄柏
★★★
药性
性味：苦，寒
归经：归肾、膀胱经
功效主治
清热燥湿
湿热泻痢（常配白头翁、黄连、秦皮），黄疸尿赤，带下阴痒（常配山药、芡实、车前子），热淋涩痛，脚气痿躄（常配苍术、牛膝）
疮疡肿毒，湿疹湿疮
泻火解毒

- 除骨蒸→骨蒸劳热，盗汗，遗精（常配知母、生地黄）
- 用法用量
  - 煎服，3～12g。外用适量
  - 清热燥湿、泻火解毒宜生用，滋阴降火宜盐炙用
- 使用注意：本品苦寒伤胃，脾胃虚寒者忌用

黄芩、黄连、黄柏皆为苦寒之品，都能清热燥湿、泻火解毒。凡湿热、火毒所致的病证，均可配伍使用。三者均常用治湿热所致的泄泻、痢疾、黄疸、带下，以及湿疹湿疮；火热毒盛所致的痈肿疮毒、红肿热痛。若三者同用，可增强其清热燥湿、泻火解毒之功。不同之处在于，黄芩气味较薄，尤其善于清上焦湿热，故湿温、暑湿初起，湿热阻遏气机而致身热不扬、胸脘痞闷、恶心呕吐、舌苔黄腻者，黄芩尤为多用。同时，黄芩又以清泻肺火及上焦实热、凉血止血、除热安胎为其特

长。也常用于肺热咳嗽，痰黄质稠；外感热病，中上焦热盛所致的高热烦渴、面赤唇燥、尿赤便秘、苔黄脉数等症；伤寒邪在少阳，寒热往来；火毒上攻所致的咽喉肿痛；热盛迫血妄行之吐血、衄血、便血、崩漏等症；怀胎蕴热，胎动不安、胎漏下血。黄连大苦大寒，其清热燥湿、泻火解毒之力最强，尤其善于清中焦湿热，故肠胃湿热泻痢、发热腹痛、里急后重、下痢脓血者，黄连首选，本品为治湿热泻痢之要药。同时，黄连以清泻心、胃实火而除烦、止呕为其特长。又常用治温热病三焦热盛火炽，高热烦躁，甚则神昏谵语；心火亢盛，心烦失眠、口舌生疮；血热吐衄；胃热呕吐；肝火犯胃，肝胃不和，胁肋胀痛、呕吐吞酸；胃火炽盛，消谷善饥之消渴证；胃火上攻，牙龈肿痛；耳痛流脓，目赤肿痛，以及疔疮走黄（疔毒攻心）。黄柏则苦寒沉降，尤善于清下焦湿热，故湿热下注所致的带下黄浊臭秽、阴痒，以及脚气肿痛、痿软无力，黄柏多用。同时，黄柏以泻相火、除骨蒸（退虚热）为其特长。又常用于阴虚火旺，骨蒸潮热、盗汗遗精等症，常配伍知母、地黄等药。

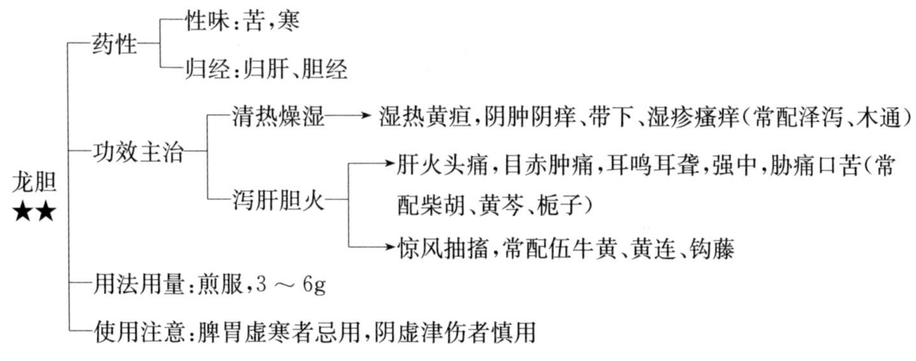
龙胆
★★
药性
性味：苦，寒
归经：归肝、胆经
功效主治
清热燥湿
湿热黄疸，阴肿阴痒、带下、湿疹瘙痒（常配泽泻、木通）
泻肝胆火
肝火头痛，目赤肿痛，耳鸣耳聋，强中，胁痛口苦（常配柴胡、黄芩、栀子）
惊风抽搐，常配伍牛黄、黄连、钩藤
用法用量：煎服，3～6g
使用注意：脾胃虚寒者忌用，阴虚津伤者慎用

黄芩、黄连、黄柏、龙胆清热功效鉴别见下表（表9-1）：

表9-1　黄芩、黄连、黄柏、龙胆清热功效鉴别简表

	清湿热	清泻脏腑火热
黄芩	上焦	肺
黄连	中焦	心、胃
黄柏	下焦	肾
龙胆	下焦	肝、胆

龙胆、夏枯草皆性寒，均能清肝火。皆可用治肝火头痛、目赤肿痛等症。不同之处在于，龙胆主泻肝胆实火，肝胆实火所致的耳鸣耳聋，胁痛口苦，强中，以及肝经热盛，热极生风，高热抽搐，龙胆常选用。同时，龙胆大苦大寒，又善于清

热燥湿，尤其善于清下焦湿热，故湿热下注所致的阴肿阴痒、女子带下黄臭、男子阴囊肿痛、湿疹瘙痒，以及肝胆湿热所致的黄疸、胁痛口苦、尿赤者，龙胆常选用。夏枯草则苦辛性寒，清肝明目之力较强，故肝火上炎之目赤肿痛、目生翳障等症，夏枯草多选用。同时，夏枯草又能清肝火而散结消肿、降血压。也常用于肝郁化火、痰火郁结之瘿瘤瘰疬、乳痈乳癖、乳房胀痛，以及高血压病属于肝热阳亢，见头痛、眩晕者。

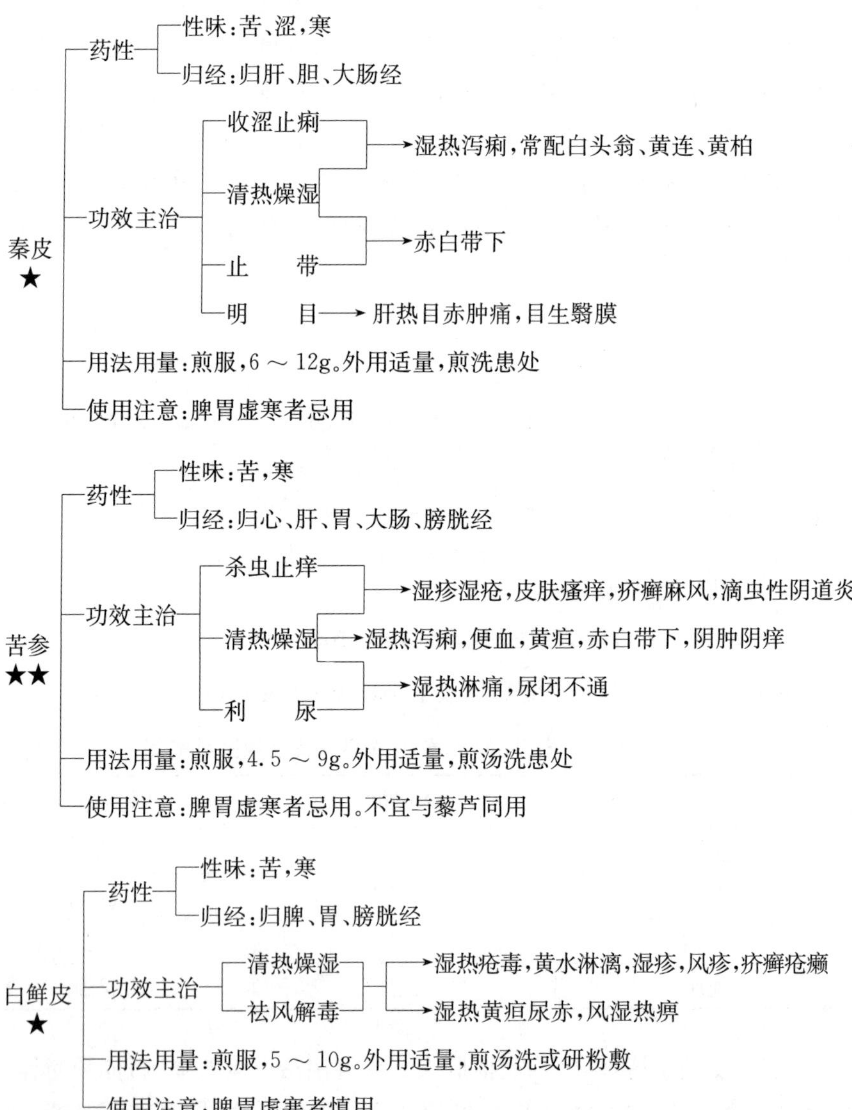
秦皮
★
药性
性味：苦、涩，寒
归经：归肝、胆、大肠经
功效主治
收涩止痢
清热燥湿
止　带
明　目
湿热泻痢，常配白头翁、黄连、黄柏
赤白带下
肝热目赤肿痛，目生翳膜
用法用量：煎服，6～12g。外用适量，煎洗患处
使用注意：脾胃虚寒者忌用
苦参
★★
药性
性味：苦，寒
归经：归心、肝、胃、大肠、膀胱经
功效主治
杀虫止痒
清热燥湿
利　尿
湿疹湿疮，皮肤瘙痒，疥癣麻风，滴虫性阴道炎
湿热泻痢，便血，黄疸，赤白带下，阴肿阴痒
湿热淋痛，尿闭不通
用法用量：煎服，4.5～9g。外用适量，煎汤洗患处
使用注意：脾胃虚寒者忌用。不宜与藜芦同用
白鲜皮
★
药性
性味：苦，寒
归经：归脾、胃、膀胱经
功效主治
清热燥湿
祛风解毒
湿热疮毒，黄水淋漓，湿疹，风疹，疥癣疮癞
湿热黄疸尿赤，风湿热痹
用法用量：煎服，5～10g。外用适量，煎汤洗或研粉敷
使用注意：脾胃虚寒者慎用

苦参、白鲜皮皆苦寒，均能清热燥湿、杀虫止痒。主治湿热所致之阴肿阴痒、湿疹湿疮、疥癣麻风、皮肤瘙痒等皮肤病，二者常相须为用。同时，二者均可用于湿热黄疸。不同之处在于，苦参清热燥湿、杀虫止痒之力较强，又能清热燥湿而止泻痢，并能利尿。也可用治湿热泻痢；便血、痔漏出血；热淋涩痛、尿闭不通，妊娠小便不利；湿热带下。白鲜皮又能清热解毒，故湿热疮毒，见肌肤溃烂、黄水淋漓者，白鲜皮尤为适宜。同时，白鲜皮也能祛风通痹，又可用于风湿热痹，关节红肿热痛。

第三节　清热解毒药

本类药物性味多苦寒，以清热解毒为主要作用。主治各种热毒证，如疮痈疔疖、丹毒、温毒发斑、咽喉肿痛、痄腮、热毒下痢及虫蛇咬伤、癌肿、烧烫伤等。在临床用药时，应根据各种证候的不同表现及兼证，结合具体药物的特点，有针对性地选择，并作相应配伍。如火热炽盛者，可配伍清热泻火药；热毒在血分者，可配伍清热凉血药；疮痈肿毒、咽喉肿痛者，可配伍活血消肿药；热毒血痢、里急后重者，可配伍活血行气药等。

本类药物药性寒凉，易伤脾胃，中病即止，不可过服。

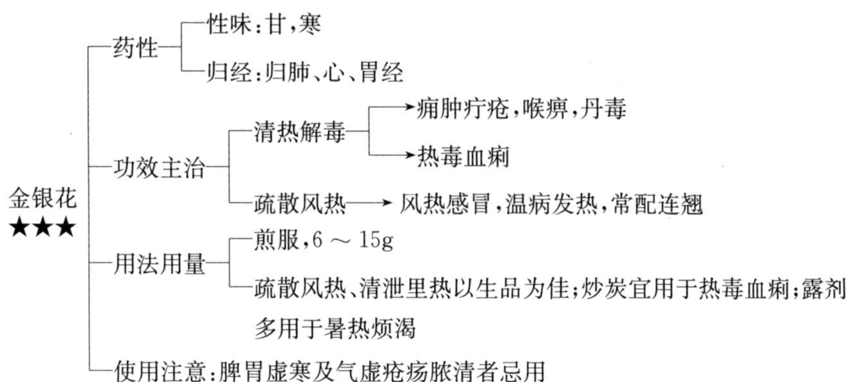
金银花
★★★
药性
性味：甘，寒
归经：归肺、心、胃经
功效主治
清热解毒
痈肿疔疮，喉痹，丹毒
热毒血痢
疏散风热
风热感冒，温病发热，常配连翘
用法用量
煎服，6 ～ 15g
疏散风热、清泄里热以生品为佳；炒炭宜用于热毒血痢；露剂多用于暑热烦渴
使用注意：脾胃虚寒及气虚疮疡脓清者忌用

附药

1. 忍冬藤　性味苦，微寒；归肺、胃经。功用与金银花相似，但清热解毒之力不及金银花，兼有清热疏风、通络止痛的功效，临床多用于温病发热，风湿热痹等证。煎服，9～30g。

2. 山银花　性味甘，寒；归肺、心、胃经。功能清热解毒，疏散风热。适用于痈肿疔疮，喉痹，丹毒，风热感冒，温病发热。本品药性功用与金银花相似，在有些地区作为金银花的代用品使用。煎服，6～15g。

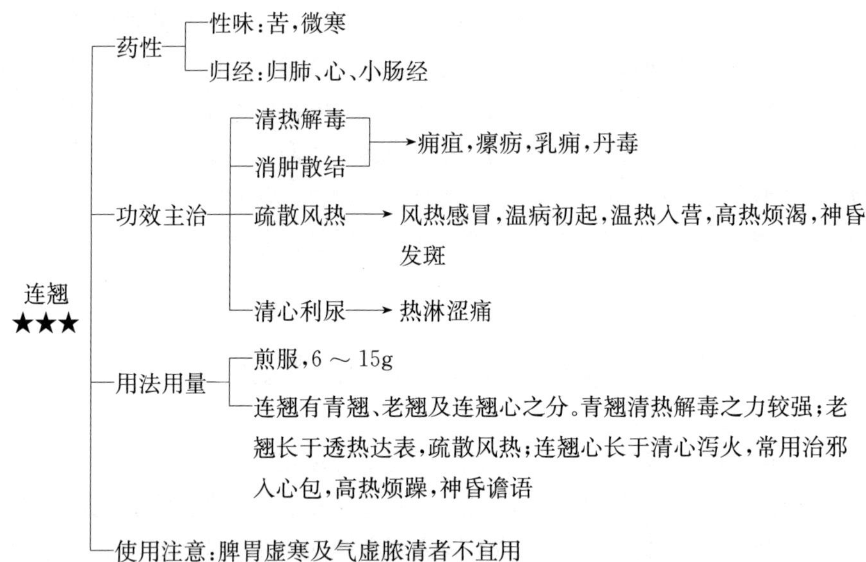
连翘
★★★
药性
性味：苦，微寒
归经：归肺、心、小肠经
功效主治
清热解毒
消肿散结
痈疽，瘰疬，乳痈，丹毒
疏散风热
风热感冒，温病初起，温热入营，高热烦渴，神昏发斑
清心利尿
热淋涩痛
用法用量
煎服，6～15g
连翘有青翘、老翘及连翘心之分。青翘清热解毒之力较强；老翘长于透热达表，疏散风热；连翘心长于清心泻火，常用治邪入心包，高热烦躁，神昏谵语
使用注意：脾胃虚寒及气虚脓清者不宜用

金银花、连翘皆性寒凉，均能清热解毒、疏散风热（透热达表），为清热解毒的通用药，为治疗阳性疮疡的要药。都常用于热毒壅盛所致的痈肿疔疮、红肿热痛；风热感冒或温病初起，发热、微恶风寒、头痛等症。同时，二者对于温病气分热盛、壮热烦渴；热入营分，身热夜甚，神烦少寐；热入血分，高热神昏，斑疹吐衄，也可配伍使用。故金银花、连翘对于温病邪在卫气营血分各个阶段，均可使用。二者在临床常相须为用。不同之处在于，金银花甘寒，疏散风热之力较强。并能凉血止痢，又常用于热毒血痢，下痢脓血，发热腹痛，里急后重。连翘苦微寒，清心解毒之力较强，又善于消肿散结，素有"疮家圣药"之称。又常用于痰火郁结之瘰疬痰核。且连翘兼能清心利尿，也可用于热淋涩痛。

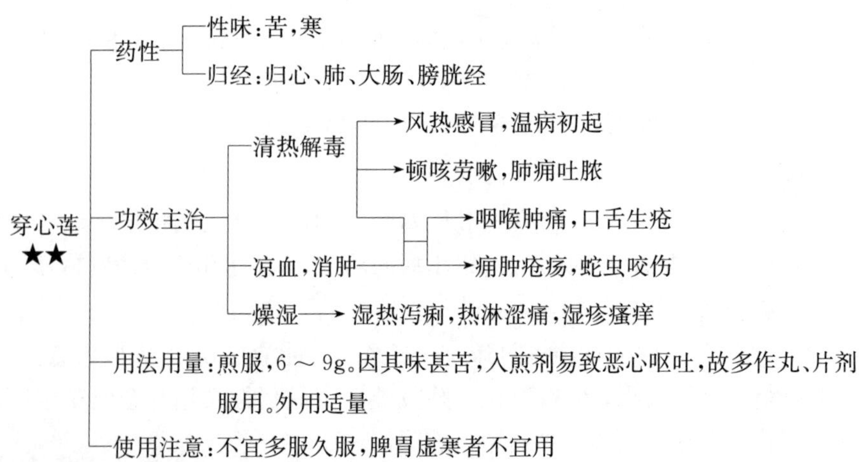
穿心莲
★★
药性
性味：苦，寒
归经：归心、肺、大肠、膀胱经
功效主治
清热解毒
风热感冒，温病初起
顿咳劳嗽，肺痈吐脓
咽喉肿痛，口舌生疮
痈肿疮疡，蛇虫咬伤
凉血，消肿
燥湿
湿热泻痢，热淋涩痛，湿疹瘙痒
用法用量：煎服，6～9g。因其味甚苦，入煎剂易致恶心呕吐，故多作丸、片剂服用。外用适量
使用注意：不宜多服久服，脾胃虚寒者不宜用

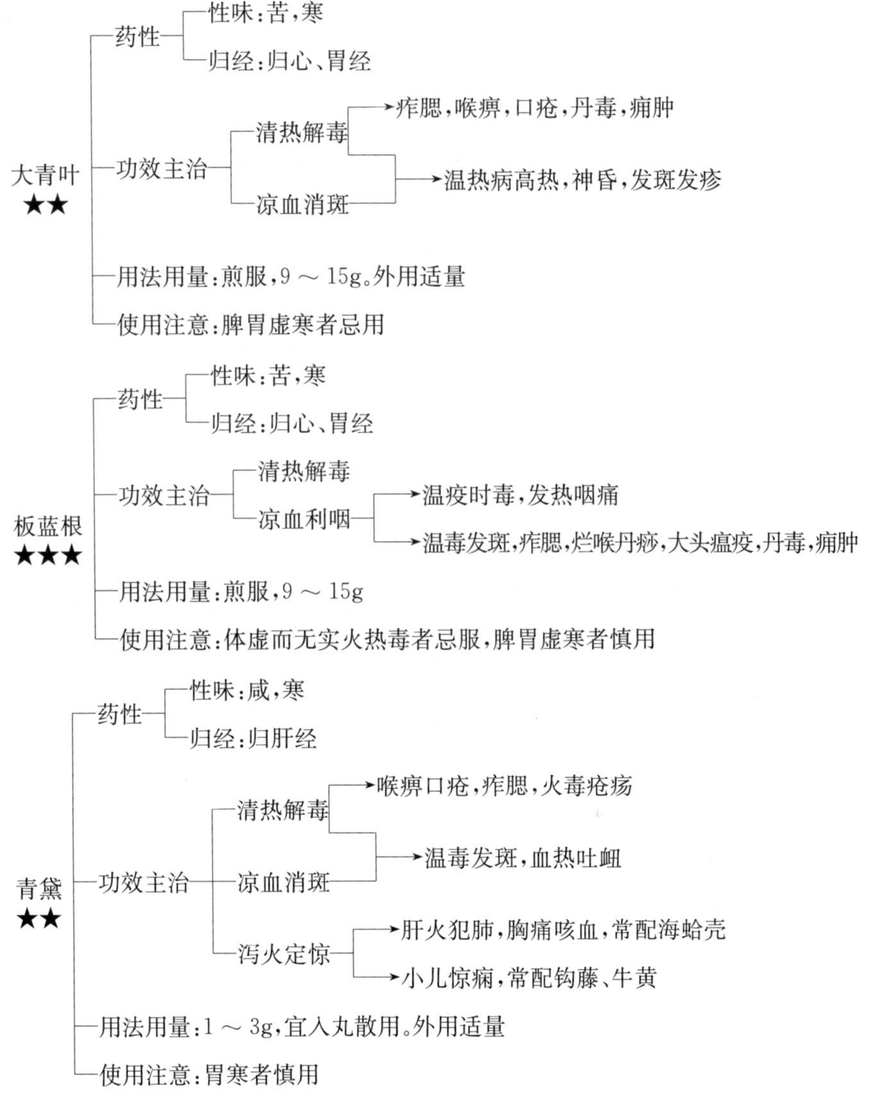
大青叶
★★
药性
性味:苦,寒
归经:归心、胃经
功效主治
清热解毒
痄腮,喉痹,口疮,丹毒,痈肿
凉血消斑
温热病高热,神昏,发斑发疹
用法用量:煎服,9～15g。外用适量
使用注意:脾胃虚寒者忌用
板蓝根
★★★
药性
性味:苦,寒
归经:归心、胃经
功效主治
清热解毒
凉血利咽
温疫时毒,发热咽痛
温毒发斑,痄腮,烂喉丹痧,大头瘟疫,丹毒,痈肿
用法用量:煎服,9～15g
使用注意:体虚而无实火热毒者忌服,脾胃虚寒者慎用
青黛
★★
药性
性味:咸,寒
归经:归肝经
功效主治
清热解毒
喉痹口疮,痄腮,火毒疮疡
凉血消斑
温毒发斑,血热吐衄
泻火定惊
肝火犯肺,胸痛咳血,常配海蛤壳
小儿惊痫,常配钩藤、牛黄
用法用量:1～3g,宜入丸散用。外用适量
使用注意:胃寒者慎用

大青叶、板蓝根与青黛三者同出一物,均性寒,都能清热解毒,凉血消斑。皆可用治:温毒发斑,血热吐衄;痄腮喉痹,咽喉肿痛,口舌生疮,痈肿疮毒,丹毒。其中,大青叶、板蓝根二者苦寒,尤善于清解心胃经实火热毒而利咽,故心胃经热毒上攻所致的咽喉肿痛,口舌生疮,大青叶、板蓝根多用。二者又常用治风热感冒或温病初起,发热头痛、口渴咽痛等症。不同之处在于,大青叶长于凉血消斑,故热入营血,血热毒盛之高热神昏、斑疹吐衄,大青叶多用。板蓝根长于解毒利咽散结,故烂喉丹痧、大头瘟疫、头面红肿、咽喉不利者,板蓝根多用。青黛长于清肝泻火,息风定惊(泻火定惊),又常用于肝火犯肺,咳嗽胸痛、痰中带血;暑热惊痫,小儿惊风抽搐。

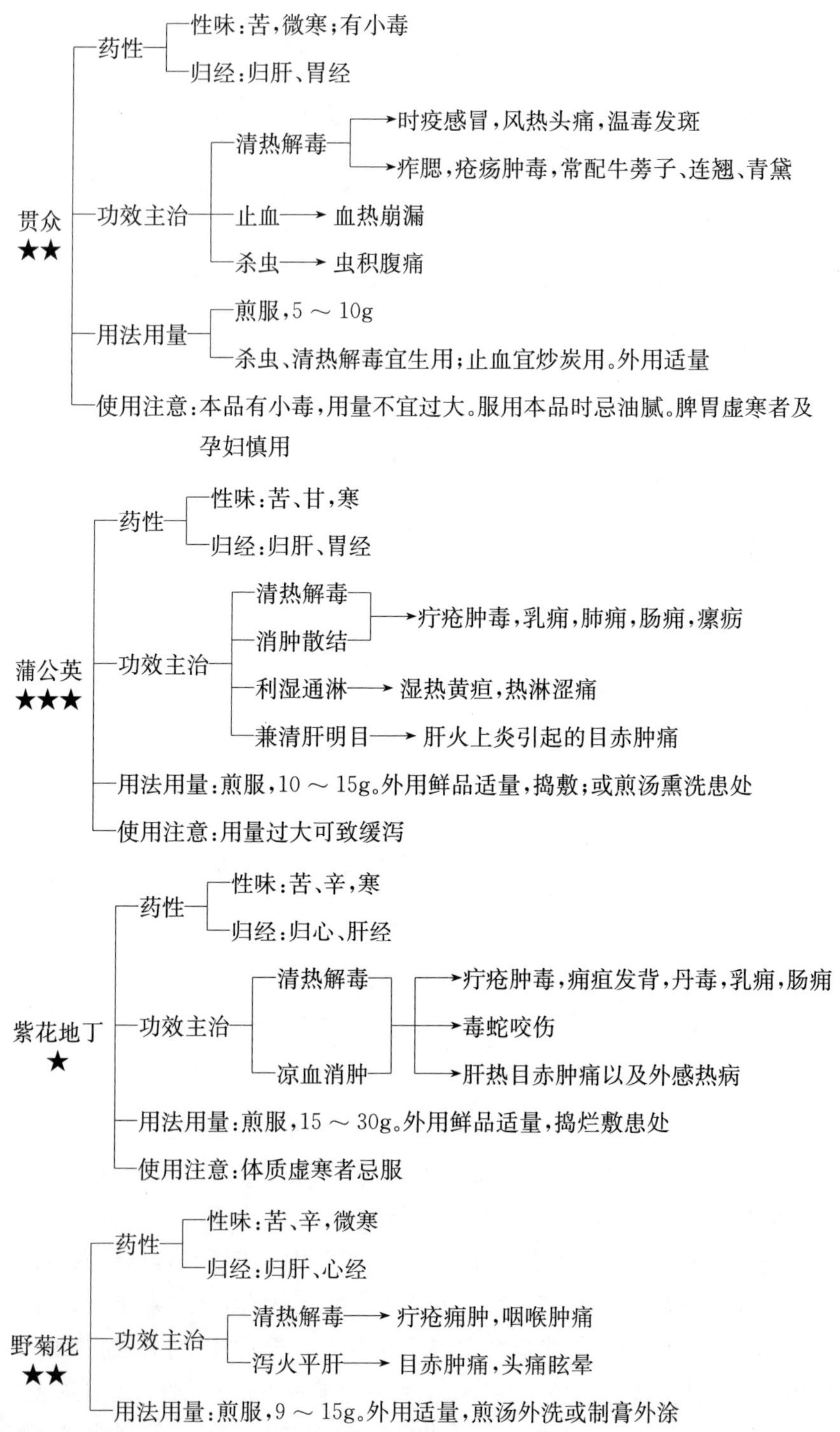

贯众 ★★

- 药性
  - 性味：苦，微寒；有小毒
  - 归经：归肝、胃经
- 功效主治
  - 清热解毒
    - → 时疫感冒，风热头痛，温毒发斑
    - → 痄腮，疮疡肿毒，常配牛蒡子、连翘、青黛
  - 止血 → 血热崩漏
  - 杀虫 → 虫积腹痛
- 用法用量
  - 煎服，5 ～ 10g
  - 杀虫、清热解毒宜生用；止血宜炒炭用。外用适量
- 使用注意：本品有小毒，用量不宜过大。服用本品时忌油腻。脾胃虚寒者及孕妇慎用

蒲公英 ★★★

- 药性
  - 性味：苦、甘，寒
  - 归经：归肝、胃经
- 功效主治
  - 清热解毒、消肿散结 → 疔疮肿毒，乳痈，肺痈，肠痈，瘰疬
  - 利湿通淋 → 湿热黄疸，热淋涩痛
  - 兼清肝明目 → 肝火上炎引起的目赤肿痛
- 用法用量：煎服，10 ～ 15g。外用鲜品适量，捣敷；或煎汤熏洗患处
- 使用注意：用量过大可致缓泻

紫花地丁 ★

- 药性
  - 性味：苦、辛，寒
  - 归经：归心、肝经
- 功效主治
  - 清热解毒、凉血消肿
    - → 疔疮肿毒，痈疽发背，丹毒，乳痈，肠痈
    - → 毒蛇咬伤
    - → 肝热目赤肿痛以及外感热病
- 用法用量：煎服，15 ～ 30g。外用鲜品适量，捣烂敷患处
- 使用注意：体质虚寒者忌服

野菊花 ★★

- 药性
  - 性味：苦、辛，微寒
  - 归经：归肝、心经
- 功效主治
  - 清热解毒 → 疔疮痈肿，咽喉肿痛
  - 泻火平肝 → 目赤肿痛，头痛眩晕
- 用法用量：煎服，9 ～ 15g。外用适量，煎汤外洗或制膏外涂

蒲公英、紫花地丁与野菊花均能清热解毒，消肿散结。皆可用治疗疮肿毒，痈疽发背，丹毒，乳痈，肠痈，毒蛇咬伤；肝热目赤肿痛。不同之处在于，蒲公英兼能疏郁通乳(通经下乳)，尤其善于治疗乳痈肿痛，为治乳痈要药。并能利湿通淋，又常用于湿热黄疸、热淋涩痛等证。紫花地丁功专解毒，尤以治疔毒(疔疮)为其特长。野菊花兼能泻火平肝、散风热，也可用治风热上攻之咽喉肿痛；肝阳上亢，头痛眩晕。

此外，野菊花与菊花为同科植物，二者均有清热解毒之功，但野菊花苦寒之性尤胜，长于解毒消痈，痈肿疮疡多用之；而菊花辛散之力较强，长于清热疏风，上焦头目风热多用之。

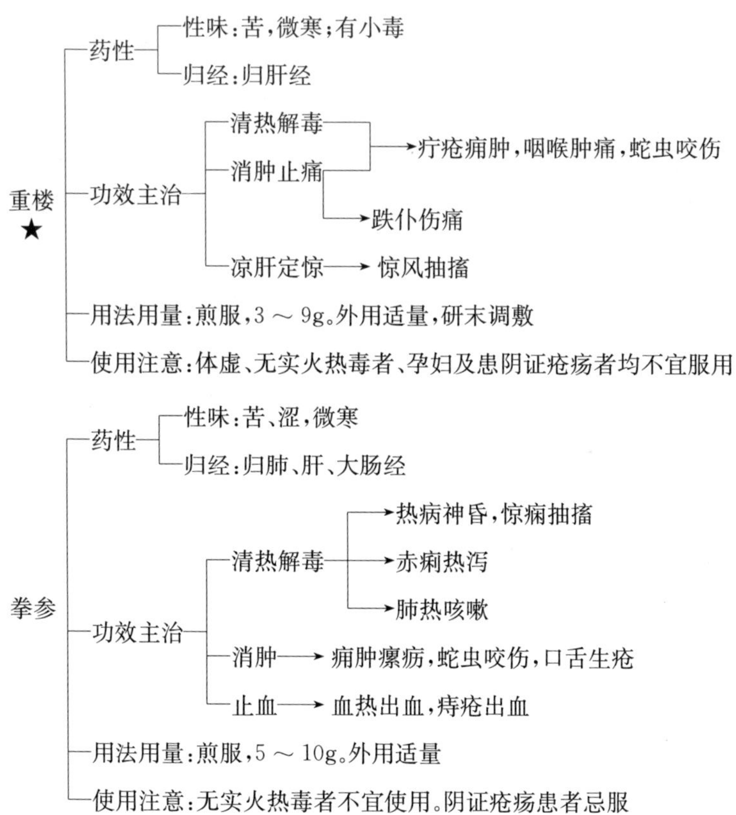
重楼★
药性
性味：苦，微寒；有小毒
归经：归肝经
功效主治
清热解毒
消肿止痛
疔疮痈肿，咽喉肿痛，蛇虫咬伤
跌仆伤痛
凉肝定惊
惊风抽搐
用法用量：煎服，3～9g。外用适量，研末调敷
使用注意：体虚、无实火热毒者、孕妇及患阴证疮疡者均不宜服用
拳参
药性
性味：苦、涩，微寒
归经：归肺、肝、大肠经
功效主治
清热解毒
热病神昏，惊痫抽搐
赤痢热泻
肺热咳嗽
消肿
痈肿瘰疬，蛇虫咬伤，口舌生疮
止血
血热出血，痔疮出血
用法用量：煎服，5～10g。外用适量
使用注意：无实火热毒者不宜使用。阴证疮疡患者忌服

重楼与拳参二者皆苦微寒，都能清热解毒，消散痈肿，凉肝息风定惊。均可用治痈肿疮毒，蛇虫咬伤，瘰疬痰核；热极生风，惊痫抽搐。在某些地区二者常互为替用。不同之处在于，重楼(又名蚤休)清热解毒、消肿止痛之力较强，为治痈肿疔毒、毒蛇咬伤之常用药，并兼能化瘀止血，也可用于跌仆伤痛，外伤出血。拳参又能凉血止血，兼能利湿。也可用治赤痢热泻；血热出血，痔疮出血；肺热咳嗽；水肿，小便不利。

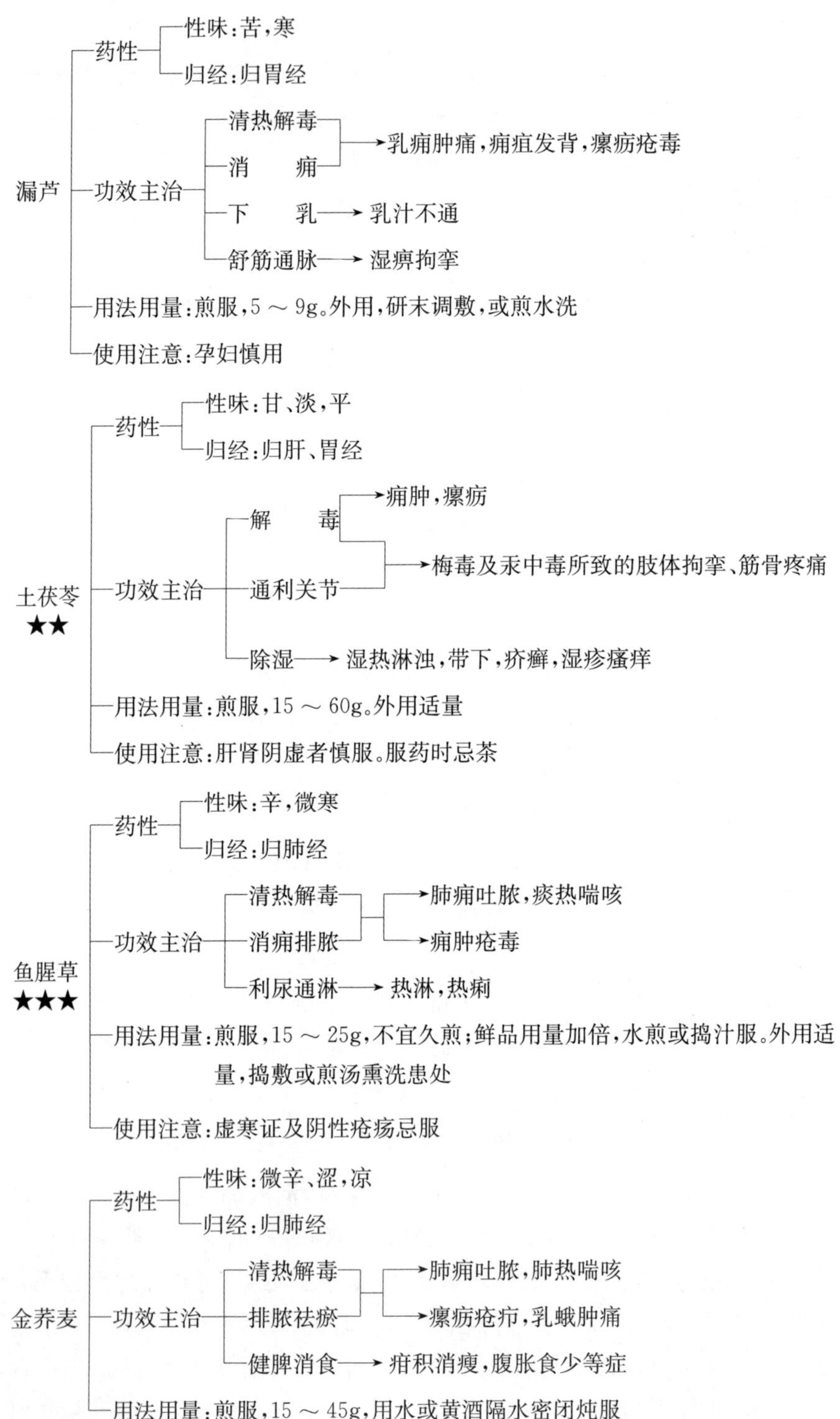

漏芦
- 药性
  - 性味:苦,寒
  - 归经:归胃经
- 功效主治
  - 清热解毒、消痈 → 乳痈肿痛,痈疽发背,瘰疬疮毒
  - 下乳 → 乳汁不通
  - 舒筋通脉 → 湿痹拘挛
- 用法用量:煎服,5～9g。外用,研末调敷,或煎水洗
- 使用注意:孕妇慎用

土茯苓 ★★
- 药性
  - 性味:甘、淡,平
  - 归经:归肝、胃经
- 功效主治
  - 解毒 → 痈肿,瘰疬
  - 解毒、通利关节 → 梅毒及汞中毒所致的肢体拘挛、筋骨疼痛
  - 除湿 → 湿热淋浊,带下,疥癣,湿疹瘙痒
- 用法用量:煎服,15～60g。外用适量
- 使用注意:肝肾阴虚者慎服。服药时忌茶

鱼腥草 ★★★
- 药性
  - 性味:辛,微寒
  - 归经:归肺经
- 功效主治
  - 清热解毒、消痈排脓 → 肺痈吐脓,痰热喘咳;痈肿疮毒
  - 利尿通淋 → 热淋,热痢
- 用法用量:煎服,15～25g,不宜久煎;鲜品用量加倍,水煎或捣汁服。外用适量,捣敷或煎汤熏洗患处
- 使用注意:虚寒证及阴性疮疡忌服

金荞麦
- 药性
  - 性味:微辛、涩,凉
  - 归经:归肺经
- 功效主治
  - 清热解毒、排脓祛瘀 → 肺痈吐脓,肺热喘咳;瘰疬疮疖,乳蛾肿痛
  - 健脾消食 → 疳积消瘦,腹胀食少等症
- 用法用量:煎服,15～45g,用水或黄酒隔水密闭炖服

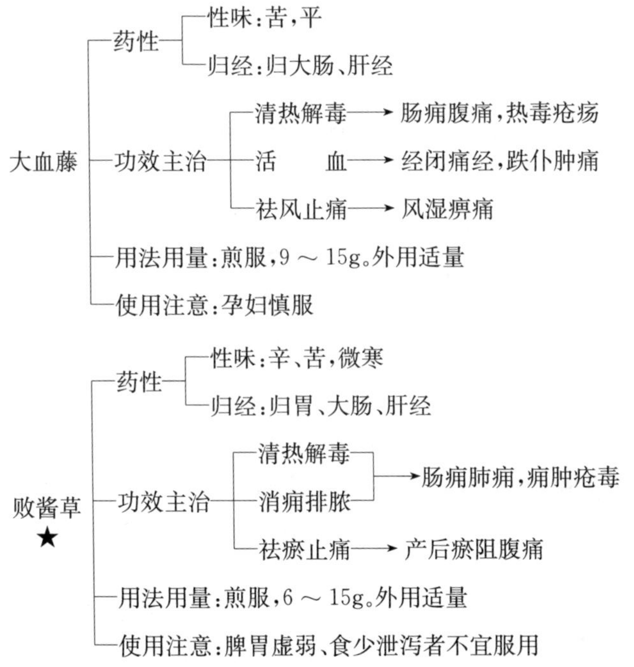
大血藤
药性
性味：苦，平
归经：归大肠、肝经
功效主治
清热解毒→肠痈腹痛，热毒疮疡
活　　血→经闭痛经，跌仆肿痛
祛风止痛→风湿痹痛
用法用量：煎服，9～15g。外用适量
使用注意：孕妇慎服
败酱草
★
药性
性味：辛、苦，微寒
归经：归胃、大肠、肝经
功效主治
清热解毒
消痈排脓
→肠痈肺痈，痈肿疮毒
祛瘀止痛→产后瘀阻腹痛
用法用量：煎服，6～15g。外用适量
使用注意：脾胃虚弱、食少泄泻者不宜服用

附药：墓头回　味辛、苦，性微寒。效用与败酱草相似，兼有止血、止带的功效，多用于治疗崩漏下血、赤白带下等症。用法用量同败酱草。

鱼腥草、金荞麦、大血藤与败酱草四者均能清热解毒消痈，内痈、外痈（痈肿疔疖）均治，而长于治疗内痈。其中，鱼腥草与金荞麦主治肺痈胸痛，咳吐脓痰腥臭（肺痈吐脓），也治肺热咳喘。大血藤与败酱草主治肠痈腹痛，为治肠痈要药。不同之处在于，鱼腥草又能排脓，为治痰热壅肺，发为肺痈，咳吐脓血之要药。并能利尿通淋，兼能清热止痢。又可用治湿热淋证，小便短赤涩痛；湿热泻痢。金荞麦既可清热解毒，又善排脓祛瘀，也可用治瘰疬、乳蛾肿痛。此外，本品尚有健脾消食之功，可用治疳积消瘦，腹胀食少等症。大血藤（又名红藤）又能活血，祛风，止痛，也可用于经闭痛经，跌仆肿痛，风湿痹痛。败酱草消痈排脓之力较强，也可用治肺痈、肝痈。同时，败酱草又能祛瘀止痛，也治产后瘀阻腹痛。

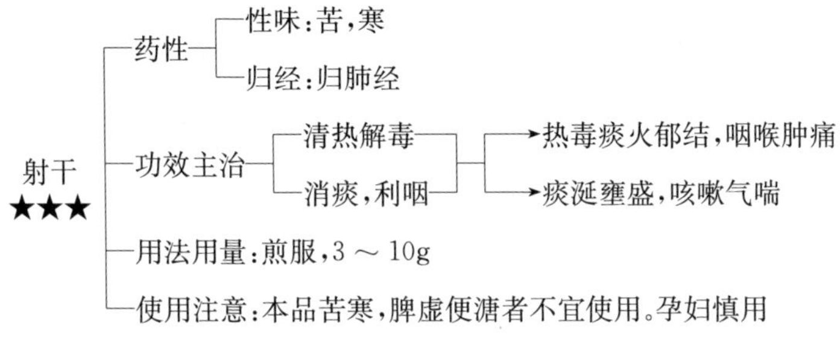
射干
★★★
药性
性味：苦，寒
归经：归肺经
功效主治
清热解毒
消痰，利咽
→热毒痰火郁结，咽喉肿痛
→痰涎壅盛，咳嗽气喘
用法用量：煎服，3～10g
使用注意：本品苦寒，脾虚便溏者不宜使用。孕妇慎用

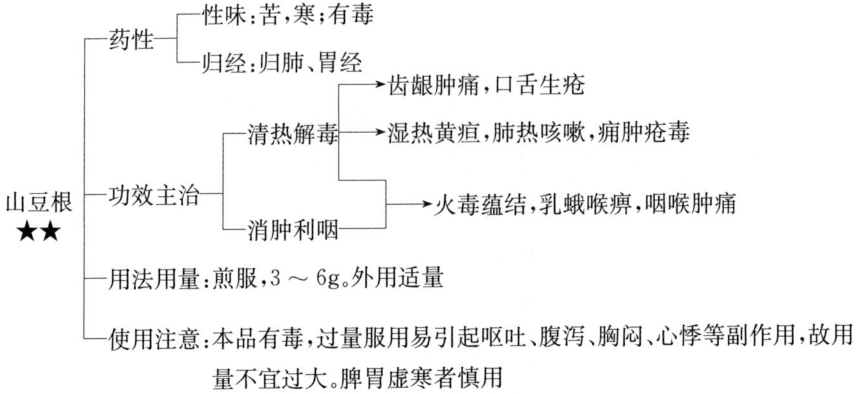
山豆根
★★
药性
性味：苦，寒；有毒
归经：归肺、胃经
功效主治
清热解毒
消肿利咽
齿龈肿痛，口舌生疮
湿热黄疸，肺热咳嗽，痈肿疮毒
火毒蕴结，乳蛾喉痹，咽喉肿痛
用法用量：煎服，3～6g。外用适量
使用注意：本品有毒，过量服用易引起呕吐、腹泻、胸闷、心悸等副作用，故用量不宜过大。脾胃虚寒者慎用

附药：北豆根　性味苦寒，有小毒；归肺、胃、大肠经。功能清热解毒，祛风止痛。用于热毒壅盛，咽喉肿痛，热毒泄痢及风湿痹痛。煎服，3～9g。脾胃虚寒者不宜使用。

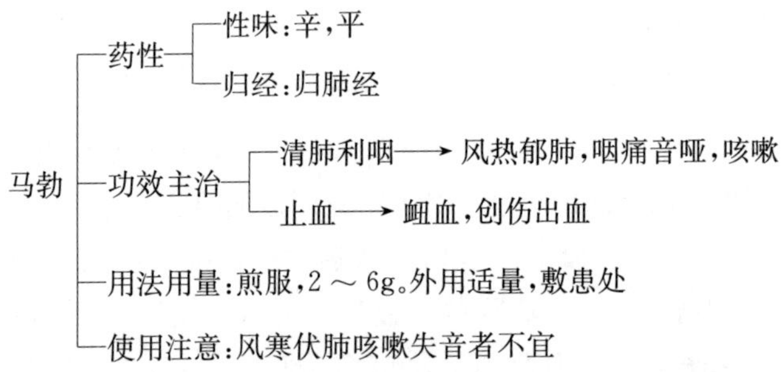
马勃
药性
性味：辛，平
归经：归肺经
功效主治
清肺利咽
风热郁肺，咽痛音哑，咳嗽
止血
衄血，创伤出血
用法用量：煎服，2～6g。外用适量，敷患处
使用注意：风寒伏肺咳嗽失音者不宜

射干、山豆根与马勃皆能清热解毒，而长于清利咽喉（利咽），主治咽喉肿痛，为喉科常用药。不同之处在于，射干苦寒泄降，又能消痰（祛痰），兼能散血消肿，尤宜于热毒痰火郁结所致咽喉肿痛，为治热毒痰火郁结所致咽喉肿痛之要药。也常用于痰涎壅盛，咳嗽气喘，适当配伍，热痰、寒痰咳喘均可使用。山豆根大苦大寒，泻火解毒消肿之力较强，尤其适用于肺胃火毒炽盛所致的乳蛾喉痹、咽喉肿痛，为治疗火毒蕴结所致乳蛾喉痹、咽喉红肿疼痛的要药。也可用治牙龈肿痛、口舌生疮、湿热黄疸、肺热咳嗽、痈肿疮毒等症。马勃辛平，清热之力较弱而兼能宣散肺经风热，适用于风热郁肺或肺有郁火的咽痛音哑、咳嗽失音。同时，马勃又能止血，内服用于血热妄行之吐血、衄血，外敷能止外伤出血。

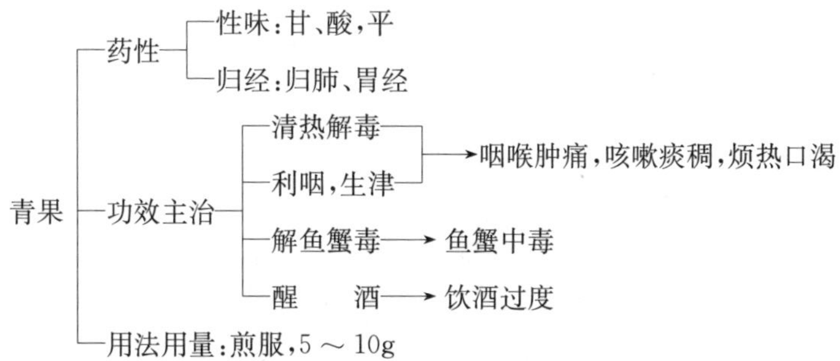
青果
药性
性味:甘、酸,平
归经:归肺、胃经
功效主治
清热解毒
利咽,生津
咽喉肿痛,咳嗽痰稠,烦热口渴
解鱼蟹毒
鱼蟹中毒
醒 酒
饮酒过度
用法用量:煎服,5 ~ 10g

附药:西青果 性味苦、酸、涩,平;归肺、大肠经。功能清热生津,解毒。适用于阴虚白喉。煎服,1.5～3g。

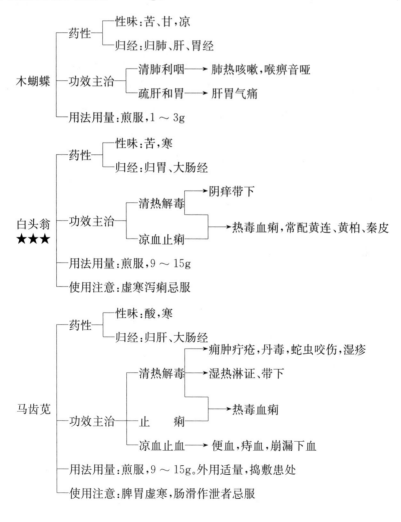

木蝴蝶

- 药性
  - 性味:苦、甘,凉
  - 归经:归肺、肝、胃经
- 功效主治
  - 清肺利咽 → 肺热咳嗽,喉痹音哑
  - 疏肝和胃 → 肝胃气痛
- 用法用量:煎服,1 ~ 3g

白头翁★★★

- 药性
  - 性味:苦,寒
  - 归经:归胃、大肠经
- 功效主治
  - 清热解毒 → 阴痒带下
  - 清热解毒、凉血止痢 → 热毒血痢,常配黄连、黄柏、秦皮
- 用法用量:煎服,9 ~ 15g
- 使用注意:虚寒泻痢忌服

马齿苋

- 药性
  - 性味:酸,寒
  - 归经:归肝、大肠经
- 功效主治
  - 清热解毒 → 痈肿疔疮,丹毒,蛇虫咬伤,湿疹
  - 清热解毒 → 湿热淋证、带下
  - 清热解毒、止 痢 → 热毒血痢
  - 凉血止血 → 便血,痔血,崩漏下血
- 用法用量:煎服,9 ~ 15g。外用适量,捣敷患处
- 使用注意:脾胃虚寒,肠滑作泄者忌服

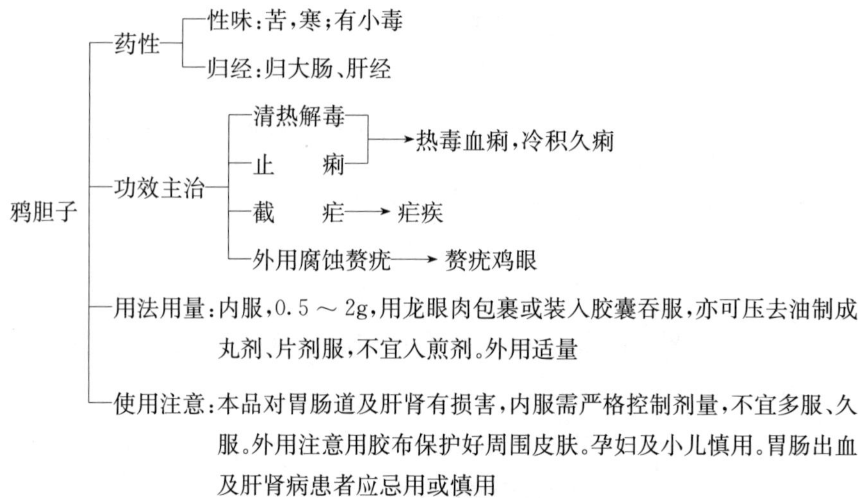
鸦胆子
药性
性味：苦，寒；有小毒
归经：归大肠、肝经
功效主治
清热解毒
止 痢
热毒血痢，冷积久痢
截 疟
疟疾
外用腐蚀赘疣
赘疣鸡眼
用法用量：内服，0.5～2g，用龙眼肉包裹或装入胶囊吞服，亦可压去油制成丸剂、片剂服，不宜入煎剂。外用适量
使用注意：本品对胃肠道及肝肾有损害，内服需严格控制剂量，不宜多服、久服。外用注意用胶布保护好周围皮肤。孕妇及小儿慎用。胃肠出血及肝肾病患者应忌用或慎用

白头翁、马齿苋、鸦胆子三者性寒，均能清热解毒，而长于凉血止痢。主治热毒血痢，发热腹痛、下痢脓血、里急后重等症。不同之处在于，白头翁苦寒泄降，尤善于清胃肠湿热及血分热毒，为治热毒血痢之要药。此外，本品也可用于阴痒带下，以及疮痈肿毒、疟疾等症。马齿苋酸寒，又能凉血止血，也可用于血热妄行之便血痔血、崩漏下血，以及痈肿疔疮，丹毒，蛇虫咬伤，湿疹，湿热淋证、带下。鸦胆子苦寒，有小毒，也治冷积久痢。同时，鸦胆子又能截疟，(外用)腐蚀赘疣。可用治各型疟疾；外用治鸡眼、赘疣。

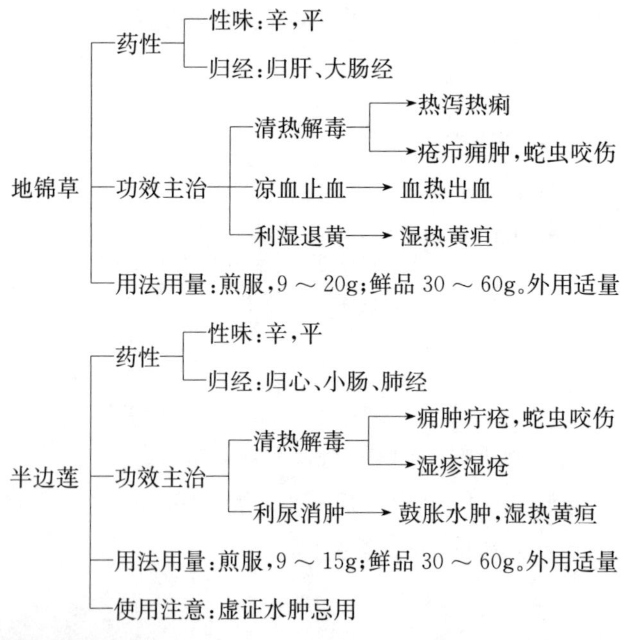
地锦草
药性
性味：辛，平
归经：归肝、大肠经
功效主治
清热解毒
热泻热痢
疮疖痈肿，蛇虫咬伤
凉血止血
血热出血
利湿退黄
湿热黄疸
用法用量：煎服，9～20g；鲜品30～60g。外用适量
半边莲
药性
性味：辛，平
归经：归心、小肠、肺经
功效主治
清热解毒
痈肿疔疮，蛇虫咬伤
湿疹湿疮
利尿消肿
鼓胀水肿，湿热黄疸
用法用量：煎服，9～15g；鲜品30～60g。外用适量
使用注意：虚证水肿忌用

附药：半枝莲　性味辛、苦，寒；归肺、肝、肾经。功能清热解毒，化瘀利尿。适用于疔疮肿毒，咽喉肿痛，跌仆伤痛，水肿，黄疸，蛇虫咬伤。煎服，15～30g。

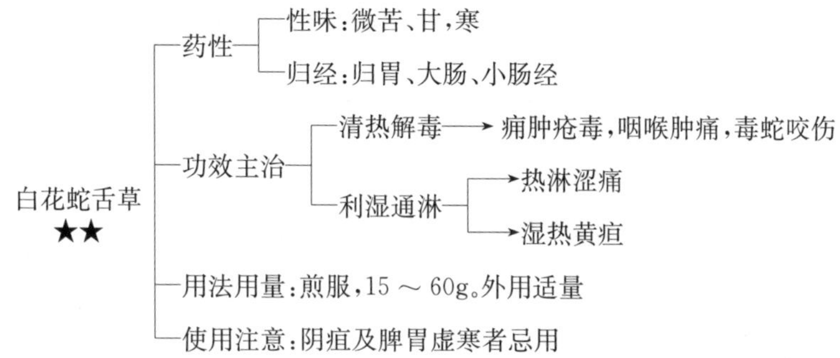
白花蛇舌草
★★
药性
性味：微苦、甘，寒
归经：归胃、大肠、小肠经
功效主治
清热解毒
痈肿疮毒，咽喉肿痛，毒蛇咬伤
利湿通淋
热淋涩痛
湿热黄疸
用法用量：煎服，15 ～ 60g。外用适量
使用注意：阴疽及脾胃虚寒者忌用

半边莲与白花蛇舌草皆能清热解毒，利湿通淋。均可用治痈肿疮毒，毒蛇咬伤；热淋涩痛，小便不利；湿热黄疸。不同之处在于，半边莲利湿之力较强，又能利尿消肿，用治鼓胀水肿。白花蛇舌草其清热解毒之功也可用治咽喉肿痛、肠痈腹痛，现代临床广泛用于各种癌症的治疗。

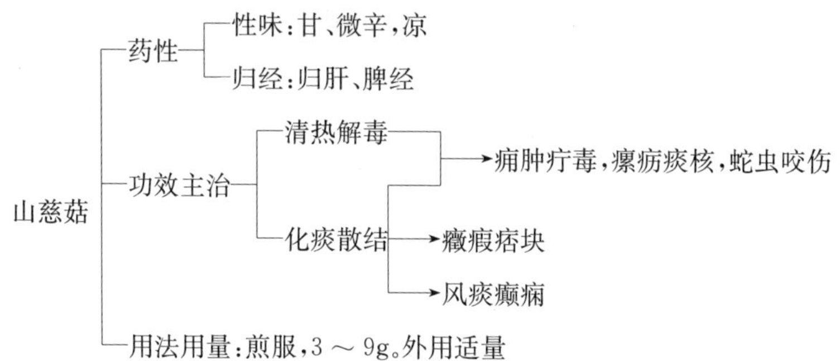
山慈菇
药性
性味：甘、微辛，凉
归经：归肝、脾经
功效主治
清热解毒
化痰散结
痈肿疔毒，瘰疬痰核，蛇虫咬伤
癥瘕痞块
风痰癫痫
用法用量：煎服，3 ～ 9g。外用适量

山慈菇与漏芦皆能清热解毒，消痈散结，均可用治痈肿疮毒、瘰疬恶疮等症。不同之处在于，山慈菇（为兰科植物杜鹃兰、独蒜兰或云南独蒜兰的干燥假鳞茎入药）化痰散结之力较强，近年来本品广泛地用于癥瘕痞块，多种肿瘤。又，百合科植物老鸦瓣的鳞茎亦作山慈菇使用，而百合科植物丽江山慈菇的鳞茎在云南地区作山慈菇用，此两种药材均称光慈菇。光慈菇因含有秋水碱等多种生物碱，是抗癌有效物质，故近年广泛用治多种癌症。但毒性较强，治疗量与中毒量比较接近，有待改进。漏芦则长于通经下乳，常用治乳络壅滞，乳汁不下，乳房胀痛，欲作乳痈者。又能舒筋通脉，也可用治湿痹拘挛。

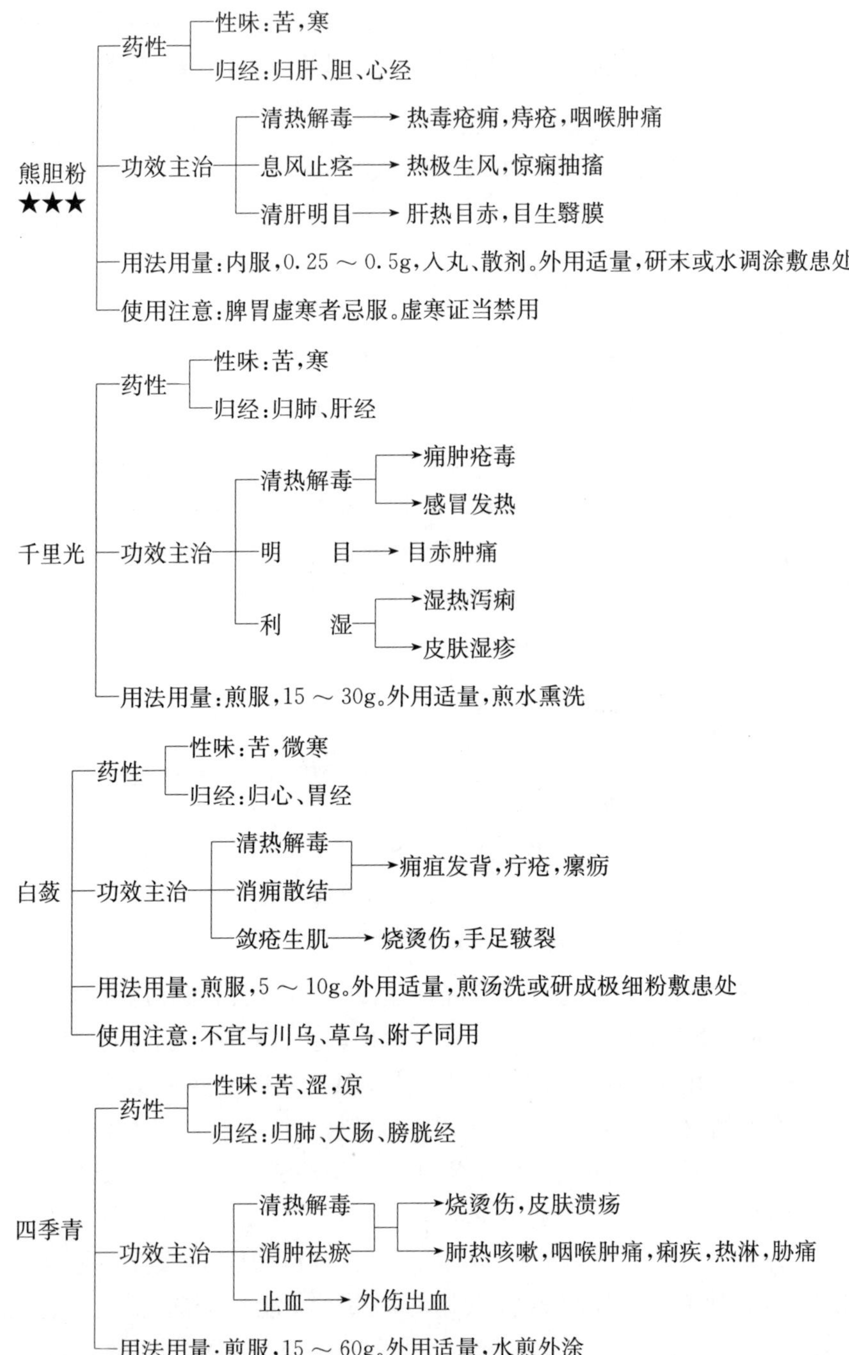
熊胆粉
★★★
药性
性味：苦，寒
归经：归肝、胆、心经
功效主治
清热解毒→热毒疮痈，痔疮，咽喉肿痛
息风止痉→热极生风，惊痫抽搐
清肝明目→肝热目赤，目生翳膜
用法用量：内服，0.25～0.5g，入丸、散剂。外用适量，研末或水调涂敷患处
使用注意：脾胃虚寒者忌服。虚寒证当禁用
千里光
药性
性味：苦，寒
归经：归肺、肝经
功效主治
清热解毒
痈肿疮毒
感冒发热
明　目→目赤肿痛
利　湿
湿热泻痢
皮肤湿疹
用法用量：煎服，15～30g。外用适量，煎水熏洗
白蔹
药性
性味：苦，微寒
归经：归心、胃经
功效主治
清热解毒
消痈散结
→痈疽发背，疔疮，瘰疬
敛疮生肌→烧烫伤，手足皲裂
用法用量：煎服，5～10g。外用适量，煎汤洗或研成极细粉敷患处
使用注意：不宜与川乌、草乌、附子同用
四季青
药性
性味：苦、涩，凉
归经：归肺、大肠、膀胱经
功效主治
清热解毒
消肿祛瘀
→烧烫伤，皮肤溃疡
→肺热咳嗽，咽喉肿痛，痢疾，热淋，胁痛
止血→外伤出血
用法用量：煎服，15～60g。外用适量，水煎外涂

白蔹与四季青皆能清热解毒，敛疮，均可用治痈肿疮毒，烧烫伤。不同之处在于，白蔹长于消痈散结，敛疮生肌，对于疮疡未成脓者可消，已成脓者可以促使

溃脓，久溃不敛者可以促进敛口。四季青则长于凉血收湿，尤长于治疗水火烫伤，也治湿疹湿疮，下肢溃疡。外用能收敛止血，用治外伤出血。此外，取其清热解毒、消肿祛瘀之功，也可用于风热感冒，肺热咳嗽，咽喉肿痛，热淋涩痛，湿热泻痢，以及瘀阻胁痛。

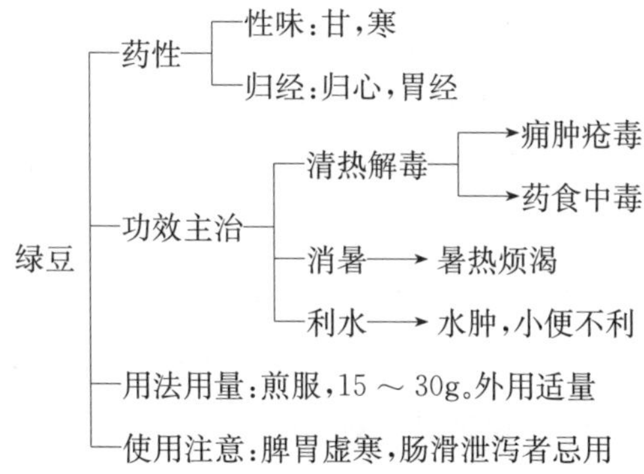
绿豆
药性
性味：甘，寒
归经：归心，胃经
功效主治
清热解毒
痈肿疮毒
药食中毒
消暑
暑热烦渴
利水
水肿，小便不利
用法用量：煎服，15 ～ 30g。外用适量
使用注意：脾胃虚寒，肠滑泄泻者忌用

附药

1. 绿豆衣　性味甘，寒；归心、胃经。功同绿豆，但解暑之力不及绿豆，其清热解毒之功胜于绿豆；并能退目翳，治疗斑疹目翳。煎服，6～12g。

2. 赤小豆　性味甘、酸，平；归心、小肠经。功能解毒排脓，利水消肿。适用于痈肿疮毒，肠痈腹痛，水肿胀满，脚气浮肿，黄疸尿赤，风湿热痹。煎服，9～30g。外用适量，研末调敷。

3. 黑豆　性味甘，平；归脾、肾经。功能益精明目，养血祛风，利水，解毒。适用于阴虚烦渴，头晕目昏，体虚多汗，肾虚腰痛，水肿尿少，痹痛拘挛，手足麻木，药食中毒。煎服，9～30g。外用适量，煎汤洗患处。

第四节　清热凉血药

本类药物性味多为甘苦寒或咸寒，偏入血分以清热，多归心、肝经，具有清解营分、血分热邪的作用。主要用于营分、血分等实热证。如温热病热入营分，热灼营阴，心神被扰，症见舌绛、身热夜甚、心烦不寐、脉细数，甚则神昏谵语、斑疹隐隐；邪陷心包，神昏谵语、舌謇足厥、舌质红绛；热入血分，热盛迫血，心神扰乱，症见舌色深绛、吐血衄血、尿血便血、斑疹紫黯、躁扰不安，甚或昏狂。亦可用于内伤杂病中的血热出血证。若气血两燔者，可与清热泻火药同用，使气血两清。

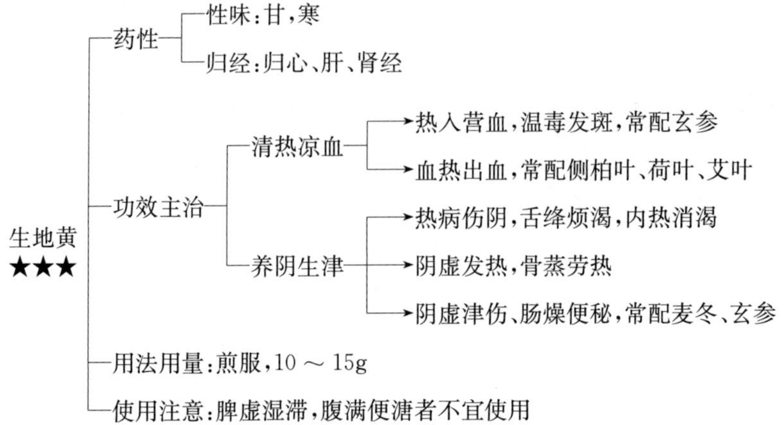
生地黄
★★★
药性
性味：甘，寒
归经：归心、肝、肾经
功效主治
清热凉血
热入营血，温毒发斑，常配玄参
血热出血，常配侧柏叶、荷叶、艾叶
养阴生津
热病伤阴，舌绛烦渴，内热消渴
阴虚发热，骨蒸劳热
阴虚津伤、肠燥便秘，常配麦冬、玄参
用法用量：煎服，10～15g
使用注意：脾虚湿滞，腹满便溏者不宜使用

附药：鲜地黄　性味甘、苦，寒；归心、肝、肾经。功能清热生津，凉血，止血。适用于热病伤阴，舌绛烦渴，温毒发斑，吐血衄血，咽喉肿痛。煎服，12～30g。

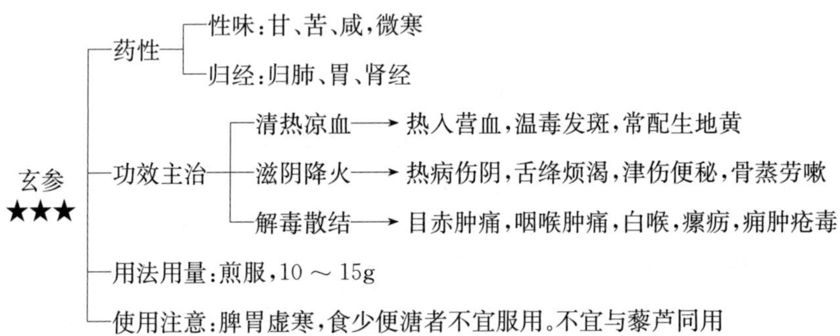
玄参
★★★
药性
性味：甘、苦、咸，微寒
归经：归肺、胃、肾经
功效主治
清热凉血
热入营血，温毒发斑，常配生地黄
滋阴降火
热病伤阴，舌绛烦渴，津伤便秘，骨蒸劳嗽
解毒散结
目赤肿痛，咽喉肿痛，白喉，瘰疬，痈肿疮毒
用法用量：煎服，10～15g
使用注意：脾胃虚寒，食少便溏者不宜服用。不宜与藜芦同用

生地黄与玄参皆味甘苦、性寒，均能清热凉血，养阴生津。同可用治温病热入营血，身热发斑，心烦口渴，烦躁不安，口干舌绛，甚则神昏谵语，以及温毒发斑；热病伤阴，舌绛、烦渴多饮，以及阴虚内热之消渴；阴虚内热，骨蒸潮热，盗汗遗精；热甚伤阴劫液而致阴虚津伤、肠燥便秘。因此，无论是热入营血的实热证，还是阴虚发热的虚热证，二者均可配伍使用。不同之处在于，生地黄清热凉血、养阴生津的力量较强，为凉血滋阴之要药，故热病伤阴见舌绛烦渴多饮，阴虚消渴，阴虚发热，生地黄多用。又常用于温病后期，余热未尽，阴津已伤，邪伏阴分，症见夜热早凉、舌红脉数者；血热妄行之吐血、衄血、便血、尿血、崩漏（血热出血）；鲜地黄性味甘苦寒，归心、肝、肾经，功能清热生津，凉血，止血，适用于热病伤阴、舌绛烦渴，温毒发斑，吐血衄血，咽喉肿痛。玄参味又咸，清热凉血、养阴生津之力不如生地黄，而长于泻火解毒散结。又常用于外感瘟毒，热毒壅盛之咽喉肿痛，大头瘟疫，白喉，以及阴虚火旺之咽喉肿痛；肝热目赤肿痛；痰火郁结之瘰疬痰核；痈肿疮毒，脱疽。

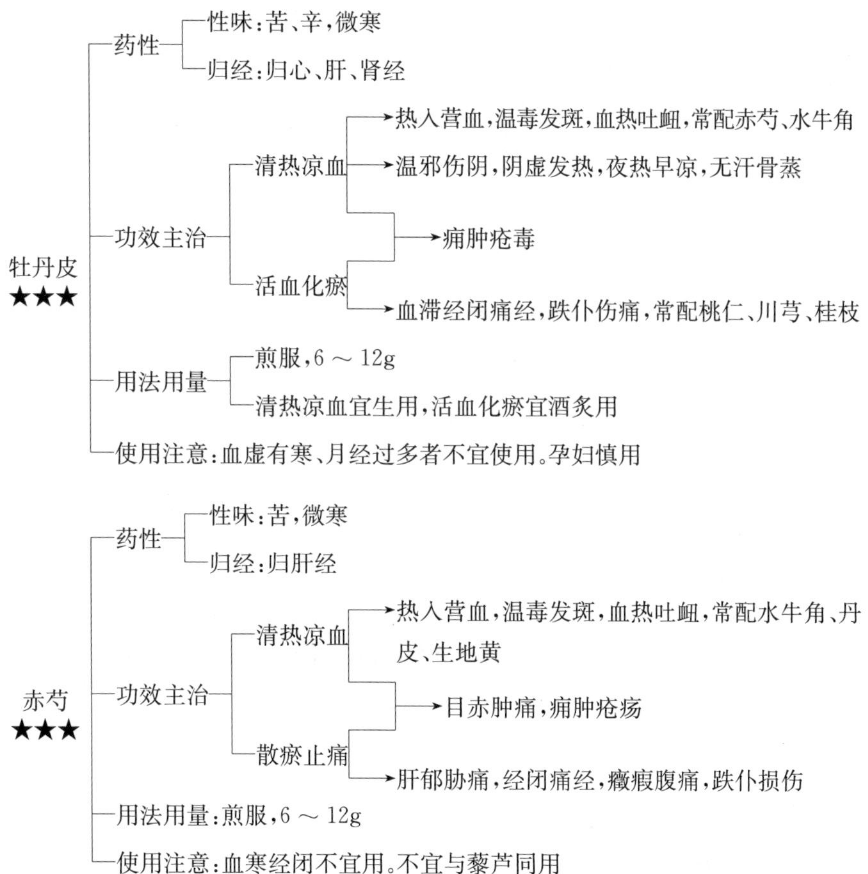
牡丹皮
★★★
药性
性味：苦、辛，微寒
归经：归心、肝、肾经
功效主治
清热凉血
热入营血，温毒发斑，血热吐衄，常配赤芍、水牛角
温邪伤阴，阴虚发热，夜热早凉，无汗骨蒸
痈肿疮毒
活血化瘀
血滞经闭痛经，跌仆伤痛，常配桃仁、川芎、桂枝
用法用量
煎服，6 ～ 12g
清热凉血宜生用，活血化瘀宜酒炙用
使用注意：血虚有寒、月经过多者不宜使用。孕妇慎用
赤芍
★★★
药性
性味：苦，微寒
归经：归肝经
功效主治
清热凉血
热入营血，温毒发斑，血热吐衄，常配水牛角、丹皮、生地黄
目赤肿痛，痈肿疮疡
散瘀止痛
肝郁胁痛，经闭痛经，癥瘕腹痛，跌仆损伤
用法用量：煎服，6 ～ 12g
使用注意：血寒经闭不宜用。不宜与藜芦同用

牡丹皮与赤芍皆味苦性微寒，归肝经，均能清热凉血，活血化瘀，都具有凉血不留瘀、活血不妄行的特点。血热、血瘀所致的病证均可使用，而尤宜于血热兼血瘀者（血热瘀滞者）。二者均常用于温病热入营血，身热发斑，口干舌绛，以及温毒发斑；血热妄行之吐血、衄血、崩漏、月经过多；血滞经闭痛经，产后瘀阻腹痛，癥瘕积聚，跌打损伤、瘀血肿痛；痈肿疮疡。二者临床常相须为用。不同之处在于，牡丹皮味辛，清热凉血之力较强，善于清透阴分伏热。又常用于温病后期，邪伏阴分，津液已伤，夜热早凉，热退无汗等症，以及阴虚内热，无汗骨蒸，盗汗遗精，为治无汗骨蒸之要药。且牡丹皮清热凉血、活血散瘀而能消内痈，又常用治瘀热互结之肠痈初起，发热腹痛；赤芍活血散瘀止痛之力较强，肝郁血滞之胁痛，经闭痛经，癥瘕腹痛，跌仆损伤等血滞诸证，赤芍尤为多用。且本品又兼能清泻肝火，也可用治肝火上炎之目赤肿痛，羞明多泪。

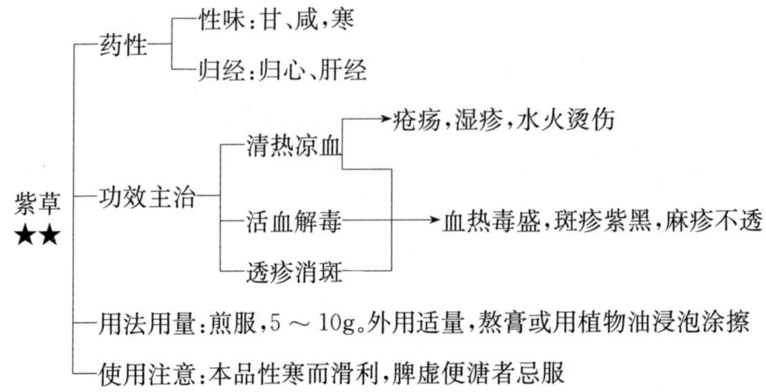
紫草
★★
药性
性味:甘、咸,寒
归经:归心、肝经
功效主治
清热凉血
活血解毒
透疹消斑
疮疡,湿疹,水火烫伤
血热毒盛,斑疹紫黑,麻疹不透
用法用量:煎服,5～10g。外用适量,熬膏或用植物油浸泡涂擦
使用注意:本品性寒而滑利,脾虚便溏者忌服

附药:紫草茸　性味苦,寒。功能清热,凉血,解毒。主治麻疹、斑疹透发不畅,疮疡肿毒,湿疹。本品作用与紫草相似,但无滑肠通便之弊。煎服,1.5～6g,或研末服。外用适量,研末撒。

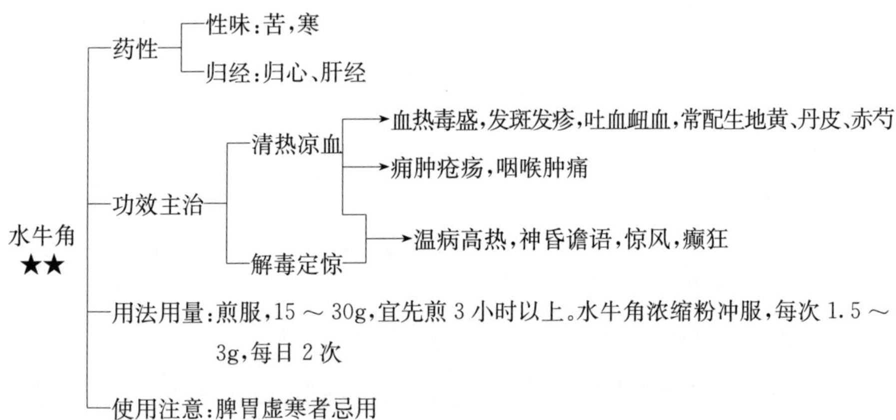
水牛角
★★
药性
性味:苦,寒
归经:归心、肝经
功效主治
清热凉血
解毒定惊
血热毒盛,发斑发疹,吐血衄血,常配生地黄、丹皮、赤芍
痈肿疮疡,咽喉肿痛
温病高热,神昏谵语,惊风,癫狂
用法用量:煎服,15～30g,宜先煎3小时以上。水牛角浓缩粉冲服,每次1.5～3g,每日2次
使用注意:脾胃虚寒者忌用

水牛角与紫草均性寒,归心、肝经,皆能清热凉血,解毒。都可用治血热毒盛之斑疹紫黑、色不红活;痈肿疮疡。不同之处在于,水牛角清热凉血、解毒之力较紫草为强,并能定惊。又常用于温热病热入营血,高热烦躁,神昏谵语,以及惊风、癫狂;血热妄行之吐血、衄血;热毒壅盛之咽喉肿痛。此外,水牛角功同犀角而药力较缓,现代常作为犀角的代用品使用。紫草偏于凉血活血解毒,透疹消斑,主治血热毒盛之斑疹紫黑、色不红活,以及麻疹紫黯、疹出不透。此外,也可用于湿疹阴痒,水火烫伤,多外用。

第五节　清虚热药

本类药物性寒凉,多归肝、肾经,主入阴分,以清虚热、退骨蒸为主要作用。

主治肝肾阴虚所致的骨蒸潮热、午后发热、手足心热、虚烦不眠、遗精盗汗、舌红少苔、脉细数等，以及热病后期，余热未清，伤阴劫液，而致夜热早凉、热退无汗、舌质红绛、脉细数等。部分药物又能清实热，亦可用于实热证。使用本类药常配伍清热凉血及清热养阴之品，以标本兼顾。

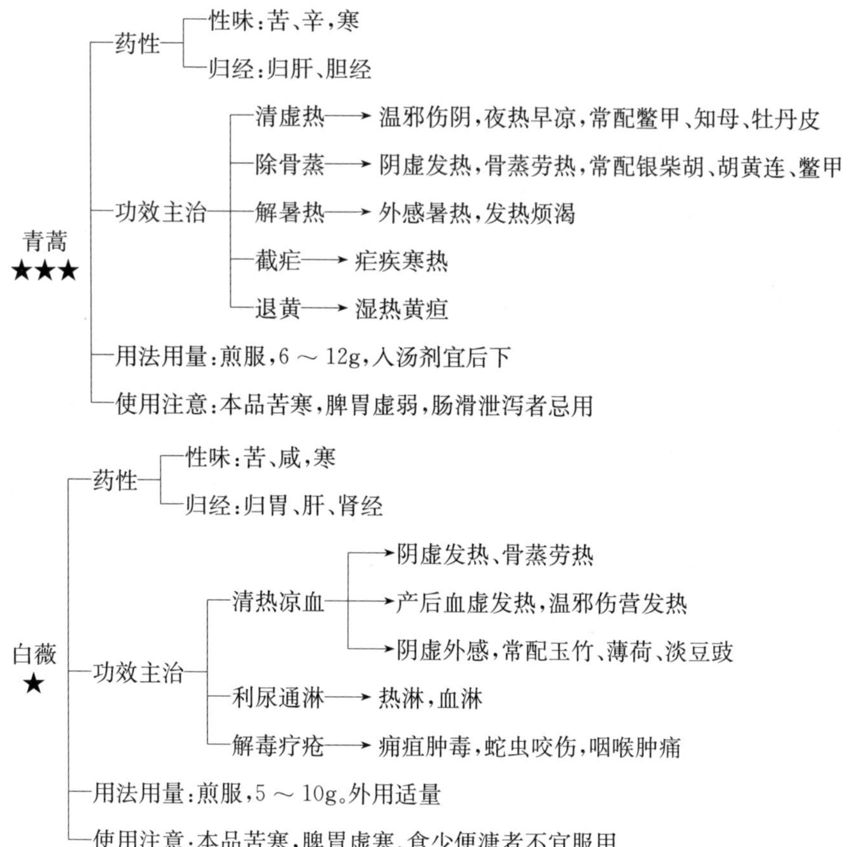
青蒿
★★★
药性
性味：苦、辛，寒
归经：归肝、胆经
功效主治
清虚热→温邪伤阴，夜热早凉，常配鳖甲、知母、牡丹皮
除骨蒸→阴虚发热，骨蒸劳热，常配银柴胡、胡黄连、鳖甲
解暑热→外感暑热，发热烦渴
截疟→疟疾寒热
退黄→湿热黄疸
用法用量：煎服，6～12g，入汤剂宜后下
使用注意：本品苦寒，脾胃虚弱，肠滑泄泻者忌用
白薇
★
药性
性味：苦、咸，寒
归经：归胃、肝、肾经
功效主治
清热凉血
→阴虚发热、骨蒸劳热
→产后血虚发热，温邪伤营发热
→阴虚外感，常配玉竹、薄荷、淡豆豉
利尿通淋→热淋，血淋
解毒疗疮→痈疽肿毒，蛇虫咬伤，咽喉肿痛
用法用量：煎服，5～10g。外用适量
使用注意：本品苦寒，脾胃虚寒、食少便溏者不宜服用

青蒿与白薇均苦寒，皆能清虚热，除骨蒸，均具有清中兼透的特点。都可用治温病后期，余热未清，阴液已伤，症见夜热早凉、热退无汗，或热病后低热不退；阴虚发热，骨蒸劳热，潮热盗汗等症；阴虚外感，发热咽干、口渴心烦等症。不同之处在于，青蒿辛香透散，其清虚热、除骨蒸的力量强，长于清透阴分伏热，为清虚热之要药。同时，青蒿又能解暑热，截疟，退黄。也常用于外感暑热，发热烦渴，头昏头痛等症；疟疾寒热往来，为治疗疟疾之要药；湿热黄疸。白薇咸入血分，其清热凉血之功，既能退虚热，又能清血分实热，亦可用于产后血虚发热，以及温邪伤营发热。同时，白薇又能利尿通淋，解毒疗疮。也可用于热淋、血淋；痈疽肿毒，蛇虫咬伤，咽喉肿痛。

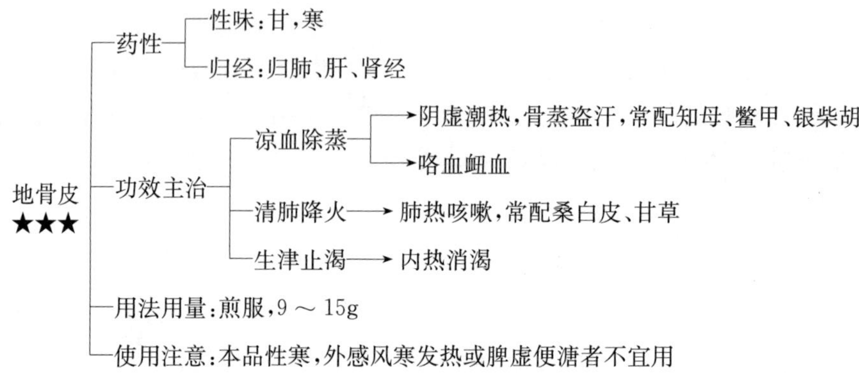
地骨皮
★★★
药性
性味：甘，寒
归经：归肺、肝、肾经
功效主治
凉血除蒸
阴虚潮热，骨蒸盗汗，常配知母、鳖甲、银柴胡
咯血衄血
清肺降火
肺热咳嗽，常配桑白皮、甘草
生津止渴
内热消渴
用法用量：煎服，9～15g
使用注意：本品性寒，外感风寒发热或脾虚便溏者不宜用

牡丹皮与地骨皮均能凉血退蒸，作用相似，前人虽有“丹皮治无汗骨蒸，地骨皮治有汗骨蒸”之说，但现代临床并不严格区分，凡阴虚发热，无论有汗无汗，二者并用，相得益彰。且二者凉血止血之功，也常用于血热妄行的吐血、衄血、尿血等。不同之处在于，牡丹皮偏于清热凉血，多用治温病热入营血，身热发斑发疹、口干舌绛，温毒发斑，以及血热妄行，吐血衄血等血分实热证。且牡丹皮又能活血散瘀，又可用治血滞经闭痛经，产后瘀阻腹痛，癥瘕积聚，跌打损伤等多种瘀血证，以及肠痈腹痛等症。地骨皮偏于清虚热、退骨蒸，多用治阴虚内热，骨蒸潮热、盗汗等症。且地骨皮又能清肺降火，凉血止血，也常用于肺热咳喘，血热咯血、衄血。

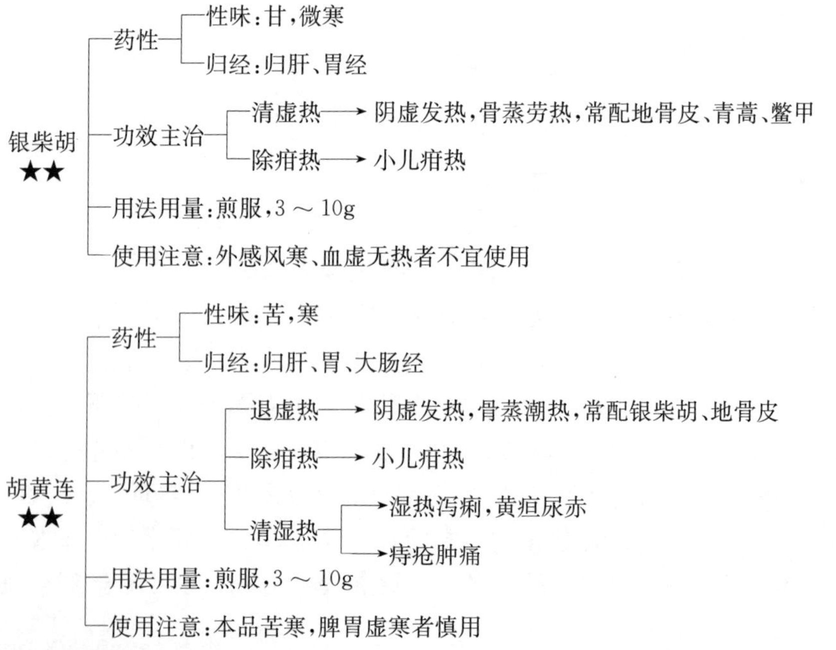
银柴胡
★★
药性
性味：甘，微寒
归经：归肝、胃经
功效主治
清虚热
阴虚发热，骨蒸劳热，常配地骨皮、青蒿、鳖甲
除疳热
小儿疳热
用法用量：煎服，3～10g
使用注意：外感风寒、血虚无热者不宜使用
胡黄连
★★
药性
性味：苦，寒
归经：归肝、胃、大肠经
功效主治
退虚热
阴虚发热，骨蒸潮热，常配银柴胡、地骨皮
除疳热
小儿疳热
清湿热
湿热泻痢，黄疸尿赤
痔疮肿痛
用法用量：煎服，3～10g
使用注意：本品苦寒，脾胃虚寒者慎用

地骨皮、银柴胡与胡黄连皆性寒凉，均能清虚热，退骨蒸，都可用治阴虚发热，骨蒸潮热，盗汗心烦等症。其中地骨皮、银柴胡尤为退虚热、除骨蒸之佳品。同时，银柴胡、胡黄连又能除疳热，也常用于小儿疳积发热，腹部膨大，口渴消瘦，毛发干枯等症。不同之处在于，地骨皮甘寒，又能清肺降火，凉血止血。也常用于肺热咳喘；血热妄行的咯血、吐血、衄血、尿血等；内热消渴。银柴胡甘微寒，清疳热的力量强，为清疳热之要药。胡黄连苦寒沉降，又能清湿热。也可用于湿热泻痢，黄疸尿赤；痔疮肿痛。

胡黄连与黄连皆味苦性寒，均能清热燥湿，都可用治湿热泻痢，发热腹痛、里急后重、下痢脓血等症，在没有黄连的时候可用胡黄连代替。不同之处在于，胡黄连苦寒沉降，其清湿热之力较弱而偏于下焦，多用于湿热泻痢，痔疮肿痛。且胡黄连又能退虚热，除疳热，又常用于阴虚发热，骨蒸潮热，盗汗心烦；小儿疳积发热，腹大消瘦，毛发干枯等症。黄连清热燥湿之力强而尤其善于清中焦湿热，凡湿热所致的泻痢、黄疸、淋浊、带下、湿疹、湿疮等症，均可使用。且黄连善于清心、胃实火而除烦、止呕、解热毒。又常用于温热病热盛火炽，高热烦躁，甚则神昏谵语；心火亢盛，心烦失眠、口舌生疮；血热吐衄；胃热呕吐吞酸，消渴，胃火牙痛；耳痛流脓，目赤肿痛，以及痈肿疮毒，疔疮走黄等症。

清热药功用归纳小结见下表（表 9-2 至表 9-7）：

表 9-2 清热泻火药功用归纳小结表

药名	共 性	个 性	
		作用特点	其他功效
石膏	清热泻火、除烦止渴	辛甘大寒，清热泻火力强，重在清解，清热之中并能解肌，偏重于清泻肺、胃实火	煅用收湿，生肌，敛疮，止血
知母		苦甘性寒质润，善于滋阴润燥，重在清润，清热之中并能滋阴润燥，偏重于滋润肺、胃之燥	长于滋肾降火
寒水石	清热泻火		
芦根	清热泻火、除烦止渴	清热之力较天花粉为强	清肺祛痰排脓、清胃止呕，清热利尿
天花粉		生津之力为优	清肺润燥、消肿排脓
竹叶	清热泻火，除烦止渴，利尿	清心泻火除烦之力较淡竹叶强	生津，兼能凉散上焦风热
淡竹叶		长于清热利尿	

续表

药名	共 性	个 性	
		作用特点	其他功效
栀子	清热泻火，解毒，利湿	清热泻火、解毒之力较强，善于清泻心、肺、胃、三焦之火而除烦	凉血止血，外用消肿止痛
鸭跖草		清解兼透利，利水消肿之力较强	透散表邪
夏枯草	清肝明目、降血压	清肝泻火之力较强	散结消肿
决明子		明目之力较强	润肠通便
密蒙花	清肝明目退翳	养肝，眼科虚实均宜	
青葙子		清肝火之力较强	

表 9-3　清热燥湿药功用归纳小结表

药名	共 性		个 性	
			作用特点	其他功效
黄芩	清热燥湿	泻火解毒	善于清上焦湿热，以清肺火、凉血止血、除热安胎为长	
黄连			药力较强，善于清中焦湿热，以清心、胃实火而除烦、止呕为长	
黄柏			善于清下焦湿热，以泻肾火、除骨蒸(退虚热)为长	
龙胆			善于清下焦湿热，并主泻肝胆实火	
苦参	杀虫止痒，主治皮肤病		药力较强	清热燥湿而止泻痢，利尿
白鲜皮				清热解毒，祛风通痹
秦皮	清热燥湿，收涩止痢，止带明目			

表 9-4　清热解毒药功用归纳小结表(一)

药名	共 性	个 性	
		作用特点	其他功效
金银花	清热解毒，疏散风热(透热达表)，为清热解毒的通用药及治疗阳性疮疡的要药	疏散风热之力较强	凉血止痢
连翘		清心解毒之力较强，又善于消肿散结，素有“疮家圣药”之称	兼能清心利尿

续表

<table>
<tr><th rowspan="2">药名</th><th rowspan="2" colspan="2">共 性</th><th colspan="2">个 性</th></tr>
<tr><th>作用特点</th><th>其他功效</th></tr>
<tr><td>大青叶</td><td rowspan="3" colspan="2">三者均能清热解毒，凉血消斑。大青叶、板蓝根又善于清解心胃经热毒而利咽</td><td>长于凉血消斑</td><td rowspan="2"></td></tr>
<tr><td>板蓝根</td><td>长于解毒利咽散结</td></tr>
<tr><td>青黛</td><td>长于清肝泻火，息风定惊</td><td></td></tr>
<tr><td>蒲公英</td><td rowspan="3" colspan="2">清热解毒，消肿散结</td><td>兼能通经下乳，尤善治乳痈肿痛，为治疗乳痈之要药</td><td></td></tr>
<tr><td>紫花地丁</td><td>功专解毒，尤善治疔疮</td><td></td></tr>
<tr><td>野菊花</td><td></td><td>泻火平肝、散风热</td></tr>
<tr><td>重楼</td><td rowspan="2" colspan="2">清热解毒，消散痈肿，凉肝息风定惊</td><td>清热解毒，消肿止痛之力较强</td><td>化瘀止血</td></tr>
<tr><td>拳参</td><td></td><td>凉血止血，利湿</td></tr>
<tr><td>鱼腥草</td><td rowspan="4">清热解毒消痈，内痈、外痈均治，而长于治疗内痈</td><td rowspan="2">主治肺痈</td><td>又能排脓，为治肺痈之要药</td><td>利尿通淋、清热止痢</td></tr>
<tr><td>金荞麦</td><td>又能排脓祛瘀</td><td>健脾消食</td></tr>
<tr><td>大血藤</td><td rowspan="2">主治肠痈</td><td></td><td>活血，祛风止痛</td></tr>
<tr><td>败酱草</td><td>消痈排脓之力强，也治肺痈、肝痈</td><td>祛瘀止痛</td></tr>
<tr><td>射干</td><td rowspan="3" colspan="2">清热解毒，而长于清利咽喉，主治咽喉肿痛</td><td>又能祛痰，兼散血消肿，尤宜于热结血瘀、痰热壅盛之咽喉肿痛</td><td></td></tr>
<tr><td>山豆根</td><td>泻火解毒消肿之力较强，为治疗咽喉肿痛之要药</td><td></td></tr>
<tr><td>马勃</td><td>清热力较弱而兼能宣散肺经风热，适用于风热袭肺或肺有郁热之咽痛失音</td><td>止血</td></tr>
<tr><td>白头翁</td><td rowspan="4" colspan="2">清热解毒，长于凉血止痢，主治热毒血痢</td><td>尤善于清胃肠湿热及血分热毒，为治热毒血痢之要药</td><td></td></tr>
<tr><td>马齿苋</td><td></td><td>凉血止血</td></tr>
<tr><td>鸦胆子</td><td>有小毒，也可治冷积久痢</td><td>截疟，腐蚀赘疣</td></tr>
<tr><td>地锦草</td><td></td><td>利湿退黄</td></tr>
<tr><td>半边莲</td><td rowspan="2" colspan="2">清热解毒，利湿通淋</td><td>利湿之力较强</td><td>利尿消肿</td></tr>
<tr><td>白花蛇舌草</td><td></td><td></td></tr>
</table>

表 9-5 清热解毒药功用归纳小结表（二）

药名	共性	个性	
		作用特点	其他功效
山慈菇	清热解毒，消痈散结	化痰散结之力较强，现代常用治癥瘕痞块	
漏芦		长于通经下乳	舒筋通脉
白蔹	清热解毒，敛疮	长于消痈散结，敛疮生肌	
四季青		长于凉血收湿，尤长于治疗水火烫伤	外用收敛止血
青果	清热解毒，利咽		生津
木蝴蝶		偏于清肺利咽	疏肝和胃
熊胆粉	清热解毒，清肝明目	息风止痉	
千里光		清热利湿，杀虫止痒	
穿心莲	清热解毒	凉血消肿，燥湿	
贯众		止血，杀虫	
土茯苓		除湿，通利关节，为治梅毒之要药	
绿豆		消暑，利水	

表 9-6 清热凉血药功用归纳小结表

药名	共性	个性	
		作用特点	其他功效
生地黄	清热凉血，养阴生津	清热凉血、养阴生津的力量较强，为凉血滋阴之要药	
玄参		长于泻火解毒散结	
牡丹皮	清热凉血，活血化瘀，都具有凉血不留瘀、活血不妄行的特点	清热凉血之力较强，善于清透阴血分伏热	消内痈
赤芍		活血散瘀止痛之力较强	清泻肝火
水牛角	清热凉血，解毒	清热凉血解毒之力较紫草为强，现代常作为犀角的代用品使用	定惊
紫草		偏于凉血活血解毒，透疹消斑，主治血热毒盛之斑疹紫黑、色不红活，以及麻疹紫黯	

表 9-7 清虚热药功用归纳小结表

<table>
<tr><th rowspan="2">药名</th><th rowspan="2" colspan="2">共 性</th><th colspan="2">个 性</th></tr>
<tr><th>作用特点</th><th>其他功效</th></tr>
<tr><td>青蒿</td><td rowspan="2" colspan="2">清虚热，除骨蒸，均具有清中兼透的特点</td><td>清虚热力强，长于清透阴分伏热，为清虚热之要药</td><td>解暑热，截疟，退黄</td></tr>
<tr><td>白薇</td><td>其清热凉血之功，既能退虚热，又能清血分实热</td><td>利尿通淋，解毒疗疮</td></tr>
<tr><td>地骨皮</td><td rowspan="3">清虚热，退骨蒸</td><td></td><td></td><td>清肺降火，凉血止血</td></tr>
<tr><td>银柴胡</td><td rowspan="2">除疳热</td><td>清疳热的力量较强，为清疳热之要药</td><td></td></tr>
<tr><td>胡黄连</td><td></td><td>清湿热</td></tr>
</table>

清热药功效及主治背记见下表（表 9-8 至表 9-19）：

表 9-8 清热泻火药功效背记表

药名 功效	石膏	寒水石	知母	芦根	天花粉	竹叶	淡竹叶	鸭跖草	栀子	夏枯草	决明子	密蒙花	青葙子
清热													
泻火													
除烦													
止渴													
止血													
滋阴润燥													
生津													
止呕													
透疹													
清肺润燥													
消肿排脓													
利水消肿													
清热利湿													
利尿													
凉散上焦风热													

续表

功效＼药名	石膏	寒水石	知母	芦根	天花粉	竹叶	淡竹叶	鸭跖草	栀子	夏枯草	决明子	密蒙花	青葙子
凉血													
消肿止痛													
收湿													
敛疮生肌													
清肝火													
养肝血													
散郁结													
润肠通便													
明目													
退翳													

表 9-9　清热燥湿药功效背记表

功效＼药名	黄芩	黄连	黄柏	龙胆	秦皮	苦参	白鲜皮
清热燥湿							
泻火解毒							
泻肝胆火							
利尿							
除热安胎							
退热除蒸(退虚热)							
明目							
凉血止血							
止痢							
止带							
杀虫							
祛风							

表 9-10 清热解毒药功效背记表(一)

药名 功效	金银花	连翘	蒲公英	紫花地丁	野菊花	穿心莲	大青叶	板蓝根	青黛	土茯苓	熊胆粉
清热解毒											
疏散风热											
凉血止痢											
清心利尿											
利湿通淋											
消痈散结											
燥湿消肿											
凉血											
解毒除湿											
利关节											
清肝泻火											
定惊											
利咽											
清肝明目											

表 9-11 清热解毒药功效背记表(二)

药名 功效	贯众	鱼腥草	金荞麦	大血藤	败酱草	射干	山豆根	漏芦	山慈菇	白蔹
清热解毒										
消散痈肿										
消痈排脓										
利尿通淋										
通经下乳										
杀虫										
活血止痛										
凉血止血										
止带										
舒筋通脉										
健脾消食										
祛痰										
利咽										
清肺化痰										
生肌敛疮										

表 9-12　清热解毒药功效背记表(三)

功效＼药名	马勃	白头翁	马齿苋	鸦胆子	地锦草	重楼	拳参	半边莲	白花蛇舌草
清热解毒									
凉血									
凉肝定惊									
止痢									
利咽									
截疟									
消肿止痛									
腐蚀赘疣									
止血									
镇肝息风									
利水消肿									
利湿退黄									
利湿通淋									

表 9-13　清热凉血药、清虚热药功效背记表

功效＼药名	生地黄	玄参	牡丹皮	赤芍	紫草	水牛角	青蒿	白薇	地骨皮	银柴胡	胡黄连
清热											
凉血											
养阴(滋阴)											
生津											
清肝火											
解毒											
解暑											
活血散瘀											
清肺降火											
止痛											
解毒疗疮											
透疹											
清虚热											
除骨蒸											
截疟											
利尿通淋											
除疳热											

表 9-14 清热泻火药主治病证背记表

药名 主治病证	石膏	寒水石	知母	芦根	天花粉	竹叶	淡竹叶	鸭跖草	栀子	夏枯草	决明子	密蒙花	青葙子
外感热病 高热烦渴													
热病伤津 烦热口渴													
肺热喘咳													
胃火牙痛													
阴虚燥咳													
骨蒸潮热													
胃热呕逆													
内热消渴													
肺痈吐脓													
血热吐衄													
口疮尿赤													
热淋涩痛													
肠燥便秘													
湿热黄疸													
痄腮喉痹													
肝火上攻 头痛眩晕													
目赤肿痛													
目暗不明													
瘰疬瘿瘤													
疮疡肿痛													
疮疡不敛													
湿疹浸淫													
水火烫伤													
丹毒													
跌打损伤													

表 9-15 清热燥湿药主治病证背记表

主治病证＼药名	黄芩	黄连	黄柏	龙胆	秦皮	苦参	白鲜皮
湿温暑湿							
湿热黄疸							
湿热泻痢							
湿疹湿疮							
湿热带下							
肺热咳嗽							
热病烦渴							
痈肿疮毒							
咽喉肿痛							
目赤肿痛							
目生翳膜							
耳鸣耳聋							
血热出血							
胎热不安							
热淋涩痛							
脚气痿躄							
阴虚火旺							
强中							
阴肿阴痒							
肝火头痛							
热极生风							
疥癣							
湿热痹痛							
久泻久痢							

表 9-16 清热解毒药主治病证背记表(一)

药名 主治病证	金银花	连翘	蒲公英	紫花地丁	野菊花	穿心莲	大青叶	板蓝根	青黛	熊胆粉	漏芦
痈肿疔疮											
外感风热											
温病初起											
暑热烦渴											
小儿热疮、痱子											
乳房胀痛											
乳汁不下											
瘰疬痰核											
乳痈肿痛											
湿热黄疸											
温毒发斑											
痄腮喉痹											
目赤肿痛											
痔疮肿痛											
毒蛇咬伤											
咽喉肿痛											
血热吐衄											
肺热咳喘											
肺痈吐脓											
暑热惊痫											
热毒血痢											
湿热泻痢											
湿疹瘙痒											
热淋涩痛											
肝火犯肺胸痛咳血											
惊风抽搐											

表 9-17　清热解毒药主治病证背记表（二）

药名 主治病证	贯众	鱼腥草	金荞麦	大血藤	败酱草	射干	山豆根	马勃	白头翁
痄腮									
肠寄生虫病									
血热吐衄									
肺痈吐脓									
肠痈腹痛									
肺热咳嗽									
痰盛咳喘									
风热感冒									
热毒疮疡									
热毒血痢									
湿热淋证									
瘰疬									
温毒发斑									
咽喉肿痛									
牙龈肿痛									
经闭痛经									
产后瘀阻									
湿热黄疸									
风湿痹痛									
外伤出血									
跌打损伤									

表 9-18　清热解毒药主治病证背记表（三）

药名 主治病证	马齿苋	鸦胆子	地锦草	重楼	拳参	半边莲	白花蛇舌草	山慈菇	土茯苓	白蔹
湿热泻痢										
热毒血痢										
冷积久痢										
湿热黄疸										
惊风抽搐										
血热崩漏										

续表

药名 主治病证	马齿苋	鸦胆子	地锦草	重楼	拳参	半边莲	白花蛇舌草	山慈菇	土茯苓	白蔹
便血痔血										
乳痈肿痛										
腹水黄疸										
癥瘕痞块										
咽喉肿痛										
热淋涩痛										
各型疟疾										
热毒疮疡										
鸡眼赘疣										
毒蛇咬伤										
瘰疬										
跌打损伤										
外伤出血										
杨梅毒疮										
阴痒带下										
水火烫伤										
下肢溃疡										
湿疹										
破伤风										

表 9-19 清热凉血药、清虚热药主治病证背记表

药名 主治病证	生地黄	玄参	牡丹皮	赤芍	紫草	水牛角	青蒿	白薇	地骨皮	银柴胡	胡黄连
热入营血											
血热出血											
温邪伤阴											
阴虚发热											
津伤口渴											
内热消渴											
瘰疬痰核											

续表

主治病证＼药名	生地黄	玄参	牡丹皮	赤芍	紫草	水牛角	青蒿	白薇	地骨皮	银柴胡	胡黄连
痈肿疮毒											
肺热咳嗽											
阴虚外感											
暑热头痛											
疟疾寒热											
热淋血淋											
湿热泻痢											
肠燥便秘											
咽喉肿痛											
血滞经闭痛经											
跌打损伤											
肠痈腹痛											
目赤翳障											
麻疹不透											
惊厥抽搐											
湿疹阴痒											
痔疮肿痛											
疳积发热											
水火烫伤											
毒蛇咬伤											

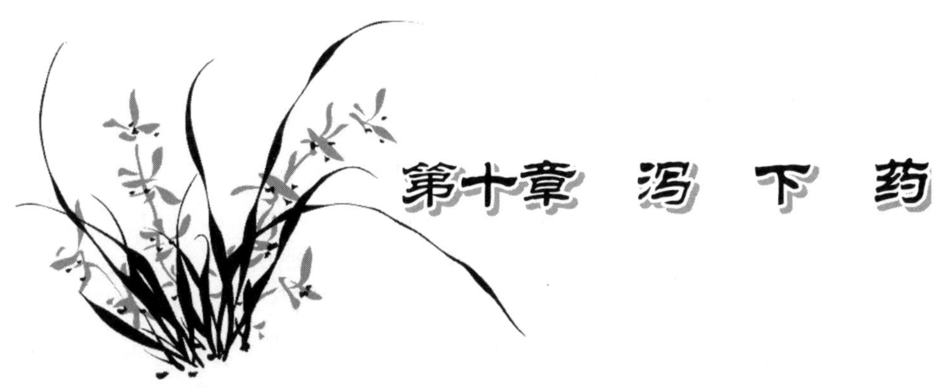

第十章　泻　下　药

含义：凡能引起腹泻，或润滑大肠，以泻下通便为主要功效的药物，称为泻下药。

性能功效：本类药为沉降之品，主归大肠经。主要具有泻下通便作用，以排出胃肠积滞和燥屎等，正如《素问·灵兰秘典论》所云："大肠者，传导之官，变化出焉。"或有清热泻火，使实热壅滞之邪通过泻下而清解，起到"上病治下"、"釜底抽薪"的作用；或逐水退肿，使水湿停饮随大小便排出，达到祛除停饮、消退水肿的目的。部分药还兼有解毒、活血祛瘀等作用。

适用范围：泻下药主要适用于大便秘结、胃肠积滞、实热内结及水肿停饮等里实证。部分药还可用于疮痈肿毒及瘀血证。

配伍方法：使用泻下药应根据里实证的兼证及病人的体质，进行适当配伍。里实兼表邪者，当先解表后攻里，必要时可与解表药同用，表里双解，以免表邪内陷；里实而正虚者，应与补益药同用，攻补兼施，使攻邪而不伤正。本类药亦常配伍行气药，以加强泻下导滞作用。若属热积者还应配伍清热药；属寒积者应与温里药同用。

使用注意：使用泻下药中的攻下药、峻下逐水药时，因其作用峻猛，或具有毒性，易伤正气及脾胃，故年老体虚、脾胃虚弱者当慎用；妇女胎前产后及月经期应当忌用。应用作用较强的泻下药时，当奏效即止，切勿过剂，以免损伤胃气。应用作用峻猛而有毒性的泻下药时，一定要严格炮制法度，控制用量，避免中毒现象发生，确保用药安全。

分类：根据泻下药作用强弱的不同，可分为攻下药、润下药及峻下逐水药。

药理作用：现代药理研究证明，泻下药主要通过不同的作用机制刺激肠道黏膜使蠕动增加而致泻。另外大多药物具有利胆、抗菌、抗炎、抗肿瘤作用及增强机体免疫功能。

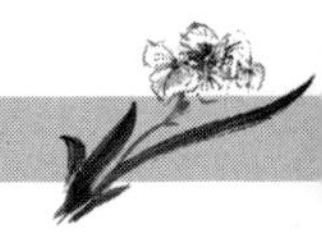

第一节　攻　下　药

本类药大多苦寒沉降，主入胃、大肠经。既有较强的攻下通便作用，又有清热泻火之效。主要适用于实热积滞，大便秘结，燥屎坚结者。应用时常辅以行气药，以加强泻下及消除胀满作用。若治冷积便秘者，须配伍温里药。

具有较强清热泻火作用的攻下药，又可用于热病高热神昏，谵语发狂；火热上炎所致的头痛、目赤、咽喉肿痛、牙龈肿痛以及火热炽盛所致的吐血、衄血、咯血等上部出血证。上述病证，无论有无便秘，应用本类药物，以清除实热，或导热下行，起到“釜底抽薪”的作用。此外，对湿热积滞，痢疾初起，下痢后重，或饮食积滞，泻而不畅之证，可适当配用本类药物，以攻逐积滞，消除病因。对肠道寄生虫病，本类药与驱虫药同用，可促进虫体的排出。

根据“六腑以通为用”、“不通则痛”、“通则不痛”的理论，以攻下药为主，配伍清热解毒药、活血化瘀药等，用于治疗胆石症、胆道蛔虫症、胆囊炎、急性胰腺炎、阑尾炎、肠梗阻等急腹症，取得了较好的效果。

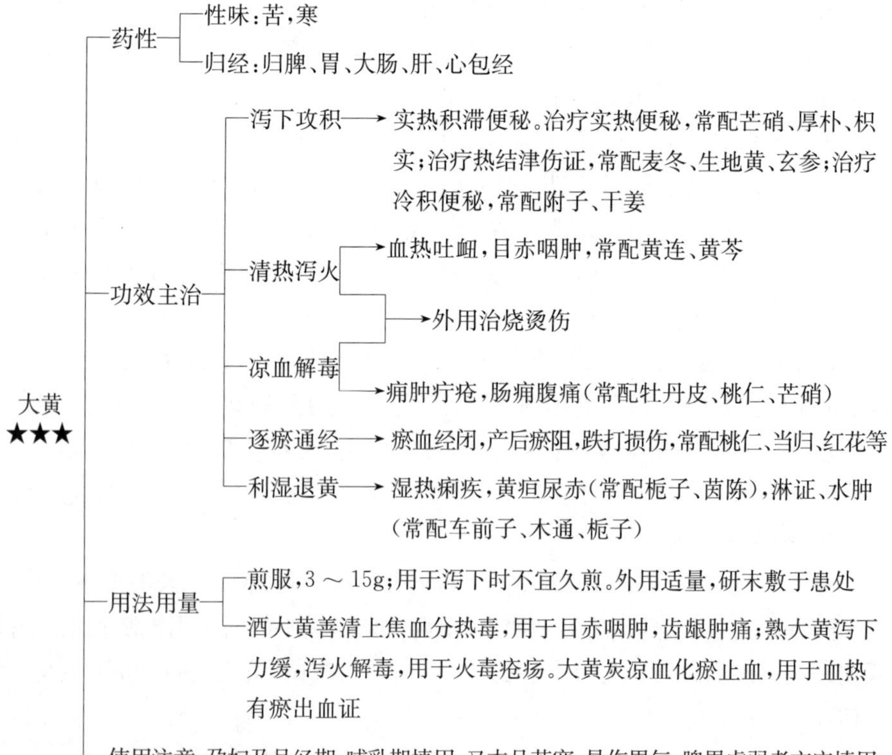
大黄
★★★
药性
性味：苦，寒
归经：归脾、胃、大肠、肝、心包经
功效主治
泻下攻积
实热积滞便秘。治疗实热便秘，常配芒硝、厚朴、枳实；治疗热结津伤证，常配麦冬、生地黄、玄参；治疗冷积便秘，常配附子、干姜
清热泻火
血热吐衄，目赤咽肿，常配黄连、黄芩
外用治烧烫伤
凉血解毒
痈肿疔疮，肠痈腹痛（常配牡丹皮、桃仁、芒硝）
逐瘀通经
瘀血经闭，产后瘀阻，跌打损伤，常配桃仁、当归、红花等
利湿退黄
湿热痢疾，黄疸尿赤（常配栀子、茵陈），淋证、水肿（常配车前子、木通、栀子）
用法用量
煎服，3～15g；用于泻下时不宜久煎。外用适量，研末敷于患处
酒大黄善清上焦血分热毒，用于目赤咽肿，齿龈肿痛；熟大黄泻下力缓，泻火解毒，用于火毒疮疡。大黄炭凉血化瘀止血，用于血热有瘀出血证
使用注意：孕妇及月经期、哺乳期慎用。又本品苦寒，易伤胃气，脾胃虚弱者亦应慎用

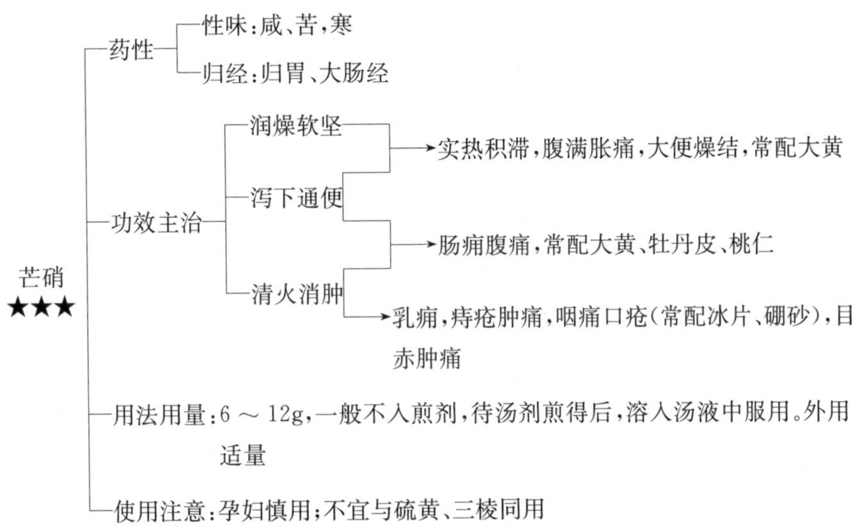
芒硝
★★★
药性
性味：咸、苦，寒
归经：归胃、大肠经
功效主治
润燥软坚
泻下通便
清火消肿
实热积滞，腹满胀痛，大便燥结，常配大黄
肠痈腹痛，常配大黄、牡丹皮、桃仁
乳痈，痔疮肿痛，咽痛口疮（常配冰片、硼砂），目赤肿痛
用法用量：6 ～ 12g，一般不入煎剂，待汤剂煎得后，溶入汤液中服用。外用适量
使用注意：孕妇慎用；不宜与硫黄、三棱同用

大黄与芒硝皆苦寒沉降，归胃、大肠经，均可泻热通便。都常用治肠胃实热积滞，大便秘结，腹满胀痛，甚则高热不退，神昏谵语者，二者常相须为用；肠痈腹痛。同时，二者外用都能清热消肿，可用治痈肿疔疮，红肿热痛。不同之处在于，大黄又归脾、肝、心经。本品泻下攻积的力量强，善于荡涤胃肠积滞，推陈致新，走而不守，有斩关夺门之力，故有将军之号，为苦寒攻下之要药。随证配伍，可用治热结便秘，里实热结而兼气血不足，热结便秘兼阴虚津伤，以及脾阳不足、冷积便秘等多种大便秘结、胃肠积滞者，尤宜于热结便秘，为治疗积滞便秘之要药。且取其泻下攻积之功而导湿热外出，也可用治湿热痢疾初起，下痢后重，或饮食积滞，泻而不畅者。同时，大黄入血分，能泻血分实热、散血分瘀血，又具有清热泻火、止血、凉血解毒、逐瘀通经、利湿退黄的功效。也常用于血热妄行之吐血、衄血、咯血，火热上炎所致的目赤肿痛、咽喉肿痛、口舌生疮、牙龈肿痛；烧烫伤（外用）；瘀血经闭，产后瘀阻腹痛、恶露不尽，癥瘕积聚，跌打损伤、瘀血肿痛等多种瘀血证；湿热黄疸，湿热淋证，水肿、小便不利。芒硝味又咸，善于润燥软坚而泻下通便，肠胃实热积滞，燥屎内停，大便燥结者尤为适宜。且外用清火消肿，又常用治咽喉肿痛、口舌生疮、目赤肿痛、痔疮肿痛等症。

此外，芒硝因加工不同，有皮硝（朴硝）、芒硝、玄明粉（元明粉、风化硝）之分。三者功效大致相同，但有区别。皮硝含杂质较多，多作外敷用；芒硝质地较纯，可作内服；玄明粉质地纯净，且已脱水，便于制成散剂，除内服外，常作口腔病、眼病的外用药。部分地区药房配方时，芒硝与玄明粉不分。

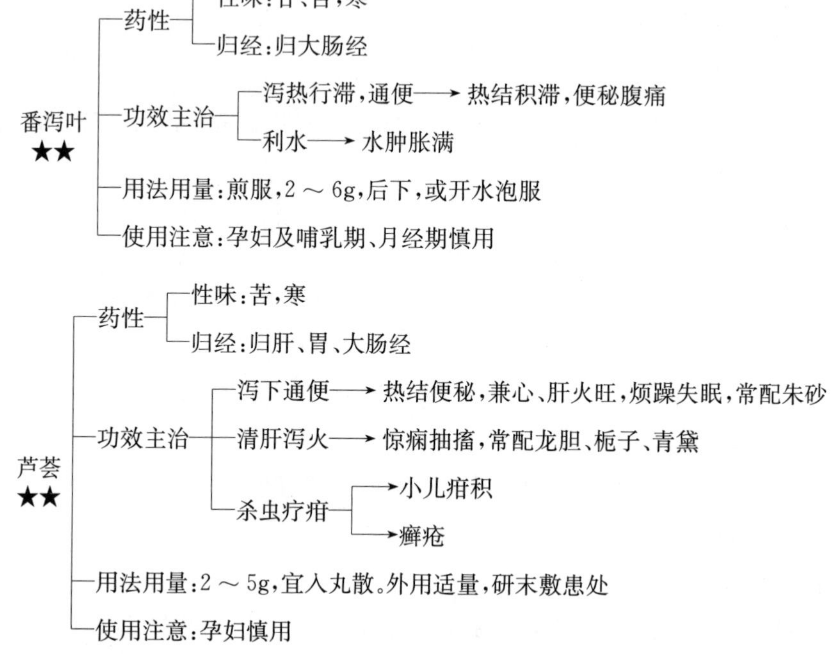
番泻叶★★
药性
性味：甘、苦，寒
归经：归大肠经
功效主治
泻热行滞，通便→热结积滞，便秘腹痛
利水→水肿胀满
用法用量：煎服，2～6g，后下，或开水泡服
使用注意：孕妇及哺乳期、月经期慎用
芦荟★★
药性
性味：苦，寒
归经：归肝、胃、大肠经
功效主治
泻下通便→热结便秘，兼心、肝火旺，烦躁失眠，常配朱砂
清肝泻火→惊痫抽搐，常配龙胆、栀子、青黛
杀虫疗疳
小儿疳积
癣疮
用法用量：2～5g，宜入丸散。外用适量，研末敷患处
使用注意：孕妇慎用

番泻叶与芦荟皆苦寒沉降，均能泻下通便。都常用治热结便秘，以及习惯性便秘、老年便秘。不同之处在于，番泻叶泻热行滞（泻下导滞）作用与大黄相似，本品小剂量可起缓泻作用，大剂量则可攻下。此外，番泻叶通过泻下通便、排除水湿可达利水（行水消胀）之功，也可用治水肿胀满（腹水臌胀）。芦荟既能泻下通便，又能清肝泻火，故肝经火盛，便秘溲赤、头晕头痛、烦躁易怒、惊痫抽搐者，芦荟常选用。同时，芦荟又能杀虫疗疳，也可用治小儿疳积，虫积腹痛；疥癣（外用）。

第二节　润　下　药

本类药物多为植物种子和种仁，富含油脂，味甘质润，多入脾、大肠经，能润滑大肠，促使排便而不致峻泻。适用于年老津枯、产后血虚、热病伤津及失血等所致的肠燥便秘。使用时还应根据不同病情，配伍其他药物。若热盛津伤而便秘者，配伍清热养阴药；兼气滞者，配伍行气药；因血虚引起便秘者，可配伍补血药。

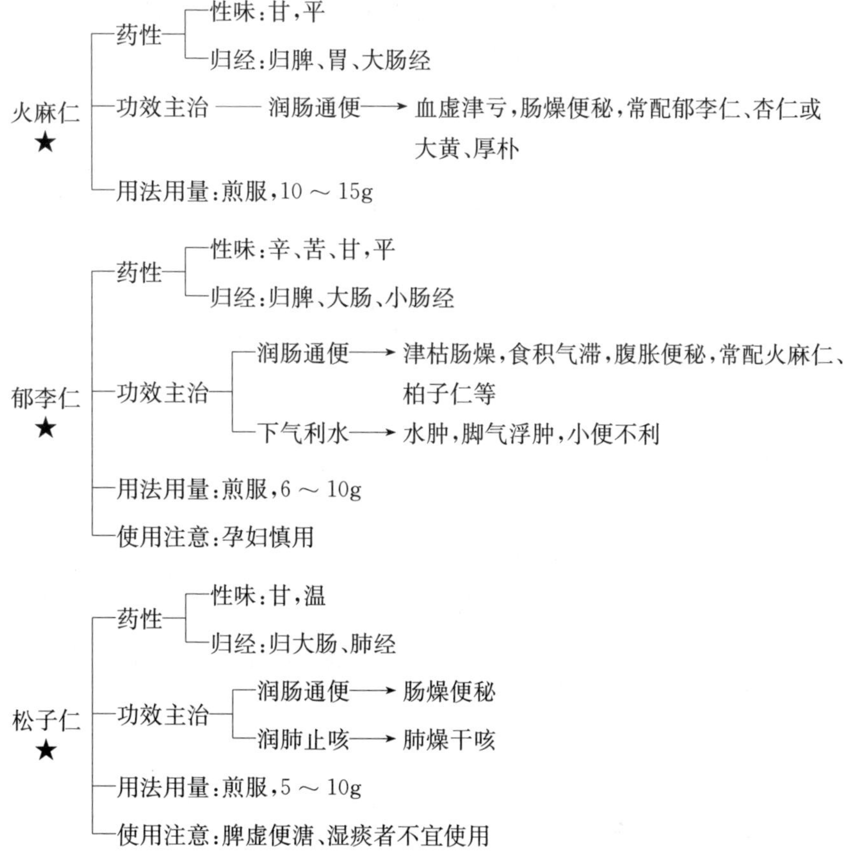
火麻仁★
药性
性味：甘，平
归经：归脾、胃、大肠经
功效主治
润肠通便
血虚津亏，肠燥便秘，常配郁李仁、杏仁或大黄、厚朴
用法用量：煎服，10～15g
郁李仁★
药性
性味：辛、苦、甘，平
归经：归脾、大肠、小肠经
功效主治
润肠通便
津枯肠燥，食积气滞，腹胀便秘，常配火麻仁、柏子仁等
下气利水
水肿，脚气浮肿，小便不利
用法用量：煎服，6～10g
使用注意：孕妇慎用
松子仁★
药性
性味：甘，温
归经：归大肠、肺经
功效主治
润肠通便
肠燥便秘
润肺止咳
肺燥干咳
用法用量：煎服，5～10g
使用注意：脾虚便溏、湿痰者不宜使用

火麻仁、郁李仁、松子仁皆质润多脂，性平，归大肠经，均能润肠通便。都常用治肠燥便秘，常相须为用。不同之处在于，火麻仁甘平油润，兼能滋养补虚，故尤其适用于老人、产妇及体弱等血虚津亏（津血不足）的肠燥便秘。郁李仁苦降油润，润肠通便作用与火麻仁相似而药力较强，又兼能行大肠之气滞，尤其适用于津枯肠燥，食积气滞，腹胀便秘。同时，郁李仁又能利水消肿。也可用于水肿胀满，脚气浮肿，小便不利。松子仁质润，入肺经而有润肺止咳之功。用治肺燥咳嗽。

第三节　峻下逐水药

本类药物大多苦寒有毒，药力峻猛，服药后能引起剧烈腹泻，有的兼能利尿，能使体内潴留的水饮通过二便排出体外，消除肿胀。适用于全身水肿，大腹胀满，以及停饮等正气未衰，邪盛证急之证。

本类药有毒，攻伐力强，易伤正气，临床应用当中病即止，不可久服。使用时常配伍补益药以保护正气。体虚者慎用，孕妇忌用。同时还要注意本类药物的炮制、剂量、用法及禁忌等，以确保用药安全、有效。

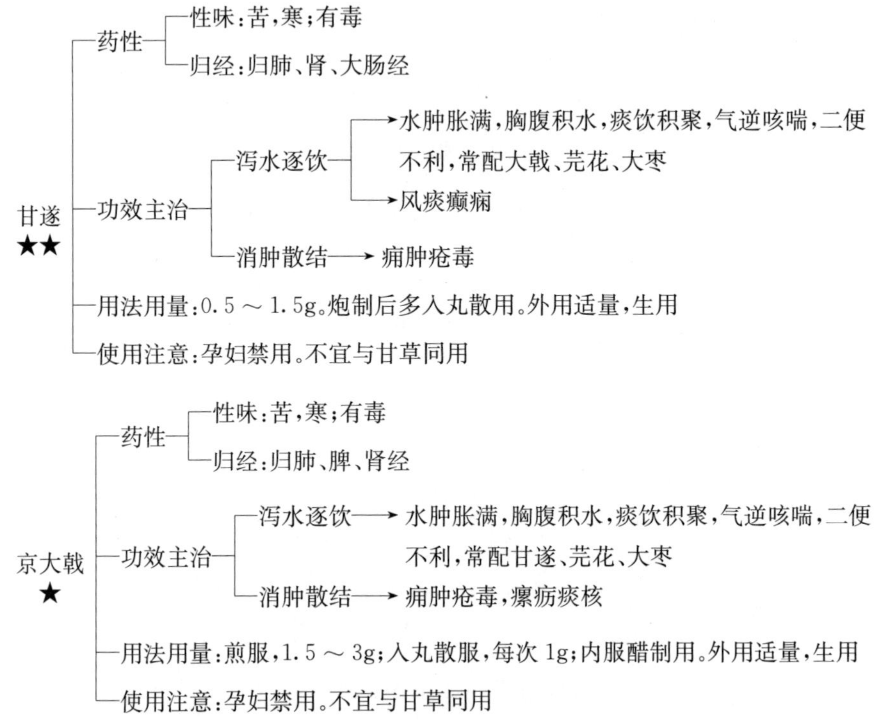
甘遂
★★
药性
性味：苦，寒；有毒
归经：归肺、肾、大肠经
功效主治
泻水逐饮
水肿胀满，胸腹积水，痰饮积聚，气逆咳喘，二便不利，常配大戟、芫花、大枣
风痰癫痫
消肿散结
痈肿疮毒
用法用量：0.5～1.5g。炮制后多入丸散用。外用适量，生用
使用注意：孕妇禁用。不宜与甘草同用
京大戟
★
药性
性味：苦，寒；有毒
归经：归肺、脾、肾经
功效主治
泻水逐饮
水肿胀满，胸腹积水，痰饮积聚，气逆咳喘，二便不利，常配甘遂、芫花、大枣
消肿散结
痈肿疮毒，瘰疬痰核
用法用量：煎服，1.5～3g；入丸散服，每次1g；内服醋制用。外用适量，生用
使用注意：孕妇禁用。不宜与甘草同用

附药：红大戟　性味苦、寒，有小毒；归肺、脾、肾经。功能泻水逐饮，消肿散结。适用于水肿胀满，胸腹积水，痰饮积聚，气逆喘咳，二便不利，痈肿疮毒，瘰疬痰核。煎服，1.5～3g；入丸散服，每次1g；内服醋制用。外用适量，生用。孕妇禁用；不宜与甘草同用。

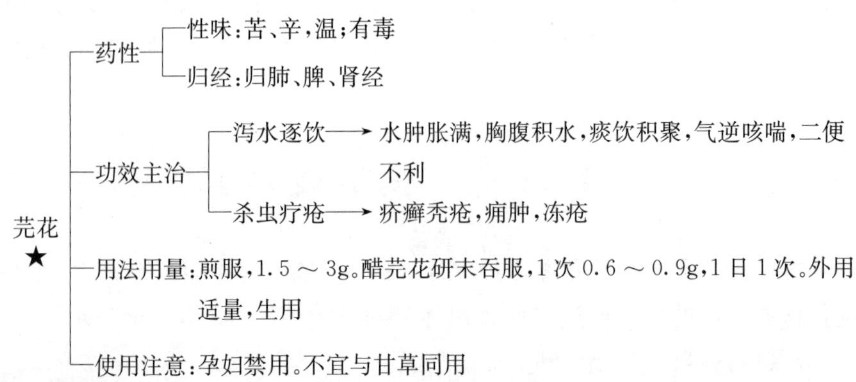
芫花
★
药性
性味：苦、辛，温；有毒
归经：归肺、脾、肾经
功效主治
泻水逐饮
水肿胀满，胸腹积水，痰饮积聚，气逆咳喘，二便不利
杀虫疗疮
疥癣秃疮，痈肿，冻疮
用法用量：煎服，1.5～3g。醋芫花研末吞服，1次0.6～0.9g，1日1次。外用适量，生用
使用注意：孕妇禁用。不宜与甘草同用

附药:狼毒　性味苦、辛,平,有毒;归肺、脾、肝经。功能泻水逐饮,破积杀虫。适用于水肿腹胀,痰食虫积,心腹疼痛,癥瘕积聚,结核,疥癣。煎服,1～3g;或入丸、散。外用适量,研末调敷,或醋磨汁涂,或取鲜根去皮捣烂敷。本品有毒,内服宜慎,过量服用可引起中毒。体质虚弱及孕妇禁用。

甘遂、大戟与芫花皆药性峻猛,有毒,归肺、脾、肾、大肠经,均能泻水逐饮,通利二便。都可用治水肿胀满,胸腹积水,痰饮积聚,气逆咳喘,二便不利等正气未衰之证,三者常相须为用,再配伍大枣。其中,甘遂、大戟外用皆能消肿散结,用治痈肿疮毒,瘰疬痰核。不同之处在于,甘遂苦寒,善行经隧之水湿,其泻水逐饮、通利二便之力最强,消肿散结之力不如大戟,毒性较芫花为小。此外,甘遂也可用治风痰癫痫。大戟泻水逐饮、通利二便之力较甘遂为缓,偏行脏腑之水湿,而消肿散结之力较甘遂为强,三者之中毒性最小。此外,大戟有京大戟、红大戟两种,二者功用相似,均能泻水逐饮,消肿散结。但京大戟为大戟科多年生草本植物大戟的根,其泻水逐饮之力较强;红大戟为茜草科多年生植物红大戟的根,其消肿散结之力较强。芫花泻水逐饮、通利二便之力三者之中最缓,而毒性最大,且以泻胸胁水饮为长,并能祛痰止咳,又能杀虫疗疮。也可用治咳嗽痰喘(寒饮喘咳);头疮,白秃,顽癣等症。

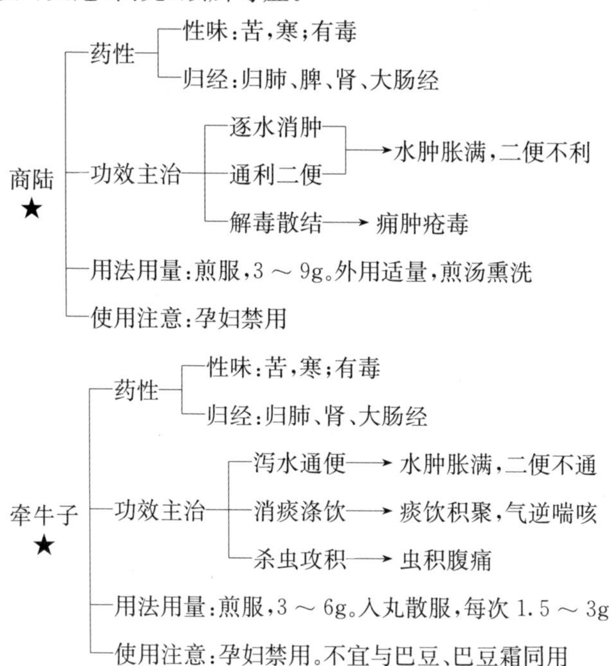
商陆
★
药性
性味:苦,寒;有毒
归经:归肺、脾、肾、大肠经
功效主治
逐水消肿
通利二便
水肿胀满,二便不利
解毒散结
痈肿疮毒
用法用量:煎服,3～9g。外用适量,煎汤熏洗
使用注意:孕妇禁用
牵牛子
★
药性
性味:苦,寒;有毒
归经:归肺、肾、大肠经
功效主治
泻水通便
水肿胀满,二便不通
消痰涤饮
痰饮积聚,气逆喘咳
杀虫攻积
虫积腹痛
用法用量:煎服,3～6g。入丸散服,每次1.5～3g
使用注意:孕妇禁用。不宜与巴豆、巴豆霜同用

牵牛子与商陆皆苦寒泄降,有毒,均能泻下逐水,通利二便,作用与甘遂、大戟、芫花相似而药力较缓,但仍为峻下之品。均可用治水肿臌胀、二便不利

等正气未衰之证。不同之处在于，牵牛子又能消痰涤饮，杀虫攻积(杀虫去积)。也可用治痰饮积聚，气逆喘咳；胃肠实热积滞，便秘腹胀，或湿热积滞，痢疾腹痛，里急后重；虫积腹痛。商陆外用又能解毒散结(消肿散结)，用治疮疡肿毒初起。

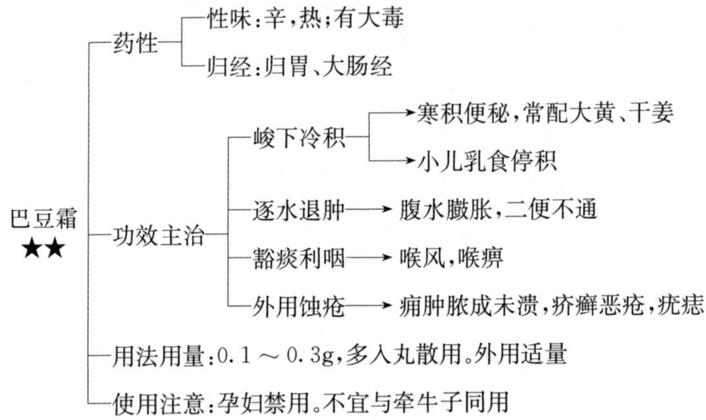
巴豆霜
★★
药性
性味：辛，热；有大毒
归经：归胃、大肠经
功效主治
峻下冷积
寒积便秘，常配大黄、干姜
小儿乳食停积
逐水退肿
腹水臌胀，二便不通
豁痰利咽
喉风，喉痹
外用蚀疮
痈肿脓成未溃，疥癣恶疮，疣痣
用法用量：0.1～0.3g，多入丸散用。外用适量
使用注意：孕妇禁用。不宜与牵牛子同用

附药：巴豆　性味辛、热，有大毒；归胃、大肠经。外用蚀疮。适用于恶疮疥癣，疣痣。外用适量，研末涂患处，或捣烂以纱布包擦患处。孕妇禁用；不宜与牵牛子同用。本品专供外用，不作内服。

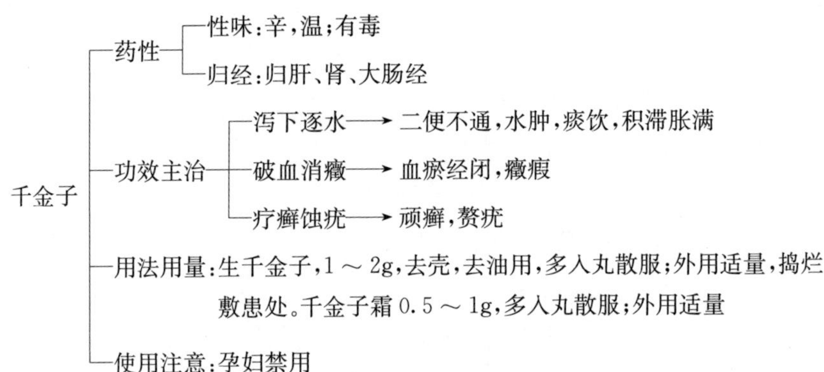
千金子
药性
性味：辛，温；有毒
归经：归肝、肾、大肠经
功效主治
泻下逐水
二便不通，水肿，痰饮，积滞胀满
破血消癥
血瘀经闭，癥瘕
疗癣蚀疣
顽癣，赘疣
用法用量：生千金子，1～2g，去壳，去油用，多入丸散服；外用适量，捣烂敷患处。千金子霜0.5～1g，多入丸散服；外用适量
使用注意：孕妇禁用

巴豆霜与千金子皆味辛，性温热，有毒，均能泻下逐水退肿，同可用治水肿臌胀，二便不利，正气未衰者。不同之处在于，巴豆霜性热，有大毒，药力刚猛，善于峻下冷积，开通肠道闭塞，常用治寒积便秘，为温通峻下之要药。且能祛痰利咽，(外用)蚀疮。又可用治喉痹痰阻，寒实结胸；痈肿脓成未溃，疥癣恶疮。此外，巴豆外用蚀疮，适用于恶疮疥癣，疣痣。巴豆专供外用，不作内服。千金子性温，药力、毒性均较巴豆霜为缓。又能破血消癥，外用疗癣蚀疣。也可用治血滞经闭，癥瘕积聚，顽癣，赘疣，恶疮肿毒，毒蛇咬伤。

泻下药功用归纳小结见下表(表10-1)：

表 10-1 泻下药功用归纳小结表

药名	共性			个性	
				作用特点	其他功效
大黄	攻下药	泻热通便，外用清热消肿		泻下攻积的力量强，为苦寒攻下要药	清热泻火，止血，凉血解毒，逐瘀通经，利湿退黄（清泄湿热）
芒硝				善于润燥软坚而泻下通便	
番泻叶		泻下通便		泻热行滞作用与大黄相似，小剂量缓下，大剂量攻下	行水消胀
芦荟				既泻下通便，又清肝泻火，大便秘结兼肝经火盛者尤宜	杀虫疗疳
火麻仁	润下药 润畅通便			兼能滋养补虚，尤宜于老人、产妇及体弱津枯之肠燥便秘	
郁李仁				兼能行大肠之气滞，尤宜于大肠气滞津少之肠燥便秘	利水消肿
松子仁					润肺止咳
甘遂	峻下逐水药，有毒	泻水逐饮，通利二便	消肿散结	泻水逐饮、通利二便之力最强，消肿散结之力不如大戟，毒性较芫花为小	
京大戟				泻水逐饮、通利二便之力较甘遂为缓，而消肿散结之力较甘遂为强，毒性最小	
芫花				泻水逐饮、通利二便之力最缓，而毒性最大	祛痰止咳，杀虫疗疮
牵牛子		泻下逐水，通利二便作用与甘遂、大戟、芫花相似而药力较缓			消痰涤饮，杀虫攻积
商陆					解毒散结
巴豆霜		泻下逐水退肿		性热，有大毒，药力刚猛，善于峻下冷积，常用治寒积便秘	祛痰利咽，（外用）蚀疮
千金子				性温，药力、毒性均较巴豆为缓	破血消癥，攻毒杀虫

泻下药功效及主治背记见下表(表 10-2,表 10-3):

表 10-2　泻下药功效背记表

药名 功效	大黄	芒硝	番泻叶	芦荟	火麻仁	郁李仁	松子仁	甘遂	京大戟	红大戟	芫花	商陆	牵牛子	巴豆霜	千金子
泻下通便															
峻下冷积															
润燥软坚															
润肠通便															
泻水逐饮															
清热泻火															
清肝泻火															
活血祛瘀															
破血消癥															
止血															
凉血解毒															
消肿散结															
解毒散结															
杀虫疗疳															
利水消肿															
利湿退黄															
祛痰止咳															
祛痰利咽															
杀虫疗疮															
杀虫攻积															
消痰涤饮															
蚀疮															

表 10-3 泻下药主治病证背记表

药名 主治病证	大黄	芒硝	番泻叶	芦荟	火麻仁	郁李仁	甘遂	京大戟	红大戟	芫花	商陆	牵牛子	巴豆霜	千金子
热结便秘														
冷积便秘														
习惯性便秘														
老年便秘														
湿热痢疾														
食积腹痛														
血热出血														
目赤肿痛														
咽喉肿痛														
烧烫伤														
癥瘕														
血滞经闭														
产后瘀阻														
跌打损伤														
湿热证														
肠痈腹痛														
肝经实火														
小儿疳积														
痰饮喘咳														
寒实结胸														
肠燥便秘														
水肿胀满														
脚气浮肿														
臌胀														
胸胁停饮														
风痰癫痫														
疮痈肿毒														
乳痈初起														
瘰疬痰核														

续表

药名 / 主治病证	大黄	芒硝	番泻叶	芦荟	火麻仁	郁李仁	甘遂	京大戟	红大戟	芫花	商陆	牵牛子	巴豆霜	千金子
虫积腹痛														
头疮														
白秃														
顽癣														
喉痹痰阻														
疥癣恶疮														
赘疣														
毒蛇咬伤														

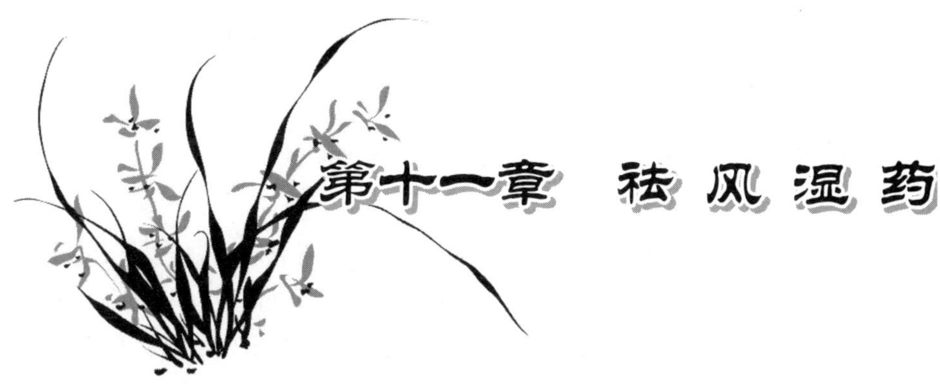

第十一章　祛风湿药

含义：凡以祛除风湿之邪为主，常用以治疗风湿痹证的药物，称为祛风湿药。

性能功效：本类药物味多辛苦，性温或凉。辛能散能行，既可祛散风湿之邪，又能通达经络之闭阻；苦味燥湿，使风湿之邪无所留着，故本类药物能祛除留着于肌肉、经络、筋骨的风湿之邪，有的还兼有舒筋、活血、通络、止痛或补肝肾、强筋骨等作用。

适用范围：主要用于风湿痹证之肢体疼痛，关节不利、肿大，筋脉拘挛等症。部分药物还适用于腰膝酸软、下肢痿弱等。

分类：祛风湿药根据其药性和功效的不同，分为祛风寒湿药、祛风湿热药、祛风湿强筋骨药三类。分别适用于风寒湿痹，风湿热痹，以及痹证日久、筋骨无力者。

配伍方法：使用祛风湿药时，应根据痹证的类型、邪犯的部位、病程的新久等，选择药物并作适当的配伍。如风邪偏盛的行痹，应选择善能祛风的祛风湿药，佐以活血养营之品；湿邪偏盛的着痹，应选用温燥的祛风湿药，佐以健脾渗湿之品；寒邪偏盛的痛痹，当选用温性较强的祛风湿药，佐以通阳温经之品；若风湿热三气杂至所致的热痹及外邪入里而从热化或郁久化热者，当选用寒凉的祛风湿药，酌情配伍凉血清热解毒药；感邪初期，病邪在表，当配伍散风胜湿的解表药；病邪入里，须与活血通络药同用；若夹有痰浊、瘀血者，须与祛痰、散瘀药同用；痹证日久，损及肝肾，或肝肾素虚，复感风湿者，应选用强筋骨的祛风湿药，配伍补肝肾、益气血之品，扶正以祛邪。

使用注意：辛温性燥的祛风湿药，易伤阴耗血，故阴血亏虚者应慎用。

痹证多属慢性疾病，为服用方便，可制成酒剂或丸散剂。酒还能增强祛风湿药的功效。也可制成外敷剂型，直接用于患处。

药理作用：现代研究证明，祛风湿药一般具有不同程度的抗炎、镇痛、改善外周循环、抑制血小板聚集、调节机体免疫等作用。常用于风湿性关节炎、类风湿关节炎、强直性脊柱炎、坐骨神经痛、纤维组织炎、肩周炎、腰肌劳损、骨质增生、半身不遂及某些皮肤病等。

第一节 祛风寒湿药

本节药物味多辛苦，性温，入肝、脾、肾经。辛能行散祛风，苦能燥湿，温通祛寒。具有较好的祛风、除湿、散寒、止痛、通经络等作用，尤以止痛为其特点，主要适用于风寒湿痹，肢体关节疼痛，痛有定处，遇寒加重等。经配伍亦可用于风湿热痹。

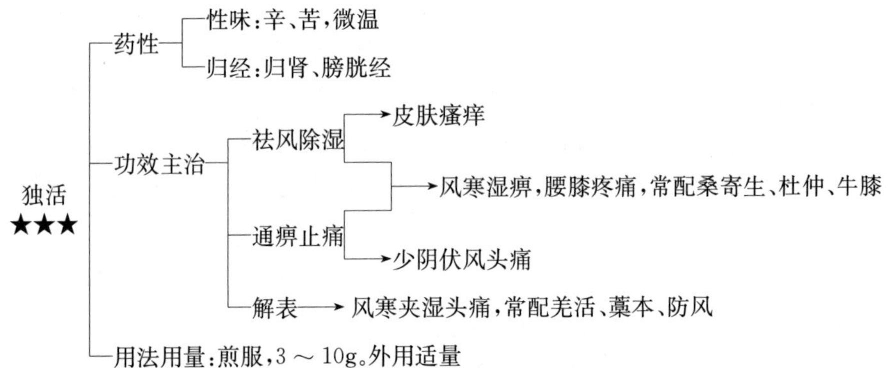
独活
★★★
药性
性味：辛、苦，微温
归经：归肾、膀胱经
功效主治
祛风除湿
通痹止痛
皮肤瘙痒
风寒湿痹，腰膝疼痛，常配桑寄生、杜仲、牛膝
少阴伏风头痛
解表
风寒夹湿头痛，常配羌活、藁本、防风
用法用量：煎服，3 ～ 10g。外用适量

羌活与独活均辛苦温，皆能祛风湿、通痹止痛、解表。同可用治风寒湿痹，肢节疼痛；外感风寒夹湿表证。二者在临床常相须为用。不同之处在于，羌活气味雄烈，发散力强，作用偏上偏表，善治外感风寒、头身疼痛，以及上半身风寒湿痹、肩背疼痛者。独活性较缓和，解表之力不及羌活，而祛风湿之力较强，作用偏下偏里，善治下半身的风寒湿痹、腰膝腿足关节疼痛，以及少阴伏风头痛者。故有"羌活善治在上在表之游风，独活善治在下在里之伏风"之说。

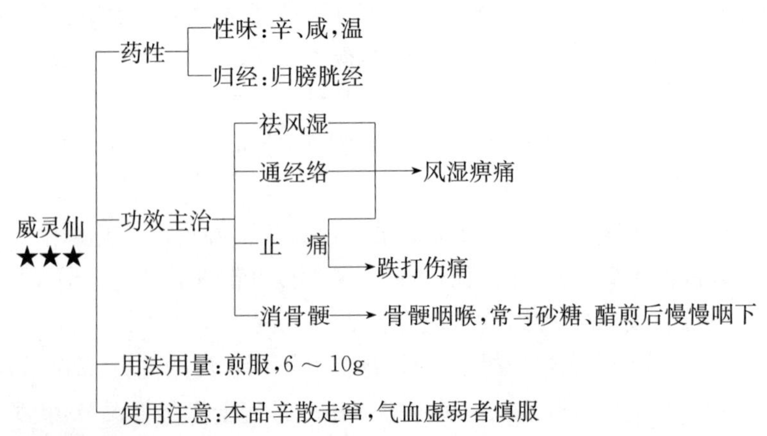
威灵仙
★★★
药性
性味：辛、咸，温
归经：归膀胱经
功效主治
祛风湿
通经络
风湿痹痛
止 痛
跌打伤痛
消骨鲠
骨鲠咽喉，常与砂糖、醋煎后慢慢咽下
用法用量：煎服，6 ～ 10g
使用注意：本品辛散走窜，气血虚弱者慎服

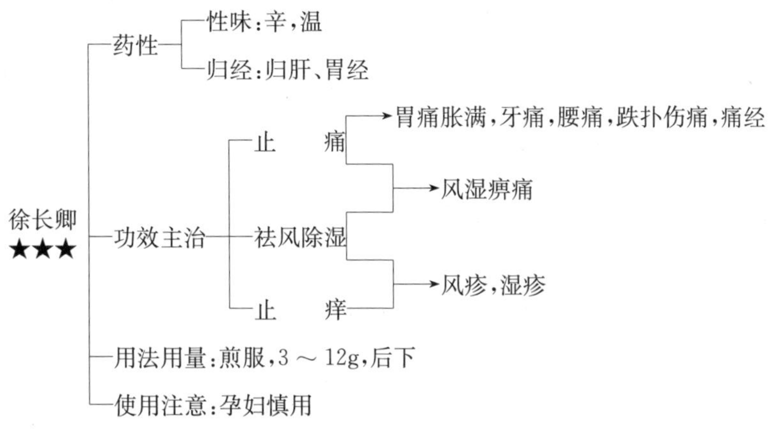
徐长卿
★★★
药性
性味：辛，温
归经：归肝、胃经
功效主治
止 痛
祛风除湿
止 痒
胃痛胀满，牙痛，腰痛，跌扑伤痛，痛经
风湿痹痛
风疹，湿疹
用法用量：煎服，3～12g，后下
使用注意：孕妇慎用

独活、威灵仙与徐长卿皆辛温，均能祛风除湿、通痹止痛，都常用治风寒湿痹，肢节疼痛、重着麻木。不同之处在于，独活辛苦微温，祛风湿、止痹痛之力较强，为治风湿痹痛主药。因其主入肾经，性善下行，其治痹痛，尤以腰膝腿足关节疼痛属于下半身风寒湿痹者为宜。同时，本品又能解表，也常用治外感风寒夹湿所致的头痛头重，一身尽痛。此外，本品善入肾经而搜伏风，也常用治少阴伏风头痛。其祛风湿之功，亦治皮肤瘙痒，内服或外洗皆可。威灵仙性猛善走，既能祛风湿，止痹痛，又能通经络，古人谓其"通行十二经脉"，凡风寒湿痹，肢体麻木不仁，筋脉拘挛，关节屈伸不利，无论上下皆可应用，尤宜于风邪偏盛，拘挛掣痛，游走不定者。同时，本品又能消骨鲠，也可用治骨鲠咽喉。此外，本品有通络止痛之功，也可治跌打伤痛。徐长卿止痛作用较强，广泛地用于风湿、寒凝、气滞、血瘀所致的各种痛证，如风湿痹痛、胃痛胀满，牙痛，腰痛，跌扑伤痛，痛经，以及手术后疼痛、癌症疼痛等。同时，本品又能止痒，兼解蛇毒，也可用治湿疹、风疹、顽癣等皮肤病；毒蛇咬伤。

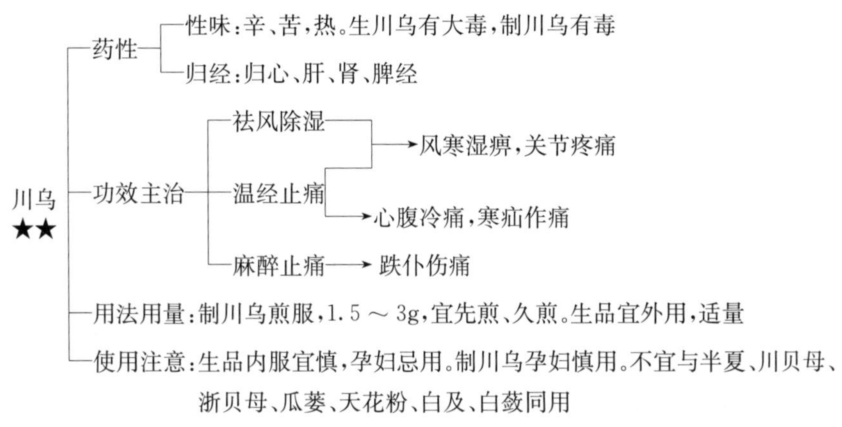
川乌
★★
药性
性味：辛、苦，热。生川乌有大毒，制川乌有毒
归经：归心、肝、肾、脾经
功效主治
祛风除湿
温经止痛
麻醉止痛
风寒湿痹，关节疼痛
心腹冷痛，寒疝作痛
跌仆伤痛
用法用量：制川乌煎服，1.5～3g，宜先煎、久煎。生品宜外用，适量
使用注意：生品内服宜慎，孕妇忌用。制川乌孕妇慎用。不宜与半夏、川贝母、浙贝母、瓜蒌、天花粉、白及、白蔹同用

附药:草乌　本品的药性、功效、应用、用法用量、使用注意与川乌相同,而毒性更强。

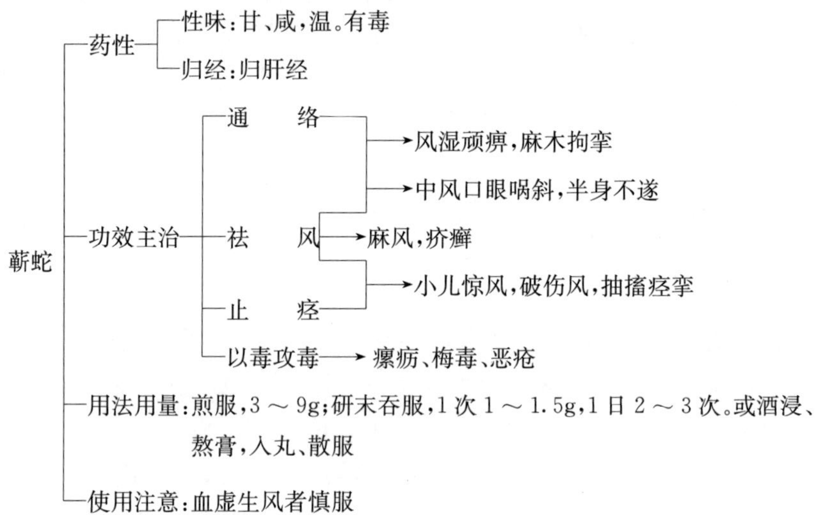
蕲蛇
药性
性味:甘、咸,温。有毒
归经:归肝经
功效主治
通　络
祛　风
止　痉
以毒攻毒
风湿顽痹,麻木拘挛
中风口眼㖞斜,半身不遂
麻风,疥癣
小儿惊风,破伤风,抽搐痉挛
瘰疬、梅毒、恶疮
用法用量:煎服,3～9g;研末吞服,1次1～1.5g,1日2～3次。或酒浸、熬膏,入丸、散服
使用注意:血虚生风者慎服

附药:金钱白花蛇　本品药性、功效、应用、使用注意与蕲蛇相似而力较强。煎服,2～5g;研粉吞服,1～1.5g。

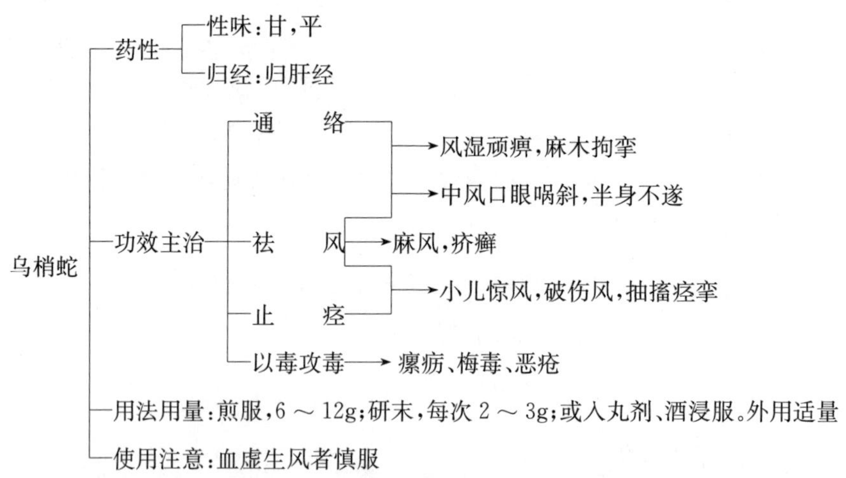
乌梢蛇
药性
性味:甘,平
归经:归肝经
功效主治
通　络
祛　风
止　痉
以毒攻毒
风湿顽痹,麻木拘挛
中风口眼㖞斜,半身不遂
麻风,疥癣
小儿惊风,破伤风,抽搐痉挛
瘰疬、梅毒、恶疮
用法用量:煎服,6～12g;研末,每次2～3g;或入丸剂、酒浸服。外用适量
使用注意:血虚生风者慎服

附药:蛇蜕　性味咸、甘,平。归肝经。功能祛风,定惊,退翳,解毒。适用于小儿惊风,抽搐痉挛,翳障,喉痹,疔肿,皮肤瘙痒。煎服,2～3g;研末吞服,每次0.3～0.6g。外用适量。

蕲蛇与乌梢蛇皆主入肝经,性善走窜,能通表达里,内走脏腑,外达肌肤,“透骨搜风”，以祛内外之风邪，均为祛风之专药。二者皆能祛风，通络，止痉。凡内外风毒壅滞之证皆宜，尤以善治病久邪深者为其特点。都可用治风湿顽痹、肢体麻木、筋脉拘挛；中风口眼㖞斜、半身不遂；麻风、疥癣、皮肤瘙痒；小儿急慢惊风，破伤风，痉挛抽搐；瘰疬、梅毒、恶疮。不同之处在于，蕲蛇温燥有毒而药力较强，为治风湿顽痹的要药（为截风要药）。乌梢蛇性平无毒而药力较蕲蛇为缓。此外，白花蛇有蕲蛇、金钱白花蛇两种。蕲蛇为蝮蛇科动物尖吻蝮（五步蛇）除去内脏的干燥全体，金钱白花蛇系眼镜蛇科银环蛇的幼蛇。金钱白花蛇功用与蕲蛇相似而药力较强，但用量稍轻。

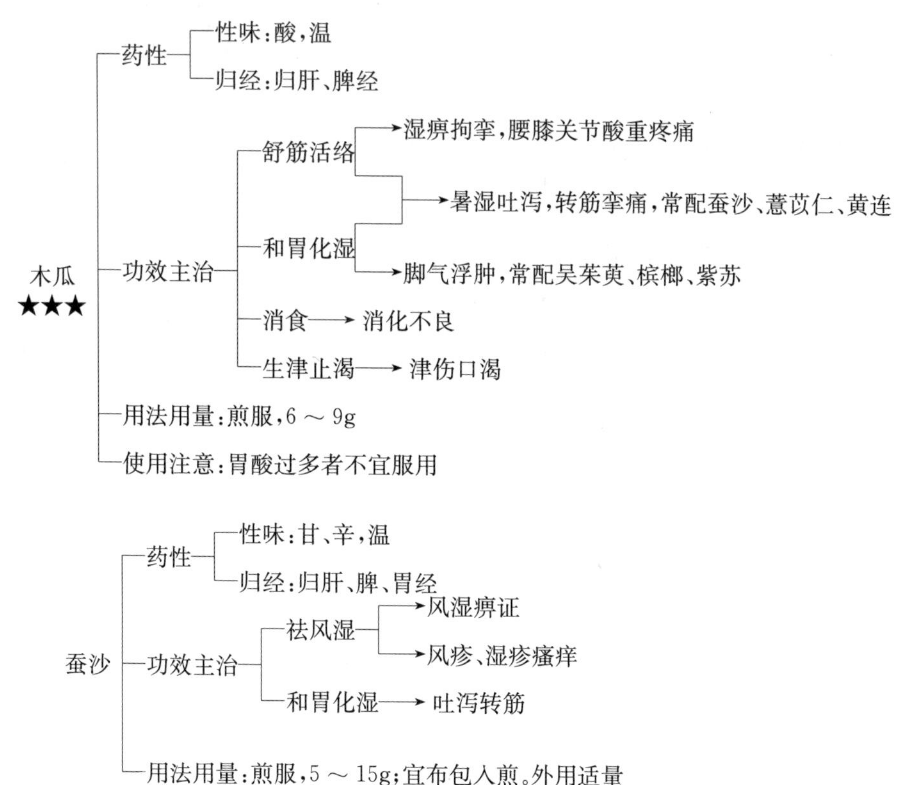
木瓜
★★★
药性
性味：酸，温
归经：归肝、脾经
功效主治
舒筋活络
湿痹拘挛，腰膝关节酸重疼痛
暑湿吐泻，转筋挛痛，常配蚕沙、薏苡仁、黄连
和胃化湿
脚气浮肿，常配吴茱萸、槟榔、紫苏
消食
消化不良
生津止渴
津伤口渴
用法用量：煎服，6 ～ 9g
使用注意：胃酸过多者不宜服用
蚕沙
药性
性味：甘、辛，温
归经：归肝、脾、胃经
功效主治
祛风湿
风湿痹证
风疹、湿疹瘙痒
和胃化湿
吐泻转筋
用法用量：煎服，5 ～ 15g；宜布包入煎。外用适量

木瓜与蚕沙皆性温，善于和胃化湿（和中化湿）。均可用治湿痹拘挛，腰膝关节酸重疼痛；湿浊中阻，升降失常所致的呕吐泄泻、腹痛转筋（暑湿吐泻，转筋挛痛）。不同之处在于，木瓜味酸，既能和胃化湿，又具有良好的舒筋活络作用，为治疗风湿痹痛、筋脉拘挛之要药。并可用治脚气肿痛。此外，本品兼能消食、生津止渴，也可用于消化不良、津伤口渴之症。蚕沙又能祛风湿，且作用和缓，凡风湿痹证，无论风重、湿重，蚕沙均可使用。并能祛风湿以止痒，也可用治风疹湿

疹，遍身瘙痒。

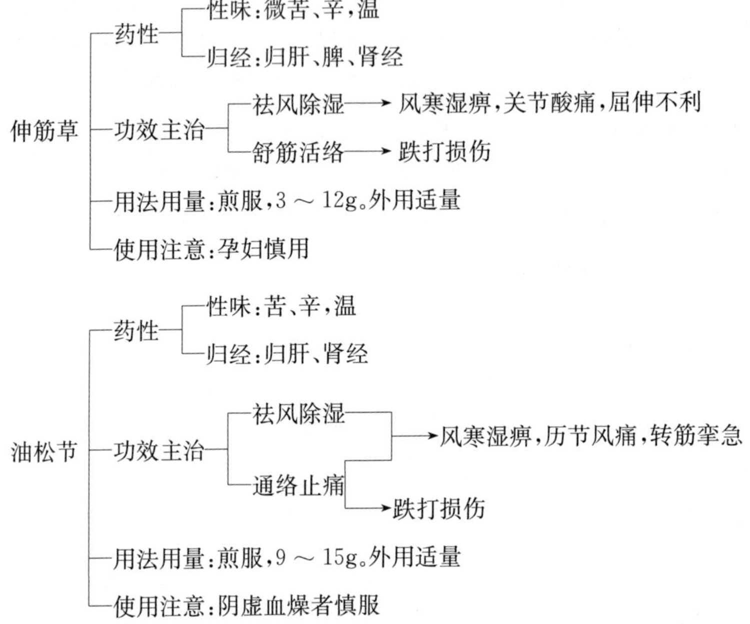
伸筋草
药性
性味:微苦、辛,温
归经:归肝、脾、肾经
功效主治
祛风除湿→风寒湿痹,关节酸痛,屈伸不利
舒筋活络→跌打损伤
用法用量:煎服,3～12g。外用适量
使用注意:孕妇慎用
油松节
药性
性味:苦、辛,温
归经:归肝、肾经
功效主治
祛风除湿
通络止痛
→风寒湿痹,历节风痛,转筋挛急
→跌打损伤
用法用量:煎服,9～15g。外用适量
使用注意:阴虚血燥者慎服

附药：松花粉　性味甘，温；归肝、脾经。功能收敛止血，燥湿敛疮。适用于外伤出血，湿疹，黄水疮，皮肤糜烂，脓水淋漓。外用适量，撒敷患处。

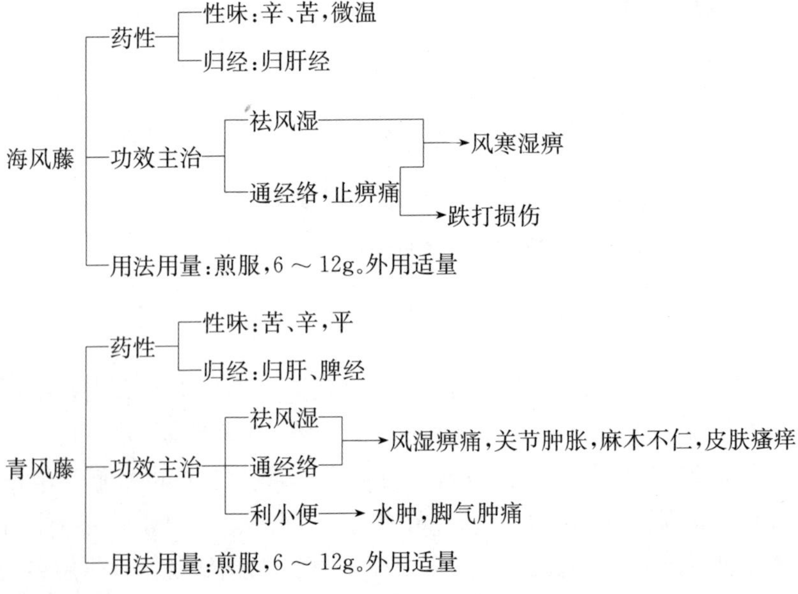
海风藤
药性
性味:辛、苦,微温
归经:归肝经
功效主治
祛风湿
通经络,止痹痛
→风寒湿痹
→跌打损伤
用法用量:煎服,6～12g。外用适量
青风藤
药性
性味:苦、辛,平
归经:归肝、脾经
功效主治
祛风湿
通经络
→风湿痹痛,关节肿胀,麻木不仁,皮肤瘙痒
利小便→水肿,脚气肿痛
用法用量:煎服,6～12g。外用适量

海风藤与青风藤均能祛风湿，通经络。皆可用治风寒湿痹，肢节疼痛，筋脉拘挛，屈伸不利。不同之处在于，海风藤又能止痛，也可用治跌打损伤，瘀肿疼痛。青风藤又能利小便，也可用治水肿、脚气。

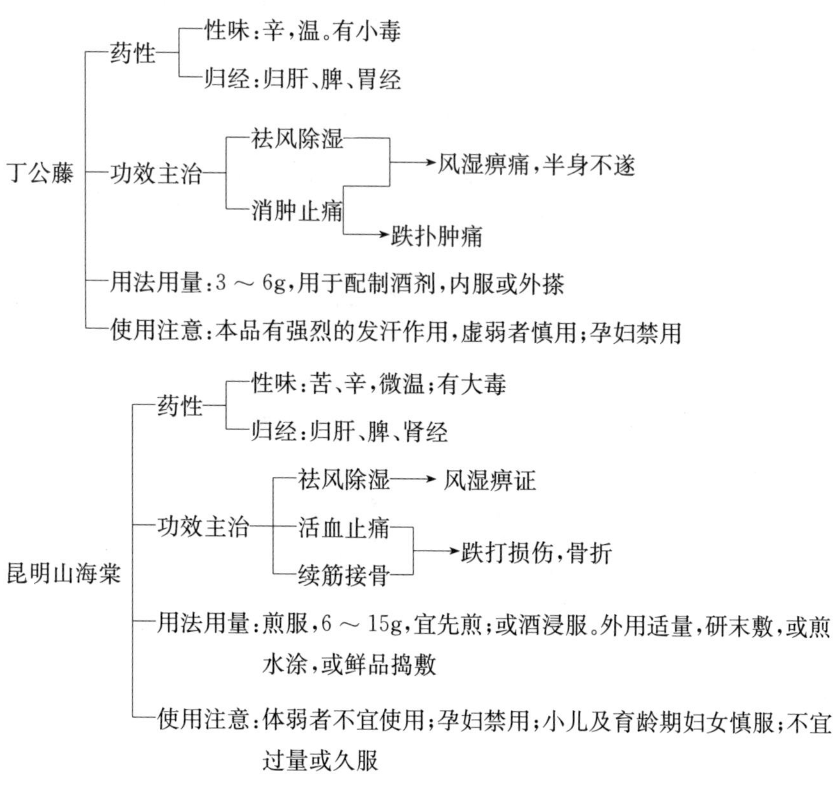
丁公藤
药性
性味：辛，温。有小毒
归经：归肝、脾、胃经
功效主治
祛风除湿
消肿止痛
风湿痹痛，半身不遂
跌扑肿痛
用法用量：3 ～ 6g，用于配制酒剂，内服或外搽
使用注意：本品有强烈的发汗作用，虚弱者慎用；孕妇禁用
昆明山海棠
药性
性味：苦、辛，微温；有大毒
归经：归肝、脾、肾经
功效主治
祛风除湿
风湿痹证
活血止痛
续筋接骨
跌打损伤，骨折
用法用量：煎服，6 ～ 15g，宜先煎；或酒浸服。外用适量，研末敷，或煎水涂，或鲜品捣敷
使用注意：体弱者不宜使用；孕妇禁用；小儿及育龄期妇女慎服；不宜过量或久服

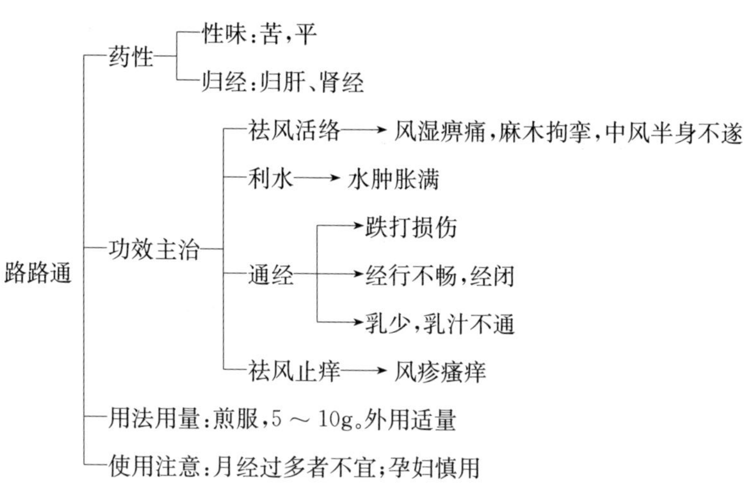
路路通
药性
性味：苦，平
归经：归肝、肾经
功效主治
祛风活络
风湿痹痛，麻木拘挛，中风半身不遂
利水
水肿胀满
通经
跌打损伤
经行不畅，经闭
乳少，乳汁不通
祛风止痒
风疹瘙痒
用法用量：煎服，5 ～ 10g。外用适量
使用注意：月经过多者不宜；孕妇慎用

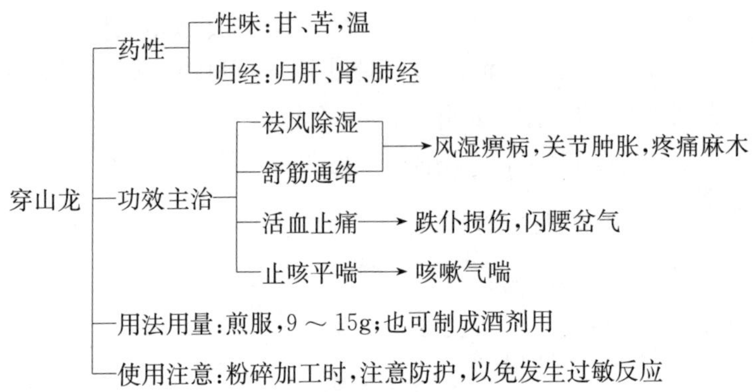
穿山龙
药性
性味：甘、苦，温
归经：归肝、肾、肺经
功效主治
祛风除湿
舒筋通络
风湿痹病，关节肿胀，疼痛麻木
活血止痛
跌仆损伤，闪腰岔气
止咳平喘
咳嗽气喘
用法用量：煎服，9 ～ 15g；也可制成酒剂用
使用注意：粉碎加工时，注意防护，以免发生过敏反应

第二节　祛风湿热药

本类药物性味多为辛苦寒，入肝、脾、肾经。辛能行散，苦能降泄，寒能清热。具有良好的祛风除湿、通络止痛、清热消肿之功，主要用于风湿热痹，关节红肿热痛。经配伍亦可用于风寒湿痹。

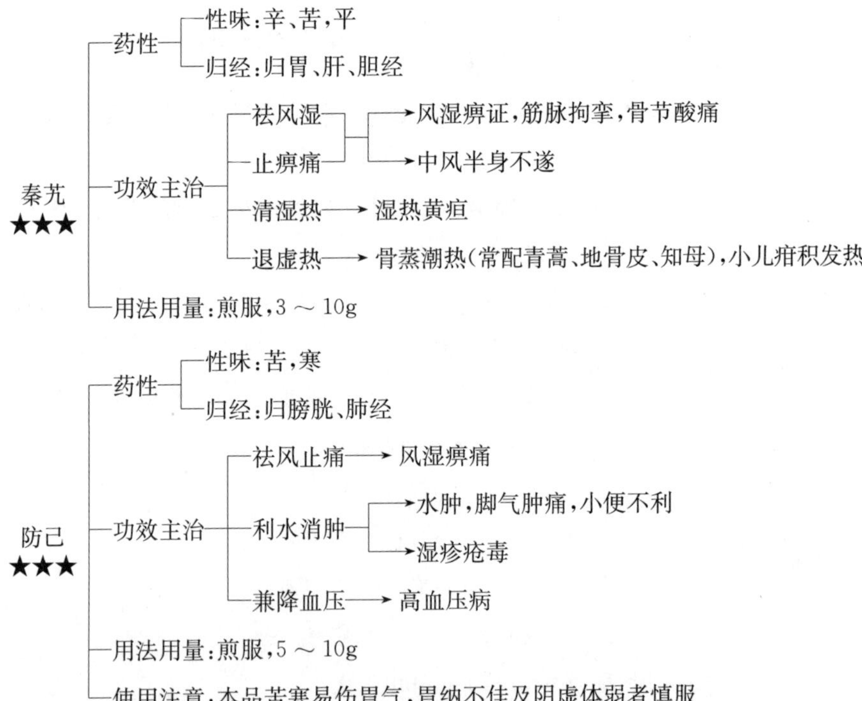
秦艽
★★★
药性
性味：辛、苦，平
归经：归胃、肝、胆经
功效主治
祛风湿
止痹痛
风湿痹证，筋脉拘挛，骨节酸痛
中风半身不遂
清湿热
湿热黄疸
退虚热
骨蒸潮热（常配青蒿、地骨皮、知母），小儿疳积发热
用法用量：煎服，3 ～ 10g
防己
★★★
药性
性味：苦，寒
归经：归膀胱、肺经
功效主治
祛风止痛
风湿痹痛
利水消肿
水肿，脚气肿痛，小便不利
湿疹疮毒
兼降血压
高血压病
用法用量：煎服，5 ～ 10g
使用注意：本品苦寒易伤胃气，胃纳不佳及阴虚体弱者慎服

秦艽与防己皆味辛苦，均能祛风湿、清热、止痹痛。主治风湿热痹，肢体关节红肿热痛。不同之处在于，秦艽性平质润，为“风药中之润剂”。本品既能祛风

湿、止痹痛，又能舒筋络（通络），凡风湿痹痛，肢体麻木，筋脉拘挛，骨节酸痛，关节屈伸不利，无论新久上下，偏寒偏热，均可配伍应用，而尤宜于热痹。人谓“痹证必用秦艽”、“三痹必用秦艽”。同时，本品又能清湿热（利湿退黄），退虚热。也常用于中风半身不遂，口眼㖞斜，言语不利；湿热黄疸；阴虚发热、骨蒸潮热，以及小儿疳积发热。防己又具有较强的利水消肿作用，也常用治水肿，小便不利，脚气肿痛以及湿疹疮毒。并有降血压作用，也可用于高血压病。此外，防己有汉防己、木防己之分，二者功用相似，均能祛风湿，止痛，利水消肿，二者常常混用。但汉防己为防己科植物粉防己的根入药，汉防己（粉防己）偏于利水消肿；木防己为马兜铃科植物广防己的根入药，木防己（广防己）偏于祛风止痛。然而，由于广防己含有马兜铃酸，具有肾毒性，为保证用药安全，国家已于 2004 年发布文件停用“广防己”药用标准，以“粉防己”代之。

防己与防风均能祛风湿、止痹痛。皆可用治风湿痹证，肢节疼痛。不同之处在于，防己辛散苦泄性寒，重在祛湿止痛，并能祛风清热，以风湿热痹用之为好。并能利水消肿，也可用治水肿、小便不利、脚气肿痛以及湿疹疮毒。防风辛散甘缓性微温，重在辛散，以祛风为主，并能祛寒胜湿，以风寒湿痹用之为好。且本品为治风之通用药，又能发表散风，止痉。也可用治风寒表证、风热表证、风寒夹湿的表证；破伤风等症。

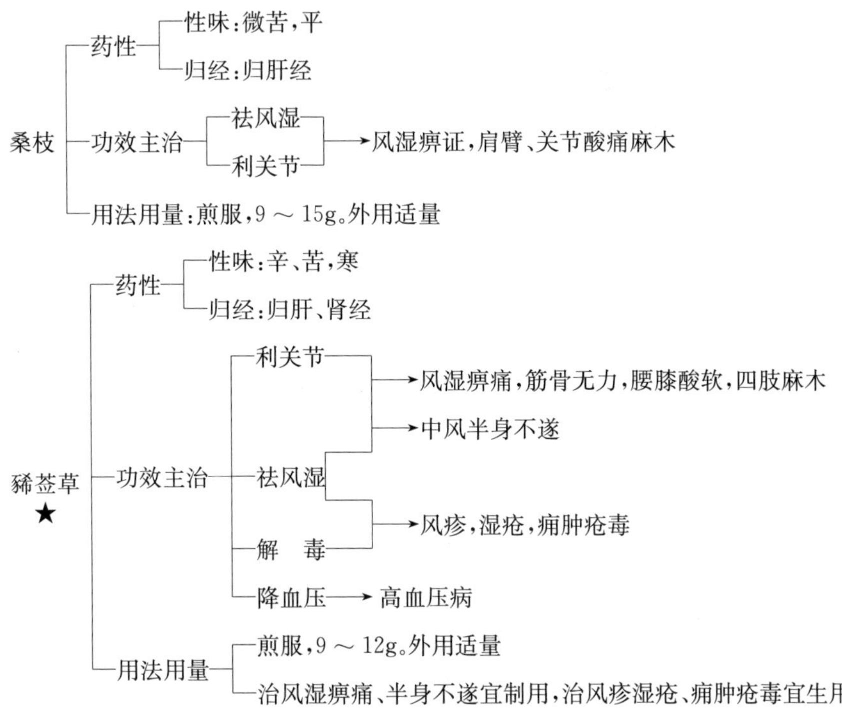
桑枝
药性
性味：微苦，平
归经：归肝经
功效主治
祛风湿
利关节
风湿痹证，肩臂、关节酸痛麻木
用法用量：煎服，9 ～ 15g。外用适量
豨莶草
★
药性
性味：辛、苦，寒
归经：归肝、肾经
功效主治
利关节
风湿痹痛，筋骨无力，腰膝酸软，四肢麻木
中风半身不遂
祛风湿
风疹，湿疮，痈肿疮毒
解　毒
降血压
高血压病
用法用量
煎服，9 ～ 12g。外用适量
治风湿痹痛、半身不遂宜制用，治风疹湿疮、痈肿疮毒宜生用

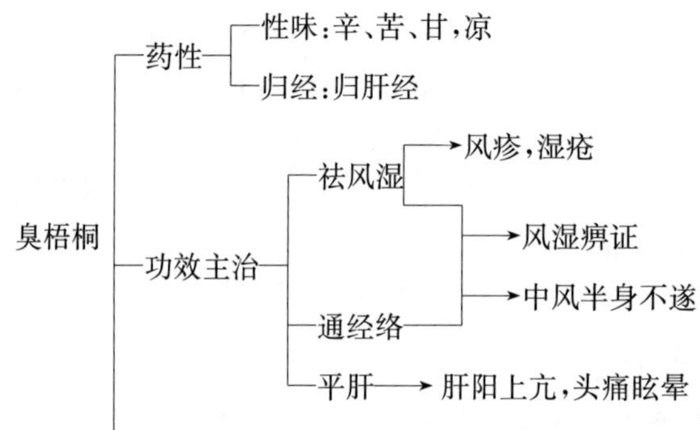
臭梧桐
药性
性味:辛、苦、甘,凉
归经:归肝经
功效主治
祛风湿
风疹,湿疮
风湿痹证
中风半身不遂
通经络
平肝
肝阳上亢,头痛眩晕
用法用量:煎服,5 ～ 15g;用于高血压病不宜久煎。研末服,每次3g。外用适量

豨莶草与臭梧桐皆味辛苦,性寒凉,均能祛风湿,通经络,利关节。都常用治风湿痹证,骨节疼痛,四肢麻木,筋脉拘挛。因性偏寒凉,故对风湿痹痛偏热者尤为适宜,二者常相须为用。取祛风湿、通经络之功,二者也都可用治中风半身不遂;风疹、湿疹、湿疮。现代研究发现二者皆能降血压,都可用治高血压病、头痛眩晕。不同之处在于,豨莶草生用性寒,宜于风湿热痹;酒制后寓补肝肾之功,常用于风湿痹痛,筋骨无力,腰膝酸软,四肢麻痹。此外,豨莶草又能清热解毒,也可用治疮痈肿毒。臭梧桐平肝降血压的作用较豨莶草为强,单用即有一定的疗效。

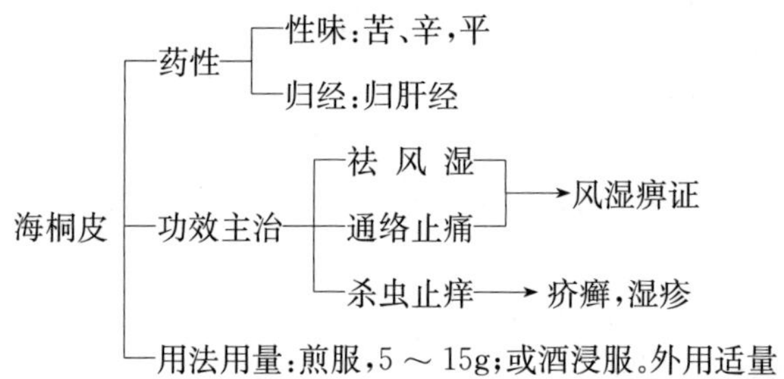
海桐皮
药性
性味:苦、辛,平
归经:归肝经
功效主治
祛 风 湿
通络止痛
风湿痹证
杀虫止痒
疥癣,湿疹
用法用量:煎服,5 ～ 15g;或酒浸服。外用适量

海桐皮、海风藤均能祛风湿,通络止痛,皆可用治风湿痹痛,肢体麻木,筋脉拘挛等症;跌打损伤,瘀滞肿痛。不同之处在于,海桐皮又能杀虫止痒,也常用治疥癣、湿疹等皮肤瘙痒。

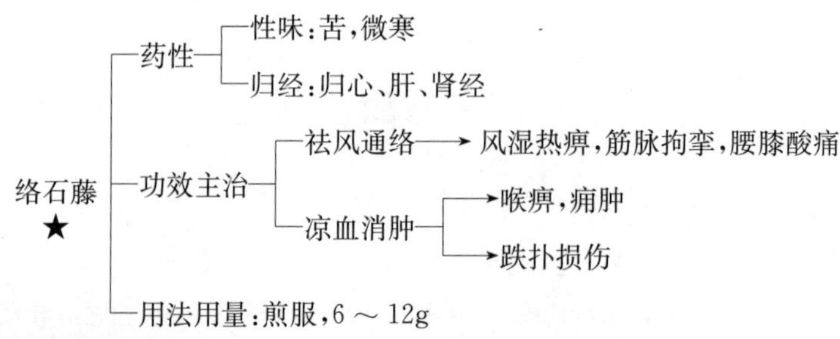
络石藤
★
药性
性味:苦,微寒
归经:归心、肝、肾经
功效主治
祛风通络
风湿热痹,筋脉拘挛,腰膝酸痛
凉血消肿
喉痹,痈肿
跌扑损伤
用法用量:煎服,6 ～ 12g

桑枝与络石藤均具有祛风通络的功效，皆常用治风湿痹痛，肢体麻木，筋脉拘挛，关节屈伸不利者，尤以风湿热痹为佳。不同之处在于，桑枝性质平和，取其祛风湿、通利关节之功，对于风湿痹证，无论偏寒偏热，均可使用，而尤宜于风湿热痹，肩臂、关节酸痛麻木者（上肢风湿热痹）。并兼能利水消肿，也可用治水肿。络石藤苦微寒，又能凉血消肿。也可用治喉痹、痈肿；跌扑损伤，瘀滞肿痛。

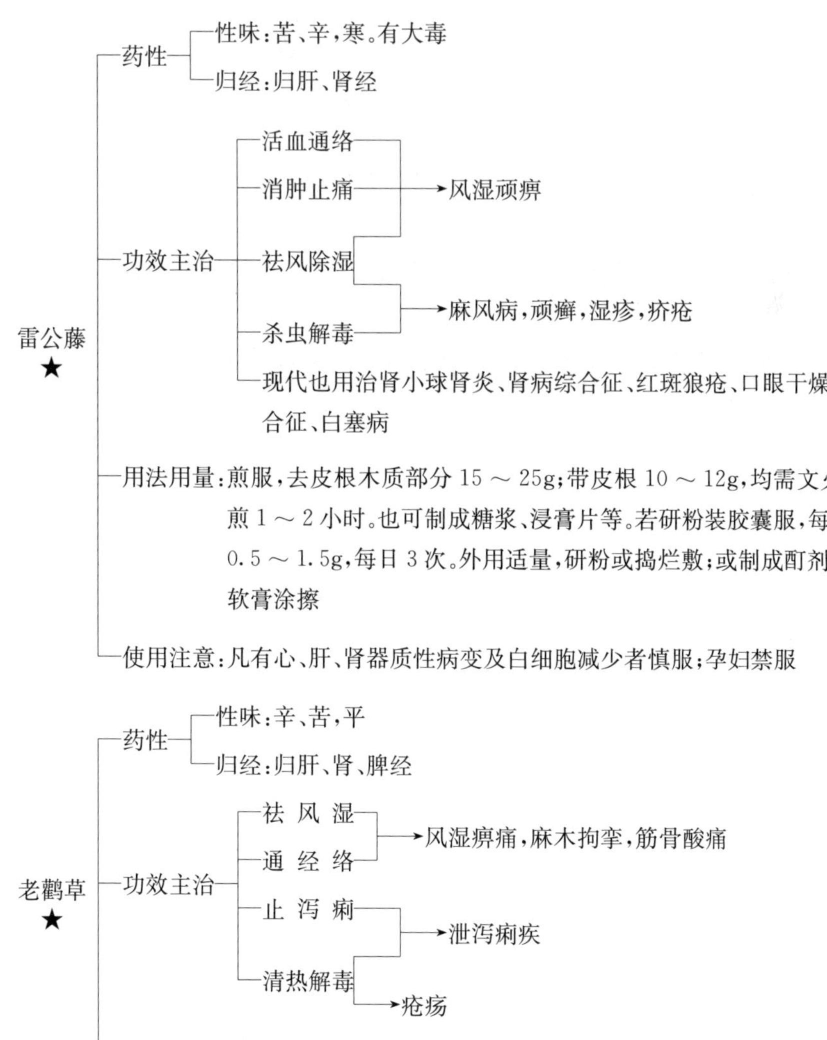
雷公藤
★
药性
性味：苦、辛，寒。有大毒
归经：归肝、肾经
功效主治
活血通络
消肿止痛
风湿顽痹
祛风除湿
麻风病，顽癣，湿疹，疥疮
杀虫解毒
现代也用治肾小球肾炎、肾病综合征、红斑狼疮、口眼干燥综合征、白塞病
用法用量：煎服，去皮根木质部分15～25g；带皮根10～12g，均需文火煎1～2小时。也可制成糖浆、浸膏片等。若研粉装胶囊服，每次0.5～1.5g，每日3次。外用适量，研粉或捣烂敷；或制成酊剂、软膏涂擦
使用注意：凡有心、肝、肾器质性病变及白细胞减少者慎服；孕妇禁服
老鹳草
★
药性
性味：辛、苦，平
归经：归肝、肾、脾经
功效主治
祛 风 湿
通 经 络
风湿痹痛，麻木拘挛，筋骨酸痛
止 泻 痢
泄泻痢疾
清热解毒
疮疡
用法用量：煎服，9～15g；或熬膏、酒浸服。外用适量

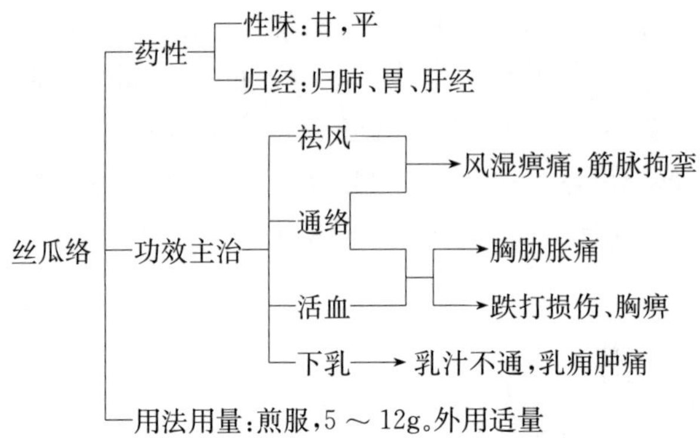
丝瓜络
药性
性味：甘，平
归经：归肺、胃、肝经
功效主治
祛风
通络
活血
下乳
风湿痹痛，筋脉拘挛
胸胁胀痛
跌打损伤、胸痹
乳汁不通，乳痈肿痛
用法用量：煎服，5～12g。外用适量

第三节　祛风湿强筋骨药

本节药物主入肝、肾经，除祛风湿外，兼有补肝肾、强筋骨作用，主要用于风湿日久，肝肾虚损，腰膝酸软，脚弱无力等。风湿日久，易损肝肾；肝肾虚损，风寒湿邪又易犯腰膝部位，故选用本节药物有扶正祛邪、标本兼顾的意义。亦可用于肾虚腰痛、骨痿、软弱无力者。

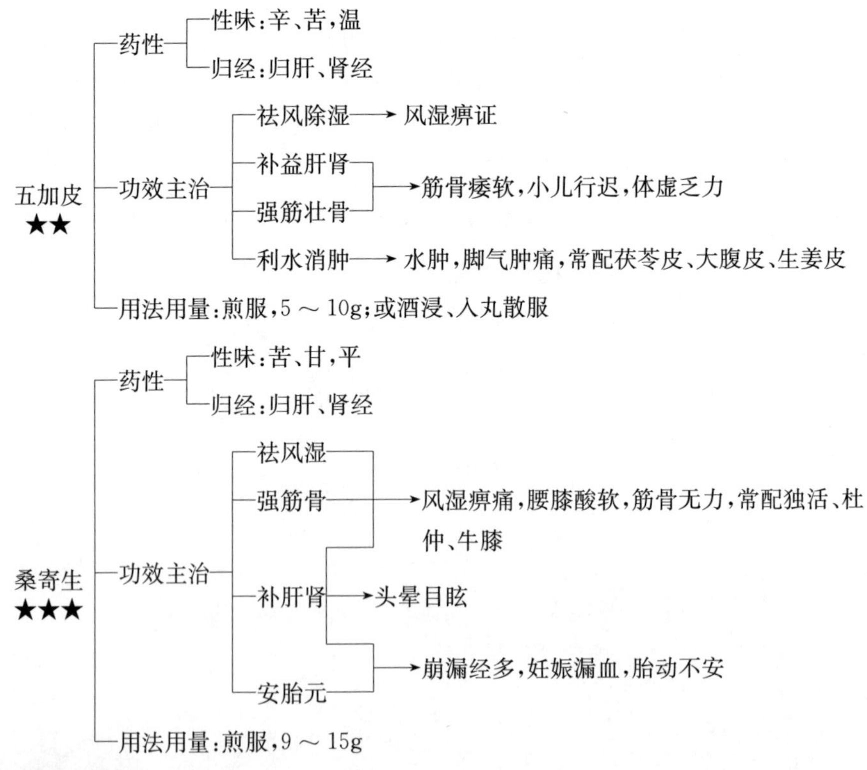
五加皮
★★
药性
性味：辛、苦，温
归经：归肝、肾经
功效主治
祛风除湿
补益肝肾
强筋壮骨
利水消肿
风湿痹证
筋骨痿软，小儿行迟，体虚乏力
水肿，脚气肿痛，常配茯苓皮、大腹皮、生姜皮
用法用量：煎服，5～10g；或酒浸、入丸散服
桑寄生
★★★
药性
性味：苦、甘，平
归经：归肝、肾经
功效主治
祛风湿
强筋骨
补肝肾
安胎元
风湿痹痛，腰膝酸软，筋骨无力，常配独活、杜仲、牛膝
头晕目眩
崩漏经多，妊娠漏血，胎动不安
用法用量：煎服，9～15g

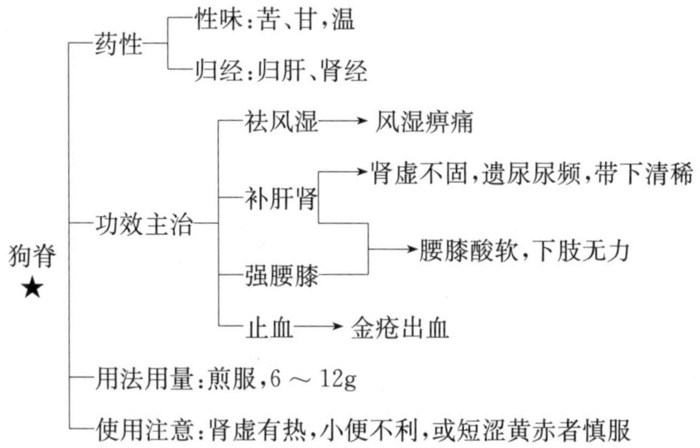
狗脊
★
药性
性味:苦、甘,温
归经:归肝、肾经
功效主治
祛风湿
风湿痹痛
补肝肾
肾虚不固,遗尿尿频,带下清稀
腰膝酸软,下肢无力
强腰膝
止血
金疮出血
用法用量:煎服,6 ～ 12g
使用注意:肾虚有热,小便不利,或短涩黄赤者慎服

五加皮、桑寄生与狗脊皆归肝、肾经,均能祛风湿,补肝肾,强筋骨。均常用治风湿痹证日久兼肝肾不足,腰膝酸痛,筋骨痿软无力者;肝肾不足,腰膝软弱、筋骨无力、小儿行迟。不同之处在于,五加皮又能利水消肿,也常用治水肿,小便不利,以及脚气肿痛。桑寄生又能补肝肾、养血而固冲任、安胎元,又常用治肝肾亏虚,冲任不固之妊娠胎漏下血,胎动不安,以及崩漏、月经过多。此外,本品尚能补益肝肾以平肝降压,用于高血压病头晕目眩属肝肾不足者。狗脊兼能温补固摄,也可用治肾虚不固之遗尿尿频、白带过多。此外,狗脊的绒毛有止血作用,外敷可用于金疮出血。

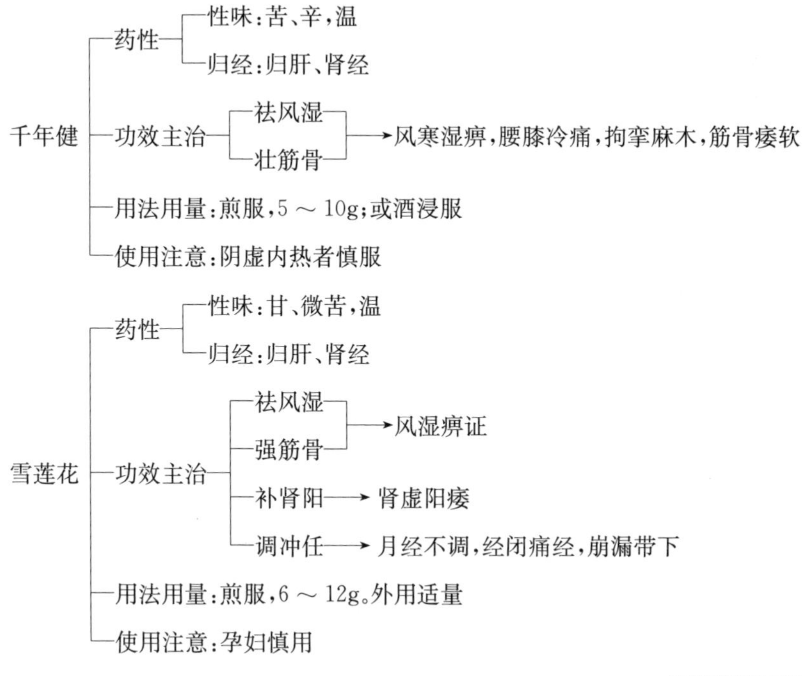
千年健
药性
性味:苦、辛,温
归经:归肝、肾经
功效主治
祛风湿
壮筋骨
风寒湿痹,腰膝冷痛,拘挛麻木,筋骨痿软
用法用量:煎服,5 ～ 10g;或酒浸服
使用注意:阴虚内热者慎服
雪莲花
药性
性味:甘、微苦,温
归经:归肝、肾经
功效主治
祛风湿
强筋骨
风湿痹证
补肾阳
肾虚阳痿
调冲任
月经不调,经闭痛经,崩漏带下
用法用量:煎服,6 ～ 12g。外用适量
使用注意:孕妇慎用

附药：天山雪莲　本品性味微苦，温。功能温肾助阳，祛风胜湿，通经活血。适用于风寒湿痹，类风湿关节炎，小腹冷痛，月经不调。煎服，3～6g；或酒浸服。外用适量。孕妇忌用。

祛风湿药功用归纳小结见下表（表11-1至表11-3）：

表11-1　祛风寒湿药功用归纳小结表

药名	共　性	个　性	
		作用特点	其他功效
独活	祛风除湿，通痹止痛	祛风湿、止痹痛之力较强，性善下行，尤善治下半身风寒湿痹	解表
威灵仙		性猛善走，又能通经络	消骨鲠
徐长卿		止痛作用较强，广泛地用于风湿、寒凝、气滞、血瘀所致的各种痛证	祛风止痒，兼解蛇毒
蕲蛇	性善走窜，通表达里，内走脏腑，外达肌肤，祛风，通络，止痉，均为祛风之专药	有毒而药力较强，为治风湿顽痹的要药	
乌梢蛇		无毒而药力较蕲蛇为缓	
木瓜	和中化湿	善于舒筋活络，为治疗风湿痹痛，筋脉拘挛之要药	消食、生津止渴
蚕沙		又能祛风湿，且作用和缓	止痒
川乌	有大毒，祛风除湿，温经止痛		
草乌			
海风藤	祛风湿，通经络	又能止痛	
青风藤			利小便
油松节	祛风除湿，通经活络	又能止痛	
路路通			利水
伸筋草	祛风湿	又能舒筋活络	
丁公藤		又能消肿止痛	
昆明山海棠		又能祛瘀通络，续筋接骨	
穿山龙	既能祛风除湿，舒筋活络，又能活血止痛，止咳平喘		

表 11-2 祛风湿热药功用归纳小结表

药名	共性	个性	
		作用特点	其他功效
秦艽	祛风湿,止痹痛	为“风药中之润剂”,又能舒筋络,凡风湿痹痛,无论新久上下,偏寒偏热均宜,尤宜于热痹	退虚热,清湿热
防己		又具较强的利水消肿作用。汉防己偏于利水消肿,木防己偏于祛风止痛	
桑枝	祛风通络	尤宜于上肢风湿热痹	能利水消肿
络石藤			凉血消肿
豨莶草	祛风湿,通经络,利关节,降血压	生用性寒,宜于风湿热痹;酒制后寓补肝肾之功,常用于风湿痹痛,筋骨无力,腰膝酸软,四肢麻痹	清热解毒
臭梧桐		平肝降血压的作用较豨莶草为强	
海桐皮	祛风湿,通络止痛,杀虫止痒	皮肤病尤为多用	
雷公藤		有大毒,又能活血消肿,解毒,尤宜于关节僵硬变形者	
老鹳草	祛风湿,通络		清热解毒,止泻痢
丝瓜络			活血,下乳

表 11-3 祛风湿强筋骨药功用归纳小结表

药名	共性		个性
五加皮	祛风湿,强筋骨	补肝肾	利水消肿
桑寄生			固冲任,安胎元,兼能平肝降压
狗脊			温补固摄,绒毛外用止血
千年健			尤宜于老人
雪莲花			补肾阳,调经止血

祛风湿药功效及主治背记见下表(表 11-4 至表 11-9)：

表 11-4　祛风湿药功效背记表(一)

药名 功效	独活	威灵仙	徐长卿	川乌	草乌	蕲蛇	乌梢蛇	雷公藤	五加皮	桑寄生	狗脊	千年健
祛风湿												
止痹痛												
散寒止痛												
通经络												
解表												
活血通络												
祛风通络												
定惊止痉												
止痒												
消肿止痛												
杀虫解毒												
消骨鲠												
补肝肾												
强筋骨 (强腰膝)												
固冲任												
安胎												
利尿												

表 11-5　祛风湿药功效背记表(二)

药名 功效	木瓜	蚕沙	伸筋草	油松节	海风藤	穿山龙	路路通	丁公藤	昆明山海棠
舒筋活络									
和胃化湿 (和中化湿)									
祛风湿									
止咳平喘									
通络止痛									

续表

药名 功效	木瓜	蚕沙	伸筋草	油松节	海风藤	穿山龙	路路通	丁公藤	昆明山海棠
通经络									
舒筋活络									
活血止痛									
续筋接骨									
祛风通络									
利小便									
通经下乳									

表 11-6 祛风湿药功效背记表(三)

药名 功效	秦艽	防己	桑枝	豨莶草	臭梧桐	海桐皮	络石藤	丝瓜络
祛风湿								
止痹痛								
退虚热								
清湿热								
止痛								
利水消肿								
祛风								
通络								
利关节								
通经活络								
清热解毒								
降压								
活络								
杀虫止痒								
凉血消肿								
活血通络								
清肺化痰								
解毒化痰								

表 11-7　祛风湿药主治病证背记表（一）

药名 主治病证	独活	威灵仙	川乌	草乌	蕲蛇	乌梢蛇	雷公藤	木瓜	蚕沙
风寒湿痹痛									
风寒表证兼湿									
诸骨骾咽									
诸寒疼痛									
跌打损伤									
麻醉止痛									
风湿顽痹									
中风后遗症									
麻风疠毒									
小儿急慢惊风									
破伤风									
风湿痹痛									
疔疮肿毒									
腰带疮									
皮肤瘙痒									
脚气肿痛									
吐泻转筋									

表 11-8　祛风湿药主治病证背记表（二）

药名 主治病证	伸筋草	油松节	海风藤	穿山龙	路路通	五加皮	桑寄生	狗脊	千年健
风湿痹痛									
跌打损伤									
湿热泻痢									
水肿、小便不利									
乳汁不通									
乳房胀痛									
风疹瘙痒									
肝肾不足									

续表

药名 主治病证	伸筋草	油松节	海风藤	穿山龙	路路通	五加皮	桑寄生	狗脊	千年健
腰膝软弱									
小儿行迟									
胎漏下血									
胎动不安									
尿频遗尿									
白带过多									

表 11-9 祛风湿药主治病证背记表(三)

药名 主治病证	秦艽	防己	桑枝	豨莶草	臭梧桐	海桐皮	络石藤	丝瓜络	丁公藤	昆明山海棠
风湿痹痛										
骨蒸潮热										
水肿										
中风痿痹										
疮疡肿毒										
湿疹瘙痒										
高血压病										
疥癣										
喉痹										
跌打损伤 筋伤骨折										
血滞经闭										
乳少或乳汁不下										
乳房胀痛										

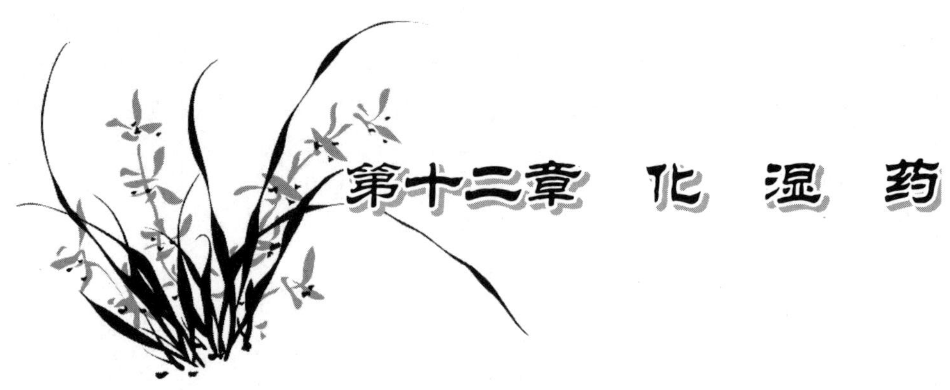

第十二章 化湿药

含义：凡气味芳香，性偏温燥，以化湿运脾为主要作用的药物，称为化湿药。

性能功效：脾喜燥而恶湿，"土爱暖而喜芳香"。本类药物辛香温燥，主入脾、胃经，芳香之品能醒脾化湿，温燥之药可燥湿健脾。同时，其辛能行气，香能通气，能行中焦之气机，以解除因湿浊引起的脾胃气滞之病机。此外，部分药还兼有解暑、辟秽等作用。

适用范围：化湿药主要适用于湿浊内阻，脾为湿困，运化失常所致的脘腹痞满、呕吐泛酸、大便溏薄、食少体倦、口甘多涎、舌苔白腻等症。此外，部分药物亦可用于湿温、暑湿证。

配伍方法：使用化湿药，应根据湿困的不同情况及兼证而进行适当的配伍应用。如湿阻气滞，脘腹胀满痞闷者，常与行气药物配伍；如湿阻而偏于寒湿，脘腹冷痛者，可配伍温中祛寒药；如脾虚湿阻，脘痞纳呆，神疲乏力者，常配伍补气健脾药同用；如用于湿温、湿热、暑湿者，常与清热燥湿、解暑、利湿之品同用。

使用注意：化湿药物气味芳香，多含挥发油，一般以作为散剂服用疗效较好，如入汤剂宜后下，且不应久煎，以免其挥发性有效成分逸失而降低疗效；本类药物多属辛温香燥之品，易于耗气伤阴，故阴虚血燥及气虚者宜慎用。

药理作用：现代药理研究表明，本类药大多能刺激嗅觉、味觉及胃黏膜，从而促进胃液分泌，兴奋肠管蠕动，使胃肠推进运动加快，以增强食欲，促进消化，排出肠道积气的作用。

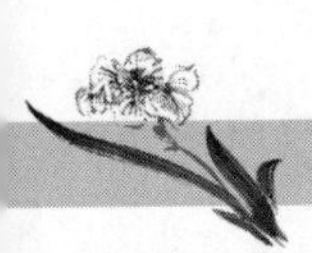

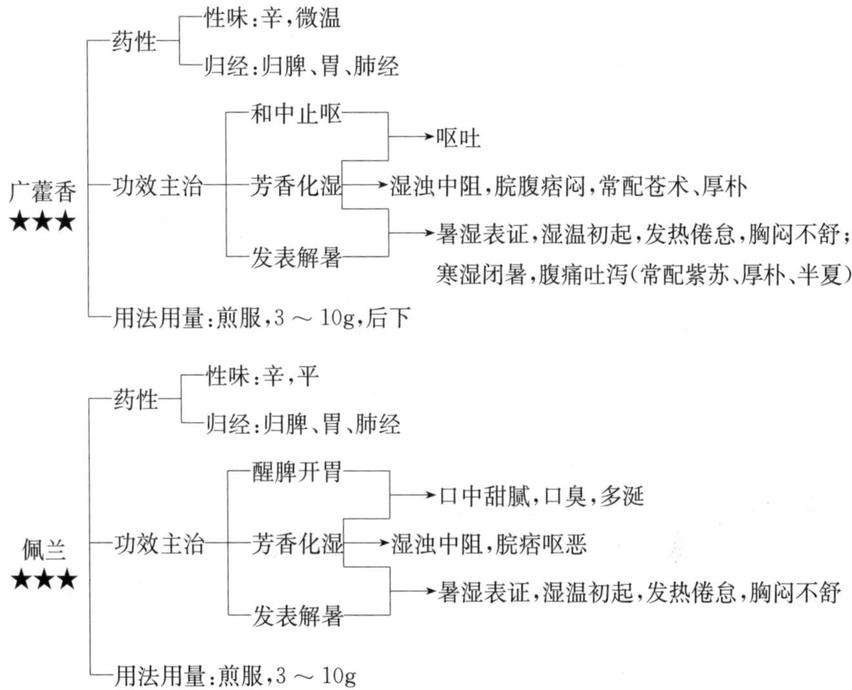
广藿香
★★★
药性
性味：辛，微温
归经：归脾、胃、肺经
功效主治
和中止呕
芳香化湿
发表解暑
呕吐
湿浊中阻，脘腹痞闷，常配苍术、厚朴
暑湿表证，湿温初起，发热倦怠，胸闷不舒；
寒湿闭暑，腹痛吐泻（常配紫苏、厚朴、半夏）
用法用量：煎服，3～10g，后下
佩兰
★★★
药性
性味：辛，平
归经：归脾、胃、肺经
功效主治
醒脾开胃
芳香化湿
发表解暑
口中甜腻，口臭，多涎
湿浊中阻，脘痞呕恶
暑湿表证，湿温初起，发热倦怠，胸闷不舒
用法用量：煎服，3～10g

广藿香与佩兰皆味辛气香，主入脾、胃、肺经，均能芳香化湿，发表解暑。都可用治湿阻中焦所致的脘腹痞闷，食欲不振，恶心呕吐，神疲体倦等症；暑湿表证，湿温初起，发热倦怠，胸闷不舒。二者常相须为用。不同之处在于，广藿香微温化湿不燥热，辛散发表不峻烈，为芳香化湿浊之要药，其解表之力较佩兰为强，外感表证广藿香多用。治疗暑月外感风寒，内伤生冷而致恶寒发热，头痛脘闷，腹痛吐泻的寒湿闭暑证。并善于化湿和中而止呕，最宜于湿浊中阻所致的恶心呕吐，配伍他药也可用于胃寒、胃热、胃虚、妊娠呕吐。佩兰性平，发表之力不如广藿香，以化内湿、辟秽浊、去陈腐、醒脾开胃为长。又可用于脾经湿热，口中甜腻、多涎、口气腐臭、舌苔垢腻等的脾瘅症。

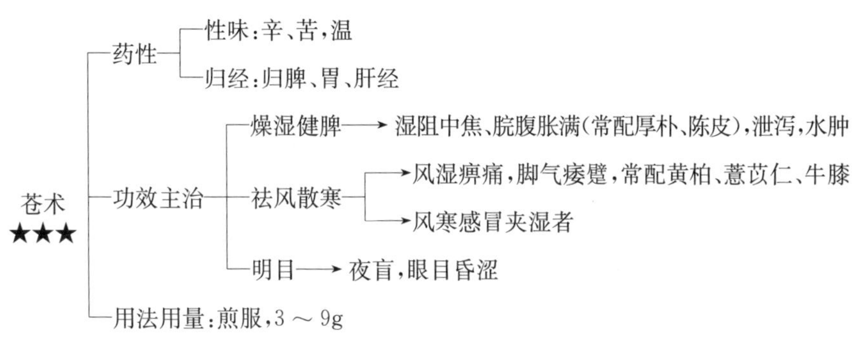
苍术
★★★
药性
性味：辛、苦，温
归经：归脾、胃、肝经
功效主治
燥湿健脾
湿阻中焦、脘腹胀满（常配厚朴、陈皮），泄泻，水肿
祛风散寒
风湿痹痛，脚气痿躄，常配黄柏、薏苡仁、牛膝
风寒感冒夹湿者
明目
夜盲，眼目昏涩
用法用量：煎服，3～9g

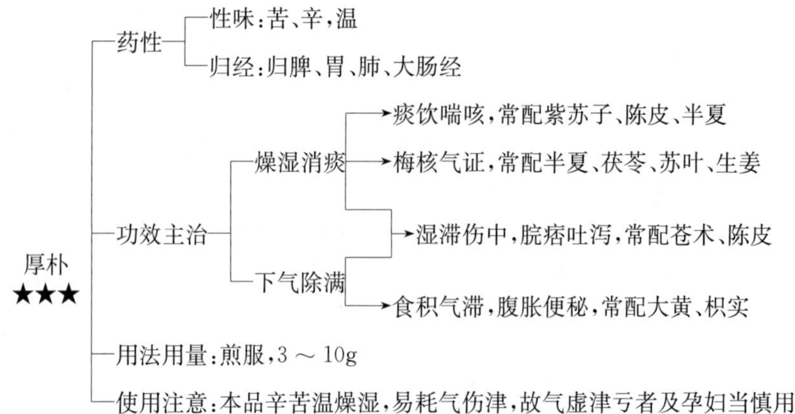
厚朴
★★★
药性
性味：苦、辛，温
归经：归脾、胃、肺、大肠经
功效主治
燥湿消痰
下气除满
痰饮喘咳，常配紫苏子、陈皮、半夏
梅核气证，常配半夏、茯苓、苏叶、生姜
湿滞伤中，脘痞吐泻，常配苍术、陈皮
食积气滞，腹胀便秘，常配大黄、枳实
用法用量：煎服，3 ～ 10g
使用注意：本品辛苦温燥湿，易耗气伤津，故气虚津亏者及孕妇当慎用

附药：厚朴花　性味苦，微温；归脾、胃经。功能芳香化湿，理气宽中。适用于脾胃湿阻气滞，胸脘痞闷胀满，纳谷不香。煎服，3～9g。

苍术与厚朴皆辛苦温燥，主入脾、胃经，均能燥湿运脾。都常用治湿阻中焦所致的脘腹胀满，食欲不振，恶心呕吐，倦怠乏力，泄泻，舌苔浊腻等症，二者常相须为用。不同之处在于，苍术温燥之性较强，燥湿健脾力强，为燥湿健脾之要药。凡痰饮、泄泻、水肿、带下等脾虚湿聚、水湿内停（脾湿偏盛）者，苍术均可使用。并能祛风散寒、明目。又可用治风寒湿痹、肢节疼痛，尤宜于痹证湿盛者；湿热下注所致的脚气肿痛、痿软无力、带下秽浊以及湿疹、湿疮；外感风寒夹湿表证；夜盲症、眼目昏涩。苍术“外散风湿，内除脾湿”。厚朴又归肺、大肠经，其燥湿之力虽不如苍术，但又能下气（行气）、消积、除满。凡湿阻、食积、气滞而致脾胃不和，脘腹胀满者均可使用，为消除胀满的要药。古人称厚朴“既可下有形之实满，又可除无形之湿满”。并能消痰（燥湿消痰、下气平喘），也可用治痰饮喘咳、痰多胸闷；七情郁结，痰气互阻，咽中如有物阻，咽之不下，吐之不出的梅核气证。

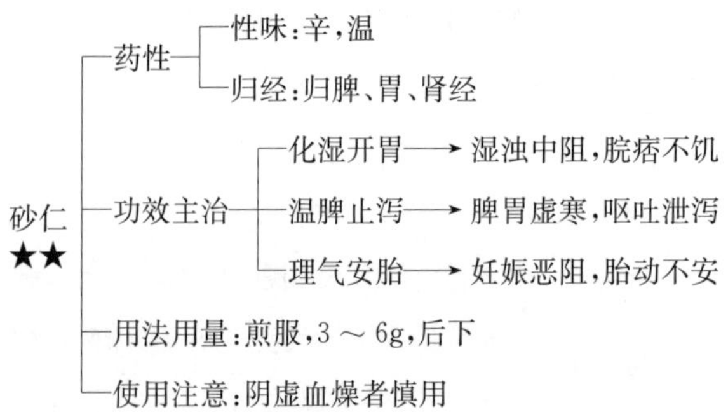
砂仁
★★
药性
性味：辛，温
归经：归脾、胃、肾经
功效主治
化湿开胃
温脾止泻
理气安胎
湿浊中阻，脘痞不饥
脾胃虚寒，呕吐泄泻
妊娠恶阻，胎动不安
用法用量：煎服，3 ～ 6g，后下
使用注意：阴虚血燥者慎用

附药：砂仁壳　性味功效与砂仁相似，而温性略减，药力薄弱，适用脾胃湿阻气滞，脘腹胀痛，呕恶食少等症。煎服，3～6g，后下。

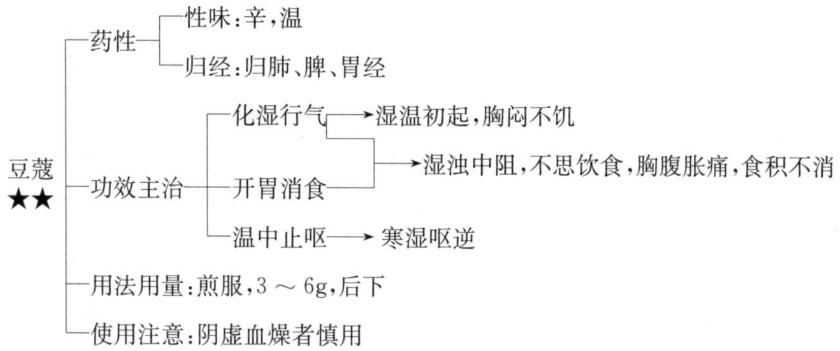
豆蔻
★★
药性
性味:辛,温
归经:归肺、脾、胃经
功效主治
化湿行气
湿温初起,胸闷不饥
湿浊中阻,不思饮食,胸腹胀痛,食积不消
开胃消食
温中止呕
寒湿呕逆
用法用量:煎服,3 ～ 6g,后下
使用注意:阴虚血燥者慎用

附药:豆蔻壳 性味功效与豆蔻相似,但温性不强,力亦较弱。适用于脾胃湿阻气滞所致的脘腹痞闷,食欲不振,呕吐等。煎服,3～6g。

砂仁与豆蔻皆味辛性温,主入脾胃,气味芳香,均能化湿行气开胃,温中止呕。都可用治湿阻中焦,脾胃气滞以及脾胃虚寒所致的脘腹胀痛,不思饮食,呕吐泄泻等脾胃不和者,而尤宜于脾胃寒湿气滞者,二者常相须为用。不同之处在于,砂仁作用偏于中下二焦,善理脾胃气滞,长于温脾止泻,并能理气安胎。又常用于脾寒泄泻;妊娠恶阻,气滞胎动不安。豆蔻(又名白豆蔻)作用偏于中上二焦,善理脾肺气滞,长于温胃止呕,又能消食。又常用于呕吐,尤宜于胃寒湿阻气滞的呕吐;脾胃气滞,食积不消,胸腹胀痛;湿温初起,胸闷不饥、舌苔浊腻等症。

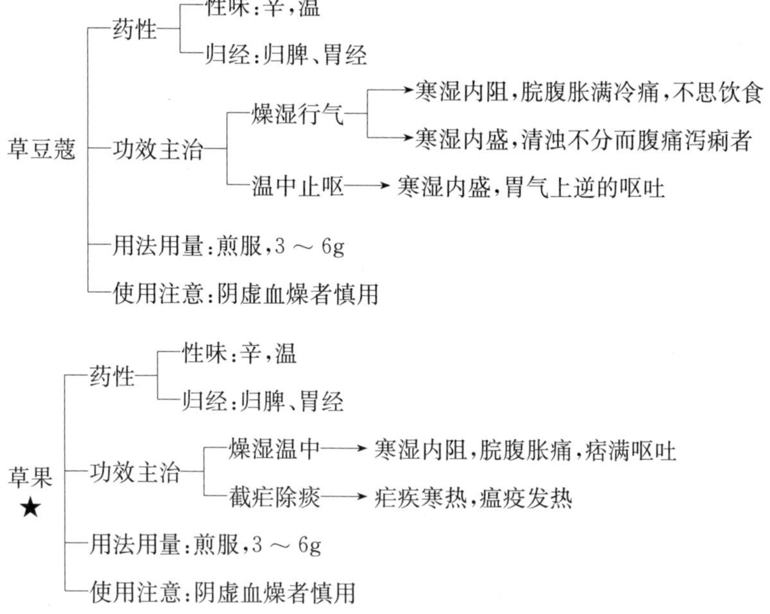
草豆蔻
药性
性味:辛,温
归经:归脾、胃经
功效主治
燥湿行气
寒湿内阻,脘腹胀满冷痛,不思饮食
寒湿内盛,清浊不分而腹痛泻痢者
温中止呕
寒湿内盛,胃气上逆的呕吐
用法用量:煎服,3 ～ 6g
使用注意:阴虚血燥者慎用
草果
★
药性
性味:辛,温
归经:归脾、胃经
功效主治
燥湿温中
寒湿内阻,脘腹胀痛,痞满呕吐
截疟除痰
疟疾寒热,瘟疫发热
用法用量:煎服,3 ～ 6g
使用注意:阴虚血燥者慎用

草豆蔻与草果皆味辛性温，主归脾胃经，均能燥湿温中散寒。都可用治寒湿内阻所致的脘腹痞满胀痛或冷痛，不思饮食，呕吐泄泻，舌苔浊腻等症。不同之处在于，草豆蔻气味芳香，燥烈之性不及草果，但能行气，故脾胃寒湿偏盛，气机不畅者宜之，也可用治脾胃气滞者。此外，本品又能温胃止呕，也可代替白豆蔻用于胃寒嗳气呕逆之证。草果具有特殊的臭气和辣味，其燥烈之性和燥湿温中之力胜于草豆蔻。并能除痰截疟，又可用于疟疾寒热、瘟疫发热。

化湿药功用归纳小结见下表(表12-1)：

表12-1　化湿药功用归纳小结表

药名	共　性	个　性	
		作用特点	其他功效
广藿香	芳香化湿，发表解暑	微温化湿不燥热，辛散发表不峻烈，其解表之力较佩兰为强	止呕
佩兰		发表之力不如广藿香，以化内湿、辟秽浊、去陈腐、醒脾开胃为长，善治脾瘅症	
苍术	辛苦温燥，燥湿运脾	温燥之性较强，为燥湿健脾之要药。凡痰饮、水肿、带下等脾湿偏盛者均宜	祛风散寒，明目
厚朴		又能下气、消积、除满，凡湿阻、食积、气滞而致脾胃不和，脘腹胀满者均可使用，为消除胀满的要药	消痰平喘
砂仁	化湿行气开胃，温中止呕	作用偏于中下二焦，善理脾胃气滞，长于温脾止泻	理气安胎
豆蔻(白豆蔻)		作用偏于中上二焦，善理脾肺气滞，长于温胃止呕	消食
草豆蔻	燥湿温中散寒	燥烈之性不及草果	行气，温胃止呕
草果		具有特殊的臭气和辣味，其燥烈之性和燥湿温中之力胜于草豆蔻	除痰截疟

化湿药功效及主治背记见下表(表 12-2,表 12-3):

表 12-2 化湿药功效背记表

药名 功效	广藿香	佩兰	苍术	厚朴	厚朴花	砂仁	豆蔻 (白豆蔻)	草豆蔻	草果
化湿									
发表解暑									
燥湿									
健脾									
祛风湿									
明目									
行气									
消积									
消痰									
平喘									
下气除满									
温中									
开胃消食									
止呕									
温脾止泻									
理气安胎									
截疟除痰									

表 12-3 化湿药主治病证背记表

药名 主治病证	广藿香	佩兰	苍术	厚朴	砂仁	豆蔻 (白豆蔻)	草豆蔻	草果
湿滞中焦								
肠胃积滞								
寒湿中阻								
脾胃气滞								
脾胃虚寒吐泻								
呕吐								
暑湿表证								

续表

主治病证＼药名	广藿香	佩兰	苍术	厚朴	砂仁	豆蔻（白豆蔻）	草豆蔻	草果
湿温初起								
风湿痹证								
外感风寒夹湿								
夜盲证								
痰饮喘咳								
妊娠恶阻								
气滞胎动不安								
疟疾								

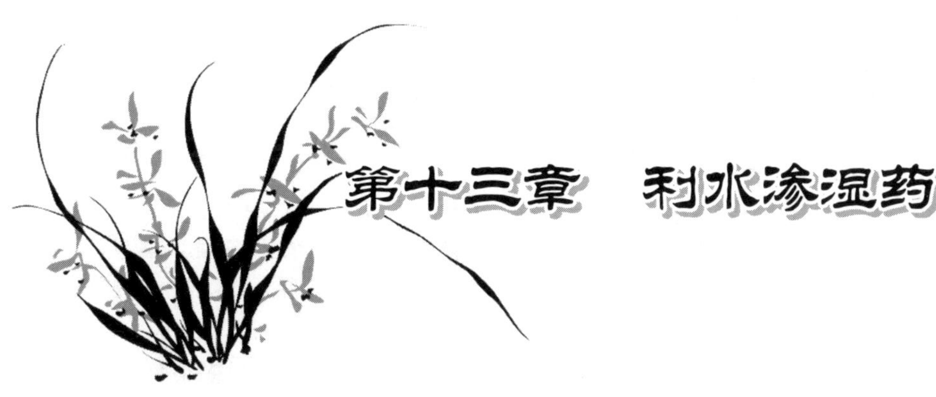

第十三章　利水渗湿药

含义：凡以通利水道、渗泄水湿为主要功效，常用以治疗水湿内停病证的药物，称利水渗湿药。

性能功效：本类药物味多甘淡或苦，主归膀胱、小肠、肾、脾经，作用趋向偏于下行，淡能渗利，苦能降泄。本类药物具有利水消肿、利尿通淋、利湿退黄等作用。

适用范围：利水渗湿药主要用治水肿、小便不利、泄泻、痰饮、淋证、黄疸、湿疮、带下、湿温等水湿所致的各种病证。

配伍方法：使用利水渗湿药，须视不同病证，选用相应的药物，并作适当配伍。如水肿骤起有表证者，配宣肺解表药；水肿日久，脾肾阳虚者，配温补脾肾药；湿热合邪者，配清热药；寒湿相并者，配温里祛寒药；热伤血络而尿血者，配凉血止血药；至于泄泻、痰饮、湿温、黄疸等，则常与健脾、芳香化湿、清热燥湿等药物配伍。此外，气行则水行，气滞则水停，故利水渗湿药还常与行气药配伍使用，以提高疗效。

使用注意：利水渗湿药，易耗伤津液，对阴亏津少、肾虚遗精遗尿者，宜慎用或忌用。有些药物有较强的通利作用，孕妇应慎用。

分类：根据利水渗湿药的药性及功效主治差异，利水渗湿药分为利水消肿药、利尿通淋药和利湿退黄药三类。

药理作用：现代药理研究证明，利水渗湿药大多具有不同程度的利尿、抗病原体、利胆、保肝、降压、抗肿瘤等作用。部分药物还有降血糖、降血脂及调节免疫功能的作用。

第一节　利水消肿药

本类药物性味甘淡平或微寒，淡能渗泄水湿，服药后能使小便畅利，水肿消退，故具有利水消肿作用。用于水湿内停之水肿、小便不利，以及泄泻、痰饮等证。临证时则宜根据不同病证之病因病机，选择适当配伍。

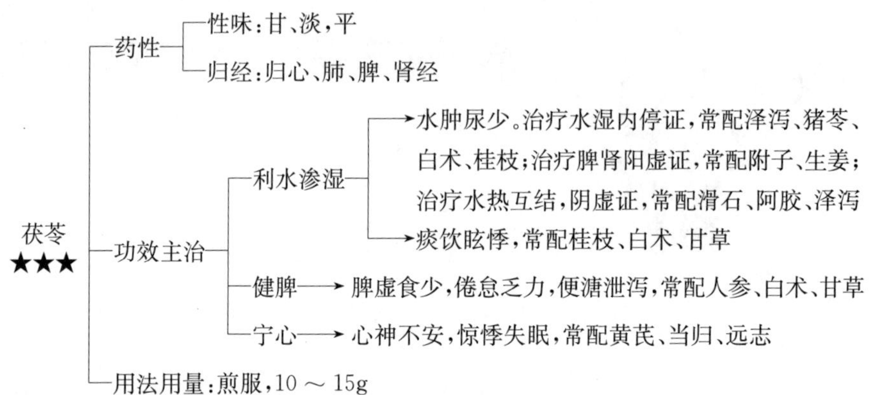
茯苓
★★★
药性
性味：甘、淡，平
归经：归心、肺、脾、肾经
功效主治
利水渗湿
水肿尿少。治疗水湿内停证，常配泽泻、猪苓、白术、桂枝；治疗脾肾阳虚证，常配附子、生姜；治疗水热互结，阴虚证，常配滑石、阿胶、泽泻
痰饮眩悸，常配桂枝、白术、甘草
健脾
脾虚食少，倦怠乏力，便溏泄泻，常配人参、白术、甘草
宁心
心神不安，惊悸失眠，常配黄芪、当归、远志
用法用量：煎服，10～15g

附药

1. 茯苓皮　性味甘、淡，平；归心、肺、脾、肾经。功能利水消肿。适用于水肿，小便不利。煎服 15～30g。

2. 茯神　性味甘、淡，平；归心、肺、脾、肾经。功能宁心安神。适用于心神不安，惊悸，健忘，失眠。煎服 10～15g。

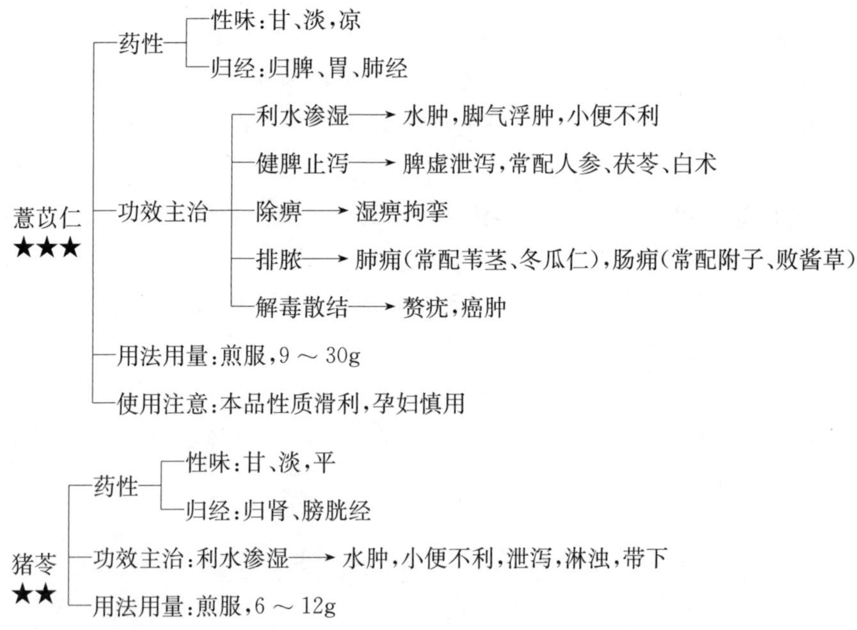
薏苡仁
★★★
药性
性味：甘、淡，凉
归经：归脾、胃、肺经
功效主治
利水渗湿
水肿，脚气浮肿，小便不利
健脾止泻
脾虚泄泻，常配人参、茯苓、白术
除痹
湿痹拘挛
排脓
肺痈（常配苇茎、冬瓜仁），肠痈（常配附子、败酱草）
解毒散结
赘疣，癌肿
用法用量：煎服，9～30g
使用注意：本品性质滑利，孕妇慎用
猪苓
★★
药性
性味：甘、淡，平
归经：归肾、膀胱经
功效主治：利水渗湿
水肿，小便不利，泄泻，淋浊，带下
用法用量：煎服，6～12g

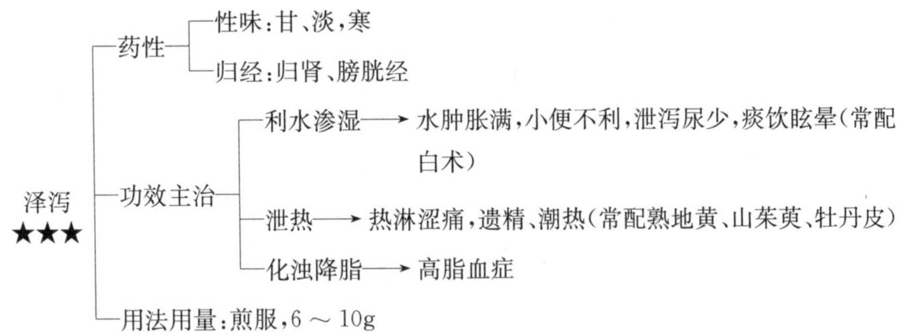
泽泻
★★★
药性
性味：甘、淡，寒
归经：归肾、膀胱经
功效主治
利水渗湿
水肿胀满，小便不利，泄泻尿少，痰饮眩晕（常配白术）
泄热
热淋涩痛，遗精、潮热（常配熟地黄、山茱萸、牡丹皮）
化浊降脂
高脂血症
用法用量：煎服，6 ～ 10g

茯苓、薏苡仁、猪苓与泽泻均味甘淡，皆能利水渗湿。都可用治水肿、脚气浮肿、小便不利、泄泻、带下、淋浊等水湿为患，临床常相须为用。其中，茯苓、薏苡仁既能利水渗湿，又能健脾，具有利而兼补的特点，故脾虚湿盛者尤为适宜。不同之处在于，茯苓性平和缓，利水而不伤正气（祛邪而不猛烈），扶正而不峻补，为利水渗湿之要药。其利水渗湿、健脾之力较薏苡仁为强。对于水肿，无论寒热虚实，各种原因所致者，均可配伍使用。取其利水健脾之功，又常用于痰饮病眩晕、心悸、咳嗽等症，为治痰饮病之要药。同时，茯苓也能宁心安神，又常用治心神不安，惊悸失眠者。薏苡仁性凉，虽利水渗湿、健脾止泻之力较茯苓为缓，但又能除痹，清热排脓，解毒散结。也常用治风湿痹痛，筋脉挛急，尤宜于湿痹拘挛者；湿温初起或暑湿邪在气分，发热恶寒，头痛，胸闷身重者；肺痈胸痛、咳吐脓痰，肠痈腹痛；赘疣，癌肿。猪苓性平，作用单纯而利水渗湿之力较强，主治水肿、小便不利、泄泻、淋浊、带下等水湿为患。此外，现代研究本品所含猪苓多糖具有一定的抗肿瘤、防治肝炎的作用。泽泻性寒，利水渗湿之力与猪苓相似，又能泄热，尤善于泄肾火与膀胱之热，故下焦湿热者尤为适宜。并能化浊降脂，也可用治痰饮停聚，清阳不升之头目昏眩；肾阴不足、相火亢盛之遗精盗汗，骨蒸潮热等症；高脂血症。

此外，茯苓为寄生于松根的多孔菌科真菌茯苓的菌核，所用部位不同，其作用亦异。菌核的黑褐色外皮入药名茯苓皮，长于利水消肿，多治皮肤水肿、小便不利。皮层下的赤色部分入药名赤茯苓，长于清利湿热，主治水湿偏热者。菌核内部的白色部分入药名白茯苓，长于健脾利湿，主治脾虚湿盛者。带有松根的白色部分入药名茯神，又名抱木神，长于宁心安神，专治心神不安、惊悸、健忘、失眠。菌核中的松根入药名茯神木，长于平肝安神。

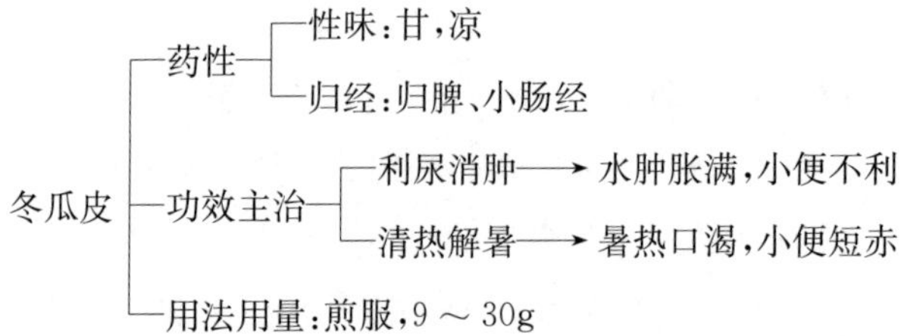
冬瓜皮
药性
性味:甘,凉
归经:归脾、小肠经
功效主治
利尿消肿→水肿胀满,小便不利
清热解暑→暑热口渴,小便短赤
用法用量:煎服,9～30g

附药:冬瓜子　性味甘,微寒;归肺、脾、小肠经。功能清热化痰,排脓,利湿。适用于痰热咳嗽,肺痈,肠痈,带下,白浊。煎服,10～15g。

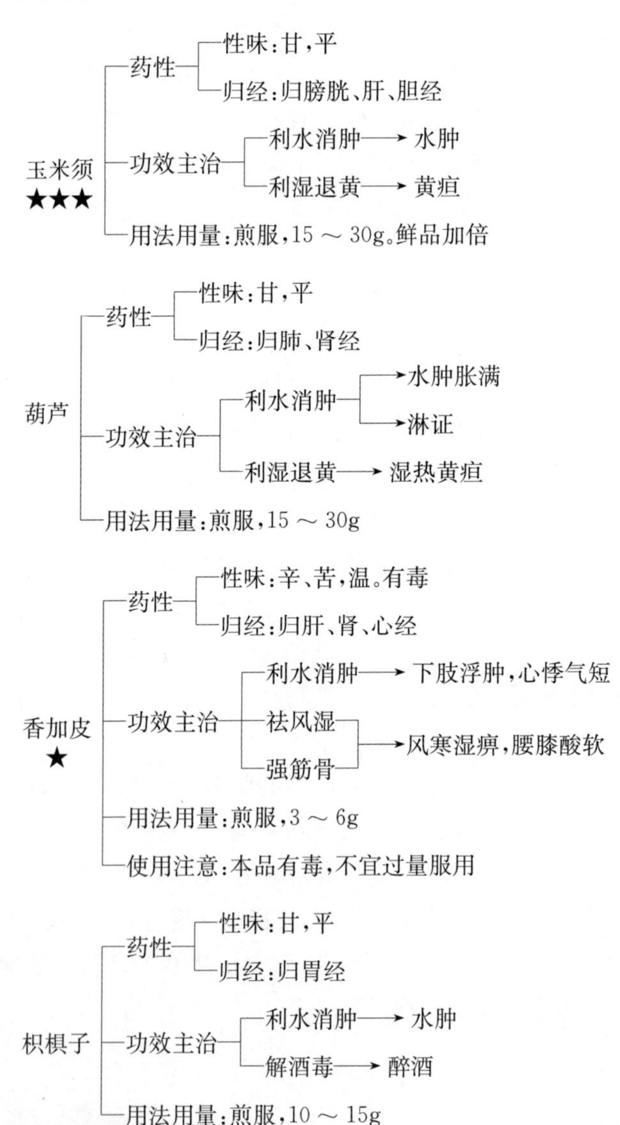
玉米须
★★★
药性
性味:甘,平
归经:归膀胱、肝、胆经
功效主治
利水消肿→水肿
利湿退黄→黄疸
用法用量:煎服,15～30g。鲜品加倍
葫芦
药性
性味:甘,平
归经:归肺、肾经
功效主治
利水消肿→水肿胀满
→淋证
利湿退黄→湿热黄疸
用法用量:煎服,15～30g
香加皮
★
药性
性味:辛、苦,温。有毒
归经:归肝、肾、心经
功效主治
利水消肿→下肢浮肿,心悸气短
祛风湿
强筋骨
→风寒湿痹,腰膝酸软
用法用量:煎服,3～6g
使用注意:本品有毒,不宜过量服用
枳椇子
药性
性味:甘,平
归经:归胃经
功效主治
利水消肿→水肿
解酒毒→醉酒
用法用量:煎服,10～15g

冬瓜皮、玉米须、葫芦、香加皮与枳椇子均可利水消肿，皆可用治水肿胀满，小便不利。不同之处在于，冬瓜皮性凉，又能清热解暑，也可用治暑热烦渴，小便短赤。玉米须又能利湿退黄，也可用治黄疸。因其药性平和，故无论阳黄、阴黄，均可配伍使用。此外，也可用治小便短赤，淋沥涩痛。葫芦性平偏凉，还可利水而通淋、利湿而退黄，也可用治湿热黄疸；热淋、血淋。香加皮有毒，偏于强心利尿，用治下肢浮肿，心悸气短（心源性水肿）。并能祛风湿、强筋骨，也可用治风寒湿痹，腰膝酸软。枳椇子又善解酒毒，用治酒醉后诸症。

第二节　利尿通淋药

本类药物性味多苦寒，或甘淡寒。苦能降泄，寒能清热，走下焦，尤能清利下焦湿热，以利尿通淋为主要作用，主要用于治疗热淋、血淋、石淋、膏淋。临床应针对病情选用相应的利尿通淋药，并作适当配伍，以提高药效。

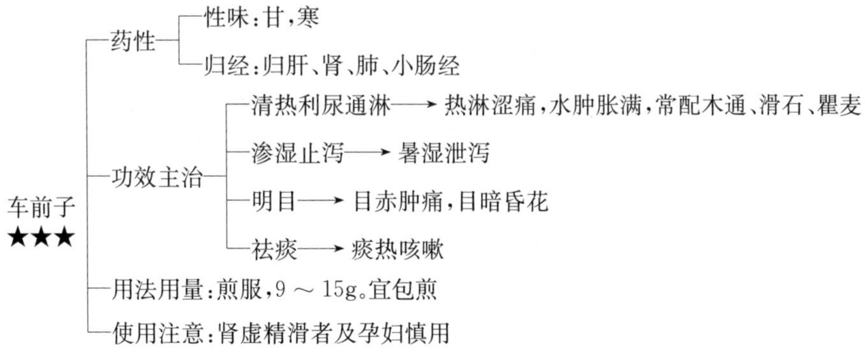
车前子
★★★
药性
性味：甘，寒
归经：归肝、肾、肺、小肠经
功效主治
清热利尿通淋→热淋涩痛，水肿胀满，常配木通、滑石、瞿麦
渗湿止泻→暑湿泄泻
明目→目赤肿痛，目暗昏花
祛痰→痰热咳嗽
用法用量：煎服，9～15g。宜包煎
使用注意：肾虚精滑者及孕妇慎用

附药：车前草　性味甘，寒；归肝、肾、肺、小肠经。功能清热利尿通淋，祛痰，凉血，解毒。适用于热淋涩痛，水肿尿少，暑湿泄泻，痰热咳嗽，吐血衄血，痈肿疮毒。煎服 9～30g。

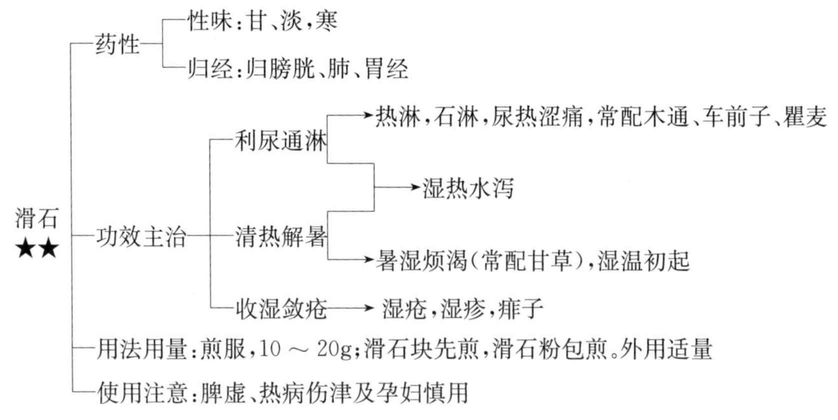
滑石
★★
药性
性味：甘、淡，寒
归经：归膀胱、肺、胃经
功效主治
利尿通淋
→热淋，石淋，尿热涩痛，常配木通、车前子、瞿麦
→湿热水泻
清热解暑
→暑湿烦渴（常配甘草），湿温初起
收湿敛疮→湿疮，湿疹，痱子
用法用量：煎服，10～20g；滑石块先煎，滑石粉包煎。外用适量
使用注意：脾虚、热病伤津及孕妇慎用

车前子与滑石皆味甘性寒，均能清热利尿通淋。同可用治淋证涩痛、水肿胀满、小便不利等症。因其性寒清热，故尤宜于热淋涩痛、小便短赤。不同之处在于，车前子又能渗湿止泻（利湿止泻），清肝明目，清肺祛痰。也可用治暑湿泄泻，本品能利水湿、分清浊而止泻（利湿止泻），即“利小便以实大便”，故以湿盛于大肠之小便不利、大便水泻者为宜；肝火上炎之目赤肿痛。若配伍滋补肝肾明目药，也可用治肝肾阴虚之目暗昏花；痰热咳嗽。滑石又能清解暑热，（外用）祛湿敛疮。也可用治暑热烦渴，小便短赤；湿温、暑湿初起，头痛恶寒，身重胸闷；湿热水泻；（外用治）湿疹，湿疮，痱子。

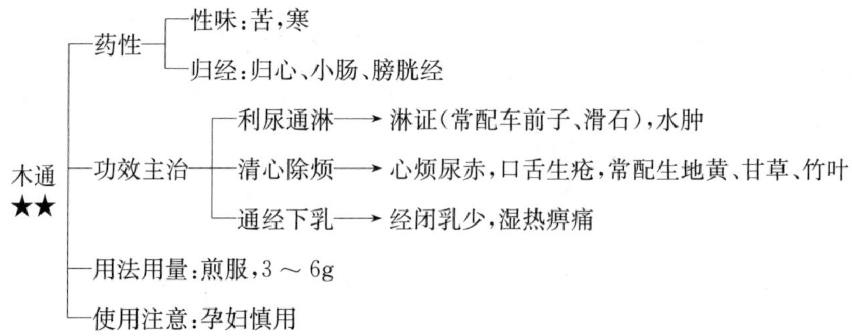
木通
★★
药性
性味：苦，寒
归经：归心、小肠、膀胱经
功效主治
利尿通淋——→淋证（常配车前子、滑石），水肿
清心除烦——→心烦尿赤，口舌生疮，常配生地黄、甘草、竹叶
通经下乳——→经闭乳少，湿热痹痛
用法用量：煎服，3 ～ 6g
使用注意：孕妇慎用

附药：川木通　性味苦，寒；归心、小肠、膀胱经。功能利尿通淋，清心除烦，通经下乳。适用于淋证，水肿，心烦尿赤，口舌生疮，经闭乳少，湿热痹痛。煎服，3～6g。孕妇慎用。

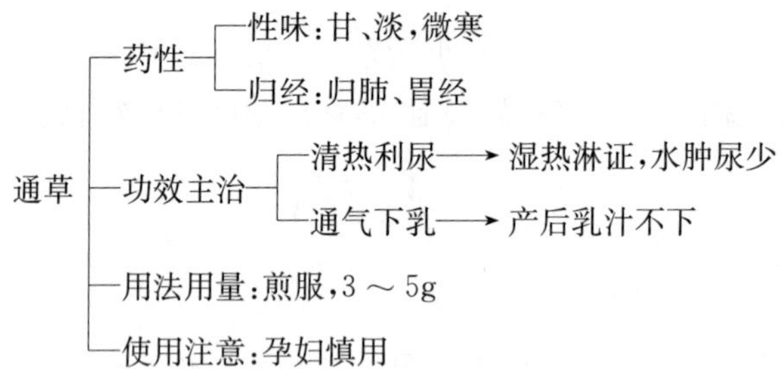
通草
药性
性味：甘、淡，微寒
归经：归肺、胃经
功效主治
清热利尿——→湿热淋证，水肿尿少
通气下乳——→产后乳汁不下
用法用量：煎服，3 ～ 5g
使用注意：孕妇慎用

木通与通草皆性寒凉，均能清热利尿通淋，通乳。同可用治湿热淋证，水肿尿少；产后乳汁不下或不畅。不同之处在于，木通味苦性寒，泄降力强，善于泄热，尤善于清泄心火与小肠之火，使实热或湿热从小便而出，具有清心除烦之功，善治心火上炎，口舌生疮，或心热下移于小肠所致的心烦尿赤等症。且入血分，能通经下乳及通利血脉、关节，也可用治血滞经闭，湿热痹痛。通草甘淡微寒，泄降力缓，善于清肺热，入气分，能通气下乳（使胃气上达而下乳）。此外，本品也可

用治湿温初起及暑温夹湿，头痛恶寒，身重疼痛，肢体倦怠，胸闷不饥，午后身热等症。

另据考证，我国历代本草所记载使用的木通为木通科木通的干燥藤茎，而非关木通。关木通为马兜铃科植物东北马兜铃 Aristolochia manshuriensis Kom. 的藤茎，为我国东北地区所习用，有一百多年的历史，首载于《中华人民共和国药典》1963 年版一部。考虑到国内外有不少关木通引起肾脏损害等不良反应的报道，为保证用药安全，国家已于 2004 年下文停用关木通的药用标准，以“木通”代之。

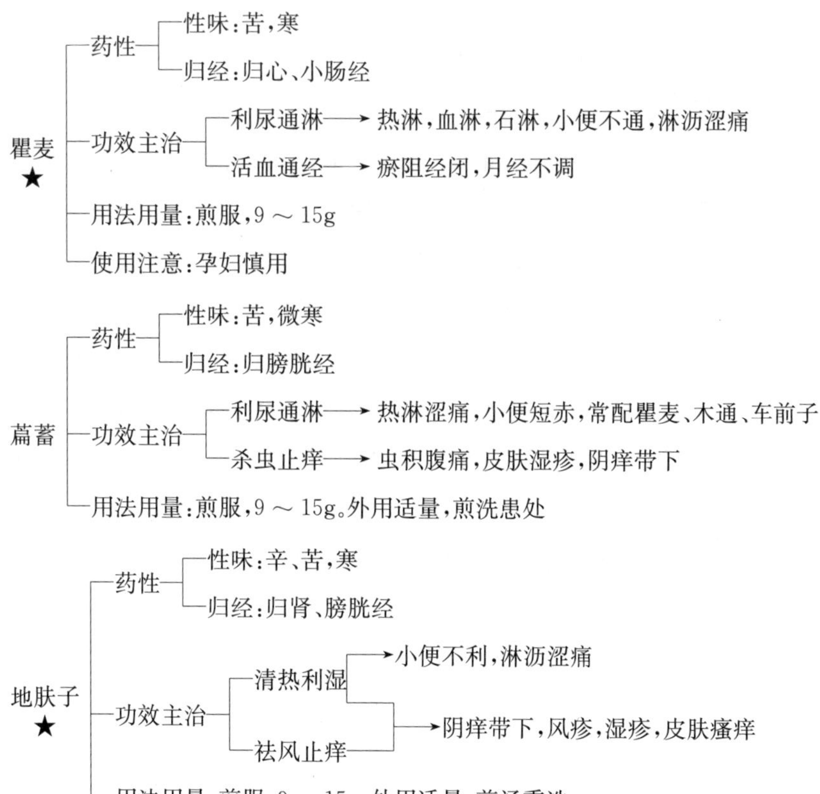
瞿麦
★
药性
性味：苦，寒
归经：归心、小肠经
功效主治
利尿通淋
热淋，血淋，石淋，小便不通，淋沥涩痛
活血通经
瘀阻经闭，月经不调
用法用量：煎服，9 ～ 15g
使用注意：孕妇慎用
萹蓄
药性
性味：苦，微寒
归经：归膀胱经
功效主治
利尿通淋
热淋涩痛，小便短赤，常配瞿麦、木通、车前子
杀虫止痒
虫积腹痛，皮肤湿疹，阴痒带下
用法用量：煎服，9 ～ 15g。外用适量，煎洗患处
地肤子
★
药性
性味：辛、苦，寒
归经：归肾、膀胱经
功效主治
清热利湿
小便不利，淋沥涩痛
祛风止痒
阴痒带下，风疹，湿疹，皮肤瘙痒
用法用量：煎服，9 ～ 15g。外用适量，煎汤熏洗

萹蓄与地肤子皆味苦，性寒凉，均能清热利尿通淋，杀虫止痒。同可用治热淋涩痛，小便短赤，以及血淋、石淋；湿疹、湿疮、阴痒带下、皮肤瘙痒等皮肤病。不同之处在于，萹蓄利尿通淋之力较强，故淋证涩痛萹蓄尤为多用。也可用治虫积腹痛。地肤子则祛风止痒之力较强，善清皮肤中之湿热与风邪而止痒，故皮肤病地肤子尤为多用。

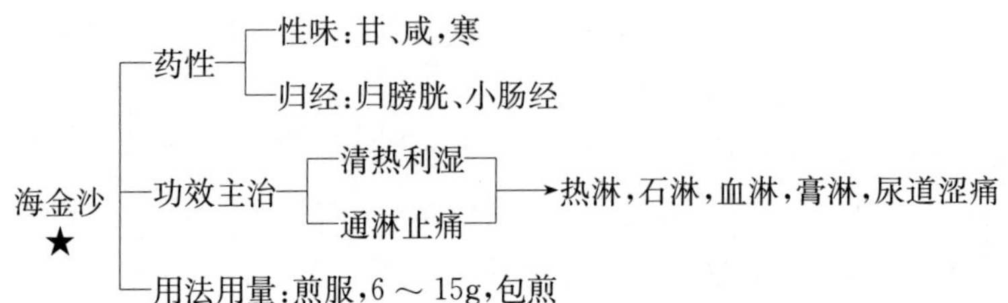
海金沙
★
药性
性味：甘、咸，寒
归经：归膀胱、小肠经
功效主治
清热利湿
通淋止痛
热淋，石淋，血淋，膏淋，尿道涩痛
用法用量：煎服，6～15g，包煎

附药：海金沙藤　性能功用与海金沙相似，兼能清热解毒。除治淋证涩痛外，亦用于痈肿疮毒、痄腮和黄疸。煎服，15～30g。外用适量，煎汤外洗或捣敷。

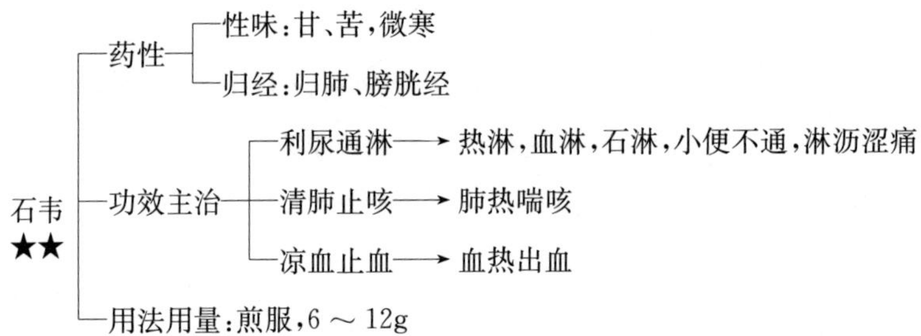
石韦
★★
药性
性味：甘、苦，微寒
归经：归肺、膀胱经
功效主治
利尿通淋
热淋，血淋，石淋，小便不通，淋沥涩痛
清肺止咳
肺热喘咳
凉血止血
血热出血
用法用量：煎服，6～12g

瞿麦、海金沙、石韦均性寒凉，皆能利尿通淋。用治淋证涩痛、小便不利，无论是热淋、石淋、血淋，皆可配伍使用。不同之处在于，瞿麦苦寒泄降，能清心火与小肠之火，导热下行，而有利尿通淋之功，其利尿通淋之力较强，尤以热淋、血淋最为适宜。并能活血通经，也可用治血热瘀阻之经闭或月经不调。海金沙尤善止尿道疼痛，为治诸淋涩痛之要药。兼能利水消肿，也可用治湿热水肿，小便不利。石韦既能利尿通淋，又能凉血止血，故尤宜于血淋。同时，石韦又能清肺止咳，也可用治肺热咳喘；血热出血。

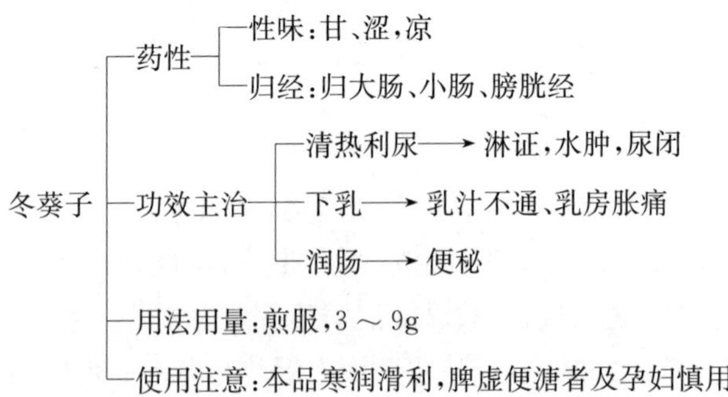
冬葵子
药性
性味：甘、涩，凉
归经：归大肠、小肠、膀胱经
功效主治
清热利尿
淋证，水肿，尿闭
下乳
乳汁不通、乳房胀痛
润肠
便秘
用法用量：煎服，3～9g
使用注意：本品寒润滑利，脾虚便溏者及孕妇慎用

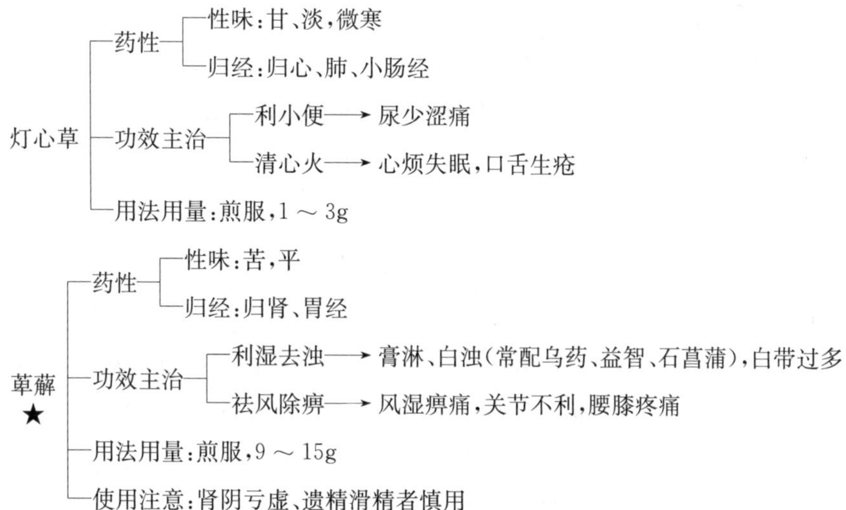
灯心草
药性
性味：甘、淡，微寒
归经：归心、肺、小肠经
功效主治
利小便——尿少涩痛
清心火——心烦失眠，口舌生疮
用法用量：煎服，1 ～ 3g
萆薢
★
药性
性味：苦，平
归经：归肾、胃经
功效主治
利湿去浊——膏淋、白浊（常配乌药、益智、石菖蒲），白带过多
祛风除痹——风湿痹痛，关节不利，腰膝疼痛
用法用量：煎服，9 ～ 15g
使用注意：肾阴亏虚、遗精滑精者慎用

第三节　利湿退黄药

本类药物性味多苦寒，主入脾、胃、肝、胆经。苦寒则能清泄湿热，故以清利湿热、利胆退黄为主要作用，主要用于湿热黄疸，症见目黄、身黄、小便黄等。临证可根据阳黄、阴黄之湿热、寒湿偏重不同，进行相应的配伍。

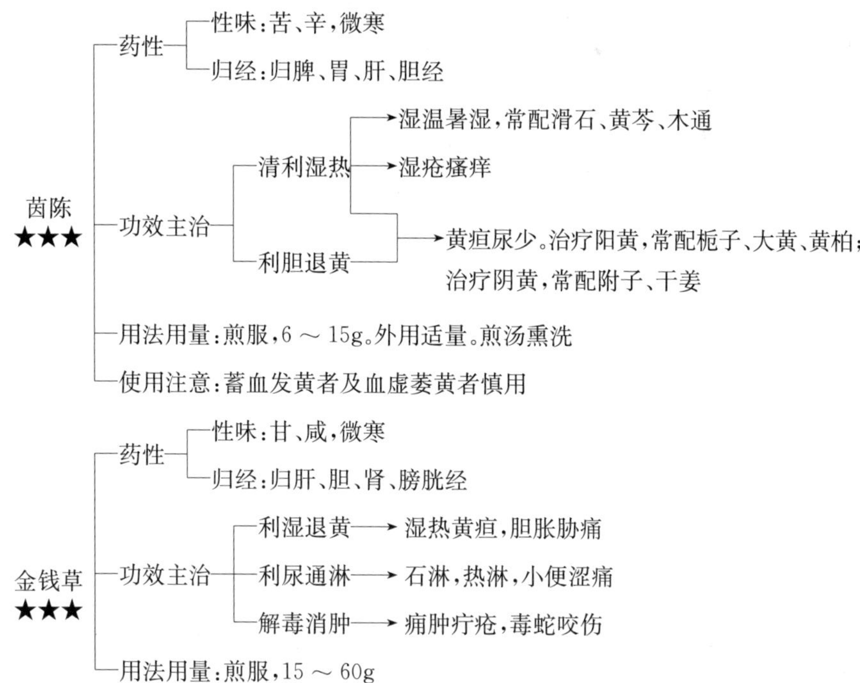
茵陈
★★★
药性
性味：苦、辛，微寒
归经：归脾、胃、肝、胆经
功效主治
清利湿热
湿温暑湿，常配滑石、黄芩、木通
湿疮瘙痒
利胆退黄
黄疸尿少。治疗阳黄，常配栀子、大黄、黄柏；治疗阴黄，常配附子、干姜
用法用量：煎服，6 ～ 15g。外用适量。煎汤熏洗
使用注意：蓄血发黄者及血虚萎黄者慎用
金钱草
★★★
药性
性味：甘、咸，微寒
归经：归肝、胆、肾、膀胱经
功效主治
利湿退黄——湿热黄疸，胆胀胁痛
利尿通淋——石淋，热淋，小便涩痛
解毒消肿——痈肿疔疮，毒蛇咬伤
用法用量：煎服，15 ～ 60g

附药

1. 连钱草　性味辛、微苦，微寒；归肝、肾、膀胱经。功能利湿通淋，清热解毒，散瘀消肿。适用于热淋，石淋，湿热黄疸，疮痈肿痛，跌打损伤。煎服15～30g。外用适量，煎汤洗。

2. 广金钱草　性味甘、淡，凉；归肝、肾、膀胱经。功能利湿退黄，利尿通淋。适用于黄疸尿赤，热淋，石淋，小便涩痛，水肿尿少。煎服15～30g。

3. 江西金钱草　性味甘、淡、微辛，凉；归肝、胆、肾经。功能清热利湿，解毒消肿。适用于湿热黄疸，痢疾，淋证，水肿。煎服10～15g。

4. 小金钱草　性味苦、辛，凉；归肺、肝、胆经。功能清热利湿，利水消肿，活血解毒。适用于湿热黄疸，湿热下痢，热淋，水肿，小便不利，疔疮肿毒，跌打损伤。煎服10～30g。

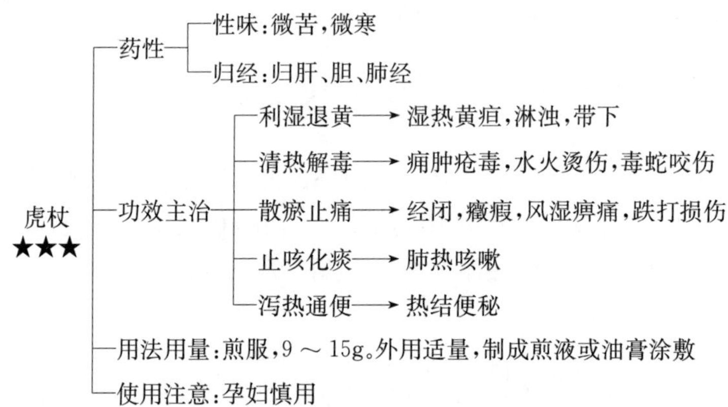
虎杖
★★★
药性
性味:微苦,微寒
归经:归肝、胆、肺经
功效主治
利湿退黄→湿热黄疸,淋浊,带下
清热解毒→痈肿疮毒,水火烫伤,毒蛇咬伤
散瘀止痛→经闭,癥瘕,风湿痹痛,跌打损伤
止咳化痰→肺热咳嗽
泻热通便→热结便秘
用法用量:煎服,9～15g。外用适量,制成煎液或油膏涂敷
使用注意:孕妇慎用

虎杖与大黄皆为蓼科植物，均味苦性寒，都能活血祛瘀，泻下通便，清泄湿热，清热解毒。同可用治血滞经闭痛经，产后瘀阻腹痛，跌打损伤；热结便秘；湿热黄疸，淋浊；疮痈肿毒，烧烫伤。不同之处在于，虎杖活血散瘀止痛作用较好。又能化痰止咳，用治肺热咳嗽痰多。并可用治风湿痹痛，毒蛇咬伤，湿热带下等症。大黄则泻下攻积之力较强，为苦寒攻下的要药，随证配伍可用治多种大便秘结。并能清热泻火，凉血止血。又常用治血热妄行之吐血、衄血，火热上炎之目赤，牙龈、咽喉肿痛；肠痈腹痛等症。

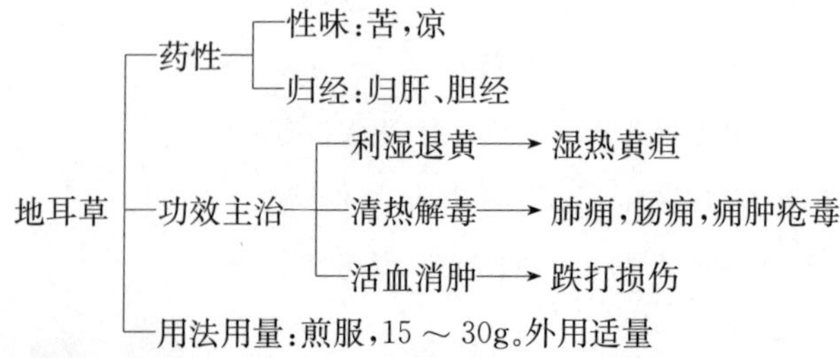
地耳草
药性
性味:苦,凉
归经:归肝、胆经
功效主治
利湿退黄→湿热黄疸
清热解毒→肺痈,肠痈,痈肿疮毒
活血消肿→跌打损伤
用法用量:煎服,15～30g。外用适量

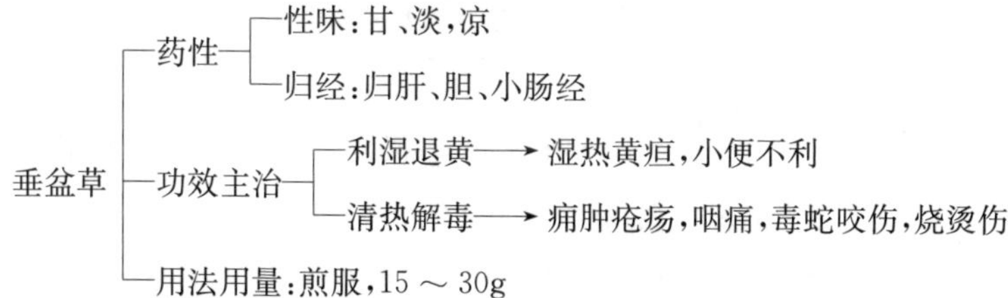
垂盆草
药性
性味：甘、淡，凉
归经：归肝、胆、小肠经
功效主治
利湿退黄→湿热黄疸，小便不利
清热解毒→痈肿疮疡，咽痛，毒蛇咬伤，烧烫伤
用法用量：煎服，15 ～ 30g

茵陈、金钱草、虎杖与垂盆草皆性寒凉，均能利湿退黄。都可用治湿热黄疸，皆为常用的利湿退黄药。不同之处在于，茵陈（又名茵陈蒿）苦泄下降，清利湿热、利胆退黄的力量强，为治黄疸之要药。对于黄疸，无论是湿热阳黄，或者是寒湿阴黄，均可配伍应用。同时，取其清利湿热之功，也可用治外感湿温或暑湿，身热倦怠，胸闷腹胀，小便不利；湿热内蕴之湿疮瘙痒，风痒瘾疹。金钱草甘咸微寒，又善于利尿通淋，排出结石，为治结石病之要药，并能解毒消肿。也常用于石淋、砂淋、热淋、血淋。尤宜于石淋、砂淋；肝胆结石，胆胀胁痛；痈肿疔疮，毒蛇咬伤。虎杖又能清热解毒，散瘀止痛，止咳化痰，泻热通便。也可用治淋浊带下；痈肿疮毒，水火烫伤，毒蛇咬伤；血瘀经闭，癥瘕积聚，风湿痹痛，跌打损伤；肺热咳嗽；热结便秘。垂盆草又能清热解毒，还可用治疮痈肿毒，咽喉肿痛，毒蛇咬伤，烧烫伤。

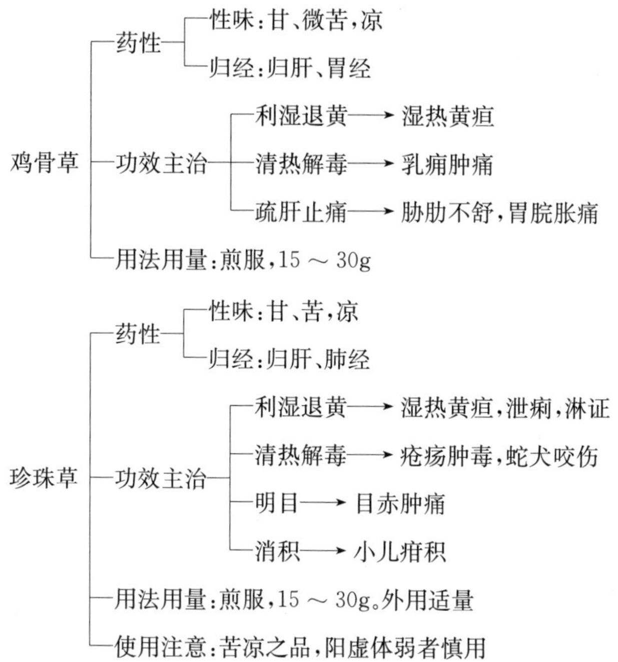
鸡骨草
药性
性味：甘、微苦，凉
归经：归肝、胃经
功效主治
利湿退黄→湿热黄疸
清热解毒→乳痈肿痛
疏肝止痛→胁肋不舒，胃脘胀痛
用法用量：煎服，15 ～ 30g
珍珠草
药性
性味：甘、苦，凉
归经：归肝、肺经
功效主治
利湿退黄→湿热黄疸，泄痢，淋证
清热解毒→疮疡肿毒，蛇犬咬伤
明目→目赤肿痛
消积→小儿疳积
用法用量：煎服，15 ～ 30g。外用适量
使用注意：苦凉之品，阳虚体弱者慎用

利水渗湿药功用归纳小结见下表（表 13-1～表 13-3）：

表 13-1　利尿消肿药功用归纳小结表

<table>
<tr><th rowspan="2">药名</th><th rowspan="2" colspan="2">共　性</th><th colspan="2">个　性</th></tr>
<tr><th>作用特点</th><th>其他功效</th></tr>
<tr><td>茯苓</td><td rowspan="4">利水渗湿</td><td rowspan="2">健脾，具利而兼补的特点，故脾虚湿盛者尤宜</td><td>性平和缓，利水而不伤正气，扶正而不峻补，为利水渗湿之要药。其利水渗湿、健脾之力较薏苡仁为强</td><td>宁心安神</td></tr>
<tr><td>薏苡仁</td><td>利水渗湿、健脾止泻之力较茯苓为缓</td><td>除痹，清热排脓，解毒散结</td></tr>
<tr><td>猪苓</td><td></td><td>作用单纯而利水渗湿之力较强</td><td></td></tr>
<tr><td>泽泻</td><td></td><td>利水之力与猪苓相似，又能泄热，尤善于泄肾火与膀胱之热，故下焦湿热者尤为适宜</td><td>化浊降脂</td></tr>
<tr><td>冬瓜皮</td><td rowspan="5" colspan="2">利水消肿</td><td colspan="2">清热解毒</td></tr>
<tr><td>玉米须</td><td colspan="2">利水通淋，利湿退黄</td></tr>
<tr><td>枳椇子</td><td colspan="2">解酒毒</td></tr>
<tr><td>葫芦</td><td colspan="2">利湿通淋，退黄</td></tr>
<tr><td>香加皮</td><td colspan="2">祛风湿，强筋骨</td></tr>
</table>

表 13-2　利尿通淋药功用归纳小结表

<table>
<tr><th rowspan="2">药名</th><th rowspan="2" colspan="2">共　性</th><th colspan="2">个　性</th></tr>
<tr><th>作用特点</th><th>其他功效</th></tr>
<tr><td>车前子</td><td rowspan="13">利尿通淋</td><td></td><td colspan="2">渗湿止泻，清肝明目，清肺化痰</td></tr>
<tr><td>滑石</td><td></td><td colspan="2">清热解暑，祛湿敛疮</td></tr>
<tr><td>木通</td><td rowspan="2">通乳</td><td>泄降力强，善于泄热，尤善于清泄心火与小肠之火，具有清心除烦之功，且入血分，能通经下乳及通利血脉、关节</td><td></td></tr>
<tr><td>通草</td><td>泄降力缓，善于清肺热，入气分，能通气下乳</td><td></td></tr>
<tr><td>瞿麦</td><td></td><td>尤宜于热淋、血淋</td><td>活血通经</td></tr>
<tr><td>萹蓄</td><td rowspan="2">杀虫止痒</td><td>利尿通淋之力较强，淋证涩痛尤为多用</td><td></td></tr>
<tr><td>地肤子</td><td>祛风止痒之力较强，皮肤病尤为多用</td><td></td></tr>
<tr><td>海金沙</td><td></td><td>尤善止尿道疼痛，为治诸淋涩痛之要药</td><td>利水消肿</td></tr>
<tr><td>石韦</td><td></td><td>又能凉血止血，尤宜于血淋涩痛</td><td>清肺止咳</td></tr>
<tr><td>冬葵子</td><td></td><td></td><td>下乳，润肠</td></tr>
<tr><td>灯心草</td><td></td><td></td><td>清心降火</td></tr>
<tr><td>萆薢</td><td></td><td>善于利湿而分清去浊，为治膏淋要药</td><td>祛风除痹</td></tr>
</table>

表 13-3　利湿退黄药功用归纳小结表

<table>
<tr><th rowspan="2">药名</th><th rowspan="2" colspan="2">共　　性</th><th colspan="2">个　　性</th></tr>
<tr><th>作用特点</th><th>其他功效</th></tr>
<tr><td>茵陈</td><td rowspan="7">利湿退黄</td><td></td><td>清利湿热、利胆退黄的力量强，为治黄疸之要药，无论湿热阳黄、寒湿阴黄，均可配伍应用</td><td></td></tr>
<tr><td>金钱草</td><td></td><td>又善于利尿通淋，排出结石，为治结石病之要药</td><td>解毒消肿</td></tr>
<tr><td>虎杖</td><td rowspan="5">清热解毒</td><td colspan="2">散瘀止痛，止咳化痰，泻热通便</td></tr>
<tr><td>地耳草</td><td colspan="2">活血消肿</td></tr>
<tr><td>垂盆草</td><td colspan="2">消散痈肿</td></tr>
<tr><td>鸡骨草</td><td colspan="2">疏肝止痛</td></tr>
<tr><td>珍珠草</td><td colspan="2">明目，消积</td></tr>
</table>

利水渗湿药功效及主治背记见下表（表 13-4 至表 13-8）：

表 13-4　利水渗湿药功效背记表（一）

药名 功效	茯苓	薏苡仁	猪苓	泽泻	冬瓜皮	玉米须	葫芦	香加皮
利水渗湿								
利水消肿								
利湿退黄								
祛风湿								
健脾								
除痹								
泄热								
止痛								
化痰止咳								
化浊降脂								
宁心安神								
清热排脓								
解毒散结								

表 13-5 利水渗湿药功效背记表（二）

功效＼药名	车前子	滑石	木通	通草	瞿麦	萹蓄	地肤子	海金沙
利尿通淋								
渗湿止泻								
清肝明目								
清肺化痰								
清解暑热								
活血通经								
通经下乳								
通气下乳								
杀虫								
止痒								
收湿敛疮								

表 13-6 利水渗湿药功效背记表（三）

功效＼药名	石韦	冬葵子	灯心草	萆薢	茵陈	金钱草	虎杖	垂盆草	地耳草
利尿通淋									
利湿祛浊									
祛风除湿									
清利湿热									
利胆退黄									
清心除烦									
清肺止咳									
活血祛瘀									
凉血止血									
下乳									
泻下通便									
润肠通便									
解毒消肿									
祛痰止咳									

表 13-7　利水渗湿药主治病证背记表（一）

主治病证＼药名	茯苓	薏苡仁	猪苓	泽泻	冬瓜皮	香加皮	茵陈	金钱草	虎杖
水肿									
脾虚溏泄									
心悸失眠									
湿痹拘挛									
肺痈肠痈									
水湿泄泻									
湿温暑湿									
痰饮眩晕									
热淋涩痛									
石淋									
湿热黄疸									
寒湿黄疸									
血瘀经闭									
胆胀胁痛									
淋浊带下									
癥瘕（癌肿）									
高脂血症									
肺热咳嗽									
肾阴不足 相火偏亢									
跌打损伤									
赘疣									
湿疹湿疮									
痈肿疔疮									
毒蛇咬伤									
烧烫伤									

表 13-8　利水渗湿药主治病证背记表（二）

主治病证＼药名	车前子	滑石	木通	通草	瞿麦	萹蓄	地肤子	海金沙	萆薢
热淋涩痛									
血淋涩痛									
石淋									
膏淋白浊									
白带过多									
水肿									
湿热水泻									
暑湿泄泻									
目赤肿痛									
目暗昏花									
痰热咳嗽									
热毒痈肿									
湿温初起									
暑热烦渴									
湿疮湿疹									
痱子									
脚气肿痛									
闭经乳少									
湿热痹痛									
血热瘀阻之经闭									
虫积腹痛									

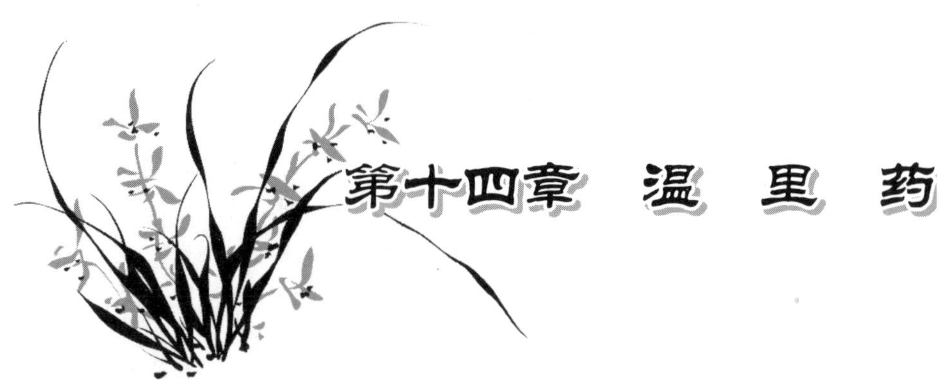

第十四章　温　里　药

含义：凡以温里祛寒为主要功效，常用以治疗里寒证的药物，称温里药，又名祛寒药。

性能功效：本类药物味辛而性温热，辛能散、行，温能通，善走脏腑而能温里祛寒，温经止痛，故可用治里寒证，尤以里寒实证为主。即《内经》所谓"寒者热之"、《神农本草经》"疗寒以热药"之意。个别药物尚能助阳、回阳，用以治疗虚寒证、亡阳证。

适用范围：温里药因其主要归经的不同而有多种效用。主入脾、胃经者，能温中散寒止痛，可用治外寒入侵，直中脾胃或脾胃虚寒证，症见脘腹冷痛、呕吐泄泻、舌淡苔白或伴有神疲乏力、四肢倦怠、饮食不振等；主入肺经者，能温肺化饮，用治肺寒痰饮证，症见痰鸣咳喘、痰白清稀、舌淡苔白滑等；主入肝经者，能暖肝散寒止痛，用治寒侵肝经的少腹痛、寒疝腹痛或厥阴头痛等；主入肾经者，能温肾助阳，用治肾阳不足证，症见阳痿宫冷、腰膝冷痛、夜尿频多、滑精遗尿等；主入心、肾二经者，能温阳通脉，用治心肾阳虚证，症见心悸怔忡、畏寒肢冷、小便不利、肢体浮肿等；或回阳救逆，用治亡阳厥逆，症见畏寒蜷卧、汗出神疲、四肢厥逆、脉微欲绝等。

配伍方法：使用温里药应根据不同证候作适当配伍。若外寒已入里，表寒仍未解者，当与辛温解表药同用；寒凝经脉、气滞血瘀者，配以行气活血药；寒湿内阻，宜配芳香化湿或温燥祛湿药；脾肾阳虚者，宜配温补脾肾药；亡阳气脱者，宜与大补元气药同用。

使用注意：本类药物多辛热燥烈，易伤阴动火，故天气炎热时或素体火旺者当减少用量；热伏于里，热深厥深，真热假寒证当禁用；凡实热证、阴虚火旺、津血亏虚者忌用；孕妇慎用。

药理作用：现代药理研究证明，温里药一般具有不同程度的镇静、镇痛、健胃、祛风、抗血栓形成、抗溃疡、抗腹泻、抗凝、抗血小板聚集、抗缺氧、扩张血管等作用，部分药物还有强心、抗休克、抗惊厥、调节胃肠运动、促进胆汁分泌等作用。

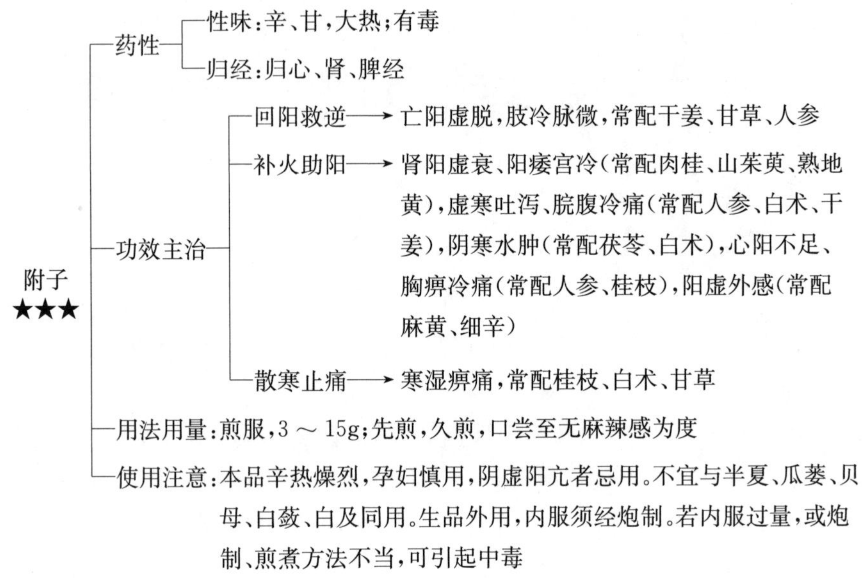
附子
★★★
药性
性味：辛、甘，大热；有毒
归经：归心、肾、脾经
功效主治
回阳救逆——→亡阳虚脱，肢冷脉微，常配干姜、甘草、人参
补火助阳——→肾阳虚衰、阳痿宫冷（常配肉桂、山茱萸、熟地黄），虚寒吐泻、脘腹冷痛（常配人参、白术、干姜），阴寒水肿（常配茯苓、白术），心阳不足、胸痹冷痛（常配人参、桂枝），阳虚外感（常配麻黄、细辛）
散寒止痛——→寒湿痹痛，常配桂枝、白术、甘草
用法用量：煎服，3～15g；先煎，久煎，口尝至无麻辣感为度
使用注意：本品辛热燥烈，孕妇慎用，阴虚阳亢者忌用。不宜与半夏、瓜蒌、贝母、白蔹、白及同用。生品外用，内服须经炮制。若内服过量，或炮制、煎煮方法不当，可引起中毒

附子、川乌与草乌皆辛热有毒（其中生川乌、生草乌有大毒），均能散寒止痛，都可用治心腹冷痛、寒湿痹痛等证。因三者药用部位及品种不同，故作用有异。不同之处在于，附子为毛茛科多年生草本植物乌头的子根的加工品，其回阳救逆、补火助阳作用比较明显，又常用于亡阳证和肾、脾、心阳不足之证。凡阴寒内盛，阳气不足之证（凡阴盛阳衰者），附子均可使用。川乌为毛茛科多年生草本植物乌头的块根入药，本品长于祛风除寒湿，其温经散寒、通痹止痛之力较附子为强，故寒湿痹痛、心腹冷痛、寒疝作痛、跌仆伤痛以及麻醉止痛等多用。草乌为毛茛科多年生野生植物北乌头的块根，其药性功用与川乌相似而毒性更强，二者常相须为用。

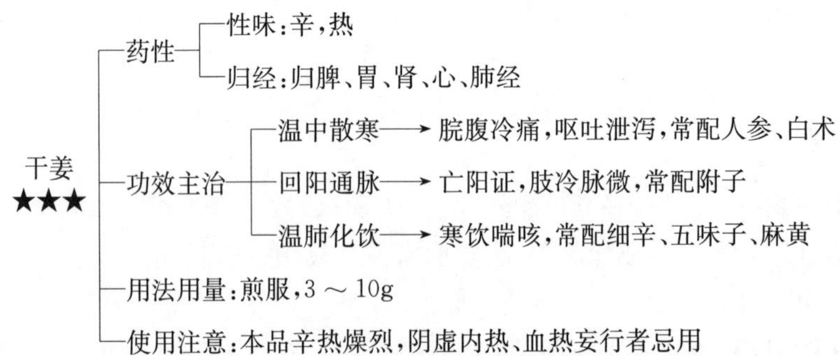
干姜
★★★
药性
性味：辛，热
归经：归脾、胃、肾、心、肺经
功效主治
温中散寒——→脘腹冷痛，呕吐泄泻，常配人参、白术
回阳通脉——→亡阳证，肢冷脉微，常配附子
温肺化饮——→寒饮喘咳，常配细辛、五味子、麻黄
用法用量：煎服，3～10g
使用注意：本品辛热燥烈，阴虚内热、血热妄行者忌用

附子与干姜皆为辛热之品，均能温中散寒，回阳救逆。同可用治阴寒内盛，

脾阳不振之脘腹冷痛、大便溏泄；心肾阳虚，阴寒内盛所致亡阳证，四肢厥逆，脉微欲绝者。二者常相须为用。不同之处在于，附子有毒，其温里散寒、回阳救逆之力强，为温里散寒之要药、“回阳救逆第一品药”，并善于补火助阳。也常用治肾阳不足、命门火衰，阳痿宫冷、腰膝冷痛、遗精滑精、遗尿尿频；脾肾阳虚、水气内停所致的阴寒水肿、小便不利；心阳不足、胸痹冷痛；阳虚外感风寒，恶寒发热、脉反沉者；寒湿痹痛。附子尤以治疗中下二焦之里寒证为主。干姜虽温里散寒、回阳通脉之力不如附子，但又能温肺化饮。也常用治寒饮咳喘，形寒背冷，痰多清稀等症。干姜以治疗中上二焦之里寒证为主。

姜，原为民间常用药物，亦为佐餐之品，由于治疗的需要，经过不同的加工炮制而成生姜、干姜、炮姜、煨姜、生姜汁、生姜皮，习称“姜六药”。各自的性能特点是，生姜为姜之新鲜者切片入药。本品味辛性温，长于发汗解表散寒，温中止呕，故外感风寒、胃寒呕吐者生姜多用。又能温肺止咳，解毒。也可用于脾胃寒证，肺寒咳嗽，以及解半夏、天南星、鱼蟹之毒。干姜为姜之干品。其辛散之性已减而燥热之性更强，偏治里寒证，长于温中散寒，回阳通脉，温肺化饮。主治脾胃寒证、亡阳证，以及寒饮咳喘。炮姜为干姜炒黑入药。本品无辛散作用，而善于温经止血，主治中焦虚寒性出血。并能温中止痛止泻，也治脾胃虚寒、腹痛腹泻。故古人称“生姜走而不守，干姜能走能守，炮姜守而不走”。煨姜是用生姜煨熟入药。本品“比生姜则不散，比干姜则不燥”，其性略同炮姜而药力较缓，长于温中止呕止泻。主治脾胃寒证，腹痛吐泻。生姜汁为姜之新鲜者捣汁入药。本品功似生姜而辛散之力较强，偏于开痰止呕，便于临床应急服用，如遇天南星、半夏中毒的喉舌麻木肿痛，或呕逆不止、难以下食者，可取汁冲服，易于入喉；也可配竹沥，冲服或鼻饲给药，治中风猝然昏厥者。生姜皮为生姜的外表皮。本品性味辛凉，长于和脾行水消肿。主治水肿，小便不利。

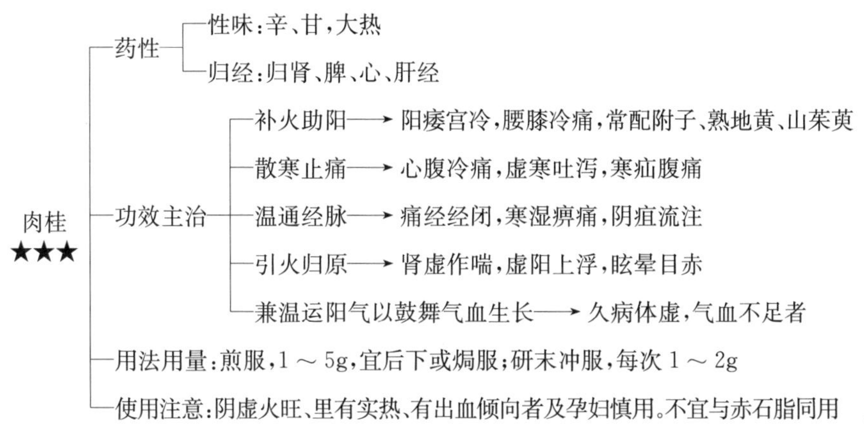
肉桂
★★★
药性
性味：辛、甘，大热
归经：归肾、脾、心、肝经
功效主治
补火助阳——→阳痿宫冷，腰膝冷痛，常配附子、熟地黄、山茱萸
散寒止痛——→心腹冷痛，虚寒吐泻，寒疝腹痛
温通经脉——→痛经经闭，寒湿痹痛，阴疽流注
引火归原——→肾虚作喘，虚阳上浮，眩晕目赤
兼温运阳气以鼓舞气血生长——→久病体虚，气血不足者
用法用量：煎服，1～5g，宜后下或焗服；研末冲服，每次1～2g
使用注意：阴虚火旺、里有实热、有出血倾向者及孕妇慎用。不宜与赤石脂同用

附子与肉桂皆为辛甘大热之品，同归心、肾、脾经。均具有补火助阳、散寒止痛的功效，二者皆上助心阳、中温脾阳、下补肾阳，凡肾、脾、心诸脏阳气衰弱者，均可应用。都可用于肾阳不足，命门火衰所致的阳痿宫冷、腰膝冷痛、遗精滑精、遗尿尿频等症；脾肾阳衰，寒湿内盛所致的脘腹冷痛、大便溏泄；心阳不足，胸阳不振，胸痹心痛；寒湿痹痛。不同之处在于，附子辛热燥烈有毒，其补火助阳、散寒止痛之力强，以温补脾肾为主，又善于回阳救逆。凡阴寒内盛，阳气不足之证，均可使用。“彻内彻外，果有真寒，无所不治。”为温里散寒之要药、“回阳救逆第一品药”。也常用于亡阳证，见畏寒蜷卧、汗出神疲、四肢厥逆、脉微欲绝等症；脾肾阳虚、水气内停的阴寒水肿、小便不利；阳虚外感风寒，恶寒发热、脉反沉者。肉桂无毒，又归肝经，其补火助阳、散寒止痛之力较附子为缓，以温补肾命为主，又能温通经脉，引火归原。也可用治寒疝腹痛；阳虚寒凝，血滞痰阻的阴疽、流注；冲任虚寒，寒凝血滞的经闭、痛经；元阳亏虚，虚阳上浮所致的眩晕目赤、面赤、虚喘、汗出、心悸、失眠、脉微弱。此外，久病体虚、气血不足者，在补气益血方中少量加入肉桂，有温运阳气以鼓舞气血生长之效。

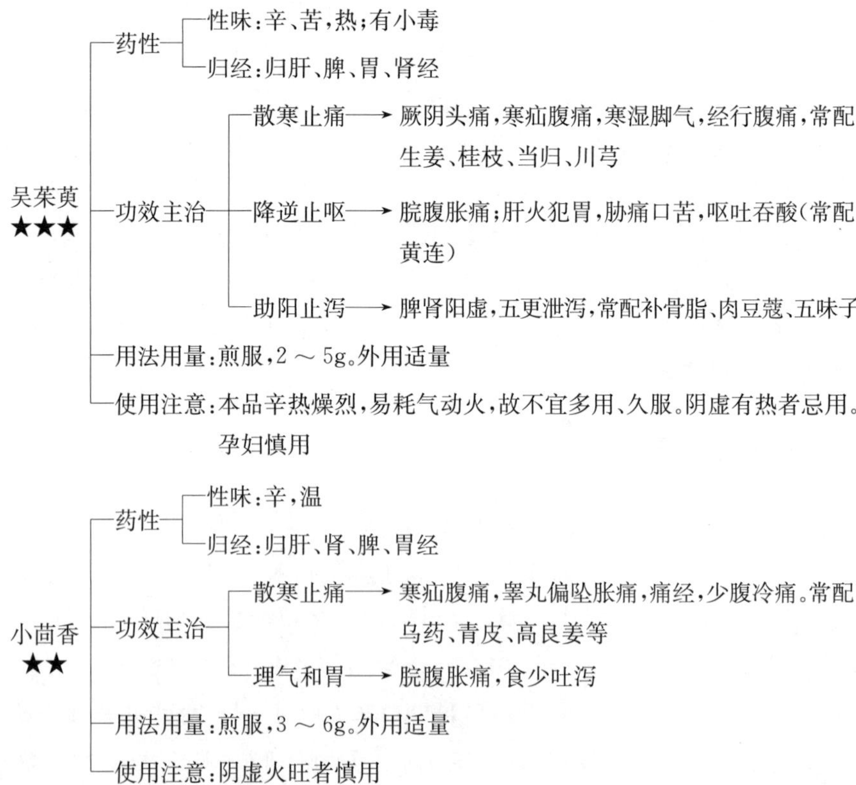
吴茱萸
★★★
药性
性味：辛、苦，热；有小毒
归经：归肝、脾、胃、肾经
功效主治
散寒止痛
厥阴头痛，寒疝腹痛，寒湿脚气，经行腹痛，常配生姜、桂枝、当归、川芎
降逆止呕
脘腹胀痛；肝火犯胃，胁痛口苦，呕吐吞酸(常配黄连)
助阳止泻
脾肾阳虚，五更泄泻，常配补骨脂、肉豆蔻、五味子
用法用量：煎服，2～5g。外用适量
使用注意：本品辛热燥烈，易耗气动火，故不宜多用、久服。阴虚有热者忌用。孕妇慎用
小茴香
★★
药性
性味：辛，温
归经：归肝、肾、脾、胃经
功效主治
散寒止痛
寒疝腹痛，睾丸偏坠胀痛，痛经，少腹冷痛。常配乌药、青皮、高良姜等
理气和胃
脘腹胀痛，食少吐泻
用法用量：煎服，3～6g。外用适量
使用注意：阴虚火旺者慎用

附药:八角茴香　性味辛温,归肝、肾、脾、胃经。功能温阳散寒,理气止痛。适用于寒疝腹痛,肾虚腰痛,胃寒呕吐,脘腹冷痛。煎服,3～6g。

吴茱萸与小茴香皆味辛,性温热,归肝、肾、脾、胃经,均能温中散寒止痛。同可用治寒滞肝脉,寒疝腹痛,以及少腹冷痛,经闭痛经;胃寒气滞,脘腹胀痛。不同之处在于,吴茱萸辛散苦降,性热燥烈,有小毒,又善于疏肝解郁、降逆止呕,为治肝寒气滞诸痛之主药,并能助阳止泻。也可用治肝胃虚寒,浊阴上逆之巅顶头痛、干呕、吐涎沫、苔白脉迟;寒湿脚气肿痛,或上冲入腹;胃寒呕吐,肝郁化火、肝胃不和之胁痛口苦、呕吐吞酸;脾肾阳虚,五更泄泻。小茴香又善于理脾胃之气而开胃止呕(理气和胃),故中焦虚寒气滞,脘腹胀痛、食少呕吐者,小茴香可选用。

此外,茴香有大小两种。小茴香为伞形科茴香的成熟果实,又名谷茴香;大茴香为木兰科八角茴香的成熟果实入药,又名八角茴香、八角。小茴香、大茴香二者性味功用相似,但小茴香药力较大茴香强,药食均常用;大茴香药力较弱,多作食物调味品用。

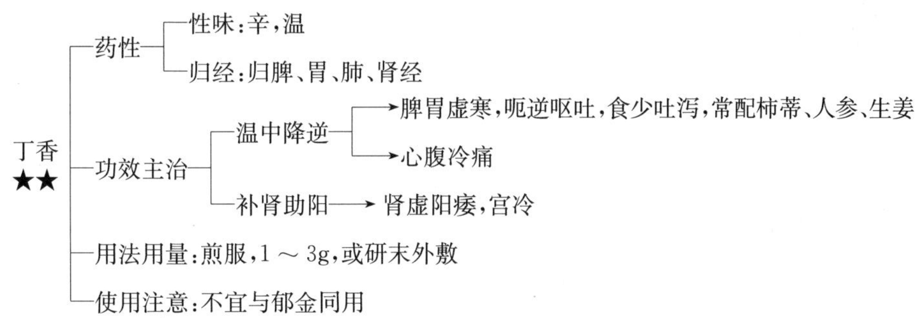
丁香
★★
药性
性味:辛,温
归经:归脾、胃、肺、肾经
功效主治
温中降逆
脾胃虚寒,呃逆呕吐,食少吐泻,常配柿蒂、人参、生姜
心腹冷痛
补肾助阳
肾虚阳痿,宫冷
用法用量:煎服,1 ～ 3g,或研末外敷
使用注意:不宜与郁金同用

附药:母丁香　性味归经、功效主治、用法用量、使用注意与公丁香相似,但气味较淡,功力较逊。

丁香与小茴香皆为辛温芳香之品,均能散寒理气止痛。都可用治寒凝气机不畅的病证。不同之处在于,丁香善于温中降逆,善治脾胃虚寒,呃逆呕吐,食少吐泻,为治胃寒呕逆之要药。同时,丁香又能温肾助阳。也可用治心腹冷痛;肾虚阳痿、宫冷不孕。小茴香则善于温肾暖肝而散寒止痛,善治寒疝腹痛、睾丸偏坠胀痛、少腹冷痛、痛经等寒滞肝脉诸痛证。又能理气和胃,也可用治中焦虚寒气滞,脘腹胀痛、呕吐食少等症。

此外,丁香为花蕾入药,习称公丁香;母丁香为成熟果实入药,又名鸡舌香。公丁香、母丁香性味功用相似,但公丁香气味较重、药力较强;而母丁香则气味较淡、药力较缓。

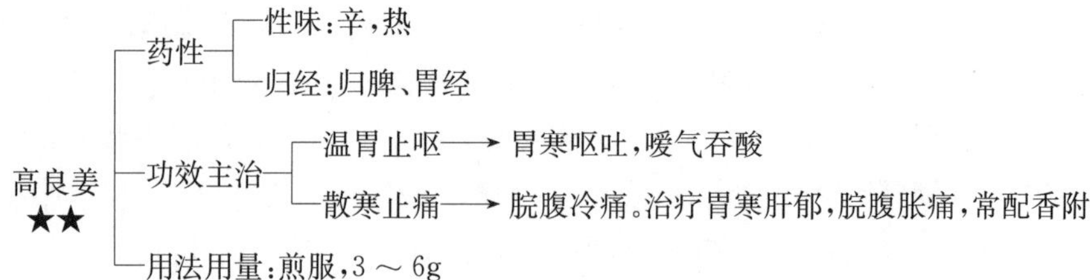
高良姜
★★
药性
性味:辛,热
归经:归脾、胃经
功效主治
温胃止呕
胃寒呕吐,嗳气吞酸
散寒止痛
脘腹冷痛。治疗胃寒肝郁,脘腹胀痛,常配香附
用法用量:煎服,3～6g

附药:红豆蔻　性味辛温,归脾、肺经,功能散寒燥湿,醒脾消食。适用于脘腹冷痛,食积腹胀,呕吐泄泻,饮酒过多。煎服,3～6g。

干姜与高良姜皆辛热,主归脾、胃经,均能温中散寒,皆为温中散寒之主药(为温暖中焦之主药)。主治脾胃寒证,脘腹冷痛,呕吐泄泻,无论是外寒内侵之寒实证,或阳气不足之虚寒证(或无论是脾胃寒实证、脾胃虚寒证),均可配伍使用。二者在临床常相须为用。不同之处在于,干姜温中散寒则长于暖脾阳,偏治脾寒腹痛泄泻。如治疗脾胃虚寒,脘腹冷痛、泄泻者。且本品又归肾、心、肺经,又能回阳通脉,温肺化饮。也可用治亡阳证,四肢厥逆、脉微欲绝,其回阳救逆之力较附子为缓。寒饮咳喘,形寒背冷,痰多清稀。高良姜温中散寒则长于散胃寒而止痛、止呕,善治胃寒冷痛,呕吐,嗳气吞酸。

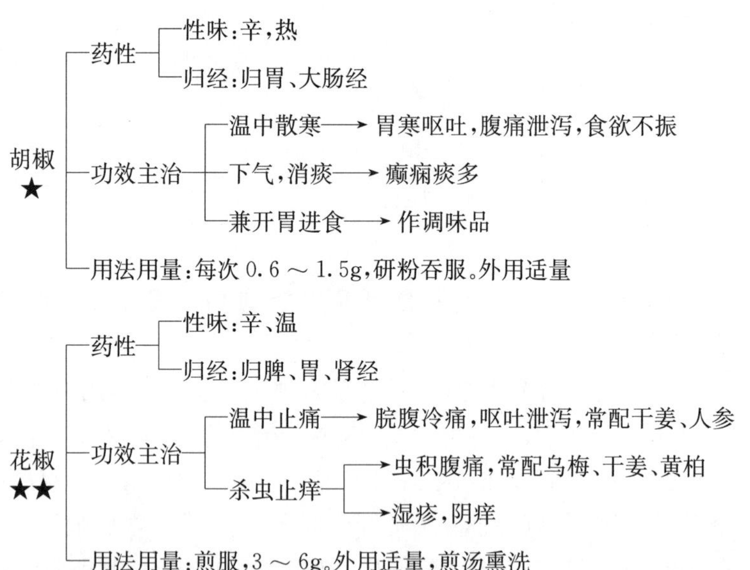
胡椒
★
药性
性味:辛,热
归经:归胃、大肠经
功效主治
温中散寒
胃寒呕吐,腹痛泄泻,食欲不振
下气,消痰
癫痫痰多
兼开胃进食
作调味品
用法用量:每次0.6～1.5g,研粉吞服。外用适量
花椒
★★
药性
性味:辛、温
归经:归脾、胃、肾经
功效主治
温中止痛
脘腹冷痛,呕吐泄泻,常配干姜、人参
杀虫止痒
虫积腹痛,常配乌梅、干姜、黄柏
湿疹,阴痒
用法用量:煎服,3～6g。外用适量,煎汤熏洗

附药:椒目　性味苦寒。归肺、肾、膀胱经。功能利水消肿,降气平喘。适用于水肿胀满、痰饮咳喘等。煎服,3～10g。

花椒与胡椒皆味辛,性温热,均能温中散寒止痛。同可用治脾胃寒证,脘腹冷痛、食少吐泻。不同之处在于,花椒又能杀虫止痒,也常用治虫积腹痛,湿疹阴痒。本品药、食均常用。胡椒辛热散寒时间短，多作食物调味品用，有开胃进食的作用。此外，胡椒又能下气、消痰，也可用治痰气郁滞，蒙蔽清窍的癫痫痰多。

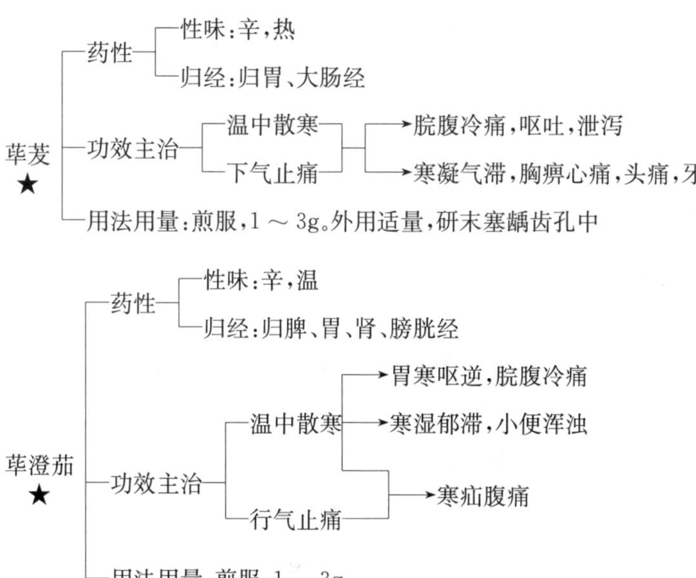
荜茇★
药性
性味：辛，热
归经：归胃、大肠经
功效主治
温中散寒
下气止痛
脘腹冷痛，呕吐，泄泻
寒凝气滞，胸痹心痛，头痛，牙痛
用法用量：煎服，1 ～ 3g。外用适量，研末塞龋齿孔中
荜澄茄★
药性
性味：辛，温
归经：归脾、胃、肾、膀胱经
功效主治
温中散寒
行气止痛
胃寒呕逆，脘腹冷痛
寒湿郁滞，小便浑浊
寒疝腹痛
用法用量：煎服，1 ～ 3g

温里药功用归纳小结见下表(表 14-1)：

表 14-1 温里药功用归纳小结表

药名	共性	个性	
		作用特点	其他功效
附子	补火助阳，散寒止痛	有毒而力强，以温补脾肾为主，又善于回阳救逆。凡阴盛阳衰者均可使用。为温里散寒之要药、“回阳救逆第一品药”	
肉桂		无毒，以温补肾命为主	温通经脉，引火归原，并能温运阳气以鼓舞气血生长
干姜	温中散寒	长于暖脾阳，偏治脾寒腹痛泄泻	回阳通脉，温肺化饮
高良姜		长于散胃寒而止痛止呕，偏治胃寒冷痛，呕吐嗳气	

续表

<table>
<tr><th rowspan="2">药名</th><th rowspan="2">共　性</th><th colspan="2">个　性</th></tr>
<tr><th>作用特点</th><th>其他功效</th></tr>
<tr><td>吴茱萸</td><td rowspan="2">散寒止痛，善治寒滞肝脉诸痛证</td><td>有小毒，又善于疏肝解郁，降逆止呕，为治肝寒气滞诸痛之主药</td><td>助阳止泻</td></tr>
<tr><td>小茴香</td><td></td><td>理气和胃</td></tr>
<tr><td>丁香</td><td></td><td>善于温中降逆，为治胃寒呕吐之要药</td><td>温肾助阳</td></tr>
<tr><td>花椒</td><td rowspan="4">温中散寒止痛</td><td>药食均常用</td><td>杀虫止痒</td></tr>
<tr><td>胡椒</td><td>辛热散寒时间短，多食用</td><td></td></tr>
<tr><td>荜茇</td><td></td><td>降胃气，止呕呃</td></tr>
<tr><td>荜澄茄</td><td></td><td>行气</td></tr>
</table>

温里药功效、主治背记见下表（表 14-2，表 14-3）：

表 14-2　温里药功效背记表

药名 功效	附子	干姜	肉桂	吴茱萸	小茴香	丁香	高良姜	花椒	胡椒	荜茇	荜澄茄
回阳救逆											
补火助阳											
引火归原											
温肾助阳											
散寒止痛											
温中散寒											
温肺化饮											
下气消痰											
温经通脉											
降逆止呕											
助阳止泻											
理气和胃											
杀虫止痒											
行气止痛											

表 14-3　温里药主治病证背记表

主治病证＼药名	附子	干姜	肉桂	吴茱萸	小茴香	高良姜	花椒	丁香	荜茇	荜澄茄	胡椒
亡阳证											
阳痿宫冷											
虚阳上浮											
脘腹冷痛											
阴寒水肿											
阴黄证											
寒湿痹痛											
寒饮咳喘											
肾虚作喘											
心腹冷痛											
寒疝作痛											
睾丸偏坠胀痛											
少腹冷痛											
胸痹心痛											
寒凝血滞闭经痛经											
阴疽流注											
寒滞肝脉诸痛证											
厥阴头痛											
寒疝腹痛											
胃寒呕吐											
肝火犯胃呕吐吞酸											
虚寒泄泻											
五更泄泻											
中焦虚寒气滞											
虫积腹痛											
湿疹瘙痒											
妇人阴痒											
虚寒呃逆											
癫痫证											
脾寒泄泻											

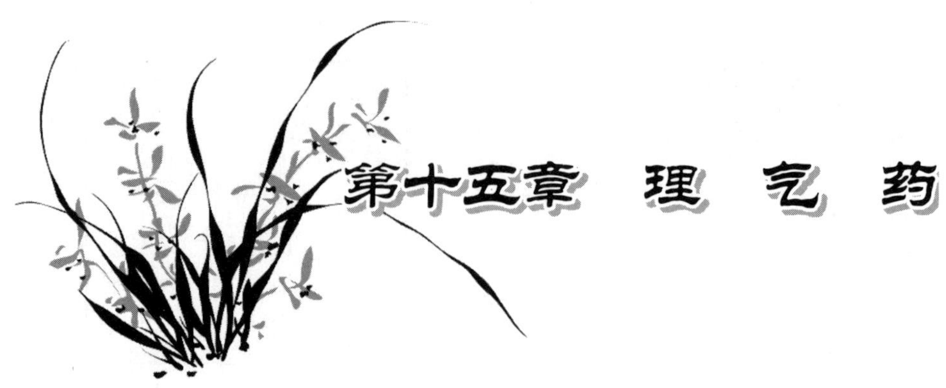

第十五章 理气药

含义：凡以疏理气机为主要功效，常用以治疗气机不畅之气滞、气逆证的药物，称为理气药，又称行气药。其中行气力强者，又称为破气药。

性能功效、适用范围：本类药物性味多辛苦温而芳香，主归脾、胃、肝、肺经。辛香行散、味苦能泄、温能通行，故有疏理气机的作用，并可通过调畅气机而达到止痛、散结、降逆之效。主要适用于治疗气机不畅之气滞、气逆证。因归经和性能的不同，又分别具有理气健脾、疏肝解郁、理气宽胸、行气止痛、破气散结、降逆止呕等功效。分别用于治疗脾胃气滞所致脘腹胀痛、嗳气吞酸、恶心呕吐、腹泻或便秘等；肝气郁滞所致胁肋胀痛、抑郁不乐、疝气疼痛、乳房胀痛、月经不调等；肺气壅滞所致胸闷胸痛、咳嗽气喘等。

配伍方法：使用本类药物，须针对不同的病证选择相应的药物，并进行必要的配伍。如脾胃气滞，应选用理气调中药；饮食积滞所致者，配伍消导药；湿热阻滞所致者，配伍清热祛湿药；寒湿困脾所致者，配伍苦温燥湿药；兼脾气虚者，配伍补气健脾药。肝气郁滞，应选用疏肝理气的药物；肝血不足者，配伍养血柔肝药；肝经受寒者，配伍暖肝散寒药；兼有瘀血阻滞者，配伍活血祛瘀药。肺气壅滞，应选用理气宽胸药；外邪客肺所致者，配伍宣肺解表药；痰饮阻肺所致者，配伍祛痰化饮药。

使用注意：本类药物多辛温香燥，易耗气伤阴，故气阴不足者慎用。

药理作用：现代药理研究表明，理气药具有抑制或兴奋胃肠平滑肌作用，促进消化液分泌、利胆、松弛支气管平滑肌，以及调节子宫平滑肌、祛痰、平喘、兴奋心肌、增加冠状动脉血流量、升压等作用。

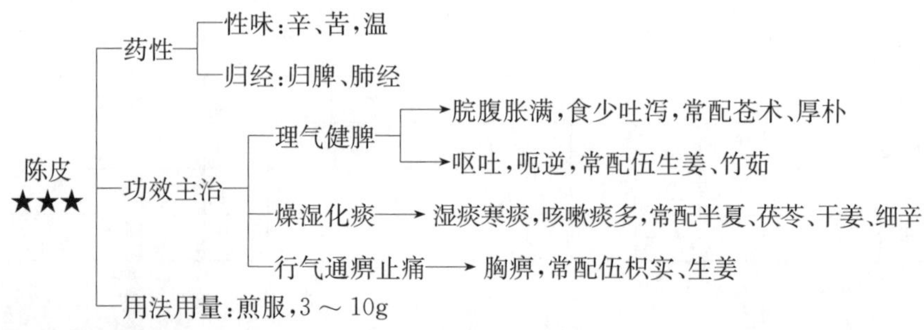
陈皮
★★★
药性
性味：辛、苦，温
归经：归脾、肺经
功效主治
理气健脾
脘腹胀满，食少吐泻，常配苍术、厚朴
呕吐，呃逆，常配伍生姜、竹茹
燥湿化痰
湿痰寒痰，咳嗽痰多，常配半夏、茯苓、干姜、细辛
行气通痹止痛
胸痹，常配伍枳实、生姜
用法用量：煎服，3 ～ 10g

附药

1. 橘红 性味辛、苦，温；归脾、肺经。功能理气宽中，燥湿化痰。适用于咳嗽痰多，食积伤酒，呕恶痞闷。煎服，3～10g。

2. 橘核 性味苦，平；归肝、肾经。功能理气，散结，止痛。适用于疝气疼痛，睾丸肿痛，乳痈乳癖等。煎服，3～9g。

3. 橘络 性味甘、苦，平；归肝、肺经。功能行气通络，化痰止咳。适用于痰滞经络之胸痛、咳嗽、痰多。煎服，3～5g。

4. 橘叶 性味辛、苦，平；归肝经。功能疏肝行气，散结消肿。适用于胁肋作痛、乳痈、乳房结块等。煎服，6～10g。

5. 化橘红 性味辛、苦，温；归肺、脾经。功能理气宽中，燥湿化痰。适用于咳嗽痰多，食积伤酒，呕恶痞闷等。煎服，3～6g。

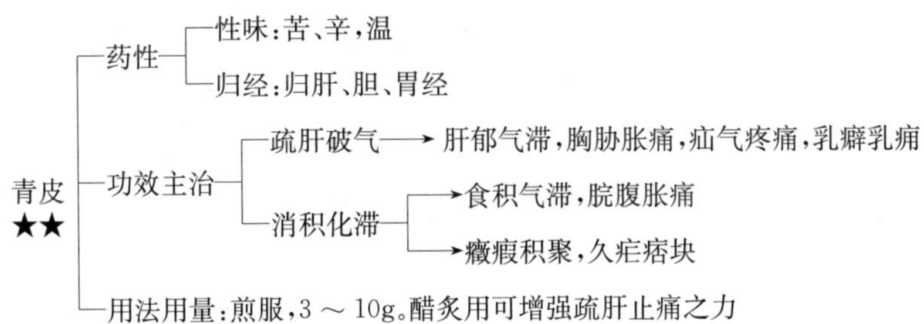
青皮
★★
药性
性味：苦、辛，温
归经：归肝、胆、胃经
功效主治
疏肝破气
肝郁气滞，胸胁胀痛，疝气疼痛，乳癖乳痈
消积化滞
食积气滞，脘腹胀痛
癥瘕积聚，久疟痞块
用法用量：煎服，3 ～ 10g。醋炙用可增强疏肝止痛之力

陈皮与青皮同出一物，均来源于芸香科常绿小乔木橘及其栽培变种的果实。皆辛苦温，都能理中焦之气而健胃（行气除胀），同可用治脾胃食积气滞，脘腹胀痛，食少吐泻，二者常相须为用。不同之处在于，陈皮（又名橘皮）为成熟果实的果皮。其性较缓，温和不峻，行气力缓，质轻上浮，主理脾、肺之气，长于理气健脾（理气调中），燥湿化痰，为脾、肺二经之气分药。主治脾胃气滞所致的脘腹胀满、嗳气呕恶、不思饮食，以及湿浊中阻所致的脘腹胀满、纳呆倦怠、大便溏薄、舌苔厚腻。对于寒湿中阻之脾胃气滞，陈皮尤为适宜；以及胃气上逆的呕吐、呃逆；湿痰寒痰、咳嗽痰多，本品为治湿痰、寒痰之要药；痰气交阻之胸痹，胸中气塞短气。《本草纲目》谓陈皮“其治百病，总取其理气燥湿之功。同补药则补，同泻药则泻，同升药则升，同降药则降……为（脾肺）二经气分药，但随所配而补泻升降也”。青皮为未成熟果实的果皮或幼果。其性较猛，沉降下行，行气力强，主疏肝胆之气，偏于疏肝破气，消积化滞。主治肝气郁滞，胸胁胀痛，疝气疼痛，乳癖乳痈；食积气滞，脘腹胀痛；气滞血瘀，癥瘕积聚、久疟痞块。故古人有“陈皮升浮，入脾肺治高而主通；青皮沉降，入肝胆治低而主泻”之说。若肝病及脾胃，肝脾不调，肝胃不和，二者又常相须为用。

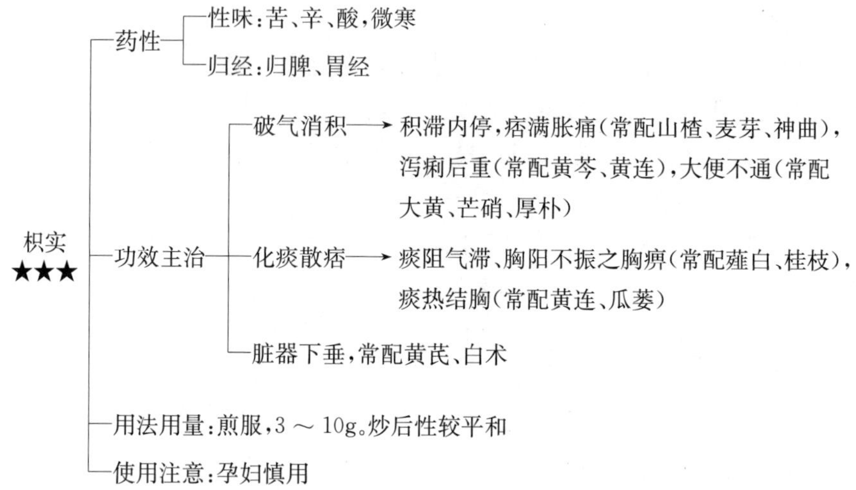
枳实
★★★
药性
性味:苦、辛、酸,微寒
归经:归脾、胃经
功效主治
破气消积
积滞内停,痞满胀痛(常配山楂、麦芽、神曲),泻痢后重(常配黄芩、黄连),大便不通(常配大黄、芒硝、厚朴)
化痰散痞
痰阻气滞、胸阳不振之胸痹(常配薤白、桂枝),痰热结胸(常配黄连、瓜蒌)
脏器下垂,常配黄芪、白术
用法用量:煎服,3 ~ 10g。炒后性较平和
使用注意:孕妇慎用

附药:枳壳 性味、归经与枳实相同,但作用较为缓和。功能理气宽中,行滞消胀。用于胸胁气滞,胀满疼痛,食积不化,痰饮内停,脏器下垂。煎服,3～10g。孕妇慎用。

枳实与枳壳同出一物,都来源于芸香科小乔木植物酸橙及其栽培变种的果实。李时珍虽谓二者"性味功用俱同",皆苦辛酸微寒,归脾、胃、大肠经。均能行气,用治气滞。孕妇皆应慎用。但"大者为壳,小者为实",临床使用有区别。不同之处在于,枳实为幼果入药。本品气锐力猛,作用强烈,善于破气消积,化痰散痞(除痞)。主治积滞内停(食积气滞),脘腹痞满胀痛、大便秘结;饮食或湿热积滞,泻痢后重;痰阻气滞,胸阳不振,胸痹心痛,以及痰热结胸;胃扩张、胃下垂、子宫脱垂、脱肛等脏器下垂病症。此外,本品尚可用治气滞胸胁疼痛、产后瘀滞腹痛。枳壳为未成熟果实(接近成熟的去瓤果实)。本品作用较为缓和,功长理气宽中,行滞消胀。故胸胁气滞,胀满疼痛,食积不化,痰饮内停,脏器下垂之轻证,枳壳多用。

枳实与厚朴皆苦泄辛散、性温,均具有较强的行气消积作用,均为消除胀满的要药。都可用治热结、食积便秘以去有形之实满,又治湿滞伤中以散无形之湿满,二者常相须为用。不同之处在于,枳实苦降下行,气锐力猛,破气消积,尤善逐宿食、通便闭以治实满为良。并能化痰散痞。也可用治饮食或湿热积滞,泻痢后重;痰阻气滞,胸痹结胸;脏器下垂;气滞胸胁疼痛;产后瘀滞腹痛。厚朴苦温燥湿,散满力强,尤长于燥湿运脾以治湿满为优。凡湿阻、食积、气滞所致的脾胃不和,脘腹胀满均可选用。并能燥湿消痰,下气平喘。也可用治痰饮喘咳;七情郁结,痰气互阻的梅核气。

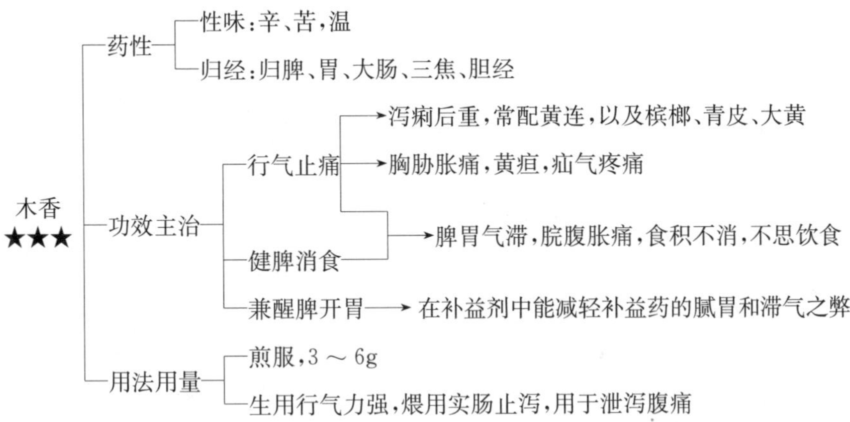
木香
★★★
药性
性味:辛、苦,温
归经:归脾、胃、大肠、三焦、胆经
功效主治
行气止痛
泻痢后重,常配黄连,以及槟榔、青皮、大黄
胸胁胀痛,黄疸,疝气疼痛
脾胃气滞,脘腹胀痛,食积不消,不思饮食
健脾消食
兼醒脾开胃
在补益剂中能减轻补益药的腻胃和滞气之弊
用法用量
煎服,3 ～ 6g
生用行气力强,煨用实肠止泻,用于泄泻腹痛

附药

1. 川木香　性味辛、苦,温;归脾、胃、大肠、胆经。功能行气止痛。用于胸胁、脘腹胀痛,肠鸣腹泻,里急后重。煎服,3～9g。

2. 土木香　性味辛、苦,温;归肝、脾经。功能健脾和胃,行气止痛,安胎。适用于胸胁、脘腹胀痛,呕吐泻痢,胸胁挫伤,岔气作痛,胎动不安。3～9g,多入丸散服。

木香与青木香名称相似,均能行气止痛。都可用治气滞之脘腹胁肋胀痛,食少吐泻;湿热泻痢,里急后重。不同之处在于,木香为菊科植物木香的根入药,本品辛温香燥,能通理三焦而尤其善于行脾胃大肠之气滞,为行气调中止痛的要药。故上述病证属于脾胃大肠气滞兼有寒象者尤为适宜。兼能健脾消食。也可用治脾虚气滞,脘腹胀满,食少便溏;脾失运化,肝失疏泄而致湿热郁蒸,气机阻滞之胁肋胀痛、黄疸口苦;疝气疼痛、睾丸偏坠疼痛;寒凝气滞血瘀之胸痹心痛。青木香为马兜铃科植物马兜铃和北马兜铃的根入药,本品辛散苦泄,性寒清热,主入肝胃,故肝胃气滞兼有热象者用之为宜,又能解毒消肿。也可用治夏令饮食不慎,秽浊内阻之痧胀腹痛吐泻;毒蛇咬伤,疔疮肿毒,皮肤湿疮。

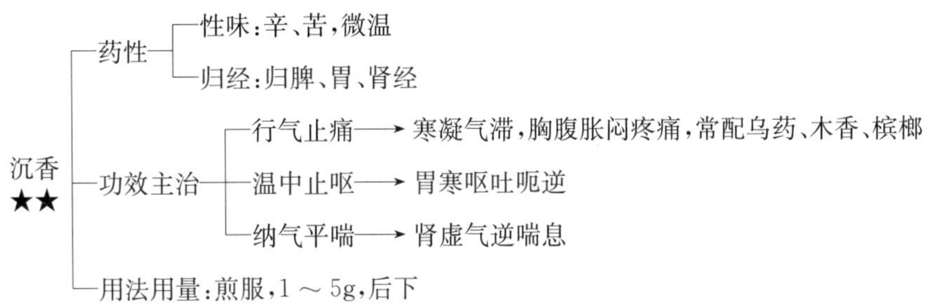
沉香
★★
药性
性味:辛、苦,微温
归经:归脾、胃、肾经
功效主治
行气止痛
寒凝气滞,胸腹胀闷疼痛,常配乌药、木香、槟榔
温中止呕
胃寒呕吐呃逆
纳气平喘
肾虚气逆喘息
用法用量:煎服,1 ～ 5g,后下

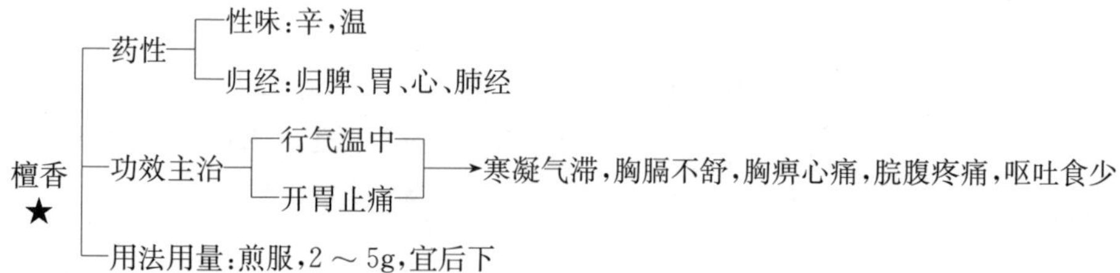
檀香
★
药性
性味：辛，温
归经：归脾、胃、心、肺经
功效主治
行气温中
开胃止痛
寒凝气滞，胸膈不舒，胸痹心痛，脘腹疼痛，呕吐食少
用法用量：煎服，2～5g，宜后下

沉香与檀香皆辛散温通，气味芳香，均能行气散寒止痛。同可用治寒凝气滞之胸腹胀闷疼痛，二者常相须为用。不同之处在于，沉香味苦质重，沉降下行，又善于温中降逆止呕，纳气平喘。也常用治胃寒呕吐呃逆；肾虚气逆喘息。檀香善理脾胃，利膈宽胸而行气温中、开胃止痛，故寒凝气滞，胸膈不舒，胸痹心痛，脘腹疼痛，呕吐食少者，檀香多用。

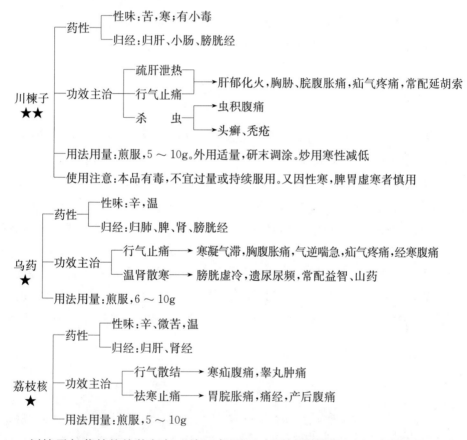

川楝子 ★★

- 药性
  - 性味：苦，寒；有小毒
  - 归经：归肝、小肠、膀胱经
- 功效主治
  - 疏肝泄热、行气止痛 → 肝郁化火，胸胁、脘腹胀痛，疝气疼痛，常配延胡索
  - 杀　虫 → 虫积腹痛；头癣、秃疮
- 用法用量：煎服，5～10g。外用适量，研末调涂。炒用寒性减低
- 使用注意：本品有毒，不宜过量或持续服用。又因性寒，脾胃虚寒者慎用

乌药 ★

- 药性
  - 性味：辛，温
  - 归经：归肺、脾、肾、膀胱经
- 功效主治
  - 行气止痛 → 寒凝气滞，胸腹胀痛，气逆喘急，疝气疼痛，经寒腹痛
  - 温肾散寒 → 膀胱虚冷，遗尿尿频，常配益智、山药
- 用法用量：煎服，6～10g

荔枝核 ★

- 药性
  - 性味：辛、微苦，温
  - 归经：归肝、肾经
- 功效主治
  - 行气散结 → 寒疝腹痛，睾丸肿痛
  - 祛寒止痛 → 胃脘胀痛，痛经，产后腹痛
- 用法用量：煎服，5～10g

川楝子与荔枝核均能行气止痛。都可用治肝郁气滞或肝胃不和所致的胁肋作痛、脘腹疼痛；疝气疼痛。不同之处在于，川楝子苦寒降泄，善于疏肝泄热（清肝火、泄郁热），故尤善治肝郁化火诸痛证。同时，本品又具有杀虫、疗癣的功效，

也可用治虫积腹痛，头癣、秃疮(外用)。荔枝核苦泄温通，善于祛寒散结。主治厥阴肝经寒凝气滞之疝气疼痛、睾丸肿痛。也可用治妇女肝郁气滞血瘀之痛经及产后腹痛。

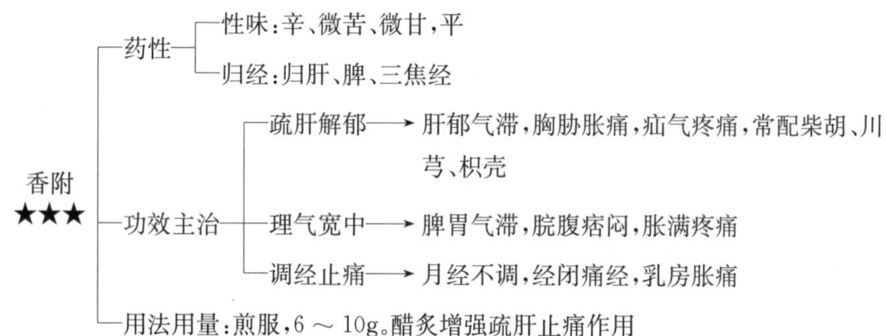
香附
★★★
药性
性味：辛、微苦、微甘，平
归经：归肝、脾、三焦经
功效主治
疏肝解郁→肝郁气滞，胸胁胀痛，疝气疼痛，常配柴胡、川芎、枳壳
理气宽中→脾胃气滞，脘腹痞闷，胀满疼痛
调经止痛→月经不调，经闭痛经，乳房胀痛
用法用量：煎服，6～10g。醋炙增强疏肝止痛作用

木香、香附与乌药均味辛气香，皆善于行气止痛(理气止痛)。都可用治气滞疼痛的病证。不同之处在于，木香辛苦温燥，能通理三焦而尤其善于行脾胃大肠之气滞，为行气调中止痛之要药，并能健脾消食。主治脾胃气滞，脘腹胀痛，食积不消，不思饮食；湿热或饮食积滞，泻痢腹痛、里急后重；脾失运化，肝失疏泄而致湿热郁蒸，气机阻滞之胁肋胀痛、黄疸口苦；疝气疼痛、睾丸偏坠疼痛。寒凝气滞血瘀之胸痹心痛。此外，本品气芳香能醒脾开胃，在补益方剂中用之，能减轻补益药的腻胃和滞气之弊。香附辛香而散，药性平和，作用偏于疏肝解郁，调经止痛，并能理气宽中。主治肝郁气滞所致的胁肋胀痛，脘腹胀痛，月经不调，经闭痛经，乳房胀痛，以及疝气疼痛。也可用治脾胃气滞，脘腹痞闷，胀满疼痛，食少纳呆，胸膈噎塞，嗳气吞酸。香附为疏肝理气之良药和妇科调经之要药，故明代名医李时珍称其为“气病之总司，女科之主帅”。乌药气味较淡，辛温芳香，药力不甚刚猛，能上达脾肺，下达肾与膀胱，最善于行气散寒止痛。尤善治寒凝气滞，胸腹胀痛，气逆喘急，疝气疼痛，经寒腹痛。并能温肾散寒，也可用治肾阳不足，膀胱虚冷，遗尿尿频，常配伍益智、山药。

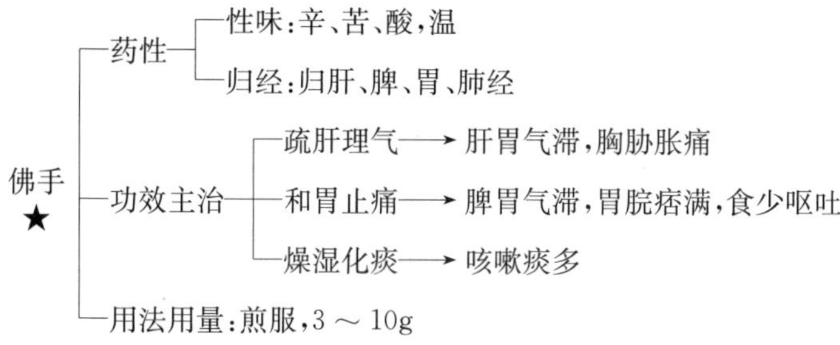
佛手
★
药性
性味：辛、苦、酸，温
归经：归肝、脾、胃、肺经
功效主治
疏肝理气→肝胃气滞，胸胁胀痛
和胃止痛→脾胃气滞，胃脘痞满，食少呕吐
燥湿化痰→咳嗽痰多
用法用量：煎服，3～10g

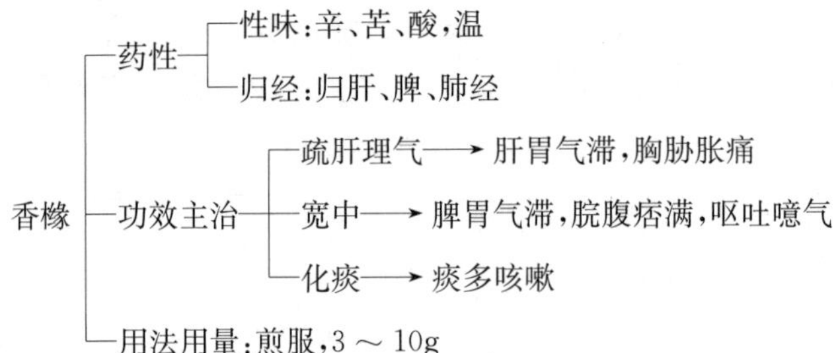
香橼
药性
性味：辛、苦、酸，温
归经：归肝、脾、肺经
功效主治
疏肝理气→肝胃气滞，胸胁胀痛
宽中→脾胃气滞，脘腹痞满，呕吐噫气
化痰→痰多咳嗽
用法用量：煎服，3～10g

佛手与香橼皆辛香苦酸温，均能疏肝理气，和胃止痛（和胃宽中），燥湿化痰，药力平和。同可用治肝郁气滞，肝胃不和，胸胁胀痛，脘腹痞满；脾胃气滞，脘腹痞满，食少呕恶，噫气吞酸；湿痰咳嗽，痰多胸闷。二者常相须为用。不同之处在于，佛手偏理肝胃之气而止痛之力较香橼为强。香橼偏理脾肺之气而化痰止咳之力较佛手为佳。

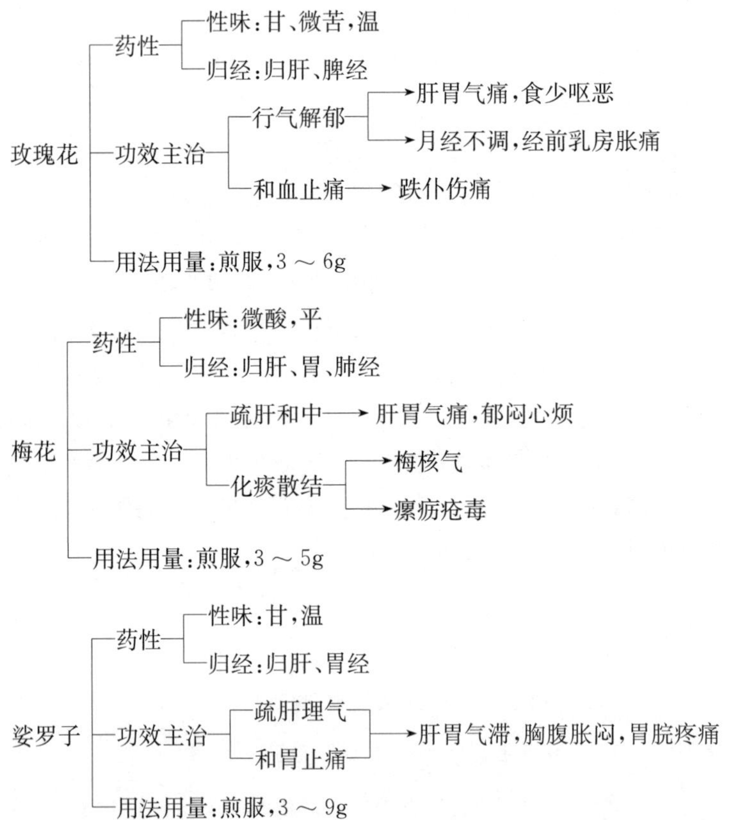
玫瑰花
药性
性味：甘、微苦，温
归经：归肝、脾经
功效主治
行气解郁→肝胃气痛，食少呕恶
→月经不调，经前乳房胀痛
和血止痛→跌仆伤痛
用法用量：煎服，3～6g
梅花
药性
性味：微酸，平
归经：归肝、胃、肺经
功效主治
疏肝和中→肝胃气痛，郁闷心烦
化痰散结→梅核气
→瘰疬疮毒
用法用量：煎服，3～5g
娑罗子
药性
性味：甘，温
归经：归肝、胃经
功效主治
疏肝理气
和胃止痛
→肝胃气滞，胸腹胀闷，胃脘疼痛
用法用量：煎服，3～9g

玫瑰花、梅花与娑罗子均能疏肝理气，和胃止痛，皆可用治肝郁气滞、肝胃不和所致的胸胁脘腹胀痛、呕恶食少。不同之处在于，玫瑰花又能和血止痛（活血止痛)，也可用治肝郁气滞血瘀之月经不调，经前乳房胀痛，以及跌打损伤，瘀滞肿痛。梅花(又名绿萼梅)又能化痰散结，也可用治痰气郁结之梅核气；瘰疬痰核，疮疡肿毒。娑罗子以理气宽中和胃为长，多用治肝胃不和者。

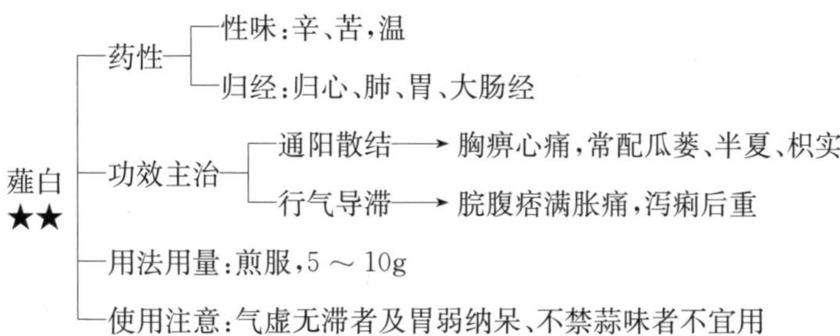

薤白
★★
药性
性味:辛、苦，温
归经:归心、肺、胃、大肠经
功效主治
通阳散结→胸痹心痛，常配瓜蒌、半夏、枳实
行气导滞→脘腹痞满胀痛，泻痢后重
用法用量:煎服，5 ~ 10g
使用注意:气虚无滞者及胃弱纳呆、不禁蒜味者不宜用

薤白与葱白名称相似，均属百合科植物，均能散寒通阳散结。但二者性能主治相差甚远。不同之处在于，薤白功专走里，辛散苦降，温通滑利。上能通胸中之阳气，散阴寒之凝结，主治寒痰阻滞、胸阳不振所致胸痹证，为治胸痹之要药；下能行胃肠之气滞，具有行气导滞之功，也可用治胃肠气滞，脘腹痞满胀痛，泻痢里急后重。葱白味辛性温，既达表又走里。达表能发汗解表，用治风寒感冒轻证；走里则散寒通阳，用治阴盛格阳见厥逆脉微、面赤、下利、腹痛。外用能解毒散结，通络下乳，用治疮痈肿毒，乳汁郁滞不下、乳房胀痛。

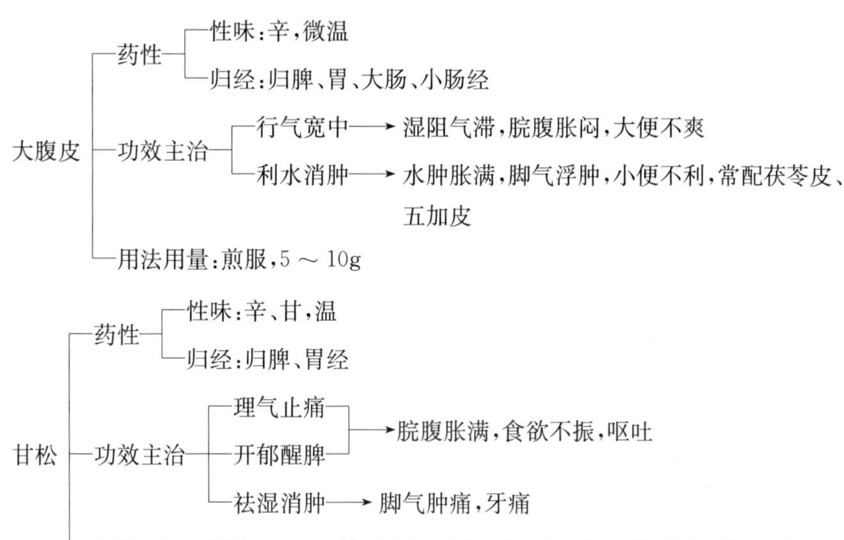

大腹皮
药性
性味:辛，微温
归经:归脾、胃、大肠、小肠经
功效主治
行气宽中→湿阻气滞，脘腹胀闷，大便不爽
利水消肿→水肿胀满，脚气浮肿，小便不利，常配茯苓皮、五加皮
用法用量:煎服，5 ~ 10g
甘松
药性
性味:辛、甘，温
归经:归脾、胃经
功效主治
理气止痛
开郁醒脾
→脘腹胀满，食欲不振，呕吐
祛湿消肿→脚气肿痛，牙痛
用法用量:煎服，3 ~ 6g。外用适量，泡汤漱口或煎汤洗脚或研末敷患处

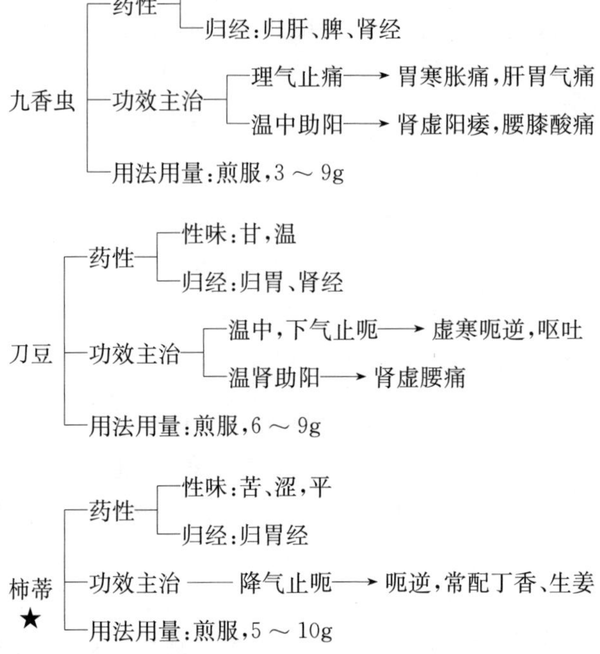
九香虫
药性
性味：咸，温
归经：归肝、脾、肾经
功效主治
理气止痛 → 胃寒胀痛，肝胃气痛
温中助阳 → 肾虚阳痿，腰膝酸痛
用法用量：煎服，3 ～ 9g
刀豆
药性
性味：甘，温
归经：归胃、肾经
功效主治
温中，下气止呃 → 虚寒呃逆，呕吐
温肾助阳 → 肾虚腰痛
用法用量：煎服，6 ～ 9g
柿蒂
★
药性
性味：苦、涩，平
归经：归胃经
功效主治 —— 降气止呃 → 呃逆，常配丁香、生姜
用法用量：煎服，5 ～ 10g

柿蒂与刀豆皆主归胃经，均能降气止呃。同可用治胃气上逆之呃逆、呕吐。不同之处在于，柿蒂苦降性平，不寒不热，善降胃气而止呃逆，为降气止呃逆之要药。凡胃气上逆所致的各种呃逆，无论寒热虚实，均可配伍使用。刀豆味甘性温，偏于温中和胃，降气止呃，主治中焦虚寒之呃逆、呕吐。并能温肾助阳，也可用治肾虚腰痛。

理气药功用归纳小结见下表(表 15-1)：

表 15-1 理气药功用归纳小结表

药名	共性	个性	
		作用特点	其他功效
陈皮	行气除胀	其性较缓，温和不峻，行气力缓，质轻上浮，主理脾肺之气，长于理气调中健脾，燥湿化痰，为脾肺二经之气分药	
青皮		其性较猛，沉降下行，行气力强，主疏肝胆之气，偏于疏肝破气，消积化滞	
枳实	气锐力猛，善于破气化痰，散痞消积		

续表

药名	共 性	个 性	
		作用特点	其他功效
木香	行气止痛	通理三焦而尤善行脾胃大肠之气滞，为行气调中止痛之要药	健脾消食
香附		药性平和，偏于疏肝解郁，调经止痛，并能理气宽中，为疏肝理气之良药和妇科调经之要药	
乌药		上达脾肺，下达肾与膀胱，善于行气散寒止痛	温肾散寒
川楝子		苦寒降泄，善于疏泄肝热(清肝火、泄郁热)，肝郁化火诸痛证尤宜	杀虫，疗癣
荔枝核		善于祛寒散结，主治厥阴肝经寒凝气滞之疝气疼痛、睾丸肿痛	
佛手	疏肝理气，和胃止痛，燥湿化痰	偏理肝胃之气而止痛之力较强	
香橼		偏理脾肺之气而化痰止咳之力较佳	
檀香	行气散寒止痛	善理脾胃、利膈宽胸而行气温中、开胃止痛	
沉香		质重沉降下行，又善温中降逆止呕，纳气平喘	
薤白	善于通胸中之阳气、散阴寒之凝结，为治胸痹之要药。并能行气导滞		
玫瑰花	疏肝理气，和胃止痛		和血止痛
梅花			化痰散结
娑罗子			止痛
大腹皮	既能行气宽中，又能行水消肿		
柿蒂	降气止呃	为降气止呃之要药，凡胃气上逆所致的各种呃逆，均可配伍使用	
刀豆		偏于温中和胃，降气止呃	温肾助阳
甘松	行气止痛		开郁醒脾
九香虫			温肾助阳

理气药功效主治背记见下表(表 15-2 至表 15-5)：

表 15-2　理气药功效背记表(一)

药名 功效	陈皮	青皮	枳实	木香	沉香	檀香	香附	川楝子	乌药	薤白	荔枝核
理气健脾											
燥湿化痰											
疏肝破气											
化痰散痞											
行气止痛(理气止痛)											
化痰止咳											
破气消积											
消积化滞											
疏肝泄热											
健脾消食											
温肾散寒											
祛寒止痛											
温中止呕											
行气散结											
纳气平喘											
疏肝解郁											
理气宽中											
和胃止痛											
调经止痛											
杀虫											
通阳散结											
行气导滞											
疗癣											

表 15-3 理气药功效背记表（二）

功效＼药名	大腹皮	佛手	香橼	玫瑰花	梅花	柿蒂	刀豆	甘松	九香虫
行气止痛（理气止痛）									
行气解郁									
疏肝理气									
化痰散结									
和胃止痛									
燥湿化痰									
行气宽中									
开郁醒脾									
温中									
行水消肿									
降气止呃									
温肾助阳									
外用祛湿消肿									

表 15-4 理气药主治病证背记表（一）

主治病证＼药名	陈皮	青皮	枳实	木香	沉香	檀香	香附	川楝子	薤白
脾胃气滞证									
胃肠热结气滞									
肝气郁滞证									
湿痰咳嗽									
寒痰咳嗽									
食积气滞脘腹胀痛									
寒凝气滞胸腹胀痛									
胸痹心痛									
痰热结胸									

续表

药名 主治病证	陈皮	青皮	枳实	木香	沉香	檀香	香附	川楝子	薤白
肝郁气滞 月经不调									
肝郁气滞 经闭痛经									
脏器下垂证									
湿热泻痢 里急后重									
湿热黄疸									
胃寒呕吐									
呕吐呃逆									
虚喘证									
肝郁化火诸痛证									
虫积腹痛									
癥瘕积聚									
久疟痞块									
疝气疼痛									
乳癖乳痛									

表 15-5　理气药主治病证背记表(二)

药名 主治病证	乌药	荔枝核	佛手	香橼	玫瑰花	梅花	大腹皮	柿蒂	刀豆	甘松	九香虫
寒凝气滞所致 胸腹诸痛证											
膀胱虚冷 尿频遗尿											
疝气疼痛											
睾丸肿痛											
胃脘久痛											
痛经											

续表

药名 主治病证	乌药	荔枝核	佛手	香橼	玫瑰花	梅花	大腹皮	柿蒂	刀豆	甘松	九香虫
产后腹痛											
肝胃气滞 胸胁胀痛											
脾胃气滞证											
湿痰咳嗽											
月经不调											
乳房胀痛											
梅核气证											
胃肠气滞证											
水肿胀满											
脚气肿痛											
呃逆											
呕吐											
肾虚腰痛											
思虑伤脾											
肾虚阳痿 腰膝酸痛											
跌仆伤痛											
瘰疬疮毒											

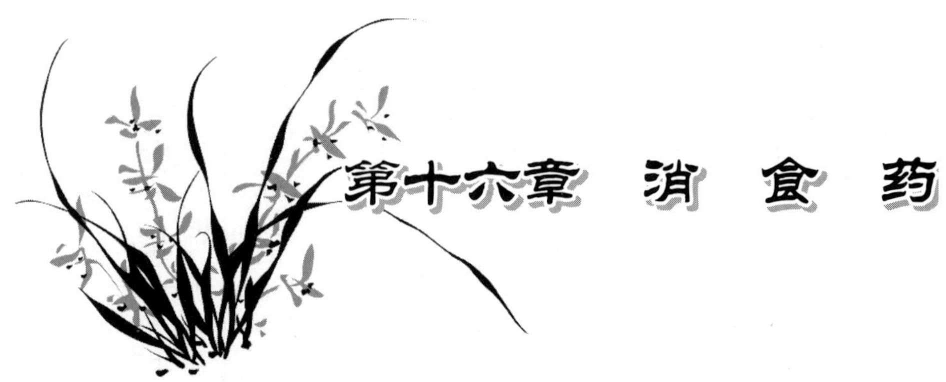

第十六章 消 食 药

含义:凡以消化食积为主要功效,常用以治疗饮食积滞的药物,称为消食药。

性能功效:消食药多味甘性平,主归脾、胃二经。具有消食化积,以及健胃、和中之功,使食积得消,食滞得化,脾胃之气得以恢复。此外,部分消食药又兼有行气、活血、祛痰等功效。

适用范围:消食药主治宿食停留,饮食不消所致的脘腹胀满,嗳腐吞酸,恶心呕吐,不思饮食,大便失常等,以及脾胃虚弱,消化不良者。

配伍方法:本类药物多属渐消缓散之品,适用于病情较缓,积滞不甚者。但食积者多有兼证,故临床应根据不同病情予以适当配伍。若宿食内停,气机阻滞,需配理气药,使气行而积消;若积滞化热,当配苦寒清热或轻下之品;若寒湿困脾或胃有湿浊,当配芳香化湿药;若中焦虚寒者,宜配温中健脾之品;而脾胃虚弱,运化无力,食积内停者,则当配伍健脾益气之品,以标本兼顾,使消积而不伤正,不可单用消食药取效。

使用注意:本类药物虽多数效缓,但仍不乏有耗气之弊,故气虚而无积滞者慎用。

药理作用:现代药理研究证明,消食药一般具有不同程度的助消化作用,个别药还具有降血脂、强心、增加冠脉流量及抗心肌缺血、降压、抗菌等作用。

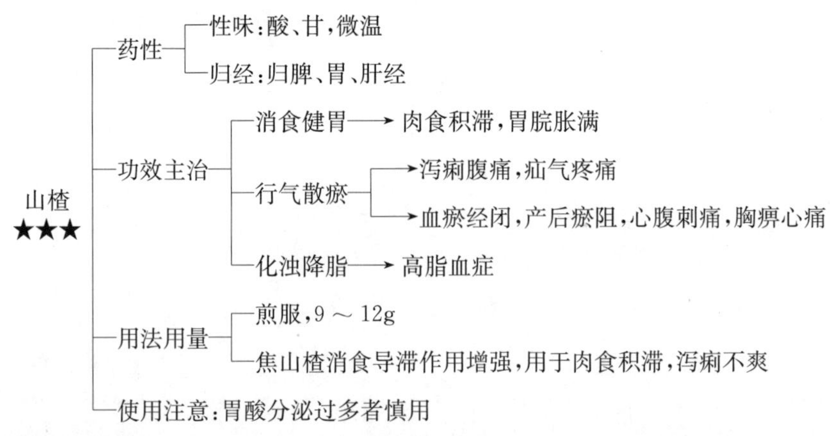
山楂
★★★
药性
性味:酸、甘,微温
归经:归脾、胃、肝经
功效主治
消食健胃
肉食积滞,胃脘胀满
行气散瘀
泻痢腹痛,疝气疼痛
血瘀经闭,产后瘀阻,心腹刺痛,胸痹心痛
化浊降脂
高脂血症
用法用量
煎服,9 ～ 12g
焦山楂消食导滞作用增强,用于肉食积滞,泻痢不爽
使用注意:胃酸分泌过多者慎用

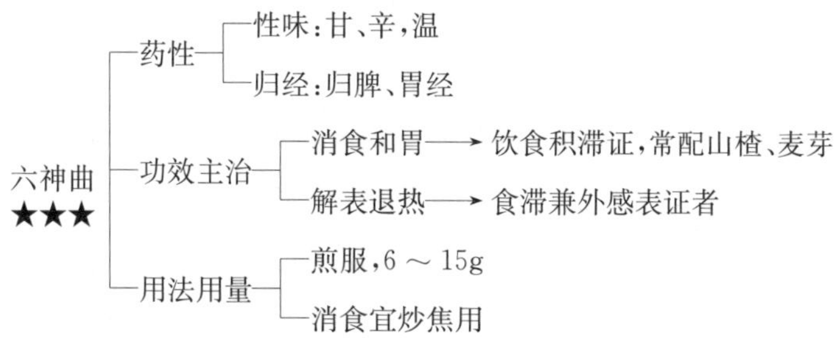
六神曲
★★★
药性
性味：甘、辛，温
归经：归脾、胃经
功效主治
消食和胃→饮食积滞证，常配山楂、麦芽
解表退热→食滞兼外感表证者
用法用量
煎服，6～15g
消食宜炒焦用

附药：建神曲 性味苦微温。消食化积功效与六神曲相似，并理气化湿，健脾和中。适用于食滞不化，暑湿泄泻，呕吐不食。煎服，6～15g。

麦芽 ★★★

- 药性
  - 性味：甘，平
  - 归经：归脾、胃、肝经
- 功效主治
  - 行气消食、健脾开胃→食积不化，脘腹胀满，脾虚食少
  - 回乳消胀→乳汁郁积，乳房胀痛，妇女断乳
  - 疏肝解郁→肝郁胁痛，肝胃气痛
- 用法用量
  - 煎服，10～15g，回乳炒用60g
  - 生麦芽健脾和胃，疏肝行气，用于脾虚食少，乳汁郁积；炒麦芽行气消食回乳，用于食积不消，妇女断乳；焦麦芽消食化滞，用于食积不消，脘腹胀痛
- 使用注意：授乳期妇女不宜使用

稻芽 ★

- 药性
  - 性味：甘，温
  - 归经：归脾、胃经
- 功效主治
  - 消食和中、健脾开胃→食积不消，腹胀口臭，脾胃虚弱，不饥食少
- 用法用量
  - 煎服，9～15g
  - 炒稻芽偏于消食，用于不饥食少；焦稻芽善化积滞，用于积滞不化

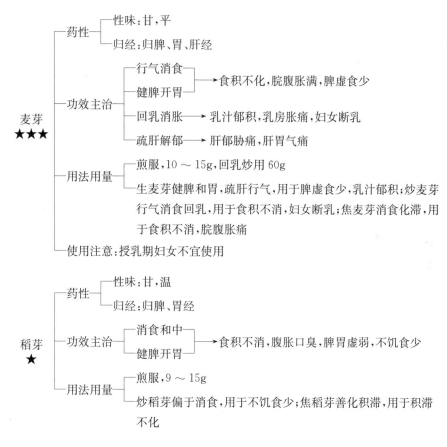

附药：谷芽 谷芽的性能、功效、应用、用法用量均与稻芽相似，但我国北方地区多习用。

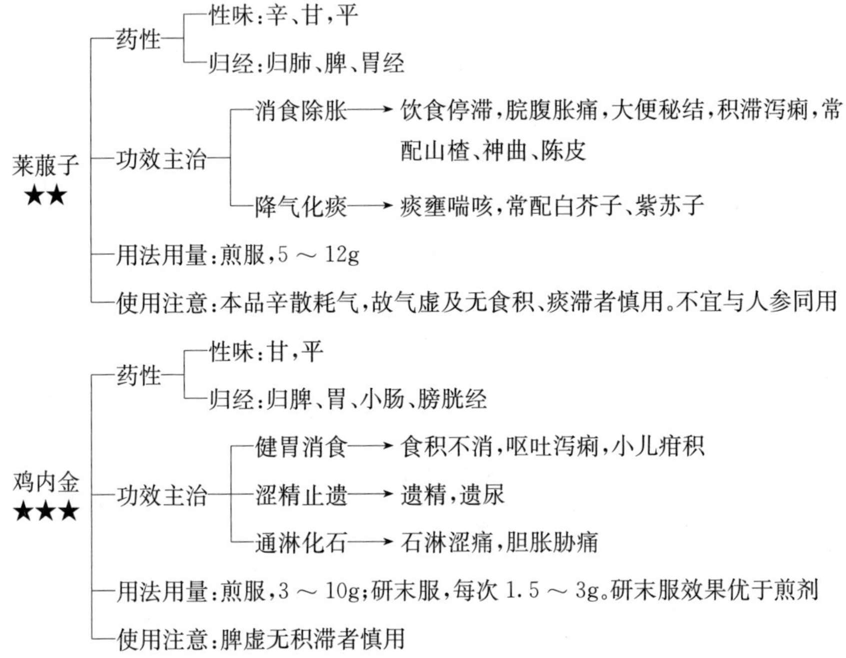
莱菔子
★★
药性
性味:辛、甘,平
归经:归肺、脾、胃经
功效主治
消食除胀
饮食停滞,脘腹胀痛,大便秘结,积滞泻痢,常配山楂、神曲、陈皮
降气化痰
痰壅喘咳,常配白芥子、紫苏子
用法用量:煎服,5 ～ 12g
使用注意:本品辛散耗气,故气虚及无食积、痰滞者慎用。不宜与人参同用
鸡内金
★★★
药性
性味:甘,平
归经:归脾、胃、小肠、膀胱经
功效主治
健胃消食
食积不消,呕吐泻痢,小儿疳积
涩精止遗
遗精,遗尿
通淋化石
石淋涩痛,胆胀胁痛
用法用量:煎服,3 ～ 10g;研末服,每次 1.5 ～ 3g。研末服效果优于煎剂
使用注意:脾虚无积滞者慎用

山楂、六神曲、麦芽、稻芽、谷芽、莱菔子、鸡内金主归脾、胃经,均能消食化积。皆可用治食积不化所致的脘腹胀满,嗳气吞酸,恶心呕吐,不思饮食,大便失常,以及脾胃虚弱,消化不良。不同之处在于,山楂味酸而甘,微温不热,功擅助脾健胃,促进消化,尤善消油腻肉食积滞,为消化油腻肉食积滞之要药,故肉食积滞以及乳食积滞者山楂首选。并能行气活血散瘀,化浊降脂。也常用治食积气滞,泻痢腹痛;疝气疼痛,睾丸肿痛;血滞经闭痛经,产后瘀阻腹痛,心腹刺痛,胸痹心痛;高脂血症。六神曲(又名神曲)甘辛温,既能消食化积,又能健脾开胃和中,尤善消面食、谷食积滞,食滞伤中者多选用。且本品略兼解表退热之功,故尤宜于食滞兼外感表证者。此外,本品可以帮助金石、贝壳类药物的消化吸收,凡丸剂中有金石、贝壳类药物者,可用六神曲糊丸以助消化。麦芽甘平,功善行气消食、健脾开胃,尤善促进淀粉性食物的消化,尤其适用于米面薯芋等淀粉性食积不化者,故米面薯芋类饮食积滞、脘腹胀满,以及脾虚食少、食后脘胀者多选用。且本品又能回乳消胀,疏肝解郁。也可用于妇女断乳或乳汁郁积之乳房胀痛;肝气郁滞、肝胃不和,胁肋、脘腹疼痛者。稻芽消食和中、健脾开胃之功与麦芽相似而药力较缓,二者常相须为用。但稻芽无回乳消胀、疏肝解郁之功。谷芽的性能、功效、应用、用法用量均与稻芽相似,但我国北方地区多习用。莱菔子辛甘平,善于行气消食除胀,故食积不化、中焦气滞(食积气滞)所致的脘腹胀痛、嗳腐吞酸,大便秘结,积滞泻痢,莱菔子尤多选

用，常配伍山楂、六神曲、陈皮等。并能降气化痰。也常用治痰壅气逆，咳喘痰多，胸闷不舒者，兼食积者尤为适宜。此外，古方中有单用生品研服以涌吐风痰者，但现代临床少用。鸡内金甘平，消食化积之力较强，并能健运脾胃，尤善消完谷不化，广泛地用于米面薯芋乳肉等各种食积不消、呕吐泻痢，以及小儿疳积，为健胃消食之良药以及治疗小儿疳积之要药。并能涩精止遗，通淋化石（化坚消石），用治肾虚不固，遗精滑精、遗尿尿频；石淋涩痛、胆胀胁痛（胆结石）。

消食药功用归纳小结见下表(表 16-1)：

表 16-1 消食药功用归纳小结表

药名	共性	个性	
		作用特点	其他功效
山楂	消食化积	功擅助脾健胃，促进消化，尤善消油腻肉食积滞，为消油腻肉食积滞之要药	行气散瘀，化浊降脂
六神曲		又能健脾开胃和中，尤善消面食、谷食积滞。略兼解表退热之功，尤宜于外感表证兼食滞者。并可以帮助金石贝壳类药物的消化吸收	
麦芽		功善行气消食，健脾开胃，尤善于促进淀粉性食物的消化，尤宜于米面薯芋等淀粉性食物的食积不化证	回乳消胀，疏肝解郁
稻芽		消食和中、健脾开胃之功与麦芽相似而药力较缓	
谷芽		功用与稻芽相似，但北方地区多习用	
莱菔子		善行气消食除胀，食积不化、中焦气滞者尤宜	降气化痰。生品兼能涌吐风痰
鸡内金		消食化积之力较强，并能健运脾胃，尤善消完谷不化，广泛地用于米面薯芋乳肉等各种食积不化，为消食健胃之良药和治疗小儿疳积之要药	涩精止遗，通淋化石

消食药功效主治背记见下表(表 16-2,表 16-3):

表 16-2　消食药功效背记表

药名 功效	山楂	六神曲	麦芽	稻芽	鸡内金	莱菔子
消食化积						
健脾开胃 (健胃和中)						
行气散瘀						
行气消食						
回乳消胀						
降气化痰						
行气除胀						
解表退热						
涩精止遗						
涌吐风痰						
通淋化石						
化浊降脂						

表 16-3　消食药主治病证背记表

药名 主治病证	山楂	六神曲	麦芽	谷芽	莱菔子	鸡内金
肉食积滞证						
泻痢腹痛						
疝气痛						
心腹刺痛						
胸痹心痛						
饮食积滞证						
米面薯芋食滞证						
断乳乳房胀痛						
产后瘀阻腹痛						
血瘀经闭痛经						
肝气郁滞						

续表

药名 主治病证	山楂	六神曲	麦芽	谷芽	莱菔子	鸡内金
脾虚食少						
食积气滞						
痰壅喘咳						
小儿疳积						
肾虚遗精遗尿						
石淋涩痛						
胆胀胁痛						
高脂血症						

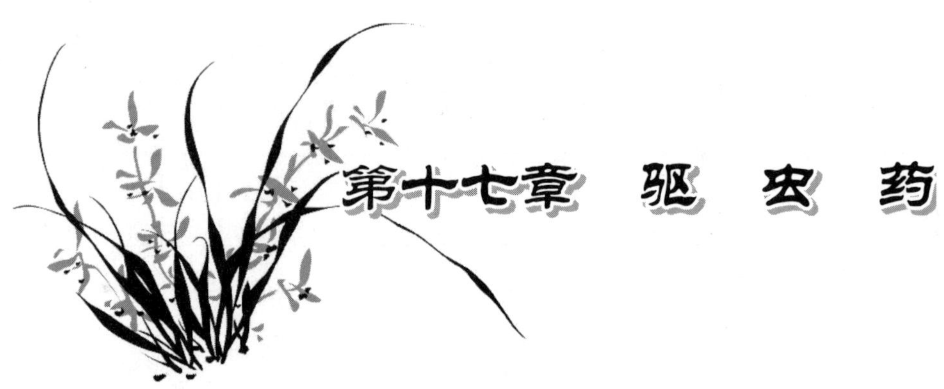

第十七章 驱虫药

含义：凡以驱除或杀灭人体内寄生虫为主要功效，常用以治疗虫证的药物，称为驱虫药。

性能功效、适用范围：本类药物主入脾、胃、大肠经，部分药物具有一定的毒性，对人体内的寄生虫，特别是肠道寄生虫有杀灭、麻痹或刺激虫体作用，促使其排出体外，从而驱虫。故可用治蛔虫病、蛲虫病、绦虫病、钩虫病、姜片虫病等多种肠道寄生虫病。此类寄生虫病多由湿热内蕴或饮食不洁，食入或感染寄生虫卵所致。症见不思饮食或多食善饥，嗜食异物，绕脐腹痛、时发时止，胃中嘈杂，呕吐清水，肛门瘙痒等；迁延日久，则见面色萎黄，肌肉消瘦，腹部膨大、青筋浮露，周身浮肿等症。部分病人症状较轻，无明显证候，只在检查大便时才被发现。凡此，均当服用驱虫药物，以求根治。对机体其他部位的寄生虫病，如血吸虫病、阴道滴虫病等，部分驱虫药物亦有驱杀作用。

某些驱虫药物兼有行气、消积、润肠、止痒等作用，对食积气滞、小儿疳积、便秘、疥癣瘙痒等病证，亦有疗效。

配伍方法：应用驱虫药时，应根据寄生虫的种类及病人体质强弱、证情缓急，选用适宜的驱虫药物，并视病人的不同兼证进行相须用药及恰当配伍。如大便秘结者，当配伍泻下药物；兼有积滞者，可与消积导滞药物同用；脾胃虚弱者，配伍健脾和胃之品；体质虚弱者，须先补后攻或攻补兼施。使用肠道驱虫药时，多与泻下药同用，以利虫体排出。

使用注意：驱虫药物对人体正气多有损伤，故要控制剂量，防止用量过大中毒或损伤正气；对素体虚弱、年老体衰及孕妇，更当慎用。驱虫药一般应在空腹时服用，使药物充分作用于虫体而保证疗效。对发热或腹痛剧烈者，不宜急于驱虫，待症状缓解后，再行施用驱虫药物。

药理作用：现代药理研究证明，驱虫药对寄生虫体有麻痹作用，使其瘫痪以致死亡。部分驱虫药有抗真菌、抗病毒及抗肿瘤等作用。某些驱虫药物还有促进胃肠蠕动、兴奋子宫、减慢心率、扩张血管、降低血压等作用。

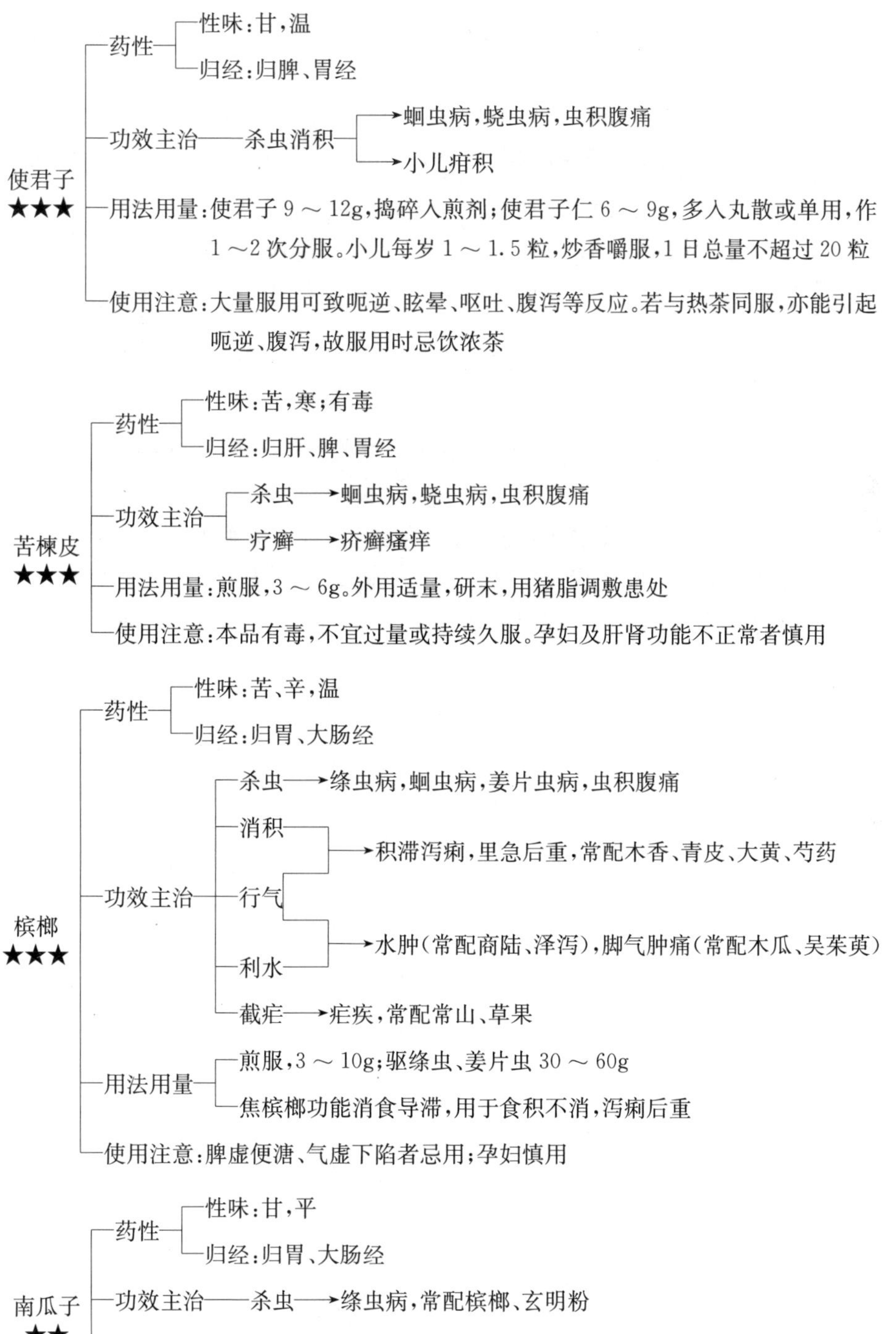

使君子 ★★★

- 药性
  - 性味：甘，温
  - 归经：归脾、胃经
- 功效主治——杀虫消积
  - →蛔虫病，蛲虫病，虫积腹痛
  - →小儿疳积
- 用法用量：使君子 9～12g，捣碎入煎剂；使君子仁 6～9g，多入丸散或单用，作 1～2 次分服。小儿每岁 1～1.5 粒，炒香嚼服，1 日总量不超过 20 粒
- 使用注意：大量服用可致呃逆、眩晕、呕吐、腹泻等反应。若与热茶同服，亦能引起呃逆、腹泻，故服用时忌饮浓茶

苦楝皮 ★★★

- 药性
  - 性味：苦，寒；有毒
  - 归经：归肝、脾、胃经
- 功效主治
  - 杀虫→蛔虫病，蛲虫病，虫积腹痛
  - 疗癣→疥癣瘙痒
- 用法用量：煎服，3～6g。外用适量，研末，用猪脂调敷患处
- 使用注意：本品有毒，不宜过量或持续久服。孕妇及肝肾功能不正常者慎用

槟榔 ★★★

- 药性
  - 性味：苦、辛，温
  - 归经：归胃、大肠经
- 功效主治
  - 杀虫→绦虫病，蛔虫病，姜片虫病，虫积腹痛
  - 消积、行气→积滞泻痢，里急后重，常配木香、青皮、大黄、芍药
  - 行气、利水→水肿（常配商陆、泽泻），脚气肿痛（常配木瓜、吴茱萸）
  - 截疟→疟疾，常配常山、草果
- 用法用量
  - 煎服，3～10g；驱绦虫、姜片虫 30～60g
  - 焦槟榔功能消食导滞，用于食积不消，泻痢后重
- 使用注意：脾虚便溏、气虚下陷者忌用；孕妇慎用

南瓜子 ★★

- 药性
  - 性味：甘，平
  - 归经：归胃、大肠经
- 功效主治——杀虫→绦虫病，常配槟榔、玄明粉
- 用法用量：研粉，60～120g。冷开水调服

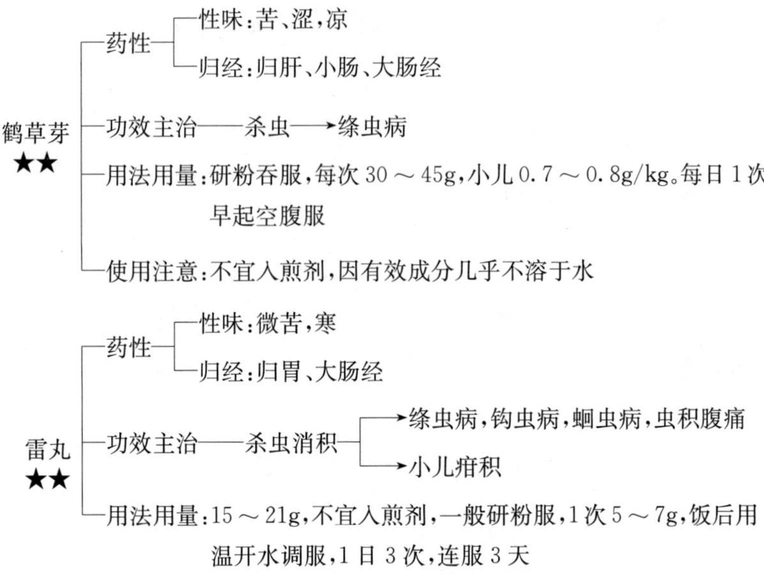
鹤草芽
★★
药性
性味:苦、涩,凉
归经:归肝、小肠、大肠经
功效主治——杀虫→绦虫病
用法用量:研粉吞服,每次 30 ～ 45g,小儿 0.7 ～ 0.8g/kg。每日 1 次,早起空腹服
使用注意:不宜入煎剂,因有效成分几乎不溶于水
雷丸
★★
药性
性味:微苦,寒
归经:归胃、大肠经
功效主治——杀虫消积
绦虫病,钩虫病,蛔虫病,虫积腹痛
小儿疳积
用法用量:15 ～ 21g,不宜入煎剂,一般研粉服,1 次 5 ～ 7g,饭后用温开水调服,1 日 3 次,连服 3 天

使君子、槟榔、苦楝皮、雷丸与贯众皆能杀虫,都能驱杀蛔、蛲、钩诸虫,均可用治多种肠道寄生虫病、虫积腹痛,在治疗虫证时每多选用。不同之处在于,使君子甘温,既善于杀虫,又能健脾胃、消疳积,且味甘气香,儿童乐于服用,尤宜于小儿患蛔虫、蛲虫病者,为驱蛔要药。也常用治小儿疳积,面色萎黄,腹痛有虫,形瘦腹大。苦楝皮苦寒有毒,杀虫之力较强,为广谱驱虫中药,尤以驱蛔虫为其擅长。并能疗癣,也可外用治疗疥癣湿疮瘙痒。槟榔辛开苦降性温,其性下行,既能杀虫,又兼能泻下通便,有助于虫体的排出,尤宜于绦虫病。且能行气,消积,利水,截疟。也可用治食积气滞,腹胀便秘,以及湿热泻痢,里急后重;水肿胀满,脚气肿痛;疟疾。雷丸尤以驱杀绦虫为佳,为驱杀绦虫之良药,单用即有效。此外,雷丸兼能消积,也可用治小儿疳积。贯众苦微寒,有小毒,又能清热解毒,凉血止血。也常用治时疫感冒,风热头痛,温毒发斑,痄腮,疮疡肿毒;血热妄行之吐血、衄血、便血、崩漏,尤善治崩漏下血。

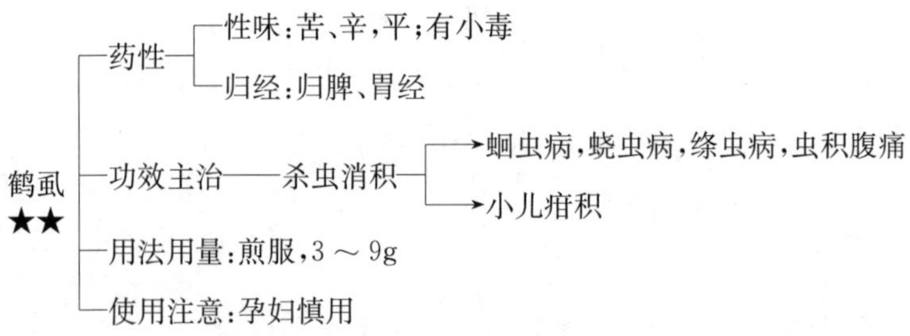
鹤虱
★★
药性
性味:苦、辛,平;有小毒
归经:归脾、胃经
功效主治——杀虫消积
蛔虫病,蛲虫病,绦虫病,虫积腹痛
小儿疳积
用法用量:煎服,3 ～ 9g
使用注意:孕妇慎用

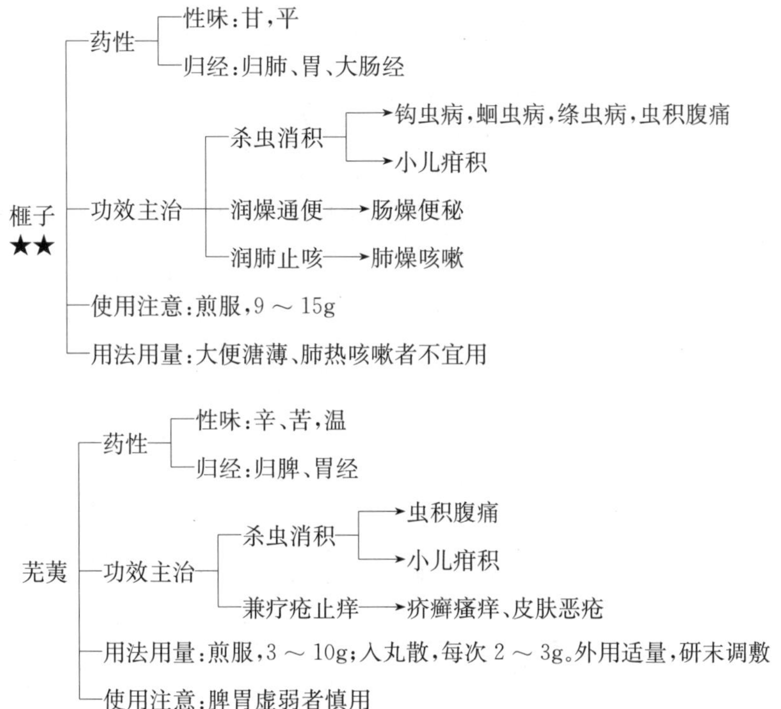
榧子
★★
药性
性味：甘，平
归经：归肺、胃、大肠经
功效主治
杀虫消积
钩虫病，蛔虫病，绦虫病，虫积腹痛
小儿疳积
润燥通便
肠燥便秘
润肺止咳
肺燥咳嗽
使用注意：煎服，9 ～ 15g
用法用量：大便溏薄、肺热咳嗽者不宜用
芜荑
药性
性味：辛、苦，温
归经：归脾、胃经
功效主治
杀虫消积
虫积腹痛
小儿疳积
兼疗疮止痒
疥癣瘙痒、皮肤恶疮
用法用量：煎服，3 ～ 10g；入丸散，每次 2 ～ 3g。外用适量，研末调敷
使用注意：脾胃虚弱者慎用

南瓜子、鹤草芽、榧子、鹤虱与芜荑均能杀虫，皆可用治肠道寄生虫病。其中，榧子、鹤虱与芜荑还能消积，用治小儿疳积。不同之处在于，南瓜子甘平，主治绦虫病，杀虫而不伤正气，常与槟榔、玄明粉配伍。此外，也可用治血吸虫病，但须较大剂量(120～200g)，长期服用。鹤草芽善于驱杀绦虫，并有泻下通便作用，有利于虫体的排出，为治绦虫病之要药。此外，本品制成栓剂，对阴道滴虫病也有一定疗效。榧子甘平无毒，既能杀虫，又不损伤胃气，且有润燥通便作用，可促使虫体的排出，对蛔虫、钩虫、绦虫、姜片虫等多种肠道寄生虫引起的虫积腹痛均有疗效。并能润肺止咳，可用治肺燥咳嗽，肠燥便秘。鹤虱可用治蛔虫病、蛲虫病、钩虫病、绦虫病等多种肠道寄生虫病，虫积腹痛。芜荑可用治蛔虫病、蛲虫病、绦虫病等多种肠道寄生虫病引起的虫积腹痛。此外，研末外用也治疥癣瘙痒、皮肤恶疮。

驱虫药功用归纳小结见下表(表 17-1)：

驱虫药功效、主治背记见下表(表 17-2，表 17-3)：

表 17-1　驱虫药功用归纳小结表

<table>
<tr><th rowspan="2">药名</th><th rowspan="2" colspan="2">共　性</th><th colspan="3">个　性</th></tr>
<tr><th>作用特点</th><th colspan="2">其他功效</th></tr>
<tr><td>使君子</td><td rowspan="9">杀虫</td><td rowspan="7">对多种肠道寄生虫都有驱杀作用</td><td>又能健脾胃、消疳积，且味甘气香，儿童乐于服用，尤宜于小儿患蛔虫、蛲虫病及小儿疳积</td><td colspan="2"></td></tr>
<tr><td>苦楝皮</td><td>有毒，杀虫之力较强，尤以驱蛔虫为其擅长</td><td colspan="2">疗癣</td></tr>
<tr><td>槟榔</td><td>兼能泻下通便，有助于虫体的排出，尤宜于绦虫病</td><td colspan="2">行气，消积，利水，截疟</td></tr>
<tr><td>雷丸</td><td>尤以驱杀绦虫为佳</td><td rowspan="4">消(疳)积</td><td></td></tr>
<tr><td>鹤虱</td><td></td><td></td></tr>
<tr><td>榧子</td><td>能润燥通便，可促使虫体的排出</td><td>润肺止咳</td></tr>
<tr><td>芜荑</td><td></td><td></td></tr>
<tr><td>南瓜子</td><td rowspan="2">善驱绦虫</td><td>亦治血吸虫病</td><td colspan="2"></td></tr>
<tr><td>鹤草芽</td><td>有泻下通便作用，有助于虫体的排出。对阴道滴虫病也有抑杀作用</td><td colspan="2"></td></tr>
</table>

表 17-2　驱虫药功效背记表

功效＼药名	使君子	苦楝皮	槟榔	南瓜子	鹤草芽	雷丸	鹤虱	榧子	芜荑
杀虫									
消积									
疗癣									
行气									
利水									
通便									
截疟									
润肺									

表 17-3　驱虫药主治病证背记表

主治病证＼药名	使君子	苦楝皮	槟榔	南瓜子	鹤草芽	雷丸	鹤虱	榧子	芜荑
蛔虫证									
蛲虫证									
姜片虫病									
绦虫证									
钩虫证									
血吸虫病									
食积气滞 泻痢后重									
水肿									
脚气肿痛									
肠燥便秘									
肺燥咳嗽									
小儿疳积									
疥癣湿疮									
疟疾									

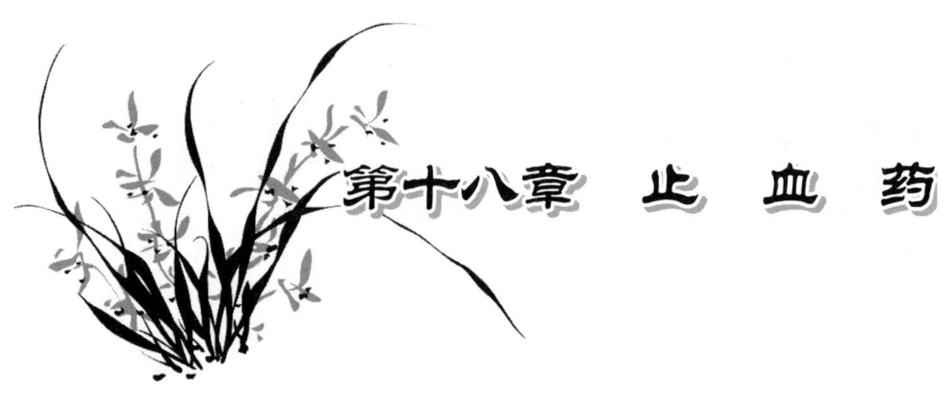

第十八章 止血药

含义：凡以制止体内外出血为主要功效，常用以治疗各种出血病证的药物，称止血药。

性能功效：止血药均入血分，因心主血、肝藏血、脾统血，故本类药物以归心、肝、脾经为主，尤以归心、肝二经者为多。均具有止血作用。因其药性有寒、温、散、敛之异，故本章药物的功效分别有凉血止血、温经止血、化瘀止血、收敛止血之别。

分类：根据止血药的药性和功效不同，本章药物也相应地分为凉血止血药、温经止血药、化瘀止血药和收敛止血药四类。

适用范围：止血药主要用治咯血、咳血、衄血、吐血、便血、尿血、崩漏、紫癜以及外伤出血等体内外各种出血病证。

配伍方法：出血之证，病因不同，病情有异，部位有别，因此在使用止血药时，应根据出血证的病机和出血部位的不同，进行相应的选择和必要的配伍，使药证相符，标本兼顾。若血热妄行之出血者，宜选用凉血止血药，并配伍清热泻火、清热凉血药；阴虚火旺、阴虚阳亢之出血者，宜配伍滋阴降火、滋阴潜阳之药；若瘀血内阻，血不循经之出血者，宜选用化瘀止血药，并佐行气活血药；虚寒性出血，宜选用温经止血药或收敛止血药，并配伍益气健脾、温阳药。根据前贤“下血必升举，吐衄必降气”之论，故对于便血、崩漏等下部出血病证，应适当配伍升举之品；而对于衄血、吐血等上部出血病证，可适当配伍降气之品。

使用注意：“止血不留瘀”，这是运用止血药必须始终注意的问题。而凉血止血药和收敛止血药，易于凉遏恋邪，有止血留瘀之弊，故出血兼有瘀滞者不宜单独使用。若出血过多，气随血脱者，则当急投大补元气之药，以挽救气脱危候。

根据前人的用药经验，止血药多炒炭用。一般而言，炒炭后其味变苦、涩，可增强止血之效，但并非所有的止血药均宜炒炭用，有些止血药炒炭后，止血作用反而降低，故仍以生品或鲜用为佳。因此，止血药是否炒炭用，应视具体药物而定，不可一概而论，总以提高止血的疗效为原则。

药理作用：现代药理研究表明，止血药的止血作用机制广泛，能促进凝血因子生成，增加凝血因子浓度和活力，抑制抗凝血酶活性；增加血小板数目，增强血小板的功能；收缩局部血管或改善血管功能，增强毛细血管抵抗力，降低血管通透性；促进纤维蛋白原或纤维蛋白的生成，抑制纤溶；有的可通过广泛的物理化学因素促进止血。其中，促进血液凝固和抑制纤溶是其主要的机制。部分药物尚有抗炎、抗病原微生物、镇痛、调节心血管功能等作用。

第一节　凉血止血药

本类药物性属寒凉，味多甘苦，入血分，能清泄血分之热而止血，适用于血热妄行所致的各种出血证。

本类药物以止血为主要功效，虽有凉血之功，但清热作用并不强，故在治疗血热出血病证时，常需与清热凉血药同用。若治血热夹瘀之出血，当配化瘀止血药，或配伍少量的活血化瘀药。急性出血较甚者，可配伍收敛止血药以加强止血之效。

本类药物均为寒凉之品，原则上不宜用于虚寒性出血。又因其寒凉易于凉遏留瘀，故不宜过量久服。

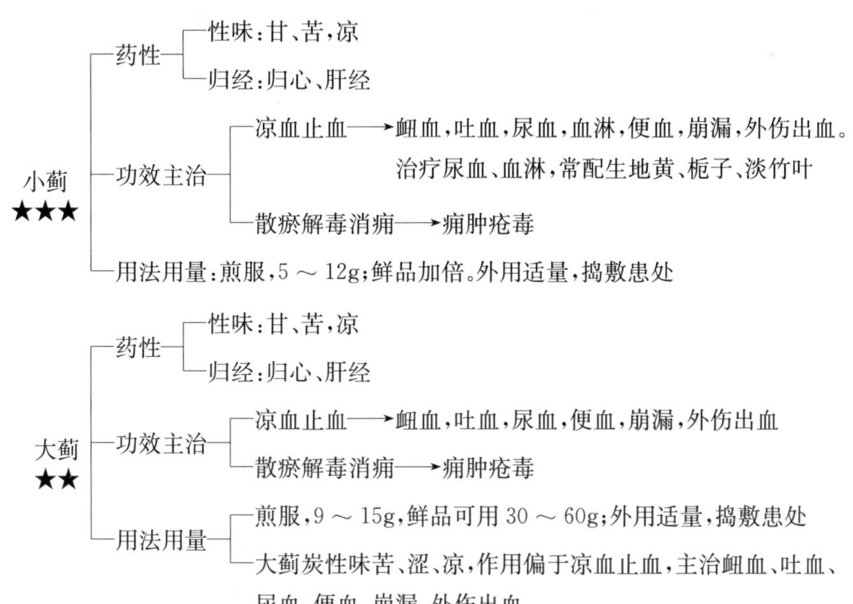
小蓟
★★★
药性
性味：甘、苦，凉
归经：归心、肝经
功效主治
凉血止血——衄血，吐血，尿血，血淋，便血，崩漏，外伤出血。
治疗尿血、血淋，常配生地黄、栀子、淡竹叶
散瘀解毒消痈——痈肿疮毒
用法用量：煎服，5 ～ 12g；鲜品加倍。外用适量，捣敷患处
大蓟
★★
药性
性味：甘、苦，凉
归经：归心、肝经
功效主治
凉血止血——衄血，吐血，尿血，便血，崩漏，外伤出血
散瘀解毒消痈——痈肿疮毒
用法用量
煎服，9 ～ 15g，鲜品可用 30 ～ 60g；外用适量，捣敷患处
大蓟炭性味苦、涩、凉，作用偏于凉血止血，主治衄血、吐血、
尿血、便血、崩漏、外伤出血

大、小二蓟，首载于《名医别录》，因其性状、功用有相似之处，故大小蓟常混称。至《经史证类备急本草》、《救荒本草》、《本草纲目》才逐渐将其区别开来。大蓟与小蓟均苦甘凉，归心、肝经，皆能凉血止血，散瘀解毒消痈。同可用治血热妄行之咯血、吐血、衄血、尿血、血淋、便血、崩漏，以及外伤出血；痈肿疮毒。二者在临床常相须为用。不同之处在于，大蓟凉血止血、散瘀解毒消痈之力较小蓟为强，对吐血、咯血及崩漏下血尤为适宜。小蓟兼能利尿通淋，尤善治尿血、血淋。

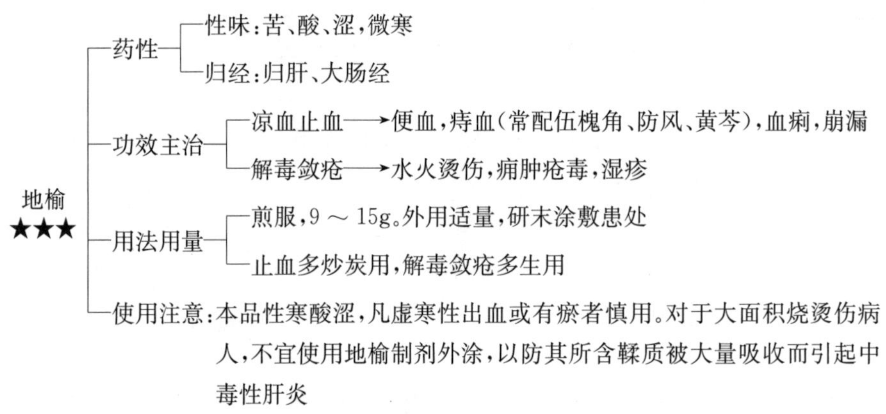
地榆
★★★
药性
性味：苦、酸、涩，微寒
归经：归肝、大肠经
功效主治
凉血止血——便血，痔血（常配伍槐角、防风、黄芩），血痢，崩漏
解毒敛疮——水火烫伤，痈肿疮毒，湿疹
用法用量
煎服，9 ～ 15g。外用适量，研末涂敷患处
止血多炒炭用，解毒敛疮多生用
使用注意：本品性寒酸涩，凡虚寒性出血或有瘀者慎用。对于大面积烧烫伤病人，不宜使用地榆制剂外涂，以防其所含鞣质被大量吸收而引起中毒性肝炎

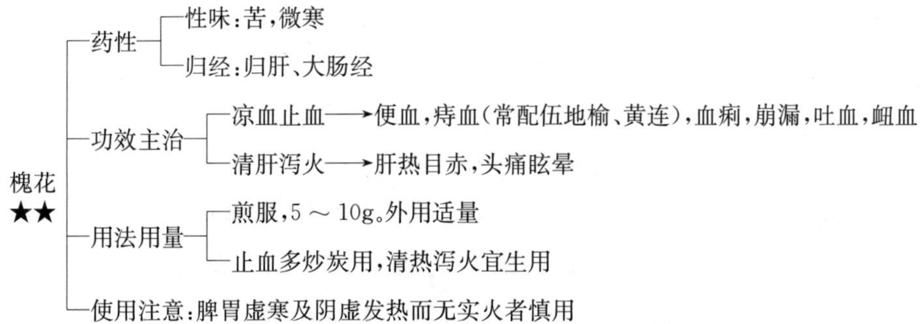
槐花
★★
药性
性味：苦，微寒
归经：归肝、大肠经
功效主治
凉血止血——便血，痔血（常配伍地榆、黄连），血痢，崩漏，吐血，衄血
清肝泻火——肝热目赤，头痛眩晕
用法用量
煎服，5 ～ 10g。外用适量
止血多炒炭用，清热泻火宜生用
使用注意：脾胃虚寒及阴虚发热而无实火者慎用

附药：槐角　性味苦寒，归肝、大肠经。功能清热泻火，凉血止血。适用于肠热便血，痔疮肿痛出血，肝热头痛，眩晕目赤。煎服，6～9g。孕妇慎用。

地榆、槐花皆苦微寒，归肝、大肠经，均能凉血止血。同可用治血热妄行所致的咯血、吐血、衄血、便血、痔血、血痢、崩漏等多种出血证，因其性下行，故尤宜于下焦血热之便血、痔血、血痢及崩漏，二者常相须为用。不同之处在于，地榆味酸涩，兼能收敛止血。又能解毒敛疮，外用治水火烫伤，湿疹，皮肤溃烂，疮疡痈肿，为治水火烫伤的要药。但对于大面积烧烫伤病人，不宜使用地榆制剂外涂，以防其所含鞣质被大量吸收而引起中毒性肝炎。槐花又能清肝泻火、降血压。也可用治肝火上炎所致的目赤、头胀头痛及眩晕，以及高血压病属于肝火偏旺者。

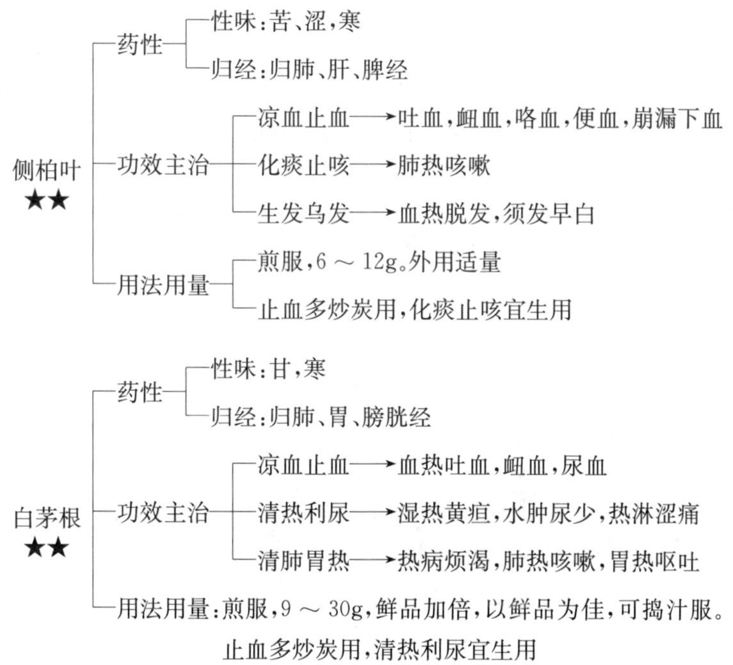
侧柏叶
★★
药性
性味：苦、涩，寒
归经：归肺、肝、脾经
功效主治
凉血止血→吐血，衄血，咯血，便血，崩漏下血
化痰止咳→肺热咳嗽
生发乌发→血热脱发，须发早白
用法用量
煎服，6～12g。外用适量
止血多炒炭用，化痰止咳宜生用
白茅根
★★
药性
性味：甘，寒
归经：归肺、胃、膀胱经
功效主治
凉血止血→血热吐血，衄血，尿血
清热利尿→湿热黄疸，水肿尿少，热淋涩痛
清肺胃热→热病烦渴，肺热咳嗽，胃热呕吐
用法用量：煎服，9～30g，鲜品加倍，以鲜品为佳，可捣汁服。
止血多炒炭用，清热利尿宜生用

芦根与白茅根皆甘寒，归肺、胃经，均能清泄肺胃蕴热，利尿。同可用治热病烦渴、肺热咳嗽、胃热呕哕、热淋涩痛。二者临床常相须为用。不同之处在于，芦根偏行气分，长于清热泻火、生津止渴(以清热生津为优)，善于清泄肺胃蕴热，以清透肺胃气分邪热，并为治肺痈之主药。故肺痈咳吐脓痰，肺热咳嗽，胃热呕吐者，芦根多选用。白茅根偏走血分，善除血分之热以凉血止血(以凉血止血见长)，且兼入膀胱经，其清热利尿作用较芦根为好。故血热妄行之多种出血、湿热黄疸、水肿尿少、热淋涩痛者，白茅根多选用。

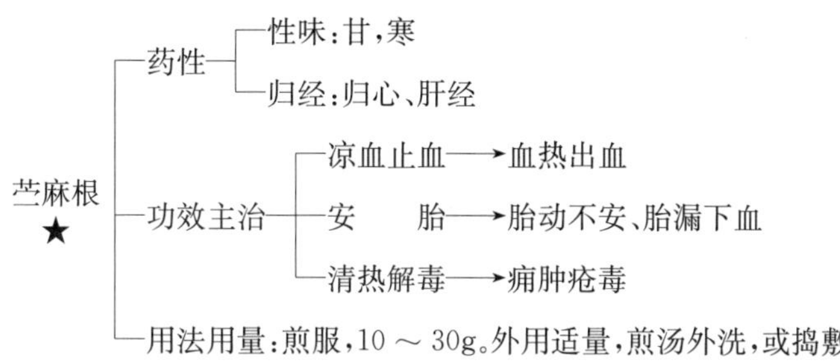
苎麻根
★
药性
性味：甘，寒
归经：归心、肝经
功效主治
凉血止血→血热出血
安　胎→胎动不安、胎漏下血
清热解毒→痈肿疮毒
用法用量：煎服，10～30g。外用适量，煎汤外洗，或捣敷

苎麻根与黄芩均性寒，皆能清热安胎，凉血止血，清热解毒。均可用治怀胎

蕴热之胎动不安、胎漏下血；血分有热之咯血、吐血、衄血、尿血、崩漏、紫癜；热毒疮痈。不同之处在于，苎麻根甘寒，药力较弱，以凉血止血为长，血热出血多用。因其兼能利尿，尤宜于尿血、血淋，以及妇科胎漏下血、崩漏下血、月经过多。黄芩苦寒，药力较强。又长于清热燥湿，泻火解毒，清肺火。也常用治湿热所致黄疸、泻痢、带下、湿疹、湿疮；湿温暑湿，胸闷呕恶，湿热痞闷；肺热咳嗽；高热烦渴；伤寒邪在少阳，寒热往来，胸胁苦满，口苦咽干目眩。

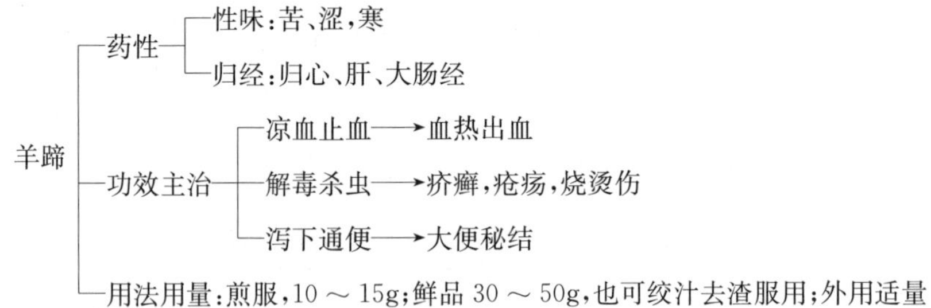
羊蹄
药性
性味：苦、涩，寒
归经：归心、肝、大肠经
功效主治
凉血止血——→血热出血
解毒杀虫——→疥癣，疮疡，烧烫伤
泻下通便——→大便秘结
用法用量：煎服，10 ～ 15g；鲜品 30 ～ 50g，也可绞汁去渣服用；外用适量

附药：土大黄　性味苦、辛，凉；归心、肺经。功能凉血止血，杀虫，通便。适用于衄血，咯血，便血，崩漏，疥癣瘙痒，大便秘结。煎服，9～15g。

白茅根、苎麻根、侧柏叶与羊蹄皆性寒凉，均能凉血止血。都可用治血热妄行所致的咯血、吐血、衄血、尿血、便血、崩漏等多种出血证。不同之处在于，白茅根甘寒，又能清热利尿，导热下行，尤善治下焦血热之尿血、血淋。也可用治热淋涩痛，水肿尿少，以及湿热黄疸。此外，白茅根又能清泄肺胃蕴热。也可用治热病烦渴，肺热咳嗽，胃热呕吐。苎麻根甘寒，因其兼能利尿，故善治尿血、血淋，以及妇科崩漏、月经过多属下焦热盛者。又能清热安胎，清热解毒。也可用治怀胎蕴热，胎动不安，胎漏下血，为安胎之要药；痈肿疮毒。侧柏叶苦涩寒，既能凉血止血，又兼能收敛止血，可用治各种出血，尤以血热出血者为宜。并能化痰止咳，生发乌发。也可用治肺热咳嗽痰多；血热脱发，须发早白。羊蹄又能解毒杀虫，泻下通便。也可用治疥癣、疮疡、烫伤；大便秘结，本品泻热通便之功与大黄相似而作用缓和，素有“土大黄”之称。

第二节　化瘀止血药

本类药物既能止血，又能化瘀，有止血而不留瘀的特点，主治瘀血内阻，血不循经之出血病证。若随证配伍，也可用于其他各种出血证。此外，部分药物尚能消肿、止痛，还可用治跌打损伤、瘀滞心腹疼痛、经闭等病证。

本类药物具行散之性，对于出血而无瘀者及孕妇宜慎用。

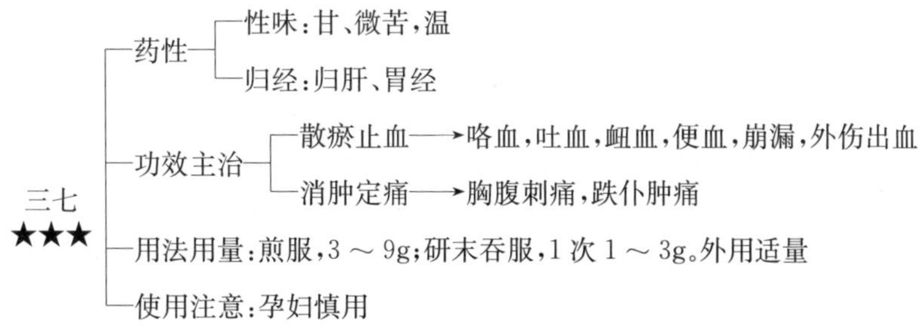
三七
★★★
药性
性味：甘、微苦，温
归经：归肝、胃经
功效主治
散瘀止血→咯血，吐血，衄血，便血，崩漏，外伤出血
消肿定痛→胸腹刺痛，跌仆肿痛
用法用量：煎服，3 ～ 9g；研末吞服，1 次 1 ～ 3g。外用适量
使用注意：孕妇慎用

三七、菊叶三七与景天三七均能散瘀止血，消肿定痛，皆可用治咯血、吐血、衄血、尿血、便血、崩漏，以及跌打损伤、瘀滞肿痛，对出血兼有瘀滞者尤为适宜。不同之处在于，三七为五加科多年生草本植物三七的根，本品化瘀止血、活血消肿定痛的作用强，为止血、疗伤止痛的要药，临床最为常用。此外，本品具有补虚强壮的作用，民间用治虚损劳伤。菊叶三七为菊科多年生宿根草本植物菊叶三七的根及叶入药，本品又能解毒消肿，也可用治疮痈肿毒、乳痈等症。景天三七为景天科多年生肉质植物景天三七的根或全草，本品又能养血安神，也可用治心悸失眠、烦躁不安等症。

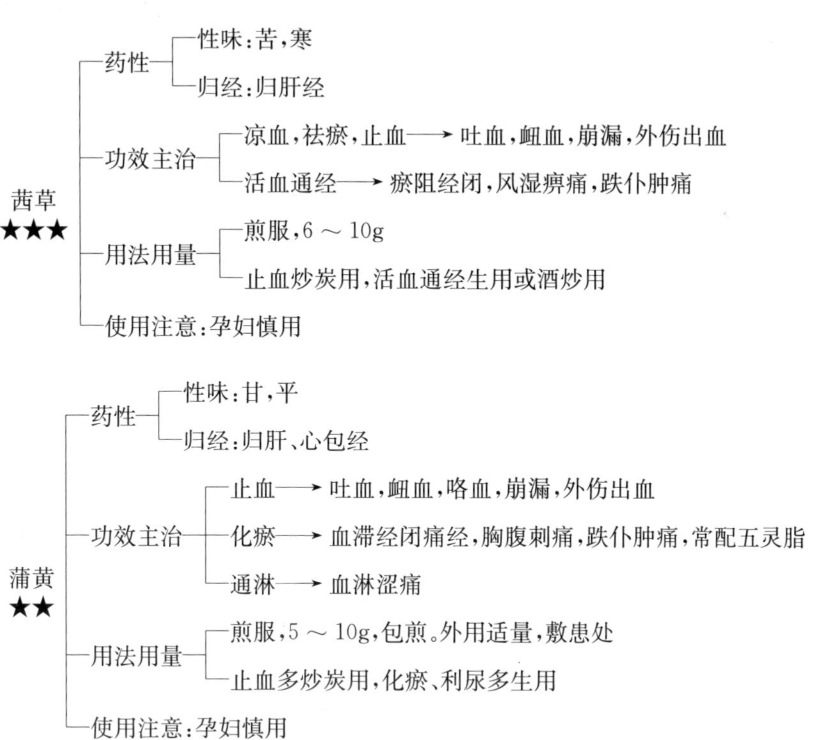
茜草
★★★
药性
性味：苦，寒
归经：归肝经
功效主治
凉血，祛瘀，止血→吐血，衄血，崩漏，外伤出血
活血通经→瘀阻经闭，风湿痹痛，跌仆肿痛
用法用量
煎服，6 ～ 10g
止血炒炭用，活血通经生用或酒炒用
使用注意：孕妇慎用
蒲黄
★★
药性
性味：甘，平
归经：归肝、心包经
功效主治
止血→吐血，衄血，咯血，崩漏，外伤出血
化瘀→血滞经闭痛经，胸腹刺痛，跌仆肿痛，常配五灵脂
通淋→血淋涩痛
用法用量
煎服，5 ～ 10g，包煎。外用适量，敷患处
止血多炒炭用，化瘀、利尿多生用
使用注意：孕妇慎用

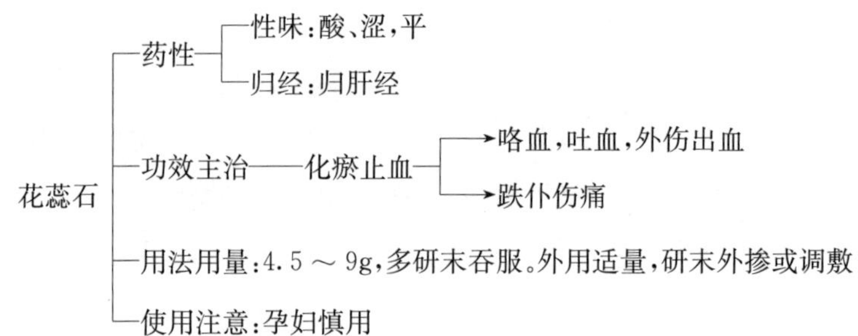
花蕊石
药性
性味：酸、涩，平
归经：归肝经
功效主治
化瘀止血
咯血，吐血，外伤出血
跌仆伤痛
用法用量：4.5～9g，多研末吞服。外用适量，研末外掺或调敷
使用注意：孕妇慎用

三七、茜草、蒲黄、花蕊石均能化瘀止血。同可用治瘀血阻滞、血不循经所致的咯血、吐血、崩漏等多种出血。四者都具有止血而不留瘀血的特点，故对于出血兼有瘀滞者最为适宜。此外，均可用治跌仆肿痛。不同之处在于，三七甘微苦温，本品不仅止血力强，散瘀力也强，有止血不留瘀、化瘀不伤正的特点，为止血的要药。对人体内外各种出血，无论有无瘀滞均可应用，尤以有瘀滞者为宜，单味内服外用均有良效，或入复方配伍。且本品又善于活血消肿定痛，为治瘀血诸证之佳品，尤为伤科要药。也常用于跌仆肿痛，以及血滞胸腹刺痛，中风半身不遂等症。此外，本品具有补虚强壮的作用，民间用治虚损劳伤。茜草苦寒，既能化瘀止血，又能凉血止血，血瘀、血热所致的吐血、衄血、尿血、便血、崩漏等多种出血均可使用，尤宜于血热夹瘀之出血证。也可用治外伤出血。并能活血通经，用治经闭、风湿痹痛等血瘀经络闭阻之证，尤为妇科调经要药。蒲黄甘平，生用偏凉性滑能化瘀止血，炒用偏温收涩能收敛止血。对于出血证，无论属寒属热，有无瘀滞，均可配伍使用，但以属实夹瘀者尤宜。外用也可用治外伤出血。并能化瘀止痛，利尿通淋。也可用治经闭痛经、产后腹痛、胸腹刺痛等瘀血作痛者，尤为妇科所常用；血淋涩痛。花蕊石作用单纯，为化瘀止血之专药。外用也可用治外伤出血。

第三节　收敛止血药

本类药物大多味涩，或为炭类，或质黏，故能收敛止血。广泛用于各种出血病证而无瘀滞者。

因其性收涩，有留瘀恋邪之弊，故临证每多与化瘀止血药或活血化瘀药同用。对于出血有瘀或出血初期邪实者，当慎用之。

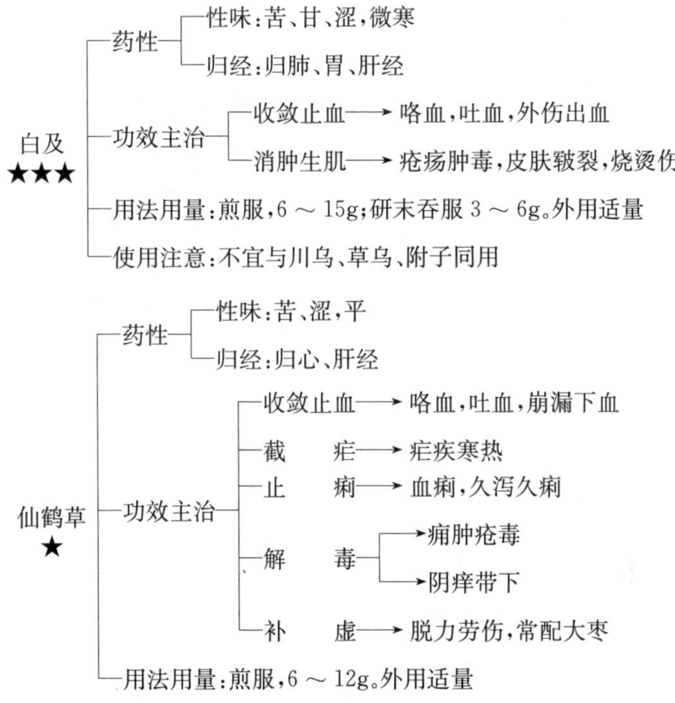

白及
★★★
药性
性味:苦、甘、涩,微寒
归经:归肺、胃、肝经
功效主治
收敛止血——→咯血,吐血,外伤出血
消肿生肌——→疮疡肿毒,皮肤皲裂,烧烫伤
用法用量:煎服,6～15g;研末吞服3～6g。外用适量
使用注意:不宜与川乌、草乌、附子同用
仙鹤草
★
药性
性味:苦、涩,平
归经:归心、肝经
功效主治
收敛止血——→咯血,吐血,崩漏下血
截　疟——→疟疾寒热
止　痢——→血痢,久泻久痢
解　毒
→痈肿疮毒
→阴痒带下
补　虚——→脱力劳伤,常配大枣
用法用量:煎服,6～12g。外用适量

白及与仙鹤草皆味涩、性收敛,都能收敛止血。均可用治多种出血而无瘀滞者。不同之处在于,白及质黏,收敛止血的力量强,为收敛止血之要药,可用治体内外诸出血证。因其主入肺、胃经,故临床尤多用于咯血、吐血等肺胃出血之证。同时,白及又能消肿生肌。也可外用治疮疡肿毒、皮肤皲裂、烧烫伤。仙鹤草广泛地用于咯血、吐血、衄血、尿血、便血、崩漏等全身各部位的出血。因其药性平和,大凡出血而无瘀滞者,无论寒热虚实,均可配伍使用。并能截疟,止痢,解毒杀虫,补虚强壮。也可用治疟疾寒热;血痢、久泻、久痢;痈肿疮毒;阴痒带下;劳力过度所致的脱力劳伤,神疲乏力、面色萎黄而纳食正常者。

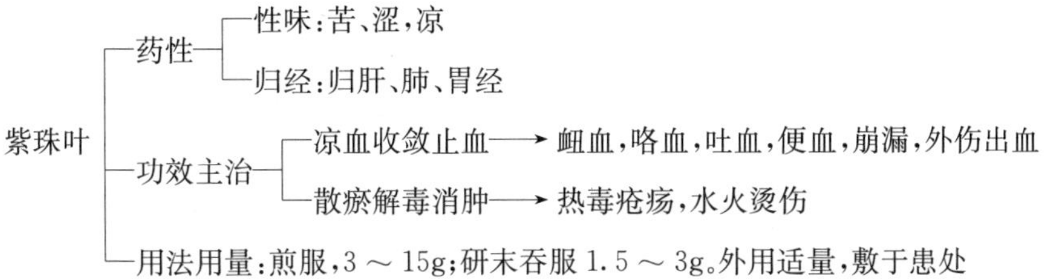

紫珠叶
药性
性味:苦、涩,凉
归经:归肝、肺、胃经
功效主治
凉血收敛止血——→衄血,咯血,吐血,便血,崩漏,外伤出血
散瘀解毒消肿——→热毒疮疡,水火烫伤
用法用量:煎服,3～15g;研末吞服1.5～3g。外用适量,敷于患处

附药:大叶紫珠　性味辛、苦,平;归肝、肺、胃经。功能散瘀止血,消肿止痛。适用于衄血,咯血,吐血,便血,外伤出血,跌仆肿痛。煎服,15～30g。外用适量,研末敷于患处。

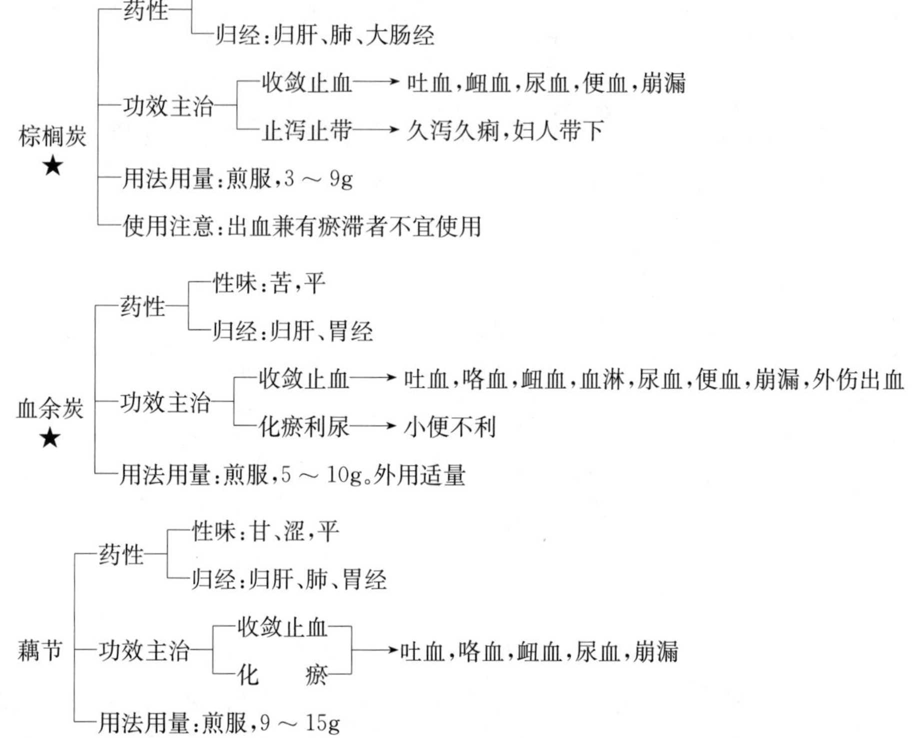

棕榈炭★
药性
性味：苦、涩，平
归经：归肝、肺、大肠经
功效主治
收敛止血→吐血，衄血，尿血，便血，崩漏
止泻止带→久泻久痢，妇人带下
用法用量：煎服，3～9g
使用注意：出血兼有瘀滞者不宜使用
血余炭★
药性
性味：苦，平
归经：归肝、胃经
功效主治
收敛止血→吐血，咯血，衄血，血淋，尿血，便血，崩漏，外伤出血
化瘀利尿→小便不利
用法用量：煎服，5～10g。外用适量
藕节
药性
性味：甘、涩，平
归经：归肝、肺、胃经
功效主治
收敛止血
化　瘀
→吐血，咯血，衄血，尿血，崩漏
用法用量：煎服，9～15g

紫珠叶、棕榈炭、血余炭与藕节皆味涩收敛，均能收敛止血，都可用于多种出血而无瘀滞之证。其中，血余炭与藕节既能收敛止血，又能化瘀止血，具有止血而不留瘀的特点，也可用治出血兼有瘀滞者。不同之处在于，紫珠叶苦涩性凉，既能收敛止血，又能凉血止血，适用于各种内外伤出血，尤多用于肺胃出血之证。并能散瘀解毒消肿，也可用治热毒疮疡、水火烫伤。棕榈炭收敛止血之力较强，为收敛止血之良药，尤多用于崩漏、月经过多。此外，本品苦涩收敛，也能止泻、止带，也可用于久泻久痢，妇人带下。血余炭兼能利尿，也可用治小便不利。藕节生用止血化瘀，炒炭收敛止血。

第四节　温经止血药

本类药物性属温热，能温里散寒，益脾阳，固冲脉而统摄血液，具有温经止血之效。适用于脾不统血，冲脉失固之虚寒性出血病证。

应用时，若属脾不统血者，应配益气健脾药；属肝肾亏虚、冲脉不固者，宜配益肾暖宫补摄之品。

因其性温热，故血热妄行之出血证不宜使用。

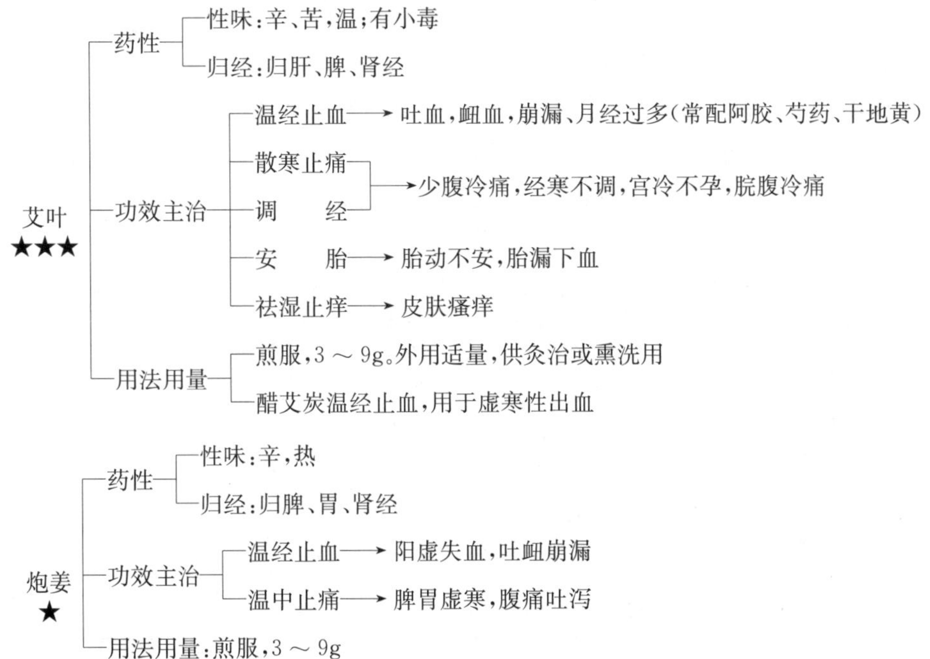
艾叶
★★★
药性
性味：辛、苦，温；有小毒
归经：归肝、脾、肾经
功效主治
温经止血——→吐血，衄血，崩漏、月经过多(常配阿胶、芍药、干地黄)
散寒止痛
调　　经
——→少腹冷痛，经寒不调，宫冷不孕，脘腹冷痛
安　　胎——→胎动不安，胎漏下血
祛湿止痒——→皮肤瘙痒
用法用量
煎服，3～9g。外用适量，供灸治或熏洗用
醋艾炭温经止血，用于虚寒性出血
炮姜
★
药性
性味：辛，热
归经：归脾、胃、肾经
功效主治
温经止血——→阳虚失血，吐衄崩漏
温中止痛——→脾胃虚寒，腹痛吐泻
用法用量：煎服，3～9g

艾叶与炮姜皆味辛、性温，均能温经止血，温中散寒止痛。都可用治虚寒性出血证；脾胃虚寒之脘腹冷痛。不同之处在于，艾叶辛散温通，味苦除湿，气香走窜，专入三阴经而直走下焦，善于暖气血而温经脉，为温经止血之要药，尤宜于下焦虚寒(胞宫虚寒)、冲任不固之崩漏下血、月经过多者。若鲜艾叶配伍凉血止血药，也可用于血热妄行之出血证。同时，本品又善于温肝暖肾，散寒调经，安胎。也常用于下焦虚寒或寒客胞宫所致的少腹冷痛，经寒不调，宫冷不孕，带下清稀，胎动不安，胎漏下血等症，为妇科下焦虚寒或寒客胞宫之要药和安胎之要药。本品局部煎汤外洗有祛湿止痒之功，可用治湿疹、阴痒、疥癣等皮肤瘙痒。此外，将本品捣绒，制成艾条、艾炷等，用以熏灸体表穴位，能温煦气血，透达经络，为温灸的主要原料。炮姜性热，守而不走，作用较为局限，善于温脾摄血，主治脾胃虚寒，脾不统血之吐血、便血，以及脾胃虚寒之脘腹冷痛、腹痛吐泻。

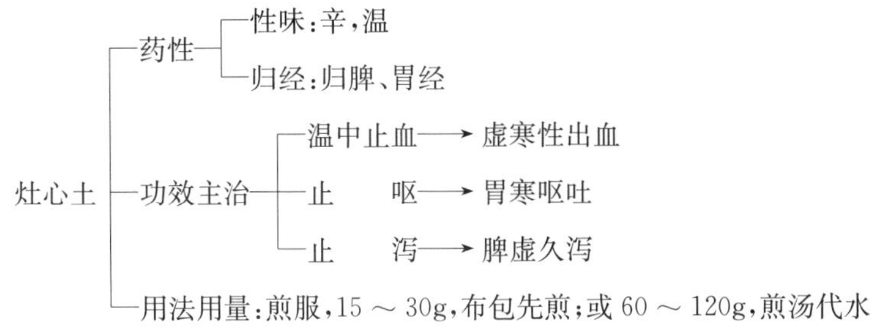
灶心土
药性
性味：辛，温
归经：归脾、胃经
功效主治
温中止血——→虚寒性出血
止　　呕——→胃寒呕吐
止　　泻——→脾虚久泻
用法用量：煎服，15～30g，布包先煎；或60～120g，煎汤代水

艾叶与灶心土皆味辛性温，均能温经止血，都可用治虚寒性出血证。不同之处在于，艾叶辛散温通，味苦除湿，气香走窜，专入三阴经而直走下焦，善于暖气血而温经脉，为温经止血之要药，尤宜于下焦虚寒（胞宫虚寒）、冲任不固之崩漏下血、月经过多者。若鲜艾叶配伍凉血止血药，也可用于血热妄行之出血。同时，本品又善于温肝暖肾，散寒调经，安胎。也常用治下焦虚寒或寒客胞宫所致的少腹冷痛，经寒不调，宫冷不孕，带下清稀，胎动不安，胎漏下血等症，为妇科下焦虚寒或寒客胞宫之要药和妇科安胎之要药；脾胃虚寒的脘腹冷痛。本品局部煎汤外洗有祛湿止痒之功，可用治湿疹、阴痒、疥癣等皮肤瘙痒。此外，将本品捣绒，制成艾条、艾炷等，用以熏灸体表穴位，能温煦气血，透达经络，为温灸的主要原料。灶心土则辛散温通，守而不走，作用较为局限，善于温中止血，主治脾气虚寒，不能统血所致的吐血、便血、崩漏。同时，灶心土又能温中而止呕、止泻。也可用治胃寒呕吐，妊娠恶阻；脾虚久泻。

止血药功用归纳小结见下表（表 18-1 至表 18-4）：

表 18-1　凉血止血药功用归纳小结表

<table>
<tr><th rowspan="2">药名</th><th colspan="2" rowspan="2">共　性</th><th colspan="2">个　性</th></tr>
<tr><th>作用特点</th><th>其他功效</th></tr>
<tr><td>大蓟</td><td rowspan="8">凉血止血，主治血热出血证</td><td rowspan="2">散瘀解毒消痈</td><td>凉血止血、散瘀解毒消痈之力较强，尤多用于吐血、咯血及崩漏下血</td><td></td></tr>
<tr><td>小蓟</td><td>兼能利尿，尤善治尿血血淋</td><td></td></tr>
<tr><td>地榆</td><td rowspan="2">尤宜于下焦血热之便血痔血，血痢，崩漏</td><td>兼能收敛止血</td><td>解毒敛疮，为治水火烫伤的要药</td></tr>
<tr><td>槐花</td><td></td><td>清肝泻火，降血压</td></tr>
<tr><td>白茅根</td><td></td><td>又能清热利尿，尤善治尿血、血淋</td><td>清泄肺胃蕴热</td></tr>
<tr><td>苎麻根</td><td></td><td>尤宜于崩漏、月经过多</td><td>清热安胎，清热解毒。为安胎之要药</td></tr>
<tr><td>侧柏叶</td><td></td><td>又能收敛止血</td><td>化痰止咳，生发乌发</td></tr>
<tr><td>羊蹄</td><td></td><td></td><td>解毒杀虫，泻下通便</td></tr>
</table>

表 18-2　化瘀止血药功用归纳小结表

<table>
<tr><th rowspan="2">药名</th><th rowspan="2">共　性</th><th colspan="2">个　性</th></tr>
<tr><th>作用特点</th><th>其他功效</th></tr>
<tr><td>三七</td><td rowspan="4">化瘀止血，具有止血而不留瘀的特点，主治瘀血阻滞、血不循经的出血证</td><td>不仅止血力强，散瘀力也强，有止血不留瘀、化瘀不伤正的特点，为止血的要药。广泛地用于体内外的各种出血证</td><td>活血消肿定痛，为伤科要药</td></tr>
<tr><td>茜草</td><td>既能化瘀止血，又能凉血止血，血瘀、血热所致的出血证均宜，尤宜于血热夹瘀之出血证</td><td>活血通经，为妇科调经要药</td></tr>
<tr><td>蒲黄</td><td>生用偏凉性滑能化瘀止血，炒用偏温收涩能收敛止血，出血证无论属寒属热，有无瘀滞均宜，尤以属实夹瘀者尤宜</td><td>化瘀止痛，利尿通淋</td></tr>
<tr><td>花蕊石</td><td>作用单纯，为化瘀止血之专药</td><td></td></tr>
</table>

表 18-3　收敛止血药功用归纳小结表

<table>
<tr><th rowspan="2">药名</th><th rowspan="2" colspan="2">共　性</th><th colspan="2">个　性</th></tr>
<tr><th>作用特点</th><th>其他功效</th></tr>
<tr><td>白及</td><td rowspan="6">大多味涩，能收敛止血，适宜于各种出血而无瘀滞者</td><td></td><td>质黏，收敛止血力强，尤多用于肺胃出血证</td><td>消肿生肌</td></tr>
<tr><td>仙鹤草</td><td></td><td>性平，广泛地用于体内外各种出血证，无论寒热虚实，均可配伍使用</td><td>截疟，止痢，解毒杀虫，补虚强壮</td></tr>
<tr><td>棕榈炭</td><td></td><td>作用单纯而力较强，尤多用于崩漏，月经过多</td><td>止泻，止带</td></tr>
<tr><td>血余炭</td><td rowspan="2">化瘀止血，止血不留瘀，也治出血兼有瘀滞者</td><td></td><td>利尿</td></tr>
<tr><td>藕节</td><td>生用止血化瘀，炒炭收敛止血</td><td></td></tr>
<tr><td>紫珠叶</td><td></td><td>又能凉血止血，尤多用于肺、胃出血</td><td>清热解毒</td></tr>
</table>

表 18-4　温经止血药功用归纳小结表

<table>
<tr><th rowspan="2">药名</th><th colspan="3" rowspan="2">共　性</th><th colspan="2">个　性</th></tr>
<tr><th>作用特点</th><th>其他功效</th></tr>
<tr><td>艾叶</td><td rowspan="3">温经止血,主治虚寒性出血证</td><td rowspan="2">温中散寒止痛</td><td></td><td>善于暖气血而温经脉,为温经止血之要药,尤宜于下焦虚寒之崩漏、月经过多。又善温肝暖肾,散寒调经,安胎,为妇科良药</td><td>煎汤外洗有祛湿止痒之功</td></tr>
<tr><td>炮姜</td><td rowspan="2">温脾摄血,主治脾气虚寒,不能统血之吐血便血</td><td>守而不走,作用较为局限</td><td></td></tr>
<tr><td>灶心土</td><td></td><td></td><td>温中止呕、止泻</td></tr>
</table>

止血药功效、主治背记见下表(表 18-5 至表 18-10):

表 18-5　止血药功效背记表(一)

药名 功效	大蓟	小蓟	地榆	槐花	侧柏叶	白茅根	苎麻根	羊蹄
凉血止血								
收敛止血								
散瘀解毒消痈								
解毒敛疮								
清肝泻火								
化痰止咳								
生发乌发								
清热利尿								
清热安胎								
清热解毒								
解毒杀虫								
泻下通便								

表 18-6 止血药功效背记表（二）

功效＼药名	三七	茜草	蒲黄	花蕊石	炮姜	艾叶	灶心土
化瘀止血（散瘀止血）							
凉血止血							
温经止血							
温中止血							
温中止痛							
散寒止痛							
活血定痛							
活血通经							
利尿通淋							
调经							
安胎							
温中止呕							
止泻							
外用祛湿止痒							

表 18-7 止血药功效背记表（三）

功效＼药名	白及	仙鹤草	紫珠叶	棕榈炭	血余炭	藕节
收敛止血						
化瘀止血						
凉血止血						
消肿生肌						
补虚强壮						
消积						
止痢						
利尿						
截疟						
解毒杀虫止痒						
散瘀解毒消肿						

表 18-8　止血药主治病证背记表(一)

主治病证＼药名	大蓟	小蓟	地榆	槐花	侧柏叶	白茅根	苎麻根	羊蹄
血热出血证								
痈肿疮毒								
烧烫伤								
湿疹								
肝热目赤 头痛眩晕								
肺热咳嗽								
胃热呕吐								
热病烦渴								
热淋涩痛								
湿热黄疸								
水肿尿少								
胎漏下血								
大便秘结								
胎动不安								
血热脱发								
须发早白								
疥癣秃疮								

表 18-9　止血药主治病证背记表(二)

主治病证＼药名	三七	茜草	蒲黄	花蕊石	降香	炮姜	艾叶	灶心土
各种内外出血证								
跌打损伤								
血滞胸痹心痛								
胸腹刺痛								
血热夹瘀出血证								
血瘀经闭								
风湿痹痛								

续表

主治病证＼药名	三七	茜草	蒲黄	花蕊石	降香	炮姜	艾叶	灶心土
瘀滞痛证								
血淋涩痛								
瘀滞性出血证								
虚寒性出血证								
虚寒腹痛								
虚寒腹泻								
虚寒痛经								
宫冷不孕								
胎漏下血								
胎动不安								
湿疹瘙痒								
虚寒呕吐								
虚寒反胃								
妊娠恶阻								
脾虚久泻								

表 18-10 止血药主治病证背记表(三)

主治病证＼药名	白及	仙鹤草	紫珠叶	棕榈炭	血余炭	藕节
内外诸出血证						
痈肿疮疡						
烧烫伤						
血痢、久泻久痢						
小便不利						
脱力劳伤						
小儿疳积						
阴痒带下						
遗精、遗尿						
手足皲裂						
肛裂						
肺胃出血						

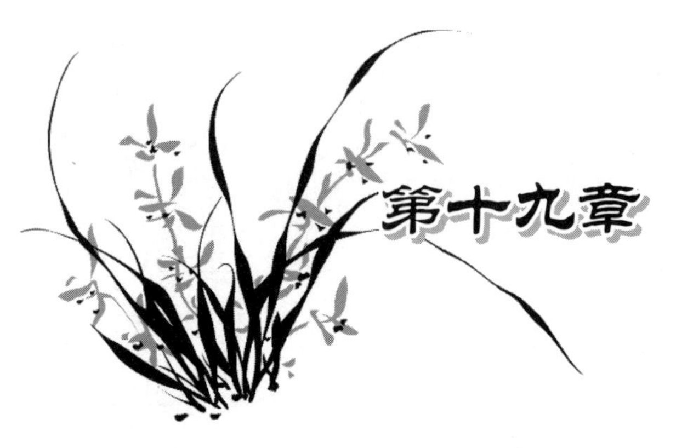

第十九章　活血化瘀药

含义：凡以通利血脉、促进血行、消散瘀血为主要功效，常用以治疗瘀血证的药物，称活血化瘀药，也称活血祛瘀药，简称活血药或化瘀药。其中活血化瘀作用强者，又称破血药或逐瘀药。

性能功效：本类药物多具辛味，部分动物、昆虫类药物多味咸，主入血分，以归心、肝两经为主。辛散行滞，行血活血，能使血脉通畅，瘀滞消散，即《素问·阴阳应象大论》"血实者宜决之"之法。本类药物通过活血化瘀作用而达到止痛、调经、疗伤、消癥、通痹、消痈、祛瘀生新等功效。

适用范围：活血化瘀药适用于一切瘀血阻滞之证。瘀血既是病理产物，又是多种病证的致病因素，且致病的病种广泛。所以活血化瘀药的主治范围很广，遍及内、外、妇、儿、伤等各科。如内科的胸、腹、头痛，痛如针刺，痛有定处，体内的癥瘕积聚，中风不遂，肢体麻木以及关节痹痛；伤科的跌仆损伤，瘀肿疼痛；外科的疮疡肿痛；妇科的月经不调、经闭、痛经、产后腹痛等。

分类：活血化瘀药依其作用强弱的不同，有行血和血、活血散瘀、破血逐瘀之分。按其作用特点和临床应用的侧重点，分为活血止痛药、活血调经药、活血疗伤药、破血消癥药四类药物。

配伍方法：在应用本类药物时，除根据各类药物的不同效用特点而随证选用外，尚需针对引起瘀血的原因和具体的病症配伍。如瘀血因寒凝者，当配温里散寒、温通经脉药；因火热而瘀热互结者，宜配清热凉血、泻火解毒药；因痰湿阻滞者，当配化痰除湿药；因体虚致瘀者或久瘀致虚者，则配补益药。如风湿痹阻，络脉不通者，应配伍祛风除湿通络药；若癥瘕积聚，配伍软坚散结药。由于气血之间的密切关系，在使用活血祛瘀药时，常配伍行气药，以增强活血化瘀之力。

使用注意：活血化瘀药行散走窜，易耗血动血，应注意防其破泄太过，做到化瘀而不伤正；同时，不宜用于妇女月经过多以及其他出血证而无瘀血现象者，对于孕妇尤当慎用或忌用。

药理作用：现代药理研究表明，活血化瘀药能改善血液循环，抗凝血，防止血栓及动脉硬化斑块的形成；能改善机体的代谢功能，促使组织的修复和创伤、骨折的愈合；能改善毛细血管的通透性，减轻炎症反应，促进炎症病灶的消退和吸收；能改善结缔组织代谢，既促进增生病变的转化吸收，又使萎缩的结缔组织康复；又能调节机体免疫，有抗菌消炎作用。

第一节　活血止痛药

本类药物辛散善行，既入血分，又入气分，能活血行气止痛，主治气血瘀滞所致的各种痛证，如头痛，胸胁痛、心腹痛、痛经、产后腹痛、肢体痹痛、跌打损伤之瘀痛等。也可用于其他瘀血病症。

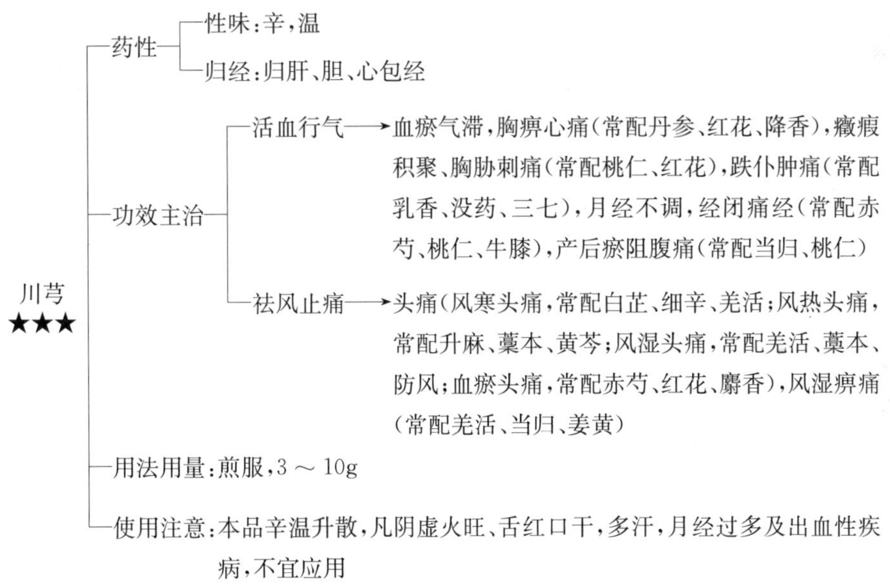
川芎
★★★
药性
性味：辛，温
归经：归肝、胆、心包经
功效主治
活血行气
血瘀气滞，胸痹心痛（常配丹参、红花、降香），癥瘕积聚、胸胁刺痛（常配桃仁、红花），跌仆肿痛（常配乳香、没药、三七），月经不调，经闭痛经（常配赤芍、桃仁、牛膝），产后瘀阻腹痛（常配当归、桃仁）
祛风止痛
头痛（风寒头痛，常配白芷、细辛、羌活；风热头痛，常配升麻、藁本、黄芩；风湿头痛，常配羌活、藁本、防风；血瘀头痛，常配赤芍、红花、麝香），风湿痹痛（常配羌活、当归、姜黄）
用法用量：煎服，3 ～ 10g
使用注意：本品辛温升散，凡阴虚火旺、舌红口干，多汗，月经过多及出血性疾病，不宜应用

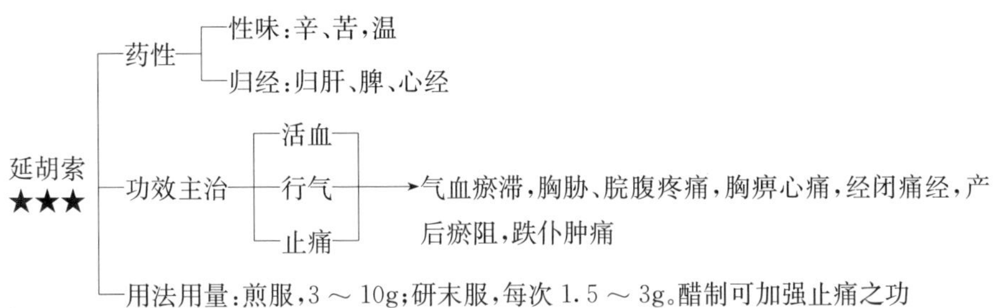
延胡索
★★★
药性
性味：辛、苦，温
归经：归肝、脾、心经
功效主治
活血
行气
止痛
气血瘀滞，胸胁、脘腹疼痛，胸痹心痛，经闭痛经，产后瘀阻，跌仆肿痛
用法用量：煎服，3 ～ 10g；研末服，每次 1.5 ～ 3g。醋制可加强止痛之功

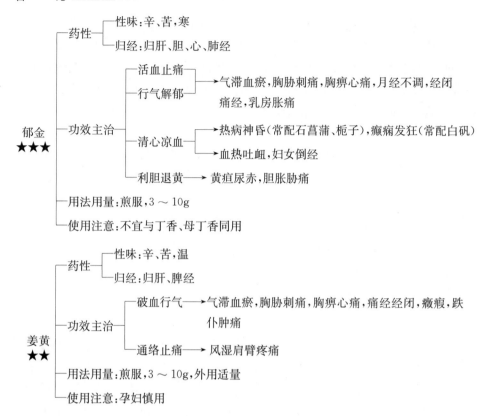

郁金 ★★★

- 药性
  - 性味：辛、苦，寒
  - 归经：归肝、胆、心、肺经
- 功效主治
  - 活血止痛、行气解郁 → 气滞血瘀，胸胁刺痛，胸痹心痛，月经不调，经闭痛经，乳房胀痛
  - 清心凉血 → 热病神昏（常配石菖蒲、栀子），癫痫发狂（常配白矾）
    → 血热吐衄，妇女倒经
  - 利胆退黄 → 黄疸尿赤，胆胀胁痛
- 用法用量：煎服，3 ～ 10g
- 使用注意：不宜与丁香、母丁香同用

姜黄 ★★

- 药性
  - 性味：辛、苦，温
  - 归经：归肝、脾经
- 功效主治
  - 破血行气 → 气滞血瘀，胸胁刺痛，胸痹心痛，痛经经闭，癥瘕，跌仆肿痛
  - 通络止痛 → 风湿肩臂疼痛
- 用法用量：煎服，3 ～ 10g，外用适量
- 使用注意：孕妇慎用

郁金与姜黄均来源于姜科植物，皆辛散苦泄，都能活血行气止痛。同可用治气滞血瘀所致的胸胁刺痛，胸痹心痛，月经不调，经闭痛经，乳房胀痛，癥瘕积聚，以及跌仆肿痛，二者常相须为用。不同之处在于，郁金性寒，以气滞血瘀有热者用之为良。并能清心凉血，解郁，利胆退黄。也可用治热病神昏，癫痫发狂；血热吐衄，以及妇女倒经等肝郁化火，气火上逆，迫血妄行的出血证；湿热黄疸尿赤，肝胆结石，胆胀胁痛。姜黄性温，以寒凝气滞血瘀者用之为佳。且能祛除关节经络之风寒湿邪，通行气血而通络止痛，尤长于行肢臂而除痹痛。也可用治风湿肩臂疼痛。

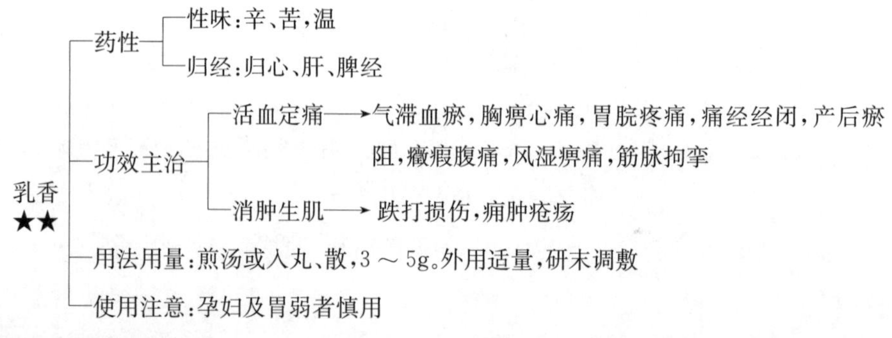
乳香
★★
药性
性味：辛、苦，温
归经：归心、肝、脾经
功效主治
活血定痛
气滞血瘀，胸痹心痛，胃脘疼痛，痛经经闭，产后瘀阻，癥瘕腹痛，风湿痹痛，筋脉拘挛
消肿生肌
跌打损伤，痈肿疮疡
用法用量：煎汤或入丸、散，3 ～ 5g。外用适量，研末调敷
使用注意：孕妇及胃弱者慎用

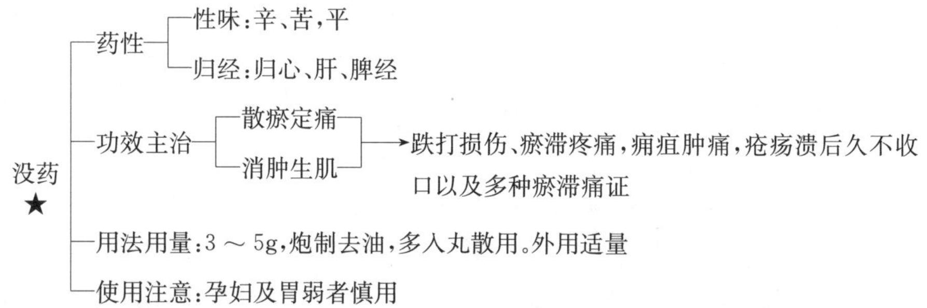
没药★
药性
性味：辛、苦，平
归经：归心、肝、脾经
功效主治
散瘀定痛
消肿生肌
跌打损伤、瘀滞疼痛，痈疽肿痛，疮疡溃后久不收口以及多种瘀滞痛证
用法用量：3～5g，炮制去油，多入丸散用。外用适量
使用注意：孕妇及胃弱者慎用

乳香与没药皆辛散苦泄，都能活血止痛，消肿生肌，二者止痛作用比较明显，均为常用的活血止痛药。凡临床内、妇、儿、外、伤诸科见有瘀滞疼痛者，如血滞胸痹心痛，胃脘疼痛，痛经经闭，产后瘀阻腹痛，癥瘕积聚，风湿痹痛、筋脉拘挛，跌打损伤，疮疡肿痛，二者均可使用。并可用治疮疡溃破，久不收口。二者临床常相须为用。不同之处在于，乳香性温，偏于行气、伸筋，治疗痹证多用。没药性平，偏于散血化瘀，治疗血瘀气滞较重之胃痛多用。

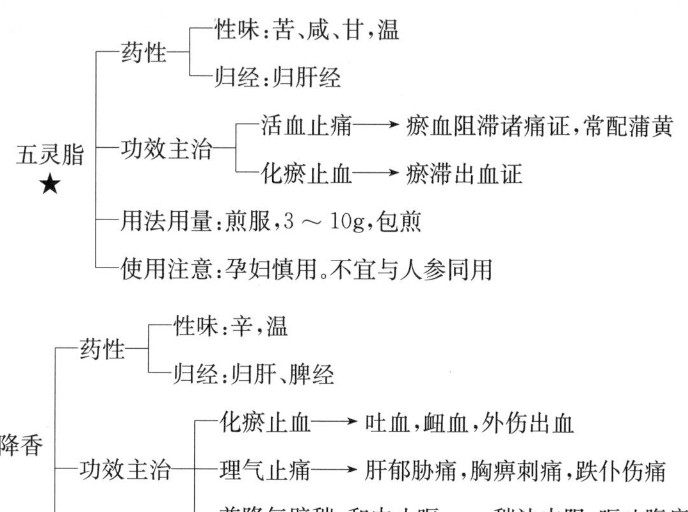
五灵脂★
药性
性味：苦、咸、甘，温
归经：归肝经
功效主治
活血止痛→瘀血阻滞诸痛证，常配蒲黄
化瘀止血→瘀滞出血证
用法用量：煎服，3～10g，包煎
使用注意：孕妇慎用。不宜与人参同用
降香
药性
性味：辛，温
归经：归肝、脾经
功效主治
化瘀止血→吐血，衄血，外伤出血
理气止痛→肝郁胁痛，胸痹刺痛，跌仆伤痛
兼降气辟秽，和中止呕→秽浊内阻，呕吐腹痛
用法用量：煎服，9～15g，后下。外用适量，研细末敷患处

川芎、延胡索、五灵脂与降香均能活血止痛。都可用治血滞诸痛，如血滞胸痹心痛，胸胁刺痛，跌仆肿痛，月经不调，经闭痛经，癥瘕腹痛等。其中，川芎、延胡索、降香辛散温通，既能活血，又能行气，尤宜于血瘀气滞诸痛证；五灵脂、降香又能化瘀止血，也常用于瘀血内阻、血不归经之出血，如妇女崩漏、月经过多，色紫多块，以及吐血、衄血等。不同之处在于，川芎主归肝、胆、心包经，乃“血中之气药”，能“下调经水，中开郁结”，为妇科活血调经之要药和治

疗气滞血瘀诸痛证之要药。凡血瘀气滞所致的内、儿、妇、外、伤诸科病证均可使用，如心腹疼痛，胁肋疼痛，经闭痛经，月经不调，产后腹痛，癥瘕积聚，跌仆肿痛等，兼有寒者尤为适宜。且川芎秉升散之性，能“上行头目”，“旁通络脉”，又善于祛风止痛。也常用治头痛、风湿痹痛。为治头痛之要药，无论风寒、风热、风湿、血虚、血瘀头痛，均可配伍使用。前人有“头痛须用川芎”或“头痛必用川芎”、“头痛不离川芎”之说。延胡索止痛作用优良，李时珍谓其“能行血中气滞，气中血滞，故专治一身上下诸痛”，临床广泛地用于气血瘀滞所致身体各部位的疼痛。降香辛温芳香，又能降气辟秽、和中止呕，用于秽浊内阻、脾胃不和之呕吐、腹痛。

第二节　活血调经药

本类药物辛散苦泄，主归肝经血分，具有活血散瘀、通经止痛之功，善于通血脉而调经水。主治血行不畅、瘀血阻滞所致的月经不调，经行腹痛，量少紫黯或伴血块，经闭不行，及产后瘀滞腹痛；亦常用于其他瘀血病症，如瘀滞痛症，癥瘕积聚，跌打损伤，疮痈肿痛等。

妇女瘀滞经产之证，多与肝之疏泄失常有关。故在使用活血调经药时，常配伍疏肝理气之品。同时须根据引起瘀滞的原因而选用不同的活血调经药，并进行适当的配伍。

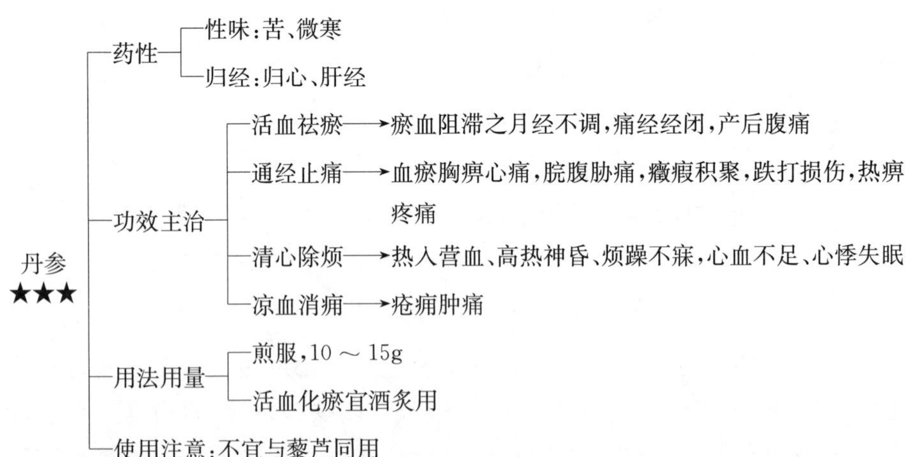
丹参
★★★
药性
性味：苦、微寒
归经：归心、肝经
功效主治
活血祛瘀→瘀血阻滞之月经不调，痛经经闭，产后腹痛
通经止痛→血瘀胸痹心痛，脘腹胁痛，癥瘕积聚，跌打损伤，热痹疼痛
清心除烦→热入营血、高热神昏、烦躁不寐，心血不足、心悸失眠
凉血消痈→疮痈肿痛
用法用量
煎服，10 ～ 15g
活血化瘀宜酒炙用
使用注意：不宜与藜芦同用

川芎与丹参皆为常用的活血药，均能活血调经，祛瘀止痛。都可用治瘀血阻滞所致的月经不调，经闭痛经，产后腹痛，以及胸痹心痛，脘腹胁痛，癥瘕积聚，跌打损伤等症。二者对内儿妇外伤诸科瘀血证，均可使用。皆为妇科活血调经之

要药。不同之处在于，川芎辛散温通，既能活血，又能行气，为“血中之气药”，故寒凝气滞血瘀者尤为适宜。且川芎秉升散之性，能“上行头目”，“旁通络脉”，又善于祛风止痛。也常用治头痛，以及风寒湿痹。为治头痛之要药，随证配伍可用治多种头痛。丹参味苦性微寒，既能活血，又能凉血，故血热瘀滞者尤为适宜。同时，丹参又能凉血消痈，清心除烦安神。也可用治疮痈肿痛；风湿热痹，肢节红肿热痛；温病热入营血，高热、烦躁不寐或斑疹隐隐，甚则神昏谵语，以及心血不足之心悸、失眠等症。

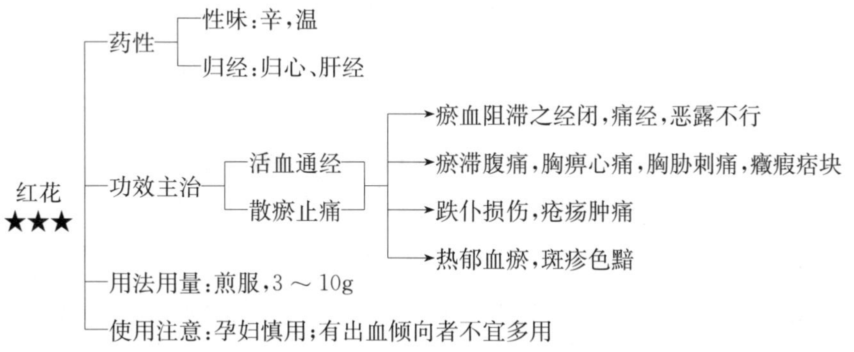
红花
★★★
药性
性味：辛，温
归经：归心、肝经
功效主治
活血通经
散瘀止痛
瘀血阻滞之经闭，痛经，恶露不行
瘀滞腹痛，胸痹心痛，胸胁刺痛，癥瘕痞块
跌仆损伤，疮疡肿痛
热郁血瘀，斑疹色黯
用法用量：煎服，3 ～ 10g
使用注意：孕妇慎用；有出血倾向者不宜多用

附药：西红花　性味甘、微寒，归心、肝经。功能活血化瘀，凉血解毒，解郁安神。适用于经闭癥瘕，产后瘀阻，温毒发斑，忧郁痞闷，惊悸发狂。1～3g，煎服或沸水泡服。孕妇慎用。

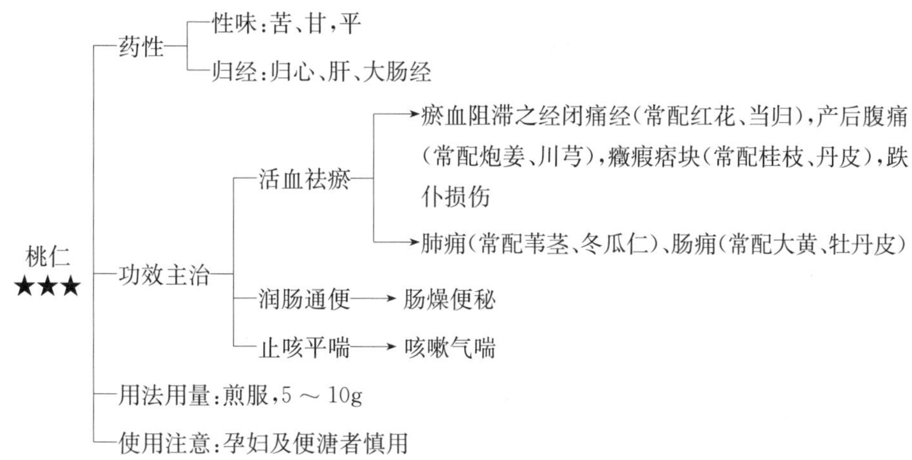
桃仁
★★★
药性
性味：苦、甘，平
归经：归心、肝、大肠经
功效主治
活血祛瘀
瘀血阻滞之经闭痛经（常配红花、当归），产后腹痛（常配炮姜、川芎），癥瘕痞块（常配桂枝、丹皮），跌仆损伤
肺痈（常配苇茎、冬瓜仁）、肠痈（常配大黄、牡丹皮）
润肠通便
肠燥便秘
止咳平喘
咳嗽气喘
用法用量：煎服，5 ～ 10g
使用注意：孕妇及便溏者慎用

桃仁与红花均能活血祛瘀通经。同可用治内儿妇外伤各科瘀血证，如血滞经闭痛经，月经不调，产后瘀滞腹痛、恶露不行，胸痹心痛，胸胁刺痛，癥瘕痞块，以及跌仆损伤，疮疡肿痛等症。二者临床常相须为用。不同之处在于，桃仁苦甘

平，有小毒。本品活血又能消内痈，也常用治肺痈、肠痈。并能润肠通便，止咳平喘。也可用治肠燥便秘；咳嗽气喘。红花辛散温通，专入血分，活血通经、散瘀止痛之力较强，“少用活血，多用破血”。也可用治热郁血瘀（瘀热郁滞）之斑疹色黯。此外，西红花的功用与红花相似而药力较强，又具有凉血解毒、解郁安神之功，尤宜于温毒发斑，温病热入营血，以及忧郁痞闷，惊悸发狂。但本品货少价贵，临床少用，且用量宜小。

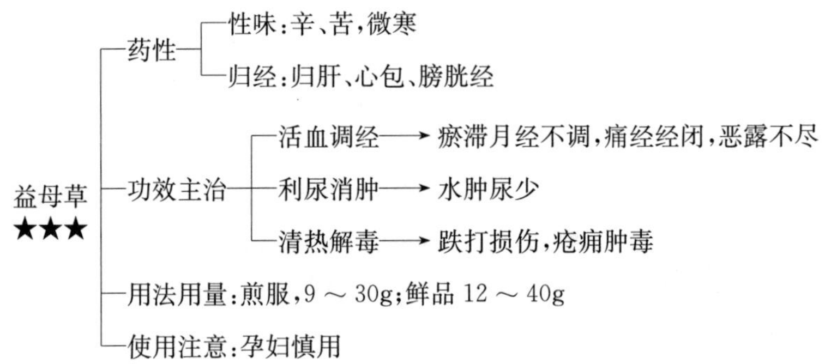
益母草
★★★
药性
性味：辛、苦，微寒
归经：归肝、心包、膀胱经
功效主治
活血调经——→瘀滞月经不调，痛经经闭，恶露不尽
利尿消肿——→水肿尿少
清热解毒——→跌打损伤，疮痈肿毒
用法用量：煎服，9～30g；鲜品12～40g
使用注意：孕妇慎用

附药：茺蔚子　性味辛、苦，微寒；归心包、肝经。功能活血调经，清肝明目。适用于月经不调，闭经痛经，目赤翳障，头晕胀痛。煎服，5～10g。瞳孔散大者慎用。

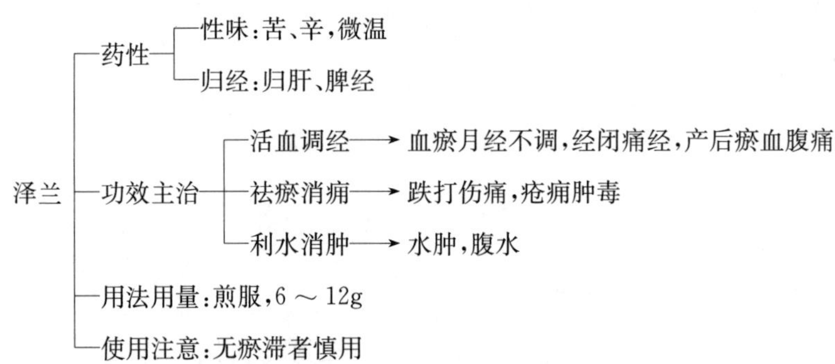
泽兰
药性
性味：苦、辛，微温
归经：归肝、脾经
功效主治
活血调经——→血瘀月经不调，经闭痛经，产后瘀血腹痛
祛瘀消痈——→跌打伤痛，疮痈肿毒
利水消肿——→水肿，腹水
用法用量：煎服，6～12g
使用注意：无瘀滞者慎用

益母草与泽兰皆辛散苦泄，均能活血调经，利水消肿。同可用治血瘀月经不调，经闭痛经，产后腹痛、恶露不尽等妇科瘀血证。二者皆为妇科经产（胎前产后）之良药；跌打损伤、瘀滞肿痛，疮痈肿毒；水肿尿少，大腹水肿，尤宜于水瘀互结之水肿。不同之处在于，益母草性微寒，以血热瘀滞者用之为佳。且本品活血调经之力较强，尤为妇科经产病（胎前产后）之要药。其治水肿，现代多用治急、慢性肾炎水肿。并能清热解毒，故疮痈肿毒、皮肤瘾疹益母草多用。泽兰性较温和，行而不峻，祛瘀不伤正气。其治水肿，多用治产后水肿，小便不利。

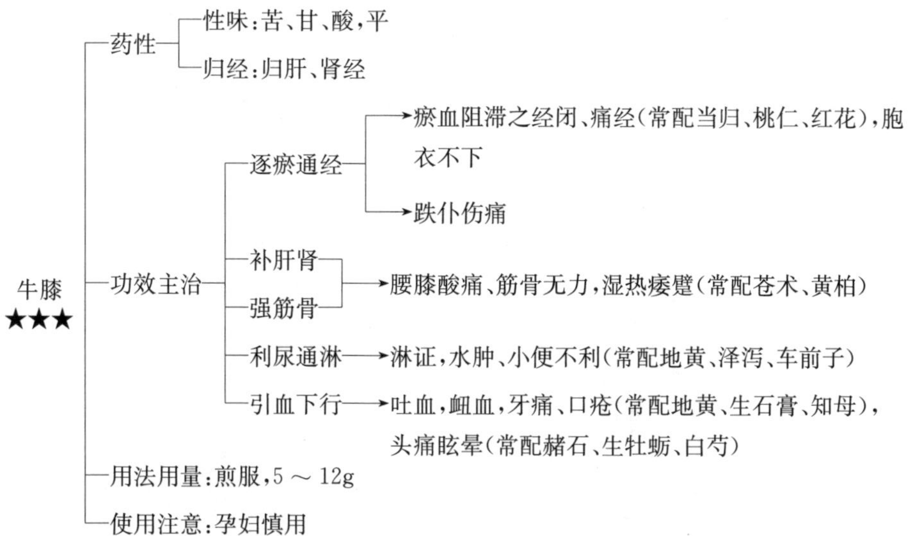
牛膝
★★★
药性
性味:苦、甘、酸,平
归经:归肝、肾经
功效主治
逐瘀通经
瘀血阻滞之经闭、痛经(常配当归、桃仁、红花),胞衣不下
跌仆伤痛
补肝肾
强筋骨
腰膝酸痛、筋骨无力,湿热痿躄(常配苍术、黄柏)
利尿通淋
淋证,水肿、小便不利(常配地黄、泽泻、车前子)
引血下行
吐血,衄血,牙痛、口疮(常配地黄、生石膏、知母),头痛眩晕(常配赭石、生牡蛎、白芍)
用法用量:煎服,5 ～ 12g
使用注意:孕妇慎用

附药:川牛膝　性味甘、微苦,平;归肝、肾经。功能逐瘀通经,通利关节,利尿通淋。适用于经闭癥瘕,胞衣不下,跌仆损伤,风湿痹痛,足痿筋挛,尿血血淋。煎服 5～10g。孕妇慎用。

怀牛膝与川牛膝皆苦甘平,归肝、肾经,性善下行。均能逐瘀通经,补肝肾,强筋骨,利尿通淋,引血(火)下行,引药下行。都可用治瘀血阻滞所致的经闭痛经,月经不调,产后腹痛,胞衣不下,以及跌打伤痛;肝肾亏虚,腰膝酸痛,筋骨无力;痹痛日久,腰膝酸痛,以及湿热成痿,足膝痿软;淋证、水肿,小便不利;气火上逆、迫血妄行之吐血、衄血,胃火上炎之牙龈肿痛、口舌生疮,阴虚阳亢之头痛眩晕。此外,作为引经药,可以引他药药力下行以治疗下半身的病证。不同之处在于,怀牛膝(2010 年版《中国药典》称作牛膝)长于补肝肾、强筋骨,故肝肾亏虚、腰膝酸痛、下肢痿软无力怀牛膝多用。川牛膝长于活血祛瘀通经,血滞诸证川牛膝多用。

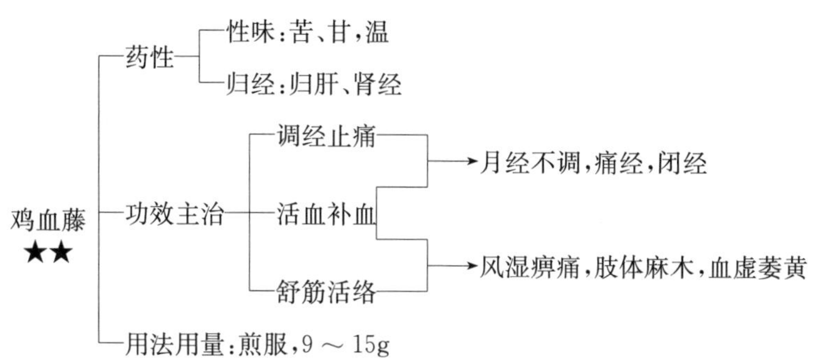
鸡血藤
★★
药性
性味:苦、甘,温
归经:归肝、肾经
功效主治
调经止痛
活血补血
舒筋活络
月经不调,痛经,闭经
风湿痹痛,肢体麻木,血虚萎黄
用法用量:煎服,9 ～ 15g

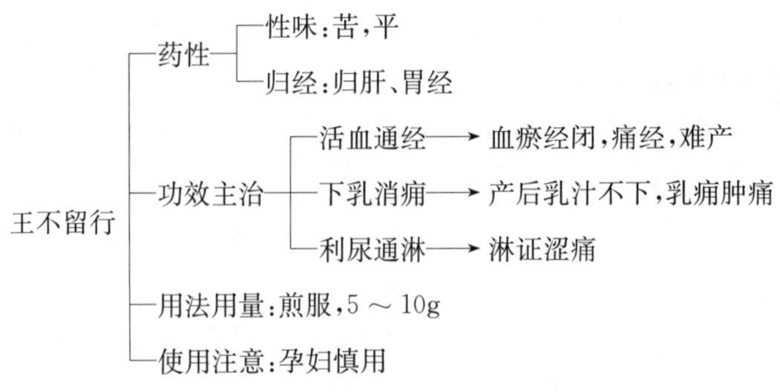
王不留行
药性
性味：苦，平
归经：归肝、胃经
功效主治
活血通经→血瘀经闭，痛经，难产
下乳消痈→产后乳汁不下，乳痈肿痛
利尿通淋→淋证涩痛
用法用量：煎服，5～10g
使用注意：孕妇慎用

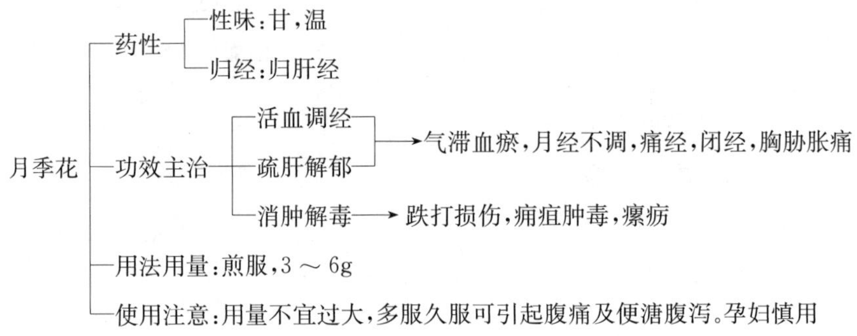
月季花
药性
性味：甘，温
归经：归肝经
功效主治
活血调经
疏肝解郁
→气滞血瘀，月经不调，痛经，闭经，胸胁胀痛
消肿解毒→跌打损伤，痈疽肿毒，瘰疬
用法用量：煎服，3～6g
使用注意：用量不宜过大，多服久服可引起腹痛及便溏腹泻。孕妇慎用

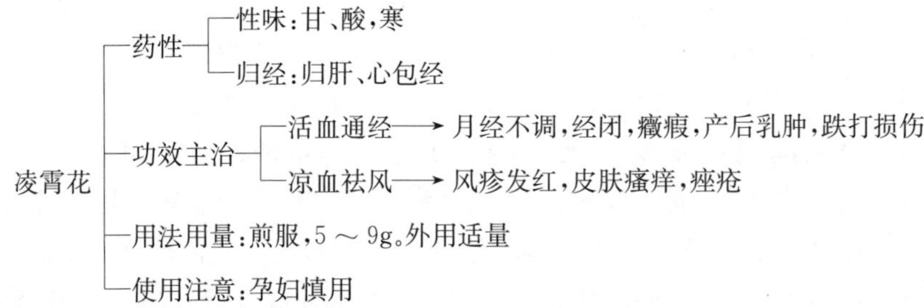
凌霄花
药性
性味：甘、酸，寒
归经：归肝、心包经
功效主治
活血通经→月经不调，经闭，癥瘕，产后乳肿，跌打损伤
凉血祛风→风疹发红，皮肤瘙痒，痤疮
用法用量：煎服，5～9g。外用适量
使用注意：孕妇慎用

第三节　活血疗伤药

本类药物味多辛、苦或咸，主归肝、肾经，功善活血化瘀、消肿止痛、续筋接骨、止血生肌敛疮，主治跌打损伤、瘀肿疼痛、骨折筋损、金疮出血等骨伤科疾患，也可用于其他血瘀病症。

骨折筋伤病证，多与肝肾有关，故使用本类药物时，当配伍补肝肾强筋骨药以促进骨折伤损的愈合恢复。

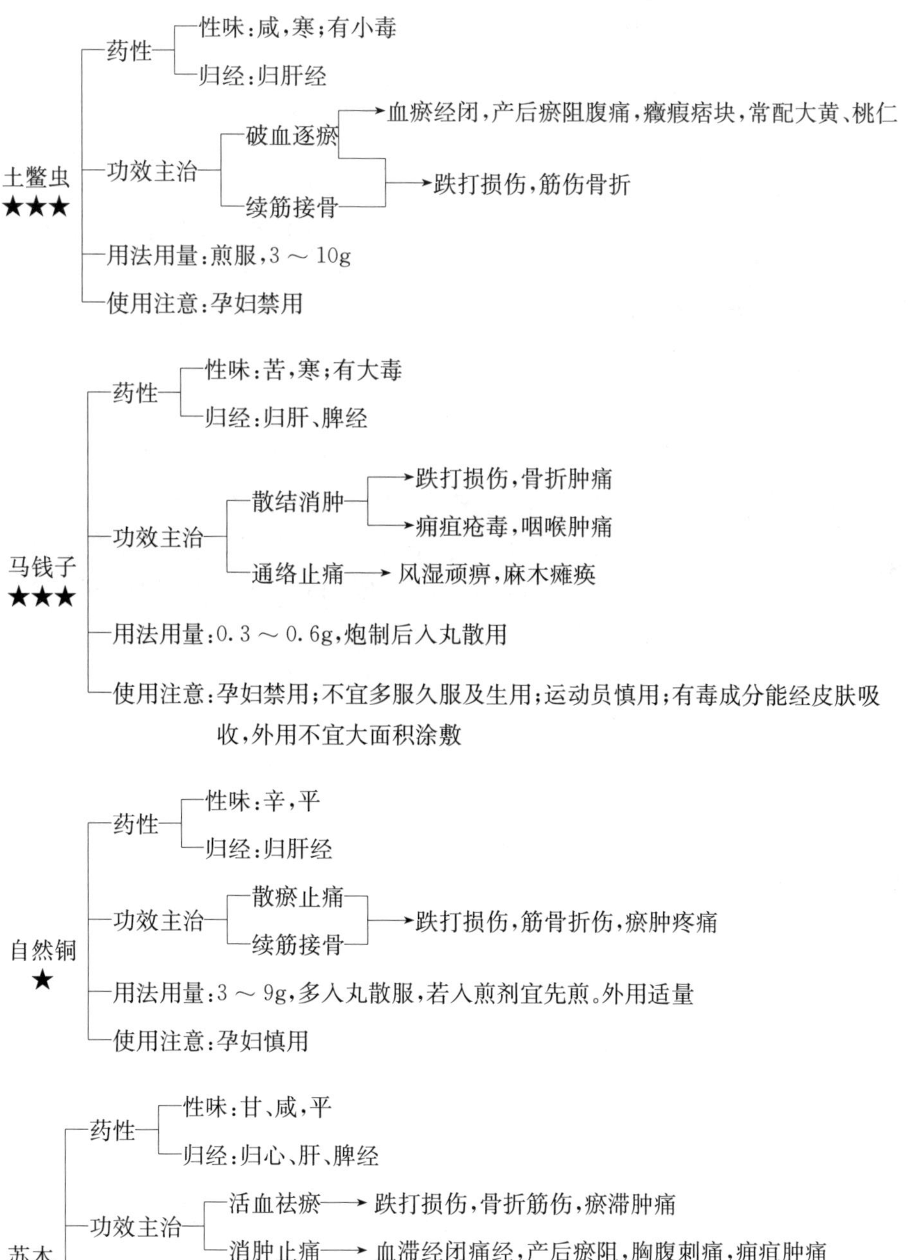
土鳖虫
★★★
药性
性味:咸,寒;有小毒
归经:归肝经
功效主治
破血逐瘀
续筋接骨
血瘀经闭,产后瘀阻腹痛,癥瘕痞块,常配大黄、桃仁
跌打损伤,筋伤骨折
用法用量:煎服,3～10g
使用注意:孕妇禁用
马钱子
★★★
药性
性味:苦,寒;有大毒
归经:归肝、脾经
功效主治
散结消肿
跌打损伤,骨折肿痛
痈疽疮毒,咽喉肿痛
通络止痛
风湿顽痹,麻木瘫痪
用法用量:0.3～0.6g,炮制后入丸散用
使用注意:孕妇禁用;不宜多服久服及生用;运动员慎用;有毒成分能经皮肤吸收,外用不宜大面积涂敷
自然铜
★
药性
性味:辛,平
归经:归肝经
功效主治
散瘀止痛
续筋接骨
跌打损伤,筋骨折伤,瘀肿疼痛
用法用量:3～9g,多入丸散服,若入煎剂宜先煎。外用适量
使用注意:孕妇慎用

苏木
★

- 药性
  - 性味:甘、咸,平
  - 归经:归心、肝、脾经
- 功效主治
  - 活血祛瘀 → 跌打损伤,骨折筋伤,瘀滞肿痛
  - 消肿止痛 → 血滞经闭痛经,产后瘀阻,胸腹刺痛,痈疽肿痛
- 用法用量:煎服,3～9g
- 使用注意:孕妇慎用

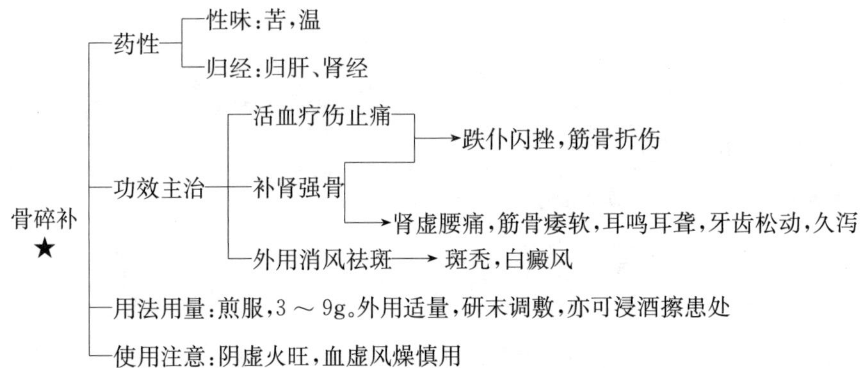
骨碎补
★
药性
性味：苦，温
归经：归肝、肾经
功效主治
活血疗伤止痛
补肾强骨
跌仆闪挫，筋骨折伤
肾虚腰痛，筋骨痿软，耳鸣耳聋，牙齿松动，久泻
外用消风祛斑
斑秃，白癜风
用法用量：煎服，3～9g。外用适量，研末调敷，亦可浸酒擦患处
使用注意：阴虚火旺，血虚风燥慎用

骨碎补、狗脊均归肝、肾经，都能补肝肾、强筋骨。同可用治肝肾亏虚，腰痛脚弱，筋骨痿软无力。不同之处在于，骨碎补又善于活血疗伤止痛。也常用治跌打损伤，筋伤骨折，瘀滞肿痛，为伤科续筋接骨之要药。此外，取其补肾之功，也可用治肾虚耳鸣耳聋、牙齿松动、久泻。狗脊既能补肝肾、强筋骨，又能祛风湿，故风寒湿痹兼肝肾亏虚者尤为适宜。此外，取其温补固摄之功，也可用治肾气不固之遗尿尿频、带下清稀。

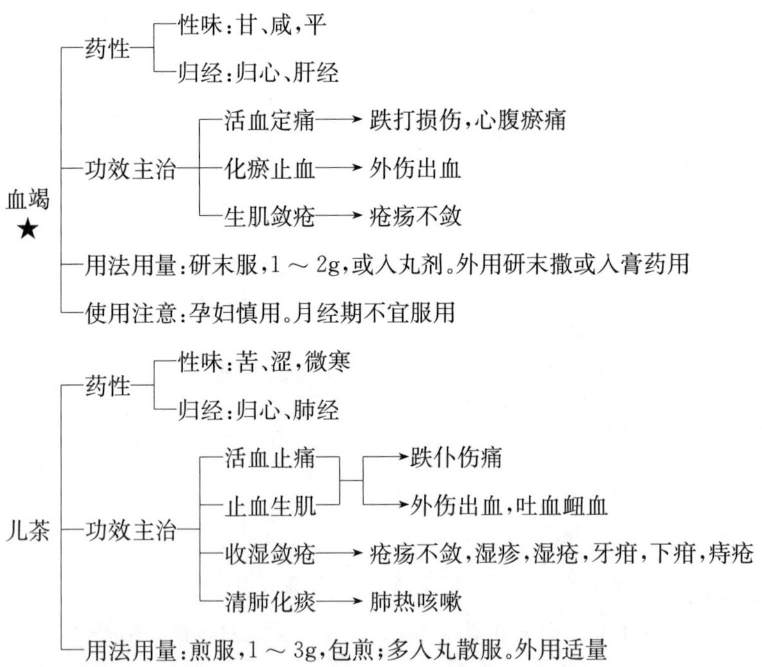
血竭
★
药性
性味：甘、咸，平
归经：归心、肝经
功效主治
活血定痛
跌打损伤，心腹瘀痛
化瘀止血
外伤出血
生肌敛疮
疮疡不敛
用法用量：研末服，1～2g，或入丸剂。外用研末撒或入膏药用
使用注意：孕妇慎用。月经期不宜服用
儿茶
药性
性味：苦、涩，微寒
归经：归心、肺经
功效主治
活血止痛
止血生肌
跌仆伤痛
外伤出血，吐血衄血
收湿敛疮
疮疡不敛，湿疹，湿疮，牙疳，下疳，痔疮
清肺化痰
肺热咳嗽
用法用量：煎服，1～3g，包煎；多入丸散服。外用适量

血竭与儿茶均能活血疗伤止痛，化瘀止血，生肌敛疮。同可用治跌打损伤、瘀滞肿痛，外伤出血；疮疡久溃不敛等症。不同之处在于，血竭活血定痛也可用治血滞心腹刺痛，经闭痛经，产后瘀滞腹痛。儿茶外用又能收湿敛疮，用治湿疹湿疮，牙疳口疮，下疳，痔疮。此外，本品内服能清肺化痰，可用治肺热咳嗽。

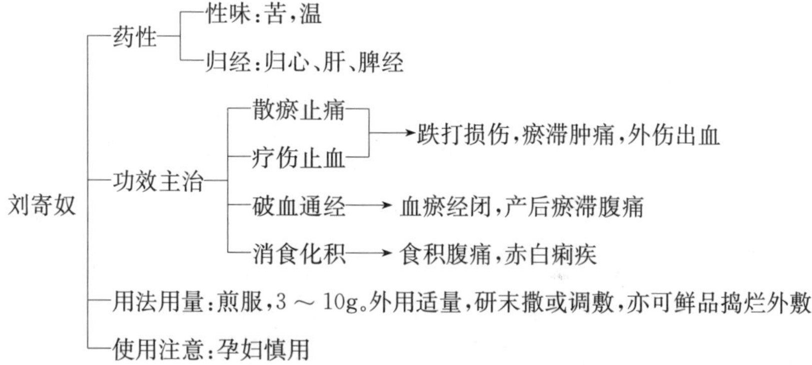
刘寄奴
药性
性味：苦，温
归经：归心、肝、脾经
功效主治
散瘀止痛
疗伤止血
跌打损伤，瘀滞肿痛，外伤出血
破血通经
血瘀经闭，产后瘀滞腹痛
消食化积
食积腹痛，赤白痢疾
用法用量：煎服，3～10g。外用适量，研末撒或调敷，亦可鲜品捣烂外敷
使用注意：孕妇慎用

附药：北刘寄奴　性味苦，寒；归脾、胃、肝、胆经。功能活血祛瘀，通络止痛，凉血止血，清热利湿。适用于瘀血经闭，月经不调，产后腹痛，癥瘕积聚，跌打伤痛，血痢，血淋，以及湿热黄疸、水肿、带下等。煎服，6～9g。

自然铜、苏木与刘寄奴均能活血疗伤，散瘀止痛，长于治疗跌打损伤，筋伤骨折，瘀滞肿痛，为中医骨伤科常用药。其中，苏木、刘寄奴又能活血通经，也可用治血滞经闭痛经，产后瘀阻腹痛，胸腹刺痛，痈疽肿痛。不同之处在于，自然铜尤长于促进骨折的愈合，为伤科续筋接骨之要药，内服外敷均可。苏木"少用活血，多用破血"。刘寄奴又能止血，消食化积。也可用治外伤出血；食积腹痛，赤白痢疾。

第四节　破血消癥药

本类药物味多辛苦，虫类药居多，兼有咸味，主归肝经血分。药性峻猛，走而不守，能破血逐瘀、消癥散积，主治瘀滞时间长、程度重的癥瘕积聚，亦可用于血瘀经闭、瘀肿疼痛、中风偏瘫等病症。

应用本类药物时，常配伍行气药以加强其破血消癥之效；或配伍攻下药以增强其攻逐瘀血之力。

本类药物药性峻猛，大都有毒，易耗气、动血、伤阴，所以凡出血证、阴血亏虚、气虚体弱者及孕妇，当忌用或慎用。

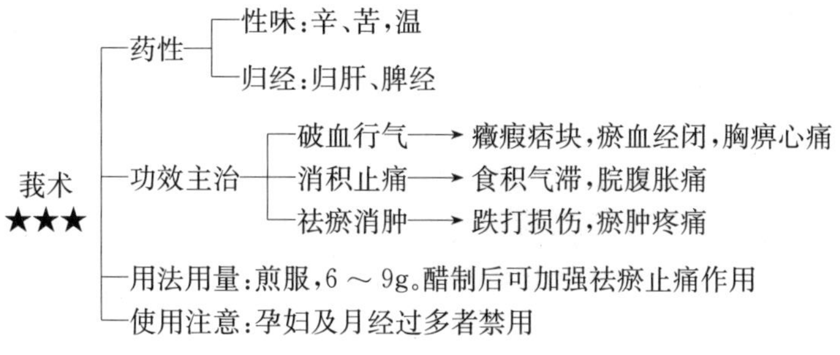
莪术
★★★
药性
性味：辛、苦，温
归经：归肝、脾经
功效主治
破血行气
癥瘕痞块，瘀血经闭，胸痹心痛
消积止痛
食积气滞，脘腹胀痛
祛瘀消肿
跌打损伤，瘀肿疼痛
用法用量：煎服，6～9g。醋制后可加强祛瘀止痛作用
使用注意：孕妇及月经过多者禁用

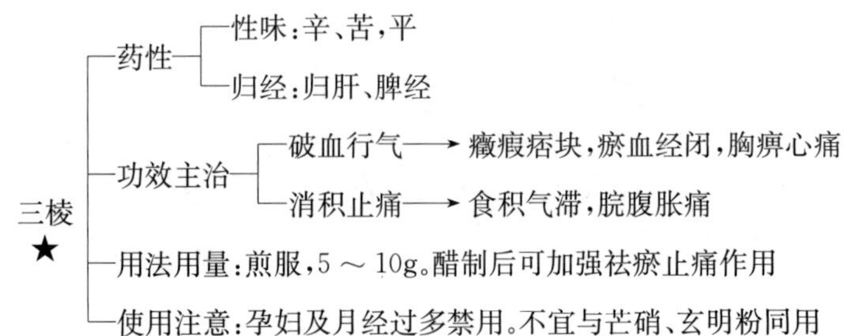
三棱
★
药性
性味：辛、苦，平
归经：归肝、脾经
功效主治
破血行气
癥瘕痞块，瘀血经闭，胸痹心痛
消积止痛
食积气滞，脘腹胀痛
用法用量：煎服，5 ～ 10g。醋制后可加强祛瘀止痛作用
使用注意：孕妇及月经过多禁用。不宜与芒硝、玄明粉同用

三棱与莪术皆辛散苦泄，均为破血消坚之品，都能破血行气，消积止痛。同可用治气滞血瘀所致的癥瘕痞块、经闭痛经、胸痹心痛，以及跌打损伤，瘀滞肿痛；食积气滞，脘腹胀痛。二者临床常相须为用。不同之处在于，三棱性平，偏于破血（破血祛瘀之力较强）；莪术性温，偏于破气（破气消积之力较强）。

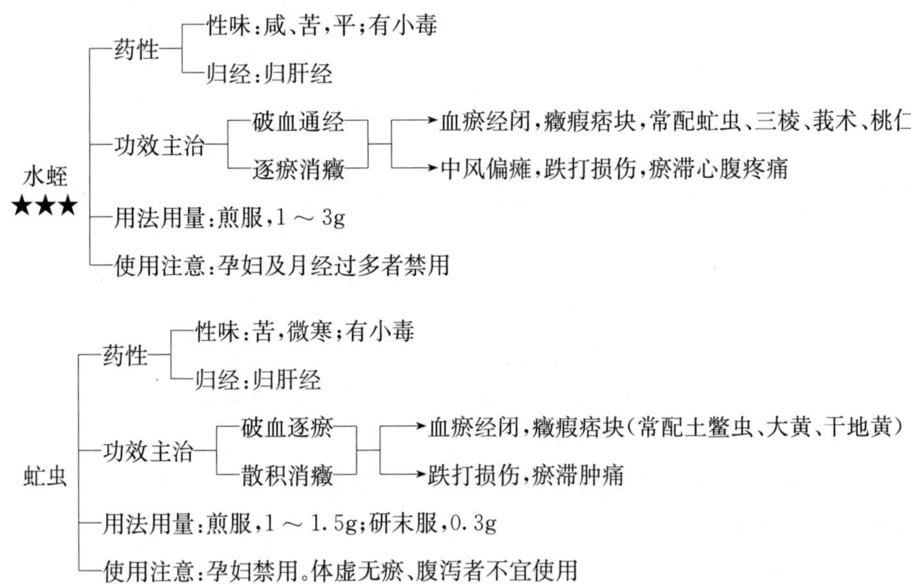
水蛭
★★★
药性
性味：咸、苦，平；有小毒
归经：归肝经
功效主治
破血通经
逐瘀消癥
血瘀经闭，癥瘕痞块，常配虻虫、三棱、莪术、桃仁
中风偏瘫，跌打损伤，瘀滞心腹疼痛
用法用量：煎服，1 ～ 3g
使用注意：孕妇及月经过多者禁用
虻虫
药性
性味：苦，微寒；有小毒
归经：归肝经
功效主治
破血逐瘀
散积消癥
血瘀经闭，癥瘕痞块（常配土鳖虫、大黄、干地黄）
跌打损伤，瘀滞肿痛
用法用量：煎服，1 ～ 1.5g；研末服，0.3g
使用注意：孕妇禁用。体虚无瘀、腹泻者不宜使用

土鳖虫、水蛭与虻虫皆为虫类药，药力峻猛，有小毒，均能破血逐瘀，消癥散结。同可用治血滞经闭，产后瘀阻腹痛，癥瘕痞块，跌打损伤、瘀滞肿痛等瘀血重证。三者皆为破血消坚之良药。不同之处在于，土鳖虫药力较水蛭、虻虫为缓。又善于续筋接骨，也常用治跌打损伤，筋伤骨折，为伤科疗伤常用药。水蛭作用较虻虫为缓而持久，善破坚积。因其破血逐瘀、通经活络之功，又常用于中风偏瘫，瘀滞心腹疼痛。虻虫性刚而猛，服后即泻，药过即止。

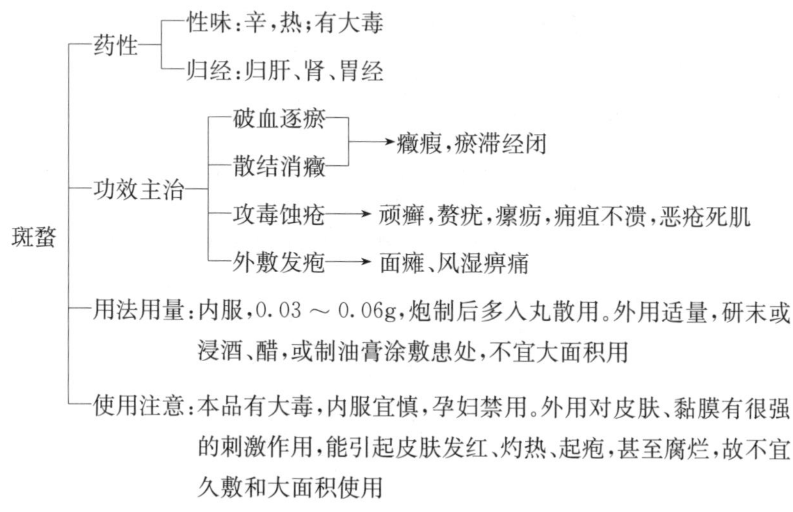
斑蝥
药性
性味：辛，热；有大毒
归经：归肝、肾、胃经
功效主治
破血逐瘀
散结消癥
癥瘕，瘀滞经闭
攻毒蚀疮
顽癣，赘疣，瘰疬，痈疽不溃，恶疮死肌
外敷发疱
面瘫、风湿痹痛
用法用量：内服，0.03～0.06g，炮制后多入丸散用。外用适量，研末或浸酒、醋，或制油膏涂敷患处，不宜大面积用
使用注意：本品有大毒，内服宜慎，孕妇禁用。外用对皮肤、黏膜有很强的刺激作用，能引起皮肤发红、灼热、起疱，甚至腐烂，故不宜久敷和大面积使用

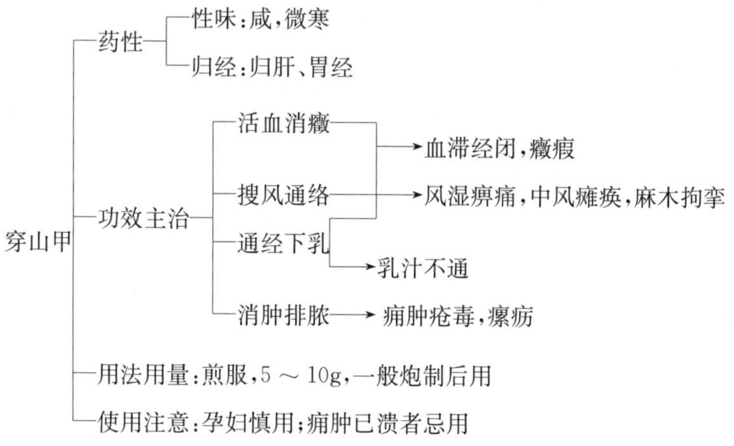
穿山甲
药性
性味：咸，微寒
归经：归肝、胃经
功效主治
活血消癥
血滞经闭，癥瘕
搜风通络
风湿痹痛，中风瘫痪，麻木拘挛
通经下乳
乳汁不通
消肿排脓
痈肿疮毒，瘰疬
用法用量：煎服，5～10g，一般炮制后用
使用注意：孕妇慎用；痈肿已溃者忌用

穿山甲与王不留行均能活血通经，下乳，二者皆为通经下乳之要药，治疗产后乳汁不下常用之品。都可用治血滞经闭痛经，产后瘀阻腹痛，难产；产后乳汁不下，乳痈肿痛。二者临床常相须为用。不同之处在于，穿山甲性善走窜，泄降力猛，药力较强。又能活血消癥，消肿排脓，搜风通络。也可用治癥瘕积聚；风湿痹痛，中风瘫痪，麻木拘挛；痈肿疮毒，瘰疬痰核。王不留行又能利尿通淋，也可用治多种淋证，小便涩痛。

活血化瘀药功用归纳小结见下表(表 19-1 至表 19-4)：

活血化瘀药功效及主治背记见下表(表 19-5 至表 19-12)：

表 19-1 活血止痛药功用归纳小结表

<table>
<tr><th rowspan="2">药名</th><th rowspan="2" colspan="2">共性</th><th colspan="2">个性</th></tr>
<tr><th>作用特点</th><th>其他功效</th></tr>
<tr><td>川芎</td><td rowspan="4" colspan="2">活血行气止痛，常用治气滞血瘀痛证</td><td>乃“血中之气药”，能“下调经水，中开郁结”，为妇科要药，血瘀气滞所致的内、妇、外、儿、伤科诸科病证均宜</td><td>能“上行头目”，“旁通经络”，善于祛风止痛，为治头痛之要药</td></tr>
<tr><td>延胡索</td><td colspan="2">止痛作用优良，“专治一身上下诸痛”，广泛地用于气血瘀滞所致身体各部位的疼痛</td></tr>
<tr><td>郁金</td><td colspan="2">清心凉血，解郁，利胆退黄</td></tr>
<tr><td>姜黄</td><td colspan="2">能祛除关节经络之风寒湿邪，通行气血而通络止痛，尤长于行肢臂而除痹痛</td></tr>
<tr><td>乳香</td><td rowspan="4">活血止痛，常用治血滞诸痛证</td><td rowspan="2">消肿生肌。为伤科要药</td><td colspan="2">偏于行气伸筋</td></tr>
<tr><td>没药</td><td colspan="2">偏于散血化瘀</td></tr>
<tr><td>五灵脂</td><td rowspan="2">化瘀止血</td><td colspan="2"></td></tr>
<tr><td>降香</td><td colspan="2">又能降气辟秽、和中止呕</td></tr>
</table>

表 19-2 活血调经药功用归纳小结表

<table>
<tr><th rowspan="2">药名</th><th rowspan="2">共性</th><th colspan="2">个性</th></tr>
<tr><th>作用特点</th><th>其他功效</th></tr>
<tr><td>丹参</td><td rowspan="2">活血调经</td><td>又能凉血，故血热瘀滞者尤为适宜。且善于活血祛瘀止痛，广泛地用于各种瘀血证</td><td>消痈，清心除烦安神</td></tr>
<tr><td>鸡血藤</td><td>又能补血，血瘀、血虚者均宜</td><td>舒筋活络</td></tr>
<tr><td>桃仁</td><td rowspan="2">活血祛瘀通经</td><td>活血以消内痈</td><td>润肠通便，止咳平喘</td></tr>
<tr><td>红花</td><td colspan="2">活血通经、祛瘀止痛之力较强，“少用活血，多用破血”</td></tr>
<tr><td>益母草</td><td rowspan="2">活血调经，利水消肿</td><td>力较强，尤为妇科经产之要药</td><td>清热解毒</td></tr>
<tr><td>泽兰</td><td>性较温和，行而不峻，祛瘀不伤正气</td><td></td></tr>
<tr><td>怀牛膝</td><td rowspan="2">性善下行。均能逐瘀通经，补肝肾，强筋骨，利尿通淋，引血(火)、药下行</td><td colspan="2">长于补肝肾、强筋骨</td></tr>
<tr><td>川牛膝</td><td colspan="2">长于活血祛瘀通经</td></tr>
<tr><td>王不留行</td><td rowspan="2">活血通经</td><td colspan="2">下乳，消痈，利尿通淋</td></tr>
<tr><td>凌霄花</td><td colspan="2">凉血祛风</td></tr>
<tr><td>月季花</td><td></td><td colspan="2">既能活血调经，又能疏肝解郁，并能消肿解毒</td></tr>
</table>

表 19-3 活血疗伤药功用归纳小结表

<table>
<tr><th rowspan="2">药名</th><th rowspan="2" colspan="2">共 性</th><th colspan="2">个 性</th></tr>
<tr><th>作用特点</th><th>其他功效</th></tr>
<tr><td>土鳖虫</td><td colspan="4">功善破血逐瘀，续筋接骨，为治疗筋伤骨折和癥瘕积聚之常用药</td></tr>
<tr><td>自然铜</td><td rowspan="3">活血疗伤，散瘀止痛</td><td></td><td colspan="2">尤长于促进骨折愈合，为伤科续筋接骨的要药</td></tr>
<tr><td>刘寄奴</td><td rowspan="2">活血通经</td><td colspan="2">又能止血，消食化积</td></tr>
<tr><td>苏木</td><td colspan="2">少用活血，多用破血</td></tr>
<tr><td>马钱子</td><td colspan="4">功能散结消肿，通络止痛</td></tr>
<tr><td>骨碎补</td><td colspan="4">既能活血续伤止痛，又能补肾强骨</td></tr>
<tr><td>血竭</td><td rowspan="2" colspan="2">活血疗伤，化瘀止血，生肌敛疮</td><td colspan="2">活血定痛</td></tr>
<tr><td>儿茶</td><td colspan="2">收湿敛疮</td></tr>
</table>

表 19-4 破血消癥药功用归纳小结表

<table>
<tr><th rowspan="2">药名</th><th rowspan="2">共性</th><th colspan="2">个 性</th></tr>
<tr><th>作用特点</th><th>其他功效</th></tr>
<tr><td>莪术</td><td rowspan="2">破血行气，消积止痛</td><td>偏于破气消积</td><td></td></tr>
<tr><td>三棱</td><td>偏于破血祛瘀</td><td></td></tr>
<tr><td>水蛭</td><td rowspan="2">有小毒，破血逐瘀，消癥散结</td><td>较虻虫为缓而持久</td><td></td></tr>
<tr><td>虻虫</td><td>性刚而猛，服后即泻，药过即止</td><td></td></tr>
<tr><td>斑蝥</td><td colspan="3">有大毒，功能破血逐瘀，散结消癥，尤善治肝癌。并能攻毒蚀疮</td></tr>
<tr><td>穿山甲</td><td colspan="3">性善走窜，功能活血消癥，通经下乳，消肿排脓，通络搜风。为治疗产后乳汁不下之要药</td></tr>
</table>

表 19-5 活血止痛药功效背记表

功效＼药名	川芎	延胡索	郁金	姜黄	乳香	没药	五灵脂	降香
活血								
行气								
活血行气								
活血止痛								
活血行气止痛								
破血行气								

续表

功效＼药名	川芎	延胡索	郁金	姜黄	乳香	没药	五灵脂	降香
行气解郁								
清心凉血								
化瘀止血								
通络止痛								
祛风止痛								
利胆退黄								
消肿生肌								
降气辟秽 和中止呕								

表 19-6　活血调经药功效背记表

功效＼药名	丹参	红花	桃仁	益母草	泽兰	牛膝	鸡血藤	王不留行	月季花	凌霄花
活血调经										
凉血消痈										
清心除烦										
活血通经 （逐瘀通经）										
祛瘀止痛										
补血										
舒筋活络										
疏肝解郁										
通经下乳										
润肠通便										
止咳平喘										
补肝肾										
强筋骨										
利水消肿										
清热解毒										
利尿通淋										
引火(血)下行										
消痈										
消肿										
凉血祛风										

表 19-7 活血疗伤药功效背记表

药名 功效	土鳖虫	马钱子	自然铜	苏木	骨碎补	血竭	儿茶	刘寄奴
破血逐瘀								
续筋接骨								
散瘀止痛								
接骨疗伤								
活血疗伤								
祛瘀通经								
活血续伤								
疗伤止血								
化瘀止血								
补肾强骨								
散结消肿								
通络止痛								
消食化积								
止血生肌敛疮								
外用消风祛斑								

表 19-8 破血消癥药功效背记表

药名 功效	莪术	三棱	水蛭	虻虫	斑蝥	穿山甲
破血行气						
消积止痛						
破血逐瘀						
消癥散结						
活血消癥						
通经下乳						
搜风通络						
攻毒蚀疮						
消肿排脓						

表 19-9　活血止痛药主治病证背记表

主治病证＼药名	川芎	延胡索	郁金	姜黄	乳香	没药	五灵脂	降香
血瘀诸痛证								
血瘀气滞诸痛证								
多种头痛								
风湿痹痛								
湿热黄疸								
胆胀胁痛								
血热吐衄								
妇女倒经								
热病神昏								
癫痫发狂								
高脂血症								
血瘀出血								
外伤出血								
牙痛								
跌打损伤								
痈肿疮疡								
瘰疬痰核								

表 19-10　活血调经药主治病证背记表

主治病证＼药名	丹参	红花	桃仁	益母草	泽兰	牛膝	鸡血藤	王不留行	月季花	凌霄花
血滞月经不调										
血滞经闭、痛经										
产后瘀滞腹痛										
血瘀胸痹心痛										
肝气郁结胸胁胀痛										
癥瘕积聚										
风湿痹痛										

续表

主治病证＼药名	丹参	红花	桃仁	益母草	泽兰	牛膝	鸡血藤	王不留行	月季花	凌霄花
血虚萎黄										
热病烦躁昏迷										
杂病心悸失眠										
咳嗽气喘										
水肿小便不利										
淋证涩痛										
肠燥便秘										
腰膝酸痛 筋骨无力										
气火上逆 吐血衄血										
胃火上炎 牙痛口疮										
阴虚阳亢 头痛眩晕										
产后乳汁不下										
热郁血瘀 斑疹色黯										
乳痈肿痛										
疮疡痈肿										
跌打损伤										
肺痈肠痈										

表 19-11　活血疗伤药主治病证背记表

主治病证＼药名	土鳖虫	自然铜	苏木	骨碎补	马钱子	血竭	儿茶	刘寄奴
跌打损伤								
筋伤骨折								
血瘀闭经								
产后瘀滞腹痛								
癥瘕痞块								
心腹瘀痛								

续表

主治病证＼药名	土鳖虫	自然铜	苏木	骨碎补	马钱子	血竭	儿茶	刘寄奴
食积腹痛								
肺热咳嗽								
赤白痢疾								
肾虚久泻								
肾虚腰痛								
肾虚耳鸣耳聋								
肾虚牙痛								
风湿顽痹								
外伤出血								
痈疽肿痛								
疮疡不敛								
斑秃								
白癜风								

表 19-12　破血消癥药主治病证背记表

主治病证＼药名	莪术	三棱	水蛭	虻虫	斑蝥	穿山甲
癥瘕积聚						
血瘀经闭						
血瘀胸痹心痛						
瘀滞心腹疼痛						
食积气滞 脘腹胀痛						
风湿痹痛						
中风瘫痪						
产后乳汁不下						
跌打损伤						
痈疽不溃 恶疮死肌						
顽癣						
瘰疬						
外伤出血						

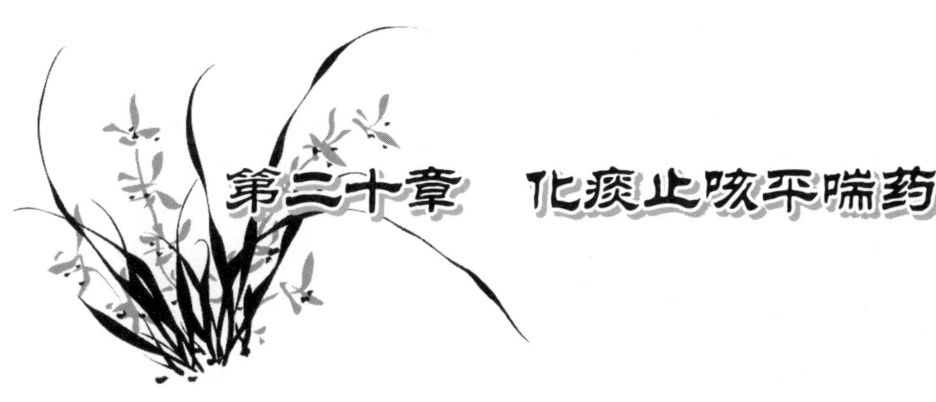

第二十章 化痰止咳平喘药

含义：凡以祛痰或消痰为主要功效，常用以治疗痰证的药物，称为化痰药；以制止或减轻咳嗽和喘息为主要功效，常用以治疗咳嗽气喘的药物，称止咳平喘药。由于病证上痰、咳、喘三者每多兼杂，病机上常相互影响，咳喘者多夹有咯痰；痰浊壅盛，又影响肺的宣发肃降，而致咳喘加剧。另一方面，化痰药每兼止咳、平喘作用，而止咳平喘药又常兼化痰作用，故将化痰药与止咳平喘药合并一章加以介绍。

性能功效：化痰药大多味苦、辛，苦可泄、燥，辛能散、行。其中性温而燥者，可温化寒痰，燥化湿痰；性寒凉者，能清化热痰；兼甘味质润者，能润肺燥，化燥痰；兼味咸者，"咸能软"，可化痰软坚散结。部分化痰药还兼有止咳平喘、散结消肿功效。止咳平喘药主归肺经，药性有寒、热之分，苦味居多，亦兼辛、甘之味，分别具有降气、宣肺、润肺、泻肺、化痰、敛肺等作用。

适用范围：痰，由外感六淫、饮食不节、七情或劳倦内伤，使肺、脾、肾及三焦功能失常，水液代谢障碍，凝聚而成。它既是病理产物，又是致病因素，往往随气机运行，无处不到，致病范围广泛。故元代王珪云："痰为百病之母"，"百病皆由痰作祟"。化痰药主治各种有形、无形之痰造成的病证：如痰阻于肺之咳喘痰多；痰蒙心窍之昏厥、癫痫；痰蒙清阳之眩晕；痰扰心神之失眠多梦；肝风夹痰之中风、惊厥；痰阻经络之肢体麻木，半身不遂，口眼㖞斜；痰火互结之瘰疬、瘿瘤；痰凝肌肉，流注骨节之阴疽流注等。肺司呼吸，又为娇脏，不耐寒热，外感六淫，或内伤气火、痰湿等，均可伤及肺脏，导致宣发、肃降失常，而发咳嗽喘息。止咳平喘药，主治外感、内伤等多种原因所引起的咳嗽喘息。

配伍方法：应用本章药物，应根据不同病证，有针对性地选择相应的化痰药及止咳平喘药。又因咳喘每多夹痰，痰多易发咳嗽，故化痰药与止咳平喘药常配伍同用。再则应根据痰、咳、喘的不同病因、病机而配伍，以治病求本，标本兼顾。使用化痰药除分清寒痰、湿痰、热痰、燥痰而选用不同的化痰药外，还应根据成痰之因，审因论治。"脾为生痰之源"，脾虚则津液不归正化而聚湿生痰，故常配健脾燥湿药同用，以标本兼顾。又因痰易阻滞气机，"气滞则痰凝，气行则痰消"，故常配理气药同用，以加强化痰之功。此外，痰证表现多样，临床常根据病因、病机、病证不同，分别配伍温里散寒、清热、滋阴降火、平肝息风、安神、开窍之品。治疗咳喘，根据刘河间提出的“治咳嗽者，治痰为先”原则，常配化痰药，以针对痰浊阻肺是导致或加重咳喘的主要原因。因外感而致者，当配解表散邪药；火热而致者，应配清热泻火药；里寒者，配温里散寒药；虚劳者，配补虚药。如肺阴虚，须配养阴润肺药；肺肾两虚，肾不纳气者，常与补肾益肺、纳气平喘药配伍。咳喘伴咯血者，还要配伍相应的止血药。

使用注意：某些温燥之性强烈的化痰药，凡有痰中带血等出血倾向者，宜慎用。麻疹初起有表邪之咳嗽，不宜单投止咳药，当以疏解清宣为主，以免恋邪而致久喘不已及影响麻疹之透发，对收敛性强及温燥之药尤为所忌。

分类：根据药性、功能及临床应用的不同，化痰止咳平喘药分为温化寒痰药、清化热痰药、止咳平喘药三类。

药理作用：现代药理研究证明，化痰止咳平喘药一般具有祛痰、镇咳、平喘、抑菌、抗病毒、消炎利尿等作用，部分药物还有镇静、镇痛、抗痉厥、改善血液循环、免疫调节作用。

第一节 温化寒痰药

本节药物，味多辛、苦，性多温燥，主归肺、脾、肝经，有温肺祛寒、燥湿化痰之功，部分药物外用有消肿止痛的作用。温化寒痰药，主治寒痰、湿痰证，如咳嗽气喘、痰多色白、苔腻；寒痰、湿痰所致的眩晕、肢体麻木、阴疽流注。临床运用时，常与温散寒邪、燥湿健脾药配伍，以期达到温化寒痰、燥湿化痰的目的。

温燥性质的温化寒痰药，不宜用于热痰、燥痰之证。

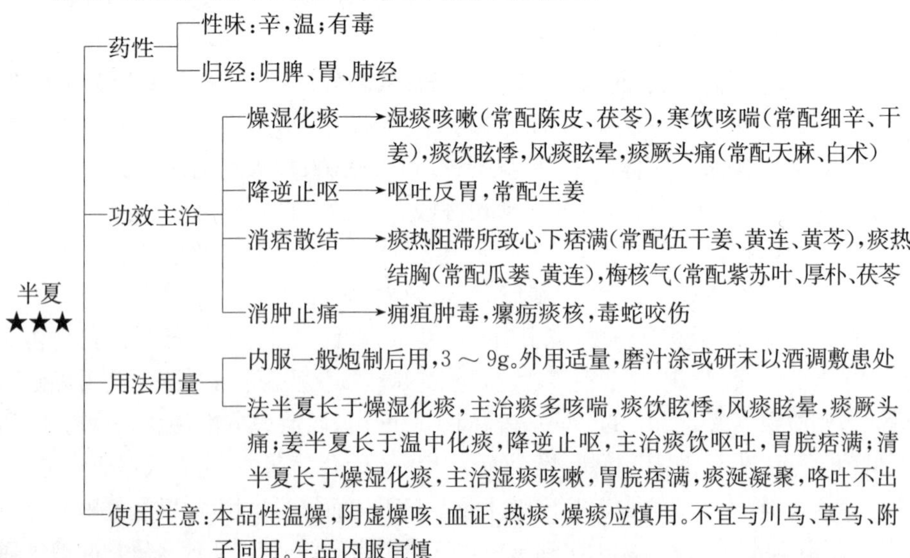
半夏
★★★
药性
性味：辛，温；有毒
归经：归脾、胃、肺经
功效主治
燥湿化痰→湿痰咳嗽（常配陈皮、茯苓），寒饮咳喘（常配细辛、干姜），痰饮眩悸，风痰眩晕，痰厥头痛（常配天麻、白术）
降逆止呕→呕吐反胃，常配生姜
消痞散结→痰热阻滞所致心下痞满（常配伍干姜、黄连、黄芩），痰热结胸（常配瓜蒌、黄连），梅核气（常配紫苏叶、厚朴、茯苓
消肿止痛→痈疽肿毒，瘰疬痰核，毒蛇咬伤
用法用量
内服一般炮制后用，3 ～ 9g。外用适量，磨汁涂或研末以酒调敷患处
法半夏长于燥湿化痰，主治痰多咳喘，痰饮眩悸，风痰眩晕，痰厥头痛；姜半夏长于温中化痰，降逆止呕，主治痰饮呕吐，胃脘痞满；清半夏长于燥湿化痰，主治湿痰咳嗽，胃脘痞满，痰涎凝聚，咯吐不出
使用注意：本品性温燥，阴虚燥咳、血证、热痰、燥痰应慎用。不宜与川乌、草乌、附子同用。生品内服宜慎

附药:半夏曲 性味甘、微辛,温;归脾、胃经。功能化痰止咳,消食化积。适用于咳嗽痰多,胸脘痞满,呕恶苔腻,以及脾胃虚弱,饮食不消,见泄泻、呕吐、腹胀等症。煎服,3~9g。

半夏与陈皮均为辛温之品,皆能燥湿化痰,常相须为用,治湿痰、寒痰咳嗽气逆,痰多清稀,胸脘痞满。不同之处在于,半夏属化痰药,温燥之性尤强,燥湿化痰之力更著,又能降逆止呕,消痞散结,消肿止痛,用治气逆呕吐、心下痞、结胸、梅核气、瘿瘤痰核等。陈皮属行气药,辛行苦泄,长于理气和中,善治脾胃气滞,见脘腹胀痛、食少便溏等。

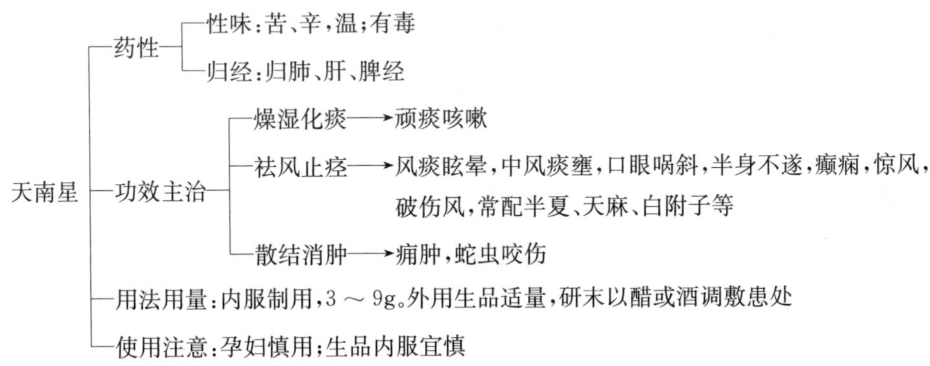
天南星
药性
性味:苦、辛,温;有毒
归经:归肺、肝、脾经
功效主治
燥湿化痰——顽痰咳嗽
祛风止痉——风痰眩晕,中风痰壅,口眼㖞斜,半身不遂,癫痫,惊风,破伤风,常配半夏、天麻、白附子等
散结消肿——痈肿,蛇虫咬伤
用法用量:内服制用,3 ~ 9g。外用生品适量,研末以醋或酒调敷患处
使用注意:孕妇慎用;生品内服宜慎

附药:胆南星 性味苦、微辛,凉;归肺、肝、脾经。功能清热化痰,息风定惊。适用于痰热咳嗽、咯痰黄稠、中风痰迷、癫狂惊痫。煎服,3~6g。

半夏与天南星均来源于天南星科植物的块茎。皆为辛温燥烈有毒之品,归肺、脾经,都能燥湿化痰。同可用治湿痰、寒痰咳嗽,痰多清稀色白等症。同时,二者外用均能散结消肿止痛,用治痈疽肿毒,瘰疬痰核,毒蛇咬伤。不同之处在于,半夏又归胃经,为燥湿化痰、温化寒痰之要药,尤善治脏腑之湿痰。并善于降逆止呕,消痞散结。也常用治痰饮眩悸,风痰眩晕,甚则呕吐痰涎,痰厥头痛;胃气上逆之呕吐反胃。为止呕要药,无论是胃寒、胃热、胃虚、痰饮、妊娠等各种原因的呕吐,皆可随证配伍使用。因其性温燥,善除痰湿饮浊,故对痰饮或胃寒所致的胃气上逆呕吐尤为适宜;痰热阻滞之心下痞满,痰热互结之结胸证、胸脘痞闷拒按;气郁痰凝之梅核气,咽中如有物阻,吐之不出,咽之不下。天南星辛散温燥之性胜于半夏,毒性也较半夏为强,多用治顽痰咳喘,胸膈胀闷。同时,本品又归肝经,长于祛经络中的风痰,又能祛风解痉,常用于风痰眩晕、中风痰壅、口眼㖞斜、半身不遂、癫痫、惊风、破伤风等风痰证。

此外,半夏由于不同的加工炮制,其功效有区别。一般认为,用生石灰、甘草制成的法半夏长于燥湿化痰,且温性较弱,主治痰多咳喘,痰饮眩悸,风痰眩晕,痰厥头痛；用生姜、白矾制成的姜半夏长于温中化痰，降逆止呕，主治痰饮呕吐，胃脘痞满；白矾制成的清半夏长于燥湿化痰，主治湿痰咳嗽，胃脘痞满，痰涎凝聚，咯吐不出。半夏曲系用法半夏、赤小豆、苦杏仁、鲜青蒿、鲜辣蓼、鲜苍耳草与面粉经加工发酵而成。功能化痰止咳，消食化积。适用于咳嗽痰多，胸脘痞满，呕恶苔腻，以及脾胃虚弱，饮食不消，泄泻，呕吐，腹胀等症；竹沥半夏系用半夏、竹沥制得，既缓和了半夏的温燥之性，又增强了化痰作用，能清化热痰，主治热痰、风痰证。

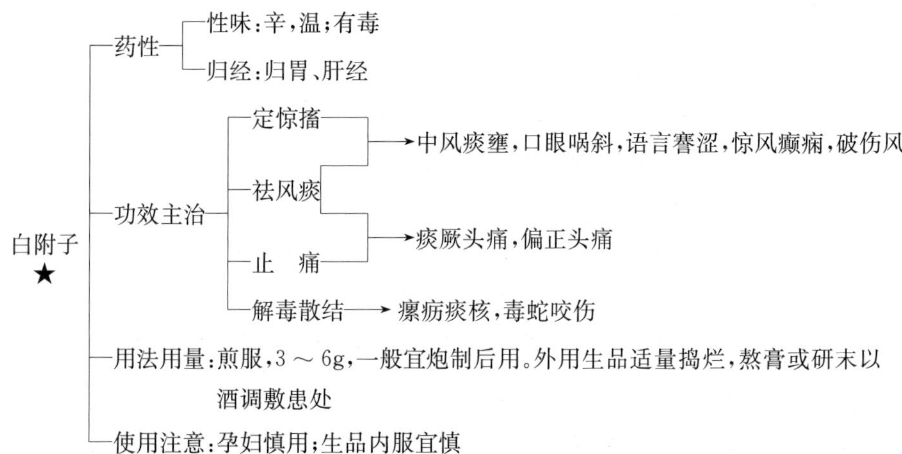
白附子★
药性
性味：辛，温；有毒
归经：归胃、肝经
功效主治
定惊搐
祛风痰
止　痛
中风痰壅，口眼㖞斜，语言謇涩，惊风癫痫，破伤风
痰厥头痛，偏正头痛
解毒散结
瘰疬痰核，毒蛇咬伤
用法用量：煎服，3～6g，一般宜炮制后用。外用生品适量捣烂，熬膏或研末以酒调敷患处
使用注意：孕妇慎用；生品内服宜慎

附药：关白附　与禹白附在祛风止痉、散结止痛等方面功能相似，但禹白附毒性相对较小，又能解毒散结，现已作为白附子的正品广泛应用；而关白附毒性大，功效偏于散寒祛湿止痛，现已较少应用。

天南星与禹白附均来源于天南星科植物的块茎。皆辛温燥烈有毒，都能燥湿化痰，祛风止痉，善祛经络中的风痰。同可用治风痰眩晕，中风痰壅，口眼㖞斜，半身不遂，癫痫，惊风，破伤风。同时，外用均能攻毒散结消肿，用治痈疽肿毒、瘰疬痰核、毒蛇咬伤等。不同之处在于，天南星燥湿化痰又入肺经，可用治寒痰湿痰、顽痰咳嗽，胸膈痞闷。禹白附其性上行，能引药上行头面，尤善治头面部诸疾，又善治痰厥头痛，偏正头痛。

此外，目前最常用的白附子是天南星科多年生草本植物独角莲 *Typhonium giganteum* Engl. 的块茎，习称禹白附。据考证，历代本草所载者为毛茛科植物黄花乌头 *Aconitum coreanum*（Levl）Raip 的干燥块根，称关白附。至于天南星科的独角莲（禹白附）何时收载入药尚不明确。虽然两者在祛风止痉、散结止痛等方面功能相似，但禹白附毒性相对较小，又能解毒散结，现已作为白附子的正品广泛应用；而关白附毒性大，功效偏于散寒祛湿止痛，主治偏正头痛，寒湿痹痛，现已较少应用。

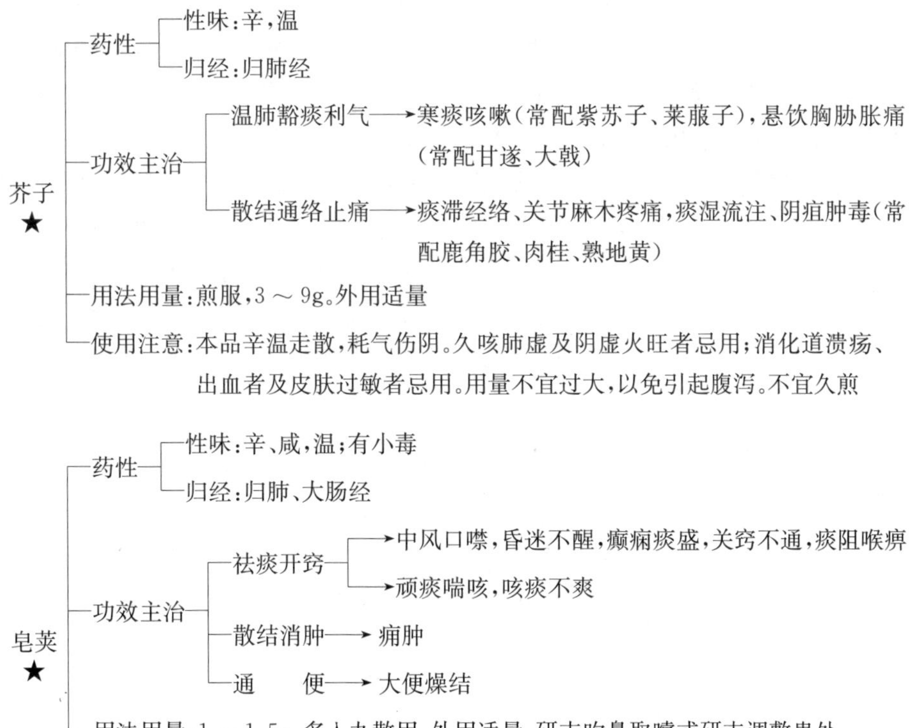
芥子★
药性
性味：辛，温
归经：归肺经
功效主治
温肺豁痰利气
寒痰咳嗽（常配紫苏子、莱菔子），悬饮胸胁胀痛（常配甘遂、大戟）
散结通络止痛
痰滞经络、关节麻木疼痛，痰湿流注、阴疽肿毒（常配鹿角胶、肉桂、熟地黄）
用法用量：煎服，3～9g。外用适量
使用注意：本品辛温走散，耗气伤阴。久咳肺虚及阴虚火旺者忌用；消化道溃疡、出血者及皮肤过敏者忌用。用量不宜过大，以免引起腹泻。不宜久煎
皂荚★
药性
性味：辛、咸，温；有小毒
归经：归肺、大肠经
功效主治
祛痰开窍
中风口噤，昏迷不醒，癫痫痰盛，关窍不通，痰阻喉痹
顽痰喘咳，咳痰不爽
散结消肿
痈肿
通　　便
大便燥结
用法用量：1～1.5g，多入丸散用。外用适量，研末吹鼻取嚏或研末调敷患处
使用注意：孕妇及咯血、吐血患者忌服

附药：皂角刺　性味辛、温；归肝、胃经。功能消肿托毒，排脓，杀虫。适用于痈疽初起或脓成不溃，外治疥癣麻风。煎服3～10g。外用适量，醋蒸取汁涂患处。

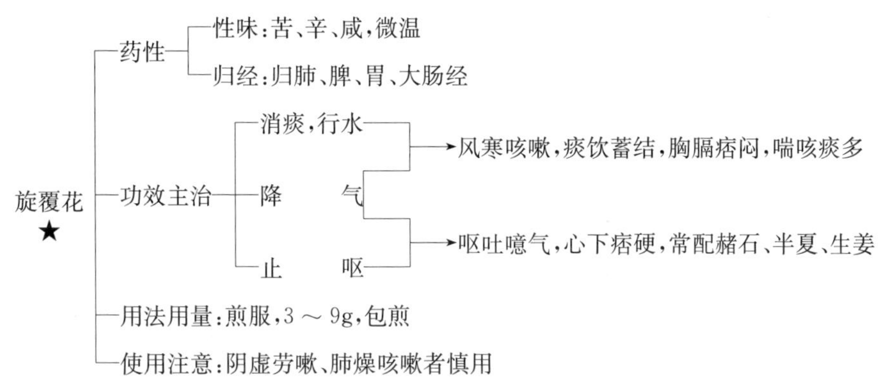
旋覆花★
药性
性味：苦、辛、咸，微温
归经：归肺、脾、胃、大肠经
功效主治
消痰，行水
降　　气
止　　呕
风寒咳嗽，痰饮蓄结，胸膈痞闷，喘咳痰多
呕吐噫气，心下痞硬，常配赭石、半夏、生姜
用法用量：煎服，3～9g，包煎
使用注意：阴虚劳嗽、肺燥咳嗽者慎用

附药：金沸草　性味苦、辛、咸，温；归肺、大肠经。功能降气，消痰，行水。适

用于外感风寒，痰饮蓄积，咳喘痰多，胸膈痞满。煎服，5～10g。

芥子、皂荚、旋覆花皆能祛痰，都可用治咳嗽痰多的病证。不同之处在于，芥子（又称白芥子）辛温行散，善于温肺豁痰利气，主治寒痰咳喘，悬饮咳喘胸胁胀痛者；并能散结通络止痛，也常用治痰湿阻滞经络所致的肢体关节疼痛、麻木，以及痰湿流注所致的阴疽肿毒。古有“痰在胁下及皮里膜外，非白芥子莫能达”之说。皂荚辛温有毒，善祛顽痰，多用治顽痰胶阻于肺，症见咳逆上气，胸闷，时吐稠痰，难以平卧者。同时，本品又能开窍，散结消肿；也可用治中风口噤，昏迷不醒，癫痫痰盛，关窍不通，痰阻喉痹；痈肿。此外，本品味辛，能“通肺及大肠气”而通便，也可用治大便燥结。旋覆花苦、辛、咸，微温，善于降气，消痰，行水，主治风寒咳嗽，痰饮蓄结，胸膈痞闷，喘咳痰多。同时，旋覆花又善于降逆止呕止噫，也常用治痰浊中阻，胃气上逆而呕吐噫气，心下痞硬（胃脘痞鞭）者。此外，也可用治气血不和之胸胁疼痛。

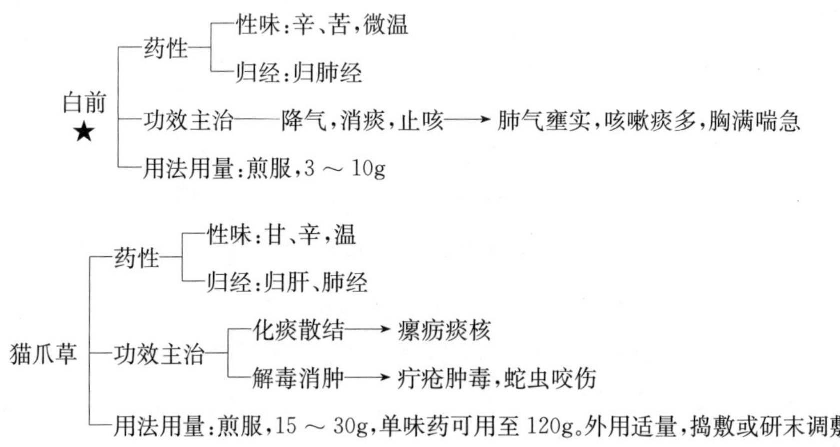
白前★
药性
性味：辛、苦，微温
归经：归肺经
功效主治——降气，消痰，止咳——→肺气壅实，咳嗽痰多，胸满喘急
用法用量：煎服，3～10g
猫爪草
药性
性味：甘、辛，温
归经：归肝、肺经
功效主治
化痰散结——→瘰疬痰核
解毒消肿——→疔疮肿毒，蛇虫咬伤
用法用量：煎服，15～30g，单味药可用至120g。外用适量，捣敷或研末调敷

第二节　清化热痰药

本节药物性多寒凉，有清化热痰之功，部分药物质润，兼能润燥化痰，部分药物味咸，兼能软坚散结。清化热痰药主治热痰证，如咳嗽气喘，痰黄质稠者；若痰稠难咯，唇舌干燥之燥痰证，宜选质润之润燥化痰药；痰热癫痫、中风惊厥、瘿瘤、痰火瘰疬等，均可以清化热痰药治之。临床应用时，常与清热泻火、养阴润肺药配伍，以期达到清化热痰、润燥化痰的目的。

药性寒凉的清化热痰药、润燥化痰药，寒痰与湿痰证不宜使用。

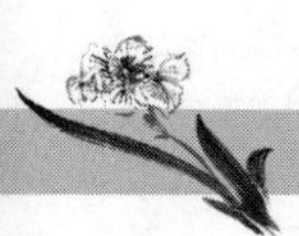

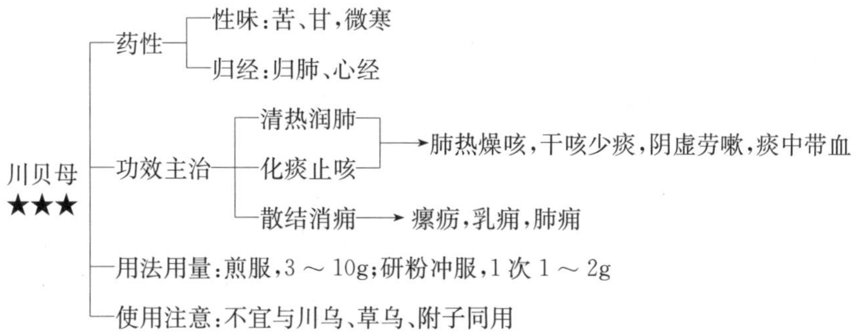
川贝母
★★★
药性
性味：苦、甘，微寒
归经：归肺、心经
功效主治
清热润肺
化痰止咳
肺热燥咳，干咳少痰，阴虚劳嗽，痰中带血
散结消痈
瘰疬，乳痈，肺痈
用法用量：煎服，3 ～ 10g；研粉冲服，1 次 1 ～ 2g
使用注意：不宜与川乌、草乌、附子同用

附药

1. 平贝母　性味苦、甘，微寒；归肺、心经。功能清热润肺，化痰止咳。适用于肺热燥咳，干咳少痰，阴虚劳嗽，咳痰带血。煎服，3～9g；研粉冲服，一次 1～2g。本品不宜与川乌、草乌、附子同用。

2. 伊贝母　性味苦、甘，微寒；归肺、心经。功能清热润肺，化痰止咳。适用于肺热燥咳，干咳少痰，阴虚劳嗽，咳痰带血。煎服，3～9g。本品不宜与川乌、草乌、附子同用。

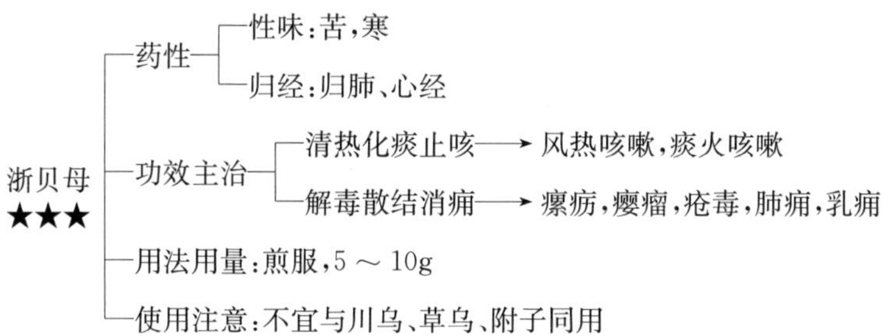
浙贝母
★★★
药性
性味：苦，寒
归经：归肺、心经
功效主治
清热化痰止咳
风热咳嗽，痰火咳嗽
解毒散结消痈
瘰疬，瘿瘤，疮毒，肺痈，乳痈
用法用量：煎服，5 ～ 10g
使用注意：不宜与川乌、草乌、附子同用

附药

1. 湖北贝母　性味微苦，凉；归肺、心经。功能清热化痰，止咳，散结。适用于热痰咳嗽，瘰疬痰核，痈肿疮毒。3～9g，研粉冲服。本品不宜与川乌、草乌、附子同用。

2. 土贝母　性味苦，微寒；归肺、脾经。功能解毒，散结，消肿。适用于乳痈，瘰疬，痰核。煎服，5～10g。

贝母有川贝母、浙贝母之分。明代《本草纲目》以前历代本草，皆统称贝母。至明《本草汇言》始有贝母有“川者为妙”之说，清《轩岐救正论》才正式有浙贝母之名。川贝母、浙贝母皆味苦性寒凉，归肺、心经。均能清热化痰止咳，散结消痈。都可用治痰热咳嗽，燥热咳嗽；瘰疬，乳痈，肺痈。不同之处在于，川贝母味苦甘、性微寒，本品味甘质润，长于润肺止咳，尤宜于内伤久咳，阴虚劳嗽、痰中带血，燥咳痰黏。浙贝母苦寒较甚，“开泄力大”，清热开郁、解毒散结消痈力强，多用于风热犯肺或痰火郁肺所致的咳嗽，以及瘰疬、瘿瘤、疮毒、肺痈、乳痈。

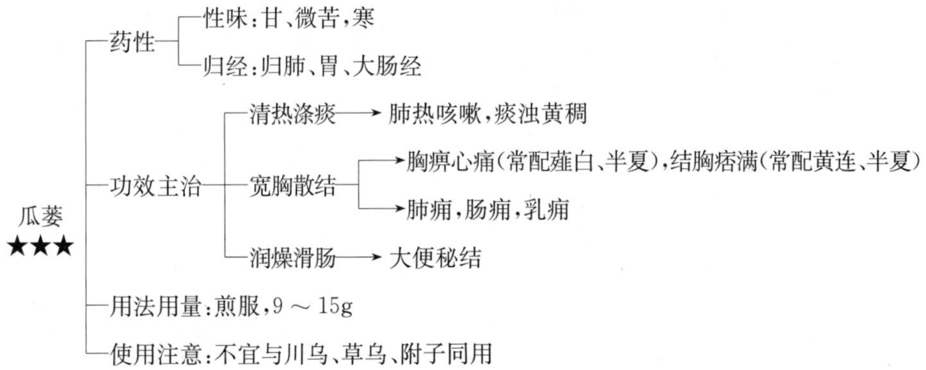
瓜蒌
★★★
药性
性味：甘、微苦，寒
归经：归肺、胃、大肠经
功效主治
清热涤痰
肺热咳嗽，痰浊黄稠
宽胸散结
胸痹心痛（常配薤白、半夏），结胸痞满（常配黄连、半夏）
肺痈，肠痈，乳痈
润燥滑肠
大便秘结
用法用量：煎服，9 ～ 15g
使用注意：不宜与川乌、草乌、附子同用

附药

1. 瓜蒌皮　性味甘，寒；归肺、胃经。功能清热化痰，利气宽胸。适用于痰热咳嗽，胸闷胁痛。煎服，6～10g。不宜与川乌、草乌、附子同用。

2. 瓜蒌子　性味甘，寒；归肺、胃、大肠经。功能润肺化痰，滑肠通便。适用于燥咳痰黏，肠燥便秘。煎服，9～15g。不宜与川乌、草乌、附子同用。

瓜蒌在实际应用时常分为瓜蒌皮（果皮入药）、瓜蒌仁（种子入药）、瓜蒌霜（瓜蒌仁去油制霜）、全瓜蒌（果实入药）。其中，瓜蒌皮偏于清肺化痰，利气宽胸，适用于痰热咳嗽，胸闷胁痛；瓜蒌仁质润，偏于润燥化痰，滑肠通便，适用于燥咳痰黏，肠燥便秘；瓜蒌霜功同瓜蒌仁而药力较缓；全瓜蒌具有清热润燥化痰、宽胸散结、润燥滑便的功效，适用于肺热咳嗽，痰浊黄稠，燥热伤肺，干咳无痰或痰少质黏，咯吐不利，胸痹心痛，结胸痞满，肺痈，肠痈，乳痈，大便秘结。

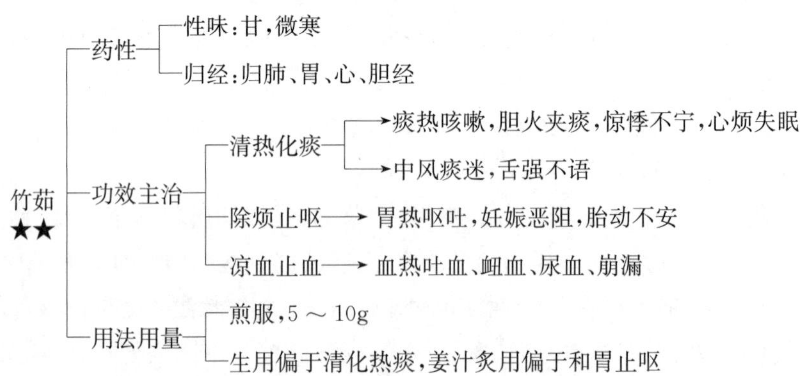
竹茹
★★
药性
性味：甘，微寒
归经：归肺、胃、心、胆经
功效主治
清热化痰
痰热咳嗽，胆火夹痰，惊悸不宁，心烦失眠
中风痰迷，舌强不语
除烦止呕
胃热呕吐，妊娠恶阻，胎动不安
凉血止血
血热吐血、衄血、尿血、崩漏
用法用量
煎服，5 ～ 10g
生用偏于清化热痰，姜汁炙用偏于和胃止呕

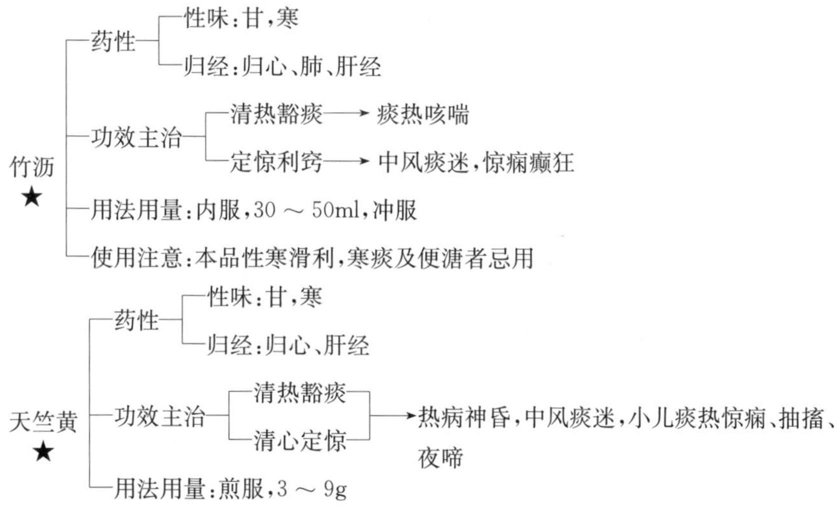
竹沥
★
药性
性味：甘，寒
归经：归心、肺、肝经
功效主治
清热豁痰
痰热咳喘
定惊利窍
中风痰迷，惊痫癫狂
用法用量：内服，30 ～ 50ml，冲服
使用注意：本品性寒滑利，寒痰及便溏者忌用
天竺黄
★
药性
性味：甘，寒
归经：归心、肝经
功效主治
清热豁痰
清心定惊
热病神昏，中风痰迷，小儿痰热惊痫、抽搐、夜啼
用法用量：煎服，3 ～ 9g

瓜蒌、竹茹、竹沥与天竺黄均味甘、性寒凉，皆能清热化痰，同可用治肺热咳嗽，痰黄黏稠。不同之处在于，瓜蒌既能清热涤痰，又能润燥化痰，并能宽胸散结，润燥滑肠。也可用治燥热伤肺，干咳无痰或痰少质黏，咯吐不利者；痰气交阻，胸阳不振之胸痹心痛，为治疗胸痹之常用药；痰热结胸，胸膈痞满，按之则痛；肺痈咳吐脓血，肠痈腹痛，乳痈肿痛；肠燥便秘。竹茹又善于清热化痰而除烦，清胃止呕。也常用治胆火夹痰，犯肺扰心所致的胸闷痰多，惊悸不宁，心烦失眠者；中风痰迷，舌强不语；胃热呕吐，妊娠恶阻，胎动不安，本品为治胃热呕逆之要药。此外，竹茹兼能凉血止血，也可用治血热出血。竹沥性质滑利，祛痰力强，善于清热豁痰（清热滑痰），故痰热咳喘，痰稠难咯，顽痰胶结者最为适宜。并能定惊利窍，也可用治中风痰迷，惊痫癫狂。天竺黄清热豁痰、清心定惊之功与竹沥相似而无寒滑之弊，多用治热病神昏，中风痰迷，小儿痰热惊痫、抽搐、夜啼等心肝经痰热证，为治小儿痰热诸证之良药。

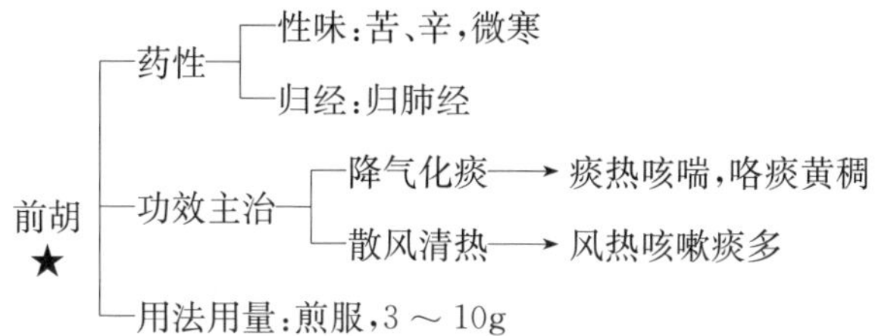
前胡
★
药性
性味：苦、辛，微寒
归经：归肺经
功效主治
降气化痰
痰热咳喘，咯痰黄稠
散风清热
风热咳嗽痰多
用法用量：煎服，3 ～ 10g

白前与前胡素有“二前”之称，二者皆辛散苦降，均能降气化痰，都可用治痰壅气逆，咳喘痰多。不同之处在于，白前性微温，偏于温化寒痰，主治寒痰、湿痰咳喘。且本品性微温而不燥烈，治疗肺气壅实，咳嗽痰多，胸满喘急，无论属寒属热，外感内伤，新嗽久咳均可用之，素有“肺家要药”之称。前胡性微寒，偏于清化热痰，主治热痰咳喘，咯痰黄稠。并能疏散风热，宣发肺气，也常用治外感风热，

肺气不宣之咳嗽痰多、身热头痛。故前人称前胡“能宣能降”。

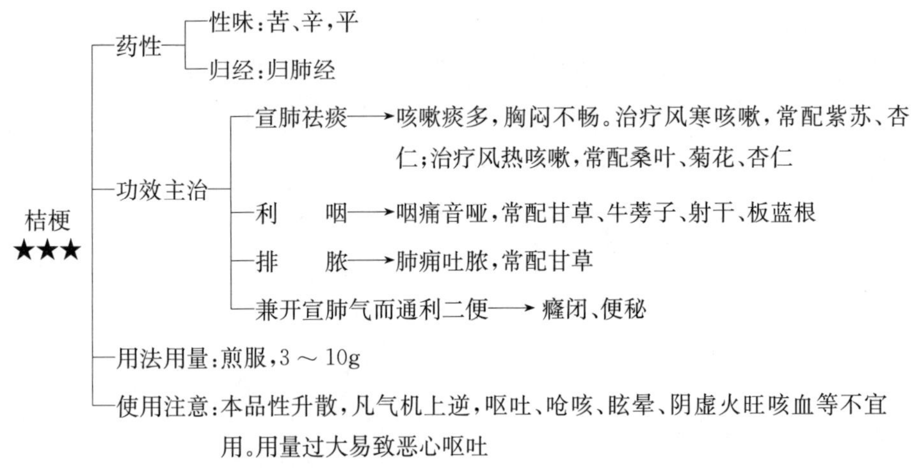
桔梗
★★★
药性
性味:苦、辛,平
归经:归肺经
功效主治
宣肺祛痰→咳嗽痰多,胸闷不畅。治疗风寒咳嗽,常配紫苏、杏仁;治疗风热咳嗽,常配桑叶、菊花、杏仁
利　咽→咽痛音哑,常配甘草、牛蒡子、射干、板蓝根
排　脓→肺痈吐脓,常配甘草
兼开宣肺气而通利二便→癃闭、便秘
用法用量:煎服,3～10g
使用注意:本品性升散,凡气机上逆,呕吐、呛咳、眩晕、阴虚火旺咳血等不宜用。用量过大易致恶心呕吐

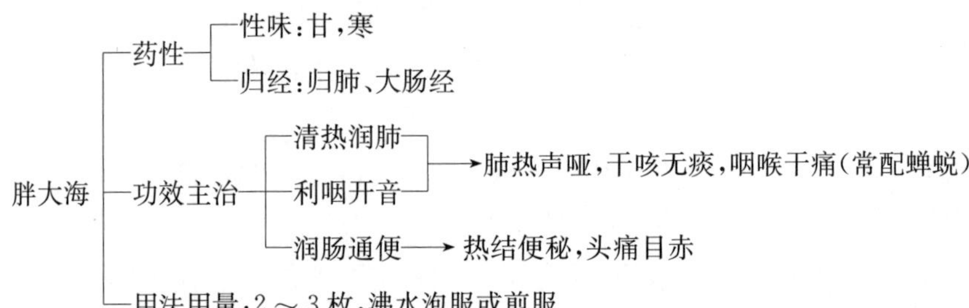
胖大海
药性
性味:甘,寒
归经:归肺、大肠经
功效主治
清热润肺
利咽开音
→肺热声哑,干咳无痰,咽喉干痛(常配蝉蜕)
润肠通便→热结便秘,头痛目赤
用法用量:2～3枚,沸水泡服或煎服

附药:罗汉果　性味甘,凉;归肺、大肠经。功能清热润肺,利咽开音,滑肠通便。适用于肺热燥咳,咽痛失音,肠燥便秘。煎服,9～15g。

桔梗与胖大海皆能宣肺化痰,利咽开音,均可用治咽喉肿痛,声哑失音。不同之处在于,桔梗辛散苦泄性平,宣肺、祛痰力强,凡外邪犯肺,或热毒壅盛所致的咽痛失音,均可使用。并能排脓,载药上行。也可用治咳嗽痰多,无论风寒、风热、肺寒、肺热等,皆可配伍使用;气滞痰阻,胸闷不畅;肺痈咳嗽胸痛,咯痰腥臭者。作为引经药,引他药药力上行治胸膈以上病证。此外,本品又可开宣肺气而通利二便,用治癃闭、便秘。故桔梗作用重点在于开宣肺气。胖大海作用偏于清热润肺化痰,利咽开音。多用治肺热声哑,干咳无痰,咽喉干痛。并能润肠通便,也可用治燥热便秘,头痛目赤。

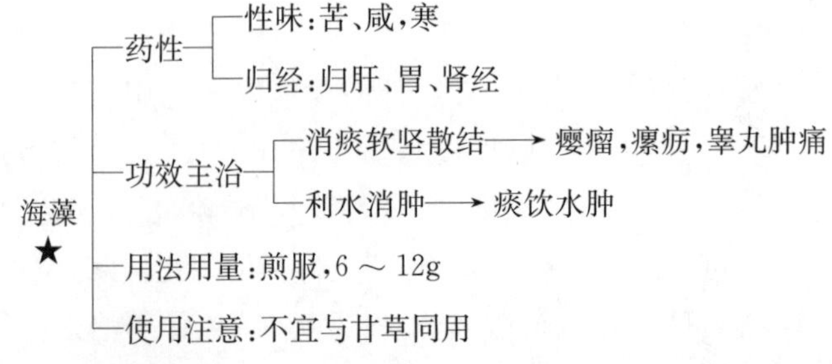
海藻
★
药性
性味:苦、咸,寒
归经:归肝、胃、肾经
功效主治
消痰软坚散结→瘿瘤,瘰疬,睾丸肿痛
利水消肿→痰饮水肿
用法用量:煎服,6～12g
使用注意:不宜与甘草同用

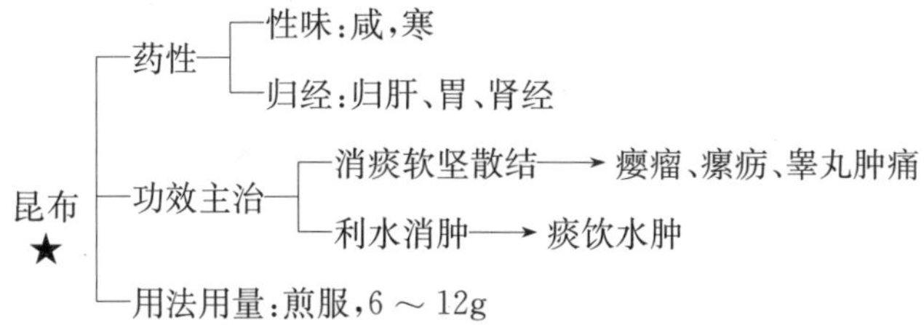
昆布
★
药性
性味:咸,寒
归经:归肝、胃、肾经
功效主治
消痰软坚散结——→瘿瘤、瘰疬、睾丸肿痛
利水消肿——→痰饮水肿
用法用量:煎服,6～12g

海藻与昆布皆为藻类植物。味咸性寒,均能消痰软坚散结,利水消肿。同可用治瘿瘤、瘰疬、睾丸肿痛,为治瘿瘤、瘰疬之要药;亦用于痰饮水肿、脚气浮肿。二者功用相似,临床常相须为用。

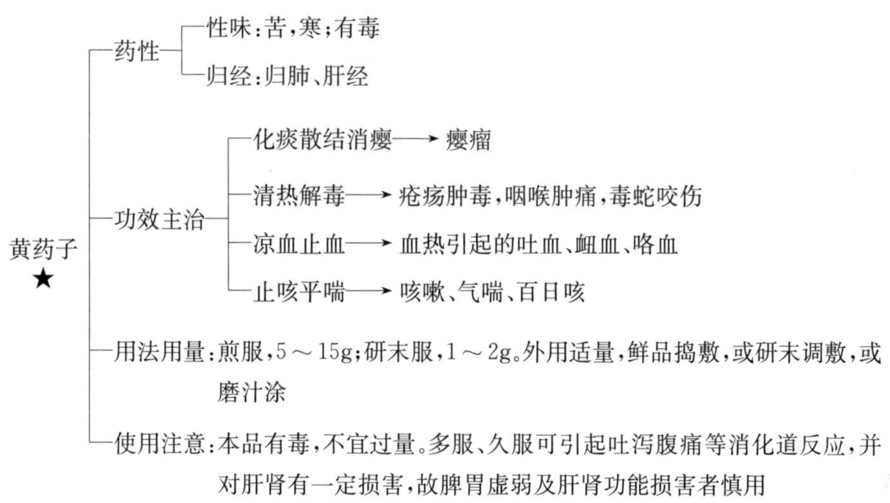
黄药子
★
药性
性味:苦,寒;有毒
归经:归肺、肝经
功效主治
化痰散结消瘿——→瘿瘤
清热解毒——→疮疡肿毒,咽喉肿痛,毒蛇咬伤
凉血止血——→血热引起的吐血、衄血、咯血
止咳平喘——→咳嗽、气喘、百日咳
用法用量:煎服,5～15g;研末服,1～2g。外用适量,鲜品捣敷,或研末调敷,或磨汁涂
使用注意:本品有毒,不宜过量。多服、久服可引起吐泻腹痛等消化道反应,并对肝肾有一定损害,故脾胃虚弱及肝肾功能损害者慎用

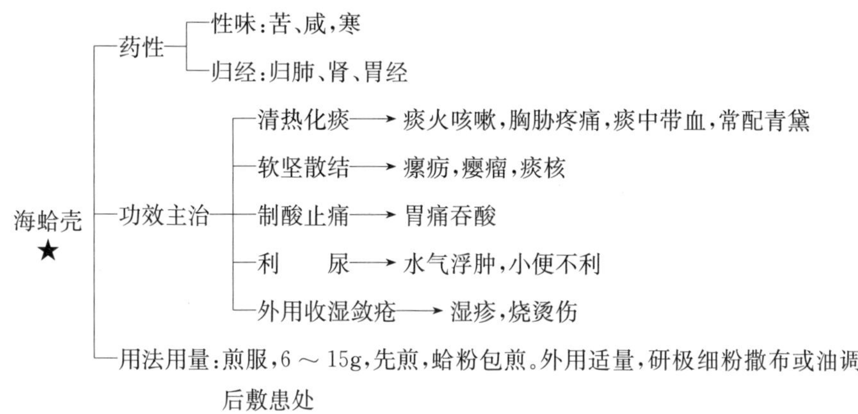
海蛤壳
★
药性
性味:苦、咸,寒
归经:归肺、肾、胃经
功效主治
清热化痰——→痰火咳嗽,胸胁疼痛,痰中带血,常配青黛
软坚散结——→瘰疬,瘿瘤,痰核
制酸止痛——→胃痛吞酸
利　　尿——→水气浮肿,小便不利
外用收湿敛疮——→湿疹,烧烫伤
用法用量:煎服,6～15g,先煎,蛤粉包煎。外用适量,研极细粉撒布或油调后敷患处

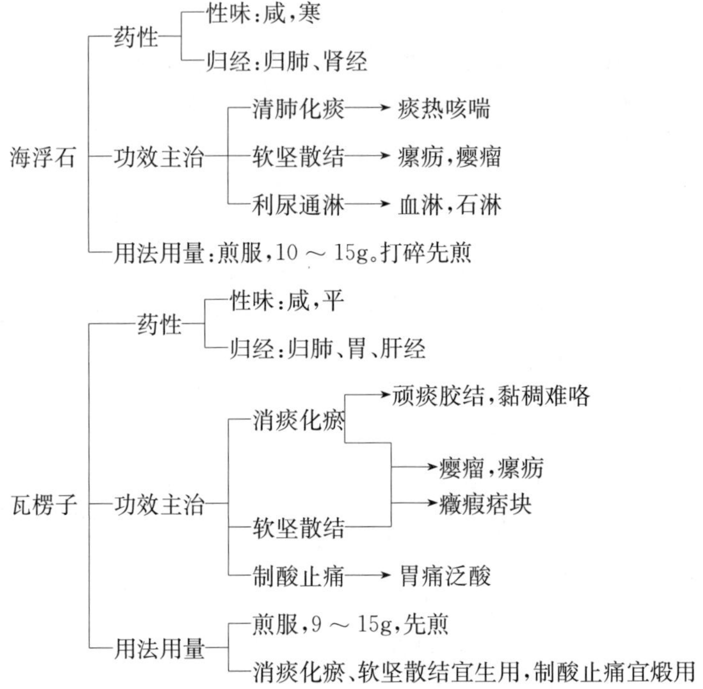
海浮石
药性
性味:咸,寒
归经:归肺、肾经
功效主治
清肺化痰
痰热咳喘
软坚散结
瘰疬,瘿瘤
利尿通淋
血淋,石淋
用法用量:煎服,10 ～ 15g。打碎先煎
瓦楞子
药性
性味:咸,平
归经:归肺、胃、肝经
功效主治
消痰化瘀
顽痰胶结,黏稠难咯
瘿瘤,瘰疬
癥瘕痞块
软坚散结
制酸止痛
胃痛泛酸
用法用量
煎服,9 ～ 15g,先煎
消痰化瘀、软坚散结宜生用,制酸止痛宜煅用

海蛤壳、海浮石与瓦楞子皆味咸,均能消痰软坚散结。同可用治痰火郁结之瘰疬、瘿瘤、痰核。其中,海蛤壳与海浮石性寒,又能清肺化痰,也可用治肺热、痰火之咳嗽气喘,痰稠色黄,胸胁疼痛,痰中带血者;海蛤壳与瓦楞子又能制酸止痛,用治胃痛吞酸。不同之处在于,海蛤壳又能利尿消肿,外用收湿敛疮,也可用治水肿,小便不利;湿疹,烧烫伤。海浮石又能利尿通淋,也可用治血淋、石淋。瓦楞子又能化瘀散结,也可用治癥瘕痞块,肝脾大。

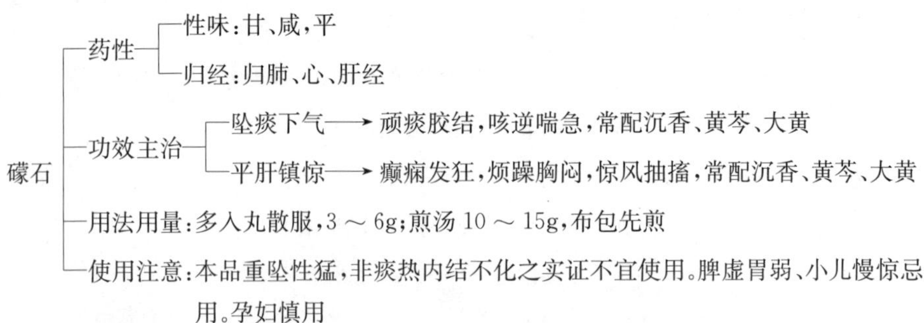
礞石
药性
性味:甘、咸,平
归经:归肺、心、肝经
功效主治
坠痰下气
顽痰胶结,咳逆喘急,常配沉香、黄芩、大黄
平肝镇惊
癫痫发狂,烦躁胸闷,惊风抽搐,常配沉香、黄芩、大黄
用法用量:多入丸散服,3 ～ 6g;煎汤 10 ～ 15g,布包先煎
使用注意:本品重坠性猛,非痰热内结不化之实证不宜使用。脾虚胃弱、小儿慢惊忌用。孕妇慎用

第三节　止咳平喘药

本类药物多归肺经,其味或辛或苦或甘,其性或寒或温。因辛散之性可宣肺

散邪而止咳喘；苦泄之性可泄降上逆之肺气，或因其性寒，泻肺降火，或泄肺中水气及痰饮以平喘止咳；甘润之性可润肺燥止咳嗽；个别药物味涩而收敛肺气以定喘，故本类药物通过宣肺、降肺、泻肺、润肺、敛肺及化痰等不同作用，达到止咳、平喘的目的。其中有的药物偏于止咳，有的偏于平喘，或兼而有之。本类药物主治咳嗽喘息。部分止咳平喘药物兼有润肠通便、利水消肿、清利湿热、解痉止痛等功效，亦可用治肠燥便秘、水肿、胸腹积水、湿热黄疸、心腹疼痛、癫痫等病症。

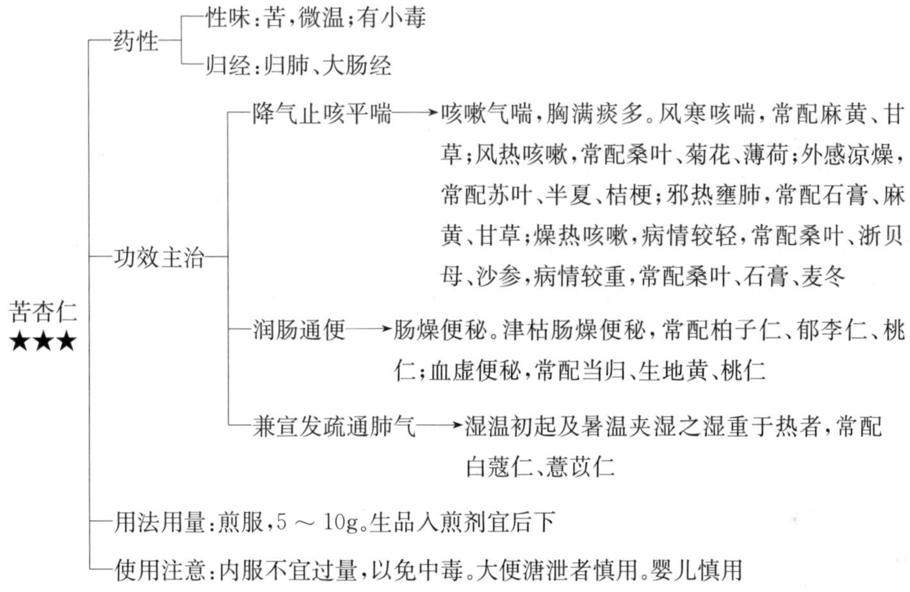
苦杏仁
★★★
药性
性味：苦，微温；有小毒
归经：归肺、大肠经
功效主治
降气止咳平喘
咳嗽气喘，胸满痰多。风寒咳喘，常配麻黄、甘草；风热咳嗽，常配桑叶、菊花、薄荷；外感凉燥，常配苏叶、半夏、桔梗；邪热壅肺，常配石膏、麻黄、甘草；燥热咳嗽，病情较轻，常配桑叶、浙贝母、沙参，病情较重，常配桑叶、石膏、麦冬
润肠通便
肠燥便秘。津枯肠燥便秘，常配柏子仁、郁李仁、桃仁；血虚便秘，常配当归、生地黄、桃仁
兼宣发疏通肺气
湿温初起及暑温夹湿之湿重于热者，常配白蔻仁、薏苡仁
用法用量：煎服，5～10g。生品入煎剂宜后下
使用注意：内服不宜过量，以免中毒。大便溏泄者慎用。婴儿慎用

附药：甜杏仁　性味甘，平；归肺、大肠经。功能润肺止咳，润肠通便。适用于虚劳咳嗽，肠燥便秘。煎服，5～10g。

苦杏仁与桃仁皆苦泄，质润多脂，均能止咳平喘，润肠通便。都可用治肺气上逆之咳嗽气喘；肠燥便秘。二者临床常相须为用。不同之处在于，苦杏仁性微温，止咳平喘的力量强，随证配伍，无论是风寒咳喘、风热咳嗽、肺寒咳喘、肺热咳喘、燥热咳嗽等多种咳喘，均常配伍使用，为止咳平喘之要药。此外，取其宣降肺气之功，也可用治湿温初起，邪在气分，或暑温夹湿之湿重于热者。桃仁性平，善于活血祛瘀通经，主治瘀血阻滞所致的月经不调，经闭痛经，产后腹痛，心腹疼痛，癥瘕痞块，跌仆损伤、瘀滞肿痛，以及肠痈腹痛，肺痈吐脓等症。为活血化瘀之常用药。

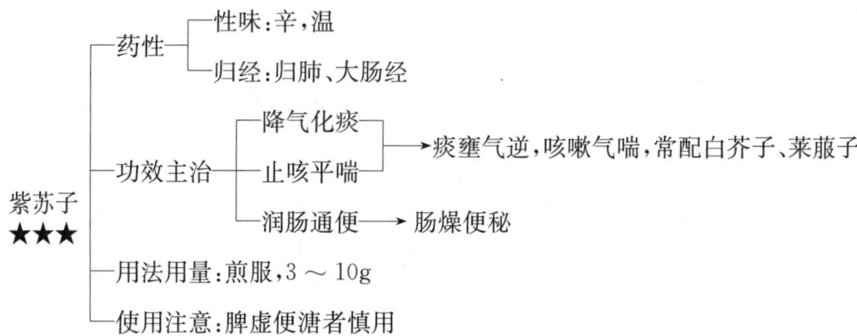
紫苏子
★★★
药性
性味：辛，温
归经：归肺、大肠经
功效主治
降气化痰
止咳平喘
痰壅气逆，咳嗽气喘，常配白芥子、莱菔子
润肠通便
肠燥便秘
用法用量：煎服，3 ～ 10g
使用注意：脾虚便溏者慎用

苦杏仁与紫苏子皆性温，归肺、大肠经，质润多脂，均能降气止咳平喘，润肠通便。都可用治肺气上逆之咳嗽气喘、胸满痰多；肠燥便秘，兼肺气上逆者尤为适宜。不同之处在于，苦杏仁苦降性微温，有小毒，肃降肺气之中兼有宣发肺气之功而达止咳平喘，其止咳平喘的力量强，为止咳平喘之要药。凡咳嗽喘满，无论新久、寒热，皆可配伍用之。同时，取其宣降肺气之功，也可用治湿温初起，邪在气分，或暑温夹湿之湿重于热者，见午后身热、胸闷不饥、头痛身重等症。紫苏子辛温，作用偏于降气化痰，止咳平喘。主治痰壅气逆，咳嗽气喘，痰多，胸膈痞闷，甚则不能平卧者，常配伍白芥子、莱菔子。

此外，唇形科一年生草本植物紫苏的叶片入药名苏叶（紫苏叶），茎入药名苏梗（紫苏梗），带叶的茎入药名紫苏，成熟果实入药名苏子（紫苏子）。其中，苏叶偏于发散风寒；苏梗偏于行气宽中安胎；紫苏兼有苏叶、苏梗二者的功用；紫苏子偏于降气化痰，止咳平喘，润肠通便。

莱菔子、白芥子、紫苏子均能降气化痰定喘，皆可用治痰壅气逆、咳嗽喘息之证，三者常相须为用。不同之处在于，莱菔子善于味辛行散，善于散肺气以消痰，功偏顺气。并能消食化积除胀，用治食积气滞，脘腹胀痛，大便秘结，泻痢后重。白芥子辛温走散，善于温肺寒以豁寒痰、利气机，功偏温降。并能温通经络，消肿散结止痛，用治痰滞经络，关节麻木疼痛，痰湿流注，阴疽肿毒。紫苏子则性降质润，善于降肺气而化痰涎，功偏降气。又能润肠通便，用治肠燥便秘。

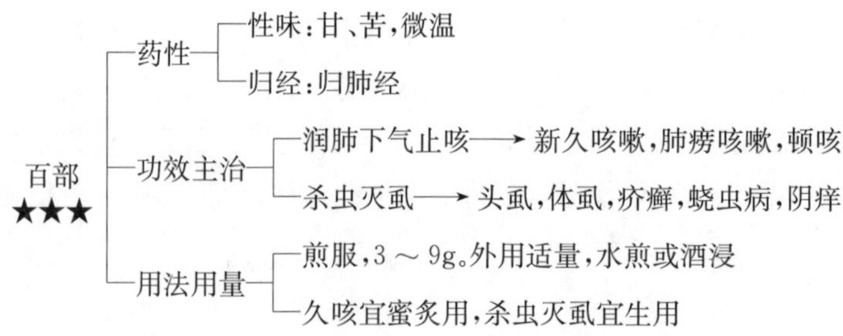
百部
★★★
药性
性味：甘、苦，微温
归经：归肺经
功效主治
润肺下气止咳
新久咳嗽，肺痨咳嗽，顿咳
杀虫灭虱
头虱，体虱，疥癣，蛲虫病，阴痒
用法用量
煎服，3 ～ 9g。外用适量，水煎或酒浸
久咳宜蜜炙用，杀虫灭虱宜生用

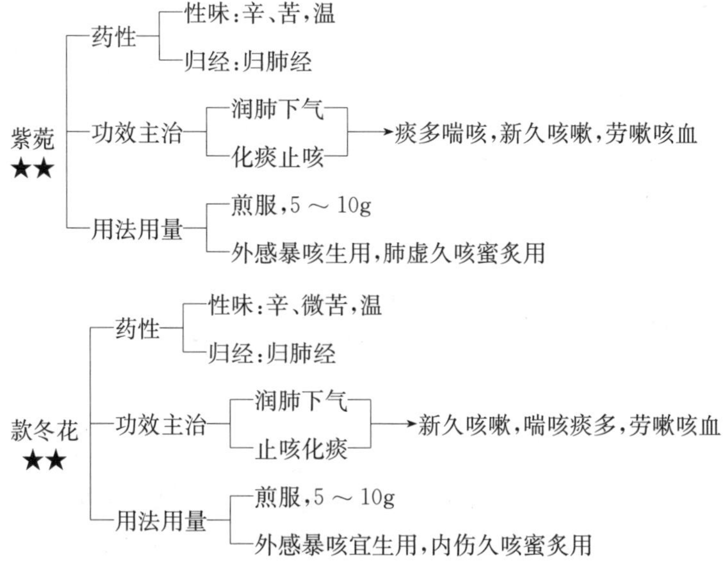
紫菀
★★
药性
性味：辛、苦，温
归经：归肺经
功效主治
润肺下气
化痰止咳
痰多喘咳，新久咳嗽，劳嗽咳血
用法用量
煎服，5 ～ 10g
外感暴咳生用，肺虚久咳蜜炙用
款冬花
★★
药性
性味：辛、微苦，温
归经：归肺经
功效主治
润肺下气
止咳化痰
新久咳嗽，喘咳痰多，劳嗽咳血
用法用量
煎服，5 ～ 10g
外感暴咳宜生用，内伤久咳蜜炙用

百部、紫菀与款冬花皆药性偏温，温润不燥，长于润肺下气止咳。对于咳嗽，无论新久、外感内伤、寒热虚实，均可配伍使用，尤宜于肺虚久咳，阴虚劳嗽咳血，以及肺寒咳嗽。三者常相须为用，以增强疗效。不同之处在于，百部、款冬花长于止咳，其中百部尤善治小儿顿咳，款冬花兼能化痰；紫菀长于化痰（祛痰），以肺气壅塞、咳嗽有痰者用之最宜。此外，百部又能杀虫灭虱（宜生用），也可用治阴道滴虫病、蛲虫病、头虱、体虱、疥癣等。

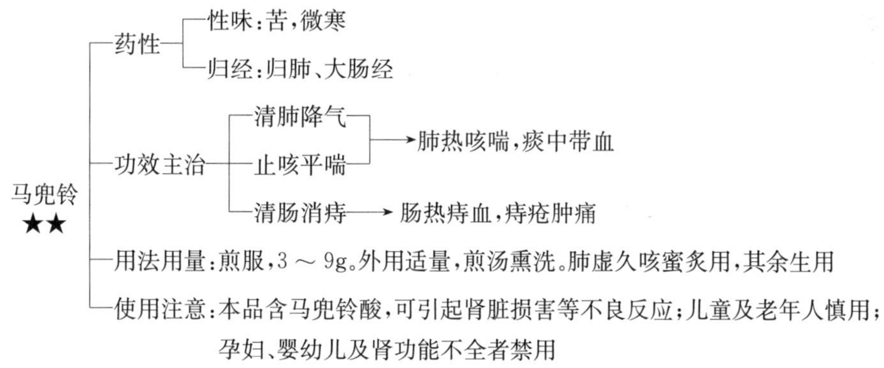
马兜铃
★★
药性
性味：苦，微寒
归经：归肺、大肠经
功效主治
清肺降气
止咳平喘
肺热咳喘，痰中带血
清肠消痔
肠热痔血，痔疮肿痛
用法用量：煎服，3 ～ 9g。外用适量，煎汤熏洗。肺虚久咳蜜炙用，其余生用
使用注意：本品含马兜铃酸，可引起肾脏损害等不良反应；儿童及老年人慎用；孕妇、婴幼儿及肾功能不全者禁用

附药

1. 青木香　性味辛、苦、寒，小毒；归肝、胃经。功能行气止痛，解毒消肿。适用于肝胃气滞之胸胁脘腹疼痛，泻痢腹痛，疔疮肿毒，皮肤湿疮，毒蛇咬伤。煎服，3～9g；研末服，1.5～2g。外用适量，研末调敷或磨汁涂。本品过量服用可引起恶心、呕吐等胃肠道反应；又因含马兜铃酸，过量或长期服用可损伤肾功能，

故不宜过量或持续内服，脾胃虚寒者慎服，肾病患者忌服。

2. 天仙藤　性味苦，温；归肝、脾、肾经。功能行气活血，通络止痛。适用于气滞血瘀之脘腹刺痛，风湿痹痛。煎服，3～6g。本品含马兜铃酸，可引起肾脏损害等不良反应，儿童及老年人慎用；孕妇、婴幼儿及肾功能不全者忌服。

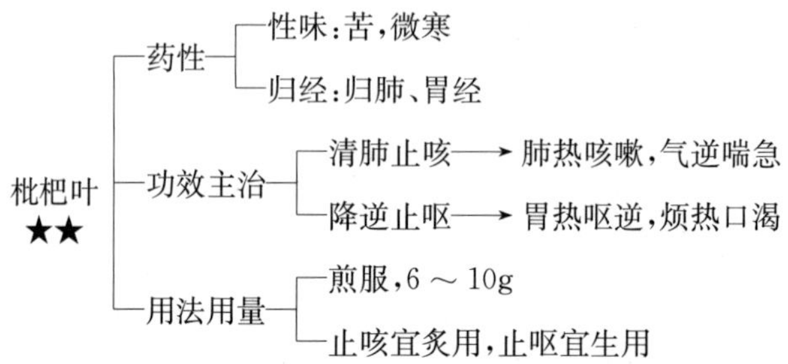
枇杷叶
★★
药性
性味：苦，微寒
归经：归肺、胃经
功效主治
清肺止咳
肺热咳嗽，气逆喘急
降逆止呕
胃热呕逆，烦热口渴
用法用量
煎服，6～10g
止咳宜炙用，止呕宜生用

马兜铃与枇杷叶皆味苦、性微寒，均能清肺化痰，止咳平喘，都可用治肺热咳嗽，痰黄质稠者。不同之处在于，马兜铃上能清肺降气化痰，止咳平喘；下能清肠消痔而治肠热痔血、痔疮肿痛。此外，马兜铃兼能清热平肝降压，也可用治高血压病属于肝热阳亢者。枇杷叶入肺经清肺热、降肺气而化痰止咳（清肺止咳），凡风热燥火所致的咳嗽，均可配伍使用；入胃经清胃热、降胃气而止呕止噫（降逆止呕），也常用治胃热呕吐、呃逆、噫气、烦热口渴。

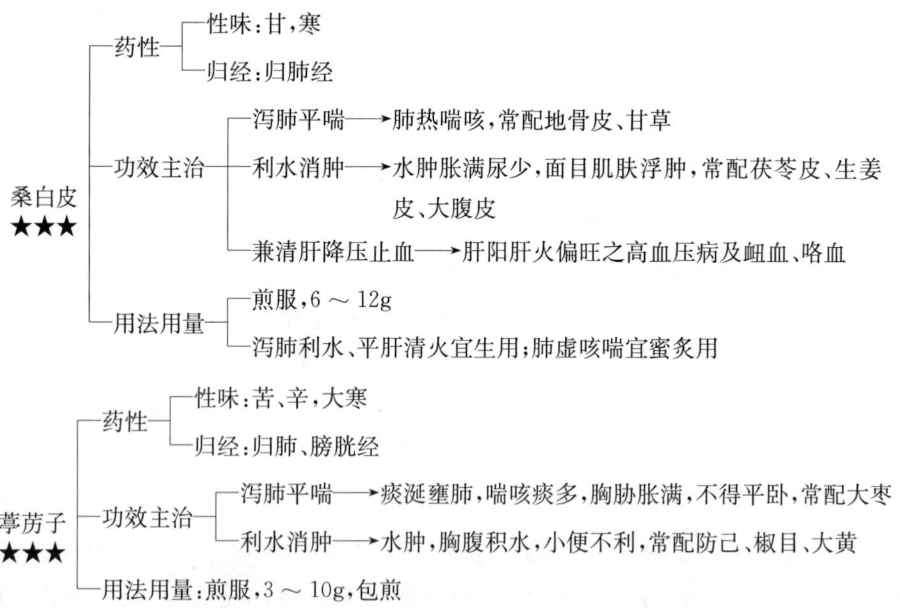
桑白皮
★★★
药性
性味：甘，寒
归经：归肺经
功效主治
泻肺平喘
肺热喘咳，常配地骨皮、甘草
利水消肿
水肿胀满尿少，面目肌肤浮肿，常配茯苓皮、生姜皮、大腹皮
兼清肝降压止血
肝阳肝火偏旺之高血压病及衄血、咯血
用法用量
煎服，6～12g
泻肺利水、平肝清火宜生用；肺虚咳喘宜蜜炙用
葶苈子
★★★
药性
性味：苦、辛，大寒
归经：归肺、膀胱经
功效主治
泻肺平喘
痰涎壅肺，喘咳痰多，胸胁胀满，不得平卧，常配大枣
利水消肿
水肿，胸腹积水，小便不利，常配防己、椒目、大黄
用法用量：煎服，3～10g，包煎

桑白皮与葶苈子皆性寒，归肺经。均能泻肺平喘，利水消肿。二者皆为泻肺行水之品。都可用治咳嗽气喘之实证；水肿、小便不利之实证。不同之处在于，

桑白皮甘寒，重在清泻肺火，兼泻肺中水气而平喘咳，主治肺热咳喘、痰黄质稠。且其利水消肿之力较缓，多用治肺气不宣，水气不行之全身水肿胀满，面目肌肤浮肿，小便不利（皮水、风水）等阳水实证。此外，本品兼有清肝降压、止血之功，也可用治肝阳、肝火偏旺之高血压病，以及衄血、咯血。葶苈子辛苦大寒，专泻肺中水饮而平喘止咳，兼泻大便，主治痰涎壅盛、喘咳痰多、胸胁胀痛、不得平卧、二便不利之实证。且其利水消肿之力较强，多用治胸腹积水（胸胁积液、大腹水肿）。

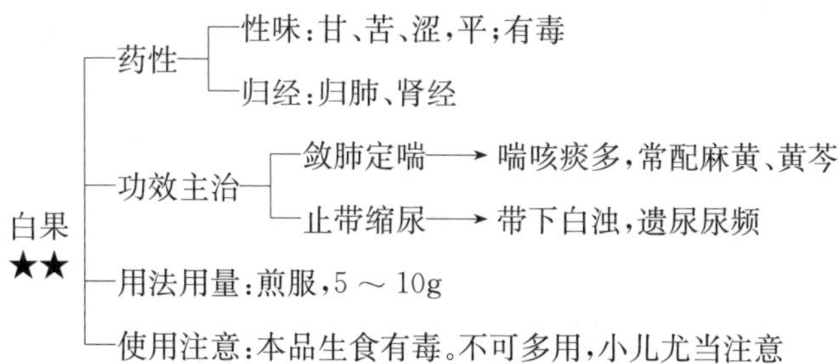
白果
★★
药性
性味：甘、苦、涩，平；有毒
归经：归肺、肾经
功效主治
敛肺定喘→喘咳痰多，常配麻黄、黄芩
止带缩尿→带下白浊，遗尿尿频
用法用量：煎服，5～10g
使用注意：本品生食有毒。不可多用，小儿尤当注意

附药：银杏叶　性味甘、苦、涩，平；归心、肺经。功能活血化瘀，通络止痛，敛肺平喘，化浊降脂。适用于瘀血阻络，胸痹心痛，中风偏瘫，肺虚咳喘，高脂血症。煎服，9～12g。有实邪者忌用。

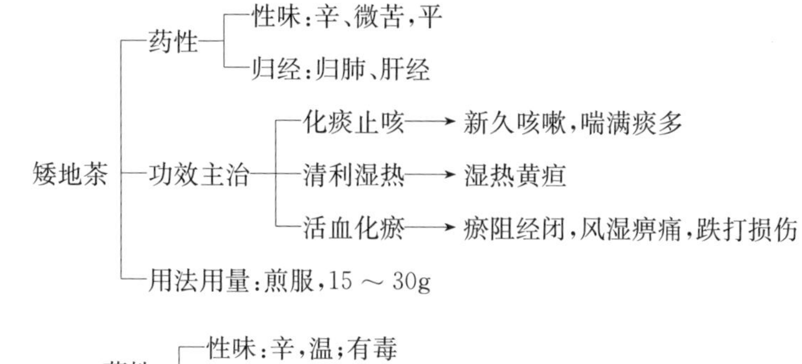
矮地茶
药性
性味：辛、微苦，平
归经：归肺、肝经
功效主治
化痰止咳→新久咳嗽，喘满痰多
清利湿热→湿热黄疸
活血化瘀→瘀阻经闭，风湿痹痛，跌打损伤
用法用量：煎服，15～30g

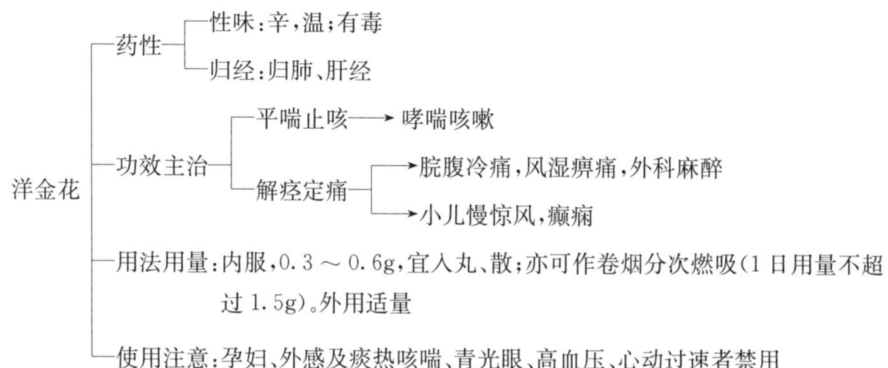
洋金花
药性
性味：辛，温；有毒
归经：归肺、肝经
功效主治
平喘止咳→哮喘咳嗽
解痉定痛→脘腹冷痛，风湿痹痛，外科麻醉
→小儿慢惊风，癫痫
用法用量：内服，0.3～0.6g，宜入丸、散；亦可作卷烟分次燃吸（1日用量不超过1.5g）。外用适量
使用注意：孕妇、外感及痰热咳喘、青光眼、高血压、心动过速者禁用

白果、矮地茶与洋金花均能止咳平喘，都可用治咳嗽气喘之证。不同之处在于，白果味涩性收敛，偏于敛肺化痰定喘，对于喘咳痰多，无论是肺寒、肺热，以及肺肾两虚者，均可配伍使用。同时，白果又能收涩止带，固精缩尿止遗，也可用治带下白浊、遗尿尿频。矮地茶性平偏凉，化痰止咳平喘作用较明显，咳喘有痰而属热者尤为适宜。又能清利湿热，活血化瘀，也可用治湿热黄疸、水肿，以及瘀阻经闭痛经，风湿痹痛，跌打损伤。洋金花为麻醉镇咳平喘药，对成人或老年咳喘无痰或痰少、他药乏效者用之，尤宜于寒性哮喘，可作散剂单用，或切丝制成卷烟燃吸，或配入复方中应用。并善于麻醉定痛，可广泛用于各种疼痛，如心胸脘腹疼痛，风湿痹痛，跌打伤痛，以及外科手术麻醉，为中医麻醉之要药。此外，本品尚能定惊解痉，也可用治小儿慢惊风，以及癫痫之痉挛抽搐。

化痰药功用归纳小结见下表（表 20-1 至表 20-3）：

表 20-1 温化寒痰药功用归纳小结表

<table>
<tr><th rowspan="2">药名</th><th rowspan="2" colspan="2">共 性</th><th colspan="2">个 性</th></tr>
<tr><th>作用特点</th><th>其他功效</th></tr>
<tr><td>半夏</td><td rowspan="3">有毒，燥湿化痰，散结消肿止痛</td><td></td><td>为燥湿化痰、温化寒痰之要药，尤善治脏腑之湿痰</td><td>降逆止呕，消痞散结</td></tr>
<tr><td>天南星</td><td rowspan="2">祛风止痉，善祛经络风痰</td><td>辛散温燥之性和毒性均较半夏为强</td><td></td></tr>
<tr><td>白附子</td><td>能引药上行头面，尤善治头面部诸疾</td><td></td></tr>
<tr><td>白芥子</td><td rowspan="2" colspan="2">祛痰</td><td colspan="2">善于温肺豁痰利气，并能散结通络止痛，尤善散“胁下及皮里膜外”之痰</td></tr>
<tr><td>皂荚</td><td>有小毒，善祛顽痰，多用治顽痰阻肺</td><td>通窍开闭，祛风杀虫</td></tr>
<tr><td>旋覆花</td><td rowspan="2" colspan="2">降气化痰</td><td colspan="2">入肺经降气消痰行水，入胃经降逆止呕止噫</td></tr>
<tr><td>白前</td><td colspan="2">微温不燥，无论属寒属热、外感内伤、新嗽久咳均可用之，素有“肺家要药”之称</td></tr>
<tr><td>猫爪草</td><td colspan="4">功能化痰散结，解毒消肿</td></tr>
</table>

表 20-2　清化热痰药功用归纳小结表

<table>
<tr><th rowspan="2">药名</th><th rowspan="2" colspan="3">共　　性</th><th colspan="2">个　　性</th></tr>
<tr><th>作用特点</th><th>其他功效</th></tr>
<tr><td>川贝母</td><td rowspan="2" colspan="3">清热化痰止咳，散结消痈</td><td colspan="2">质润，长于润肺止咳，尤宜于内伤久咳，阴虚劳嗽，燥咳痰黏</td></tr>
<tr><td>浙贝母</td><td colspan="2">清热开郁、解毒散结消痈力强，多用于风热或痰热咳嗽，以及痈肿、瘿瘤、瘰疬</td></tr>
<tr><td>瓜蒌</td><td rowspan="4" colspan="3">清热化痰</td><td colspan="2">润燥化痰，宽胸散结，润燥滑便，为治疗胸痹之要药</td></tr>
<tr><td>竹茹</td><td colspan="2">又善于清热化痰而除烦，清胃止呕，凉血止血</td></tr>
<tr><td>竹沥</td><td>性质滑利，善于清热豁痰（滑痰），故热咳痰稠难咯者最宜</td><td>定惊利窍</td></tr>
<tr><td>天竺黄</td><td colspan="2">清热豁痰，清心定惊之功与竹沥相似而无寒滑之弊</td></tr>
<tr><td>桔梗</td><td rowspan="2" colspan="3">宣肺化痰，利咽开音</td><td>宣肺祛痰力强</td><td>排脓，载药上行</td></tr>
<tr><td>胖大海</td><td>作用偏于清热润肺化痰，利咽开音</td><td>润肠通便</td></tr>
<tr><td>海藻</td><td rowspan="2" colspan="5">消痰软坚散结，利水消肿，为治瘿瘤、瘰疬之要药</td></tr>
<tr><td>昆布</td></tr>
<tr><td>海蛤壳</td><td rowspan="3">消痰软坚散结</td><td rowspan="2">清肺化痰</td><td></td><td colspan="2">利尿消肿，外用收湿敛疮</td></tr>
<tr><td>海浮石</td><td rowspan="2">制酸止痛</td><td colspan="2">利尿通淋</td></tr>
<tr><td>瓦楞子</td><td></td><td colspan="2">化瘀散结</td></tr>
<tr><td>前胡</td><td colspan="5">既能降气化痰，又能疏散风热，“能宣能降”</td></tr>
<tr><td>礞石</td><td colspan="5">质重坠降，功能坠痰下气，平肝镇惊</td></tr>
<tr><td>黄药子</td><td colspan="5">功能化痰散结消瘿，清热解毒</td></tr>
</table>

表 20-3　止咳平喘药功用归纳小结表

药名	共　性		个　性	
			作用特点	其他功效
苦杏仁	降气止咳平喘，润肠通便		有小毒，肃降肺气之中兼有宣发肺气之功而止咳平喘，止咳平喘的力量强，随证配伍可治多种咳喘	
紫苏子			偏于降气化痰，止咳平喘	
百部	温润不燥，长于润肺下气止咳。对于咳嗽，无论新久，外感内伤，寒热虚实，均可配伍使用	长于止咳	尤善治小儿顿咳	杀虫灭虱
款冬花			化痰	
紫菀		长于化痰		
马兜铃	清肺化痰，止咳平喘		清肠消痔，兼能清热平肝降压	
枇杷叶			入肺经清肺热、降肺气而化痰止咳，入胃经清胃热、降胃气而止呕止噫	
桑白皮	泻肺平喘，利水消肿		重在清泻肺火、兼泻肺中水气而平喘，主治肺热咳喘；其利水消肿之力较缓	兼有平肝降压、止血之功
葶苈子			专泻肺中水饮而平喘止咳，兼泻大便，主治痰涎壅盛，喘咳不得平卧、二便不利之实证；其利水消肿之力较强	
白果	止咳平喘		偏于敛肺化痰定喘	收涩止带，固精缩尿止遗
矮地茶			祛痰止咳平喘作用较显著	清利湿热，活血化瘀
洋金花			为麻醉镇咳平喘药，并善于麻醉止痛，为中医麻醉之要药	定惊解痉

化痰药主治及功效背记见下表（表 20-4 至表 20-11）：

表 20-4　化痰药功效背记表(一)

功效＼药名	半夏	天南星	胆南星	白附子	白芥子	皂荚	皂角刺	旋覆花	猫爪草
燥湿化痰									
清热化痰									
降气消痰									
温肺豁痰利气									
止咳									
祛痰开窍									
行水									
降逆止呕									
祛风止痉									
息风定惊									
定惊搐									
祛风痰									
止痛									
散结通络止痛									
解毒散结									
消痞散结									
散结消肿									
化痰散结									
解毒消肿									

表 20-5　化痰药功效背记表(二)

功效＼药名	白前	前胡	桔梗	川贝母	浙贝母	瓜蒌	竹茹	竹沥	天竺黄
清热化痰									
清热豁痰									
润肺止咳									
降气化痰									
宣肺祛痰									

续表

药名 功效	白前	前胡	桔梗	川贝母	浙贝母	瓜蒌	竹茹	竹沥	天竺黄
散风清热（宣散风热）									
利咽开音									
宽胸散结									
润燥滑肠									
除烦									
止呕									
清心定惊									
定惊利窍									
散结消痈									
开郁散结									
排脓									

表 20-6　化痰药功效背记表（三）

药名 功效	海藻	昆布	黄药子	海蛤壳	海浮石	瓦楞子	礞石	胖大海
消痰软坚散结								
化痰散结消瘿								
清肺化痰								
清热润肺								
坠痰下气								
制酸止痛								
利水消肿								
润肠通便								
清热解毒								
软坚散结								
消痰化瘀								
平肝镇惊								
利咽开音								
收湿敛疮								

表 20-7　止咳平喘药功效背记表

功效＼药名	苦杏仁	紫苏子	百部	紫菀	款冬花	马兜铃	枇杷叶	桑白皮	葶苈子	白果	矮地茶	洋金花
止咳平喘												
降气化痰												
润肺下气止咳												
润肺止咳												
化痰止咳												
泻肺平喘												
敛肺定喘												
清肺化痰												
降逆止呕												
利水消肿												
杀虫灭虱												
清肠消痔												
润肠通便												
止带												
缩尿												
清利湿热												
活血化瘀												
解痉定痛												

表 20-8　化痰药主治病证背记表(一)

主治病证＼药名	半夏	天南星	胆南星	禹白附	白芥子	皂荚	旋覆花	白前	前胡
湿痰咳嗽									
寒痰咳嗽									
顽痰咳嗽									
痰热咳嗽									
风热咳嗽痰多									
痰饮眩悸									
风痰眩晕									

续表

药名 主治病证	半夏	天南星	胆南星	禹白附	白芥子	皂荚	旋覆花	白前	前胡
痰厥头痛									
偏正头痛									
呕吐反胃									
痰热结胸									
心下痞满									
梅核气									
中风痰壅，口眼㖞斜，半身不遂									
癫痫									
惊风									
破伤风									
痰涎壅盛 关窍阻闭									
大便燥结									
悬饮胸胁胀痛									
阴疽肿毒									
痰湿流注									
瘰疬痰核									
痈疽肿毒									
毒蛇咬伤									

表 20-9　化痰药主治病证背记表（二）

药名 主治病证	川贝母	浙贝母	瓜蒌	竹茹	竹沥	桔梗	天竺黄	海藻	昆布
咳嗽痰多 胸闷不畅									
阴虚劳嗽									
风热咳嗽									

续表

药名 主治病证	川贝母	浙贝母	瓜蒌	竹茹	竹沥	桔梗	天竺黄	海藻	昆布
肺热燥咳									
痰热咳喘 (痰火咳嗽)									
胆火夹痰，惊悸不宁，心烦失眠									
中风痰迷 舌强不语									
胸痹心痛									
痰热结胸									
胃热呕吐									
肠燥便秘									
痰饮水肿									
脚气浮肿									
妊娠恶阻									
怀胎蕴热 胎动不安									
惊痫癫狂									
咽痛音哑									
乳痈									
肠痈									
肺痈									
瘰疬									
瘿瘤									
睾丸肿痛									

表 20-10　化痰药主治病证背记表(三)

主治病证＼药名	黄药子	海蛤壳	海浮石	瓦楞子	礞石	胖大海
咽喉肿痛						
毒蛇咬伤						
热痰咳喘						
痰火咯血						
瘰疬						
癥瘕痞块						
瘿瘤						
疮疡肿毒						
胃痛吐酸						
血淋石淋						
顽痰胶结,咳逆喘急						
癫痫发狂						
惊风抽搐						
肺热咳嗽声哑						
燥热便秘						
头痛目赤						

表 20-11　止咳平喘药主治病证背记表

主治病证＼药名	苦杏仁	紫苏子	百部	紫菀	款冬花	马兜铃	枇杷叶	桑白皮	葶苈子	白果
咳嗽气喘										
痰壅气逆										
新久咳嗽										
百日咳(顿咳)										
肺痨咳嗽										
肺热咳喘										
悬饮										
哮喘痰嗽										
痔疮肿痛出血										

续表

药名 主治病证	苦杏仁	紫苏子	百部	紫菀	款冬花	马兜铃	枇杷叶	桑白皮	葶苈子	白果
胃热呕逆										
水肿胀满										
衄血、咯血										
胸腹积水										
肠燥便秘										
带下白浊										
遗尿尿频										
蛲虫病										
阴道滴虫病 外阴瘙痒										
头虱体虱										
疥癣										

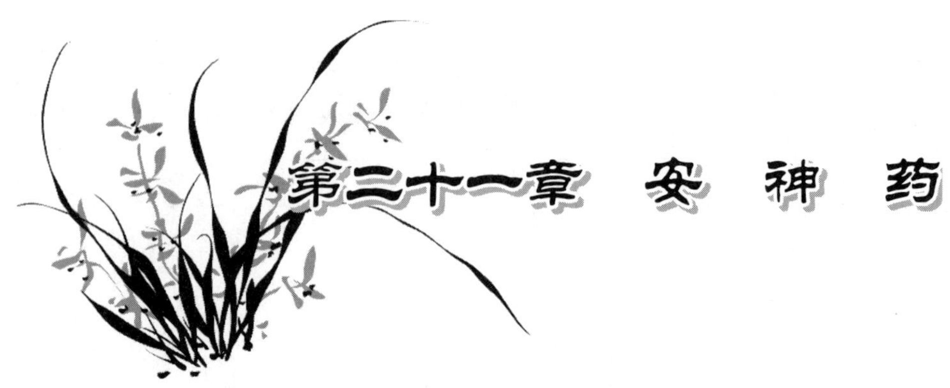

第二十一章　安　神　药

含义：凡以安定神志为主要功效，常用以治疗心神不宁病证的药物，称安神药。

性能功效：本类药主入心、肝经，具有镇惊安神或养心安神的功效，即体现了《素问·至真要大论》所谓“惊者平之”，以及《素问·阴阳应象大论》所谓“虚者补之，损者益之”的治疗法则。此外，部分安神药分别兼能平肝潜阳、纳气平喘、清热解毒、活血、敛汗、润肠通便、祛痰等。

适用范围：安神药主要用治心悸、怔忡、失眠、多梦、健忘之心神不宁证，亦可用治惊风、癫痫、癫狂等心神失常。部分安神药尚可用治肝阳上亢、肾虚气喘、疮疡肿毒、瘀血、自汗盗汗、肠燥便秘、痰多咳喘等病证。

配伍方法：使用安神药时，应针对导致心神不宁之心肝火炽、心肝阴血亏虚的不同，相应选择适宜的安神药治疗，并进行相应的配伍。如心神不宁的实证，应选用重镇安神药物，若心神不宁因火热所致者，可配伍清泻心火、清泻肝火药；因肝阳上扰者，配伍平肝潜阳药；因痰所致者，则配伍化痰药；因血瘀所致者，则配伍活血化瘀药；兼血瘀气滞者，配伍活血或疏肝理气药；惊风、癫狂者，应以化痰开窍或平肝息风药为主，本类药物多作为辅药应用。心神不宁的虚证，应选用养心安神药物，若血虚阴亏者，须配伍补血养阴药物；心脾两虚者，则配伍补益心脾药；心肾不交者，又配伍滋阴降火、交通心肾之品。

使用注意：本类药物多属对症治标之品，特别是矿石类重镇安神药及有毒药物，只宜暂用，不可久服，应中病即止。矿石类安神药，如作丸散剂服时，须配伍养胃健脾之品，以免伤胃耗气。

分类：根据安神药的药性及功效主治差异，可分为重镇安神药及养心安神药两类。

药理作用：现代药理研究证明，安神药一般具有不同程度的中枢神经抑制作用，具有镇静、催眠、抗惊厥等作用。部分药物还有祛痰止咳、抑菌防腐、强心、改善冠状动脉血循环及提高机体免疫功能等作用。

第一节　重镇安神药

本类药物多为矿石、化石、介类药物，具有质重沉降之性，重则能镇，重可镇怯，故有重镇安神、平惊定志、平肝潜阳等作用。主治心火炽盛、阳气躁动、痰火扰心、肝郁化火及惊吓所致的心悸、失眠、多梦等心神不宁实证，惊风、癫痫、癫狂、肝阳上亢等亦可选用本类药物。

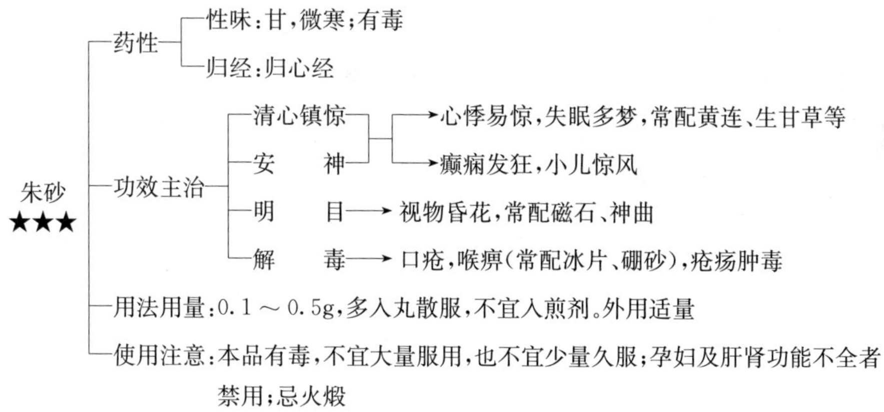
朱砂
★★★
药性
性味：甘，微寒；有毒
归经：归心经
功效主治
清心镇惊
安　神
心悸易惊，失眠多梦，常配黄连、生甘草等
癫痫发狂，小儿惊风
明　目→视物昏花，常配磁石、神曲
解　毒→口疮，喉痹（常配冰片、硼砂），疮疡肿毒
用法用量：0.1～0.5g，多入丸散服，不宜入煎剂。外用适量
使用注意：本品有毒，不宜大量服用，也不宜少量久服；孕妇及肝肾功能不全者禁用；忌火煅

附药：水银　性味辛，寒，有毒；归心、肝、肾经。功能杀虫，攻毒。适用于疥癣，梅毒，恶疮，痔瘘。外用适量，涂擦。本品有毒，不宜内服，孕妇禁用。外用亦不可长期或过量使用，用于溃疡创面时，尤须注意，以免吸收中毒。

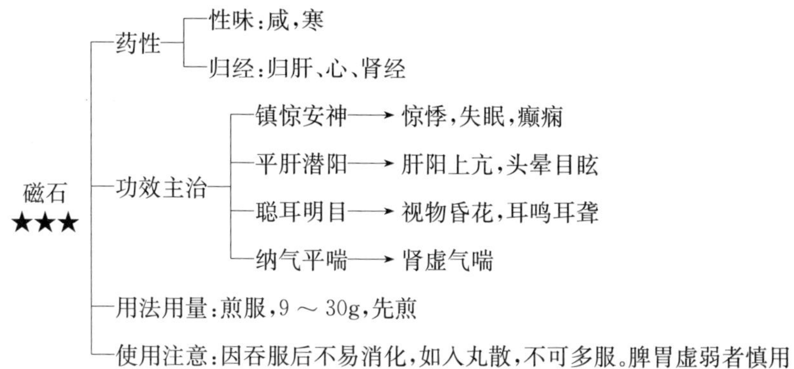
磁石
★★★
药性
性味：咸，寒
归经：归肝、心、肾经
功效主治
镇惊安神→惊悸，失眠，癫痫
平肝潜阳→肝阳上亢，头晕目眩
聪耳明目→视物昏花，耳鸣耳聋
纳气平喘→肾虚气喘
用法用量：煎服，9～30g，先煎
使用注意：因吞服后不易消化，如入丸散，不可多服。脾胃虚弱者慎用

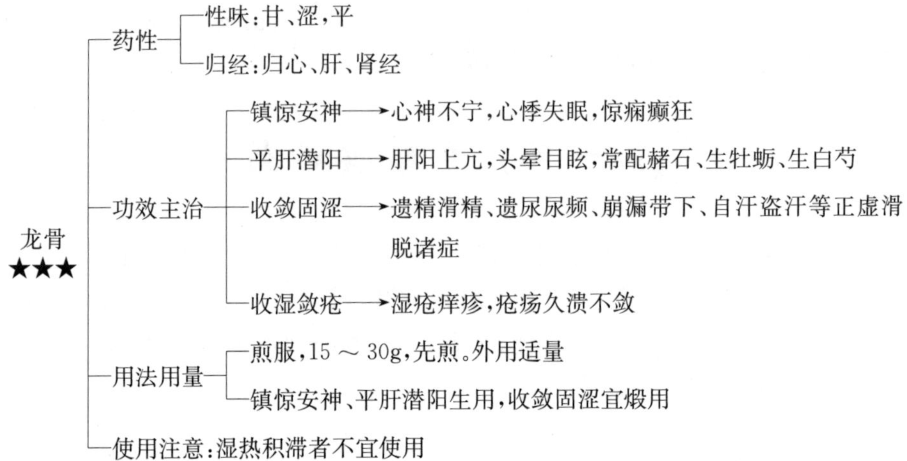
龙骨
★★★
药性
性味：甘、涩，平
归经：归心、肝、肾经
功效主治
镇惊安神→心神不宁，心悸失眠，惊痫癫狂
平肝潜阳→肝阳上亢，头晕目眩，常配赭石、生牡蛎、生白芍
收敛固涩→遗精滑精、遗尿尿频、崩漏带下、自汗盗汗等正虚滑脱诸症
收湿敛疮→湿疮痒疹，疮疡久溃不敛
用法用量
煎服，15～30g，先煎。外用适量
镇惊安神、平肝潜阳生用，收敛固涩宜煅用
使用注意：湿热积滞者不宜使用

附药：龙齿　性味甘、涩，凉；归心、肝经。功能镇惊安神，主治惊痫癫狂、心悸怔忡、失眠多梦。煎服，15～30g，先煎。

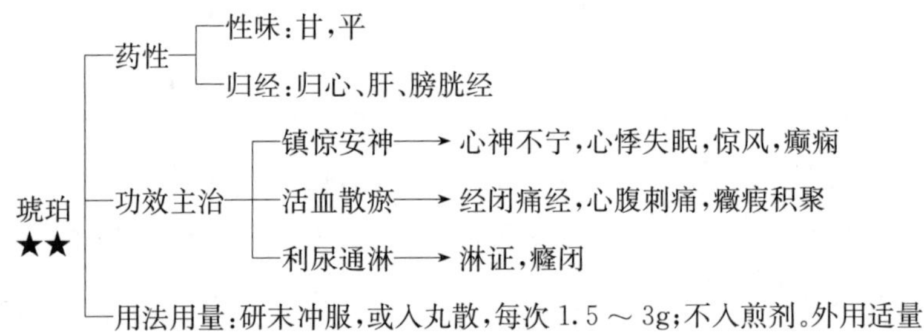
琥珀
★★
药性
性味：甘，平
归经：归心、肝、膀胱经
功效主治
镇惊安神→心神不宁，心悸失眠，惊风，癫痫
活血散瘀→经闭痛经，心腹刺痛，癥瘕积聚
利尿通淋→淋证，癃闭
用法用量：研末冲服，或入丸散，每次1.5～3g；不入煎剂。外用适量

朱砂、磁石、龙骨与琥珀均为常用的重镇安神药，皆质重沉降，均能镇惊安神（重镇安神）。同可用治实火内盛或阳气躁动、上扰神明、惊恐受吓等所致的心烦躁扰、失眠多梦，以及惊痫癫狂等心神不安、心神失常的实证。其中，朱砂、磁石又能明目，用治心肾不交或肝肾不足之视物昏花；而磁石、龙骨又能平肝潜阳，常用治肝阳上亢，头晕目眩、急躁易怒。不同之处在于，朱砂甘微寒、有毒，专入心经，既能镇惊安神，又能清心安神，为清心、镇惊安神之要药。凡心神不安，无论虚实皆可配伍选用，而尤宜于心火亢盛，内扰神明之心神不宁、惊悸怔忡、烦躁不眠者。并能清热解毒，也常用于疮疡肿毒、喉痹、咽喉肿痛、口舌生疮。磁石咸寒，又能聪耳，纳气平喘，也可用治肾虚耳鸣、耳聋，肾不纳气的虚喘。龙骨甘涩性平，又善于收敛固涩，也常用治遗精滑精、遗尿尿频、崩漏带下、自汗盗汗等多种正虚不固、滑脱不禁的证候。且煅龙骨外用有收湿敛疮生肌之效，可用治湿疮痒疹，疮疡久溃不敛。琥珀甘平，又能活血散瘀，利尿通淋，也可用治血滞经闭痛经、产后瘀阻腹痛、心腹刺痛、癥瘕积聚、外伤肿痛等多种瘀血阻滞之证以及淋证

涩痛，癃闭，小便不利。因琥珀兼能散瘀止血，故尤宜于血淋涩痛。此外，琥珀外用能止血生肌敛疮，也可用治外伤出血，疮疡不敛。

第二节 养心安神药

养心安神药多为植物种子、种仁类药物，具有甘润滋养之性，性味多甘平，故以养心安神为主要作用。主治阴血不足，心脾两虚，心失所养之心悸怔忡、虚烦不眠、健忘多梦等心神不宁虚证。

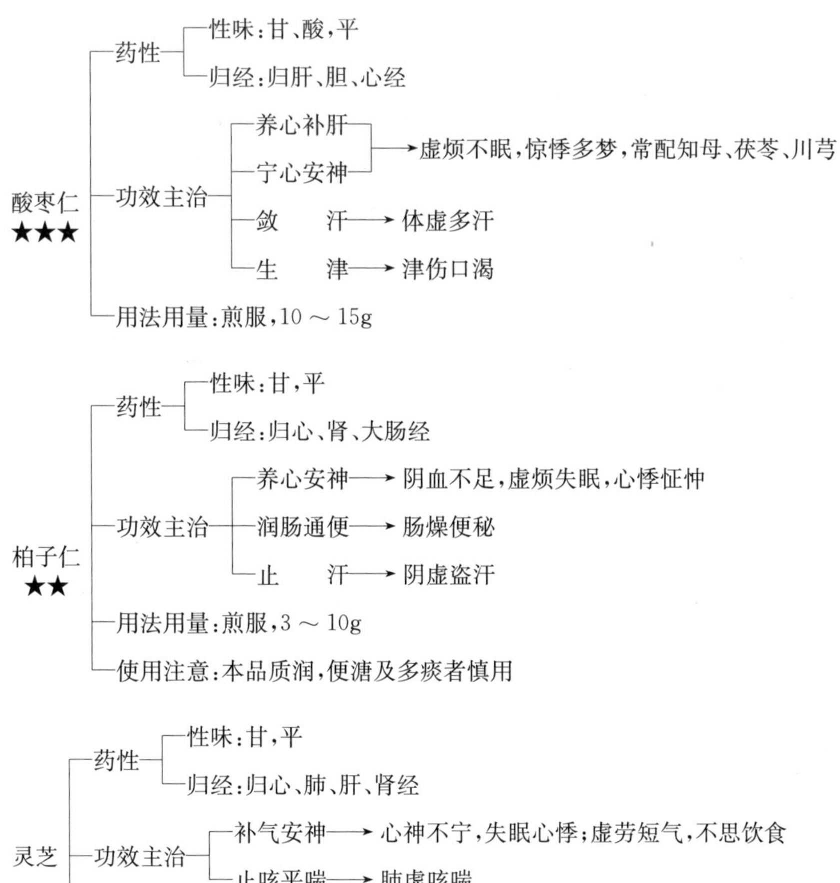
酸枣仁
★★★
药性
性味：甘、酸，平
归经：归肝、胆、心经
功效主治
养心补肝
宁心安神
虚烦不眠，惊悸多梦，常配知母、茯苓、川芎
敛 汗
体虚多汗
生 津
津伤口渴
用法用量：煎服，10 ～ 15g
柏子仁
★★
药性
性味：甘，平
归经：归心、肾、大肠经
功效主治
养心安神
阴血不足，虚烦失眠，心悸怔忡
润肠通便
肠燥便秘
止 汗
阴虚盗汗
用法用量：煎服，3 ～ 10g
使用注意：本品质润，便溏及多痰者慎用
灵芝
药性
性味：甘，平
归经：归心、肺、肝、肾经
功效主治
补气安神
心神不宁，失眠心悸；虚劳短气，不思饮食
止咳平喘
肺虚咳喘
用法用量：煎服，6 ～ 12g

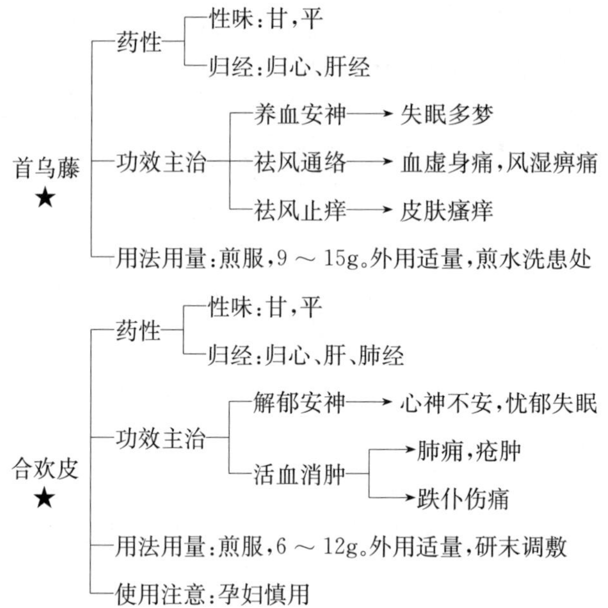
首乌藤
★
药性
性味：甘，平
归经：归心、肝经
功效主治
养血安神
失眠多梦
祛风通络
血虚身痛，风湿痹痛
祛风止痒
皮肤瘙痒
用法用量：煎服，9 ～ 15g。外用适量，煎水洗患处
合欢皮
★
药性
性味：甘，平
归经：归心、肝、肺经
功效主治
解郁安神
心神不安，忧郁失眠
活血消肿
肺痈，疮肿
跌仆伤痛
用法用量：煎服，6 ～ 12g。外用适量，研末调敷
使用注意：孕妇慎用

附药：合欢花　性味甘，平；归心、肝经。功能解郁安神。适用于心神不安，忧郁失眠。煎服，5～10g。

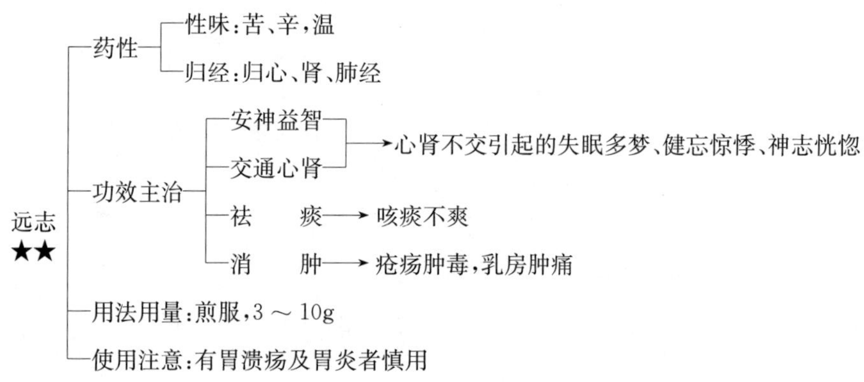
远志
★★
药性
性味：苦、辛，温
归经：归心、肾、肺经
功效主治
安神益智
交通心肾
心肾不交引起的失眠多梦、健忘惊悸、神志恍惚
祛　　痰
咳痰不爽
消　　肿
疮疡肿毒，乳房肿痛
用法用量：煎服，3 ～ 10g
使用注意：有胃溃疡及胃炎者慎用

酸枣仁、柏子仁、夜交藤、合欢皮与远志均为常用的养心安神药，皆可用治阴血不足、心脾两虚等所致的心悸怔忡、虚烦失眠、多梦健忘等心神不宁的虚证。其中，酸枣仁、柏子仁、夜交藤都具有养心安神的功效。不同之处在于，酸枣仁甘酸平，善于养心阴、益心肝之血而宁心安神，系滋养性安神药，养心安神的力量较强，为养心安神的要药。主治心肝阴血亏虚，心失所养所致的虚烦不眠、惊悸多梦、健忘等症。并能收敛止汗、生津止渴。也可用治体虚自汗、盗汗；津伤口渴。柏子仁甘平，质润多脂，又善于润肠通便，兼能止汗。也常用治肠燥便秘，阴虚盗汗。首乌藤（又名夜交藤）甘平，既能养血安神，又能祛风通络，也可用治血虚身

痛，风湿痹痛，以及皮肤瘙痒。合欢皮甘平，善于舒肝解郁，悦心安神。主治情志不遂，忿怒忧郁所致的烦躁失眠、心神不宁等症，能使五脏安和，心志欢悦，以收解郁安神之效，为悦心安神要药。并能活血消肿，用治跌仆伤痛，以及肺痈、疮痈肿毒。远志苦辛温，性善宣泄通达，既能开心气而宁心安神，又能通肾气而强志不忘，为交通心肾、安定神志、益智强识之佳品，主治心肾不交所致的心神不宁，失眠多梦，健忘惊悸，神志恍惚。并能祛痰开窍，消散痈肿，用治痰阻心窍，精神错乱，神志恍惚，癫痫抽搐，惊风发狂，咳嗽痰多黏稠、咳吐不爽以及疮疡肿毒、乳房肿痛、喉痹等。

安神药功用归纳小结见下表(表 21-1)：

表 21-1　安神药功用归纳小结表

<table>
<tr><th rowspan="2">药名</th><th rowspan="2" colspan="2">共　性</th><th colspan="2">个　性</th></tr>
<tr><th>作用特点</th><th>其他功效</th></tr>
<tr><td>朱砂</td><td rowspan="4" colspan="2">重镇安神药，质重沉降，镇惊安神，主治心神不安的实证。其中朱砂、磁石均能明目，磁石、龙骨均能平肝潜阳</td><td>有毒，既能镇惊安神，又能清心安神，为清心、镇惊安神之要药，尤宜于心火亢盛，内扰神明之心神不宁、惊悸怔忡、烦躁不眠者</td><td>清热解毒</td></tr>
<tr><td>磁石</td><td></td><td>聪耳，纳气定喘</td></tr>
<tr><td>龙骨</td><td></td><td>又善于收敛固涩，外用有收湿敛疮生肌之效</td></tr>
<tr><td>琥珀</td><td></td><td>活血散瘀，利尿通淋</td></tr>
<tr><td>酸枣仁</td><td rowspan="6">养心安神药，主治心神不宁的虚证</td><td rowspan="4">养心安神</td><td>养心阴、益心肝之血而宁心安神，养心安神的力量较强</td><td>收敛止汗，生津止渴</td></tr>
<tr><td>柏子仁</td><td></td><td>润肠通便，兼能止汗</td></tr>
<tr><td>灵芝</td><td>补心血、益心气以安心神</td><td>止咳平喘</td></tr>
<tr><td>首乌藤</td><td></td><td>祛风通络</td></tr>
<tr><td>合欢皮</td><td rowspan="2"></td><td>善于舒肝解郁，悦心安神，为悦心安神之要药。主治情志不遂，忿怒忧郁所致的烦躁失眠，心神不宁</td><td>活血消肿</td></tr>
<tr><td>远志</td><td>善于交通心肾而宁心安神、益智强识。主治心肾不交所致的心神不宁，惊悸不安，失眠健忘</td><td>祛痰开窍，消散痈肿</td></tr>
</table>

安神药功效及主治背记见下表(表 21-2,表 21-3):

表 21-2　安神药功效背记表

药名 功效	朱砂	磁石	龙骨	琥珀	酸枣仁	柏子仁	远志	合欢皮	首乌藤	灵芝
镇惊安神										
清心安神										
养心安神										
补气安神										
养心补肝 宁心安神										
交通心肾 宁心安神										
悦心安神										
解郁安神										
舒肝解郁										
清热解毒										
平肝潜阳										
聪耳明目										
纳气平喘										
收敛固涩										
敛汗										
活血散瘀										
活血消肿										
利尿通淋										
润肠通便										
止咳平喘										
祛痰开窍										
消散痈肿										
祛风通络										

表 21-3 安神药主治病证背记表

药名 主治病证	朱砂	磁石	龙骨	琥珀	酸枣仁	柏子仁	远志	合欢皮	首乌藤	灵芝
心神不宁										
心悸失眠										
忿怒忧郁 烦躁不眠										
惊风癫痫										
痰阻心窍 癫痫发狂										
肝阳眩晕										
肾虚气喘										
滑脱诸症										
血滞经闭痛经										
心腹刺痛										
癥瘕积聚										
淋证										
癃闭										
体虚多汗										
肠燥便秘										
肺虚咳喘										
虚劳短气 不思饮食										
风湿痹痛										
血虚身痛										
跌打骨折										
乳房肿痛										
咳嗽痰多										
津伤口渴										
咽喉肿痛										
口舌生疮										
目暗不明 （视物昏花）										
耳鸣耳聋										
湿疮痒疹										
皮肤瘙痒										
疮疡肿毒										
疮疡久溃不敛										

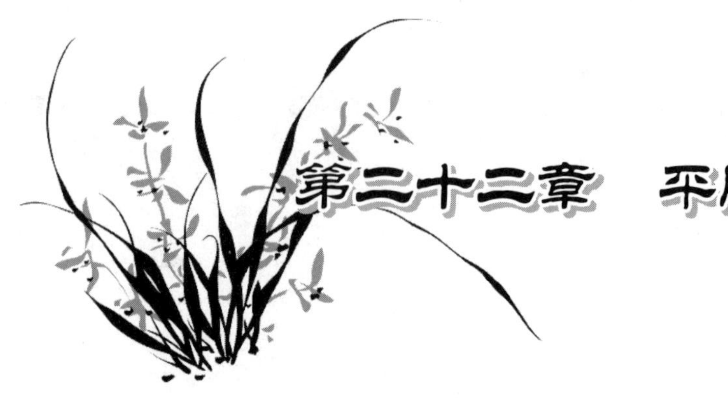

第二十二章　平肝息风药

含义：凡以平肝潜阳或息风止痉为主要功效，常用以治疗肝阳上亢或肝风内动病证的药物，称平肝息风药。

性能功效：平肝息风药均入肝经，多为动物药及矿石类药物，具有平肝潜阳、息风止痉的功效。部分药以其质重、性寒沉降之性，兼有镇惊安神、清肝明目、重镇降逆、凉血以及祛风通络等功效。

适用范围：平肝息风药主要用于治疗肝阳上亢，头晕目眩，以及肝风内动，痉挛抽搐。部分药还可用治心神不宁、目赤肿痛、呕吐、呃逆、喘息、血热出血，以及风中经络之口眼㖞斜、风湿痹痛等症。

配伍方法：使用平肝息风药时应根据引起肝阳上亢、肝风内动的病因、病机及兼证的不同，进行相应的配伍。由于肝风内动以肝阳化风多见，故息风止痉药常与平肝潜阳药合用；如属阴虚阳亢者，多配伍滋养肝肾之品，益阴以制阳；热极生风之肝风内动，当配伍清热泻火解毒之品；阴血亏虚之肝风内动，当配伍补养阴血之品；肝火亢盛者，又当配伍清泻肝火药同用；脾虚慢惊风，多配伍补气健脾药同用；兼窍闭神昏者，当配伍开窍醒神之品；兼心神不安、失眠多梦者，当配伍安神药；兼夹痰邪者，应与化痰药配伍。

使用注意：本类药物有性偏寒凉或性偏温燥的不同，故应区别使用。若脾虚慢惊者，不宜寒凉之品；阴虚血亏者，当忌温燥之药。

分类：平肝息风药可分为以平肝阳为主要作用的平抑肝阳药和以息肝风、止痉抽为主要作用的息风止痉药两类。

药理作用：现代药理研究证明，平肝息风药多具有降压、镇静、抗惊厥作用，能抑制实验性癫痫的发生，可使实验动物自主活动减少。部分药物还有解热、镇痛作用。

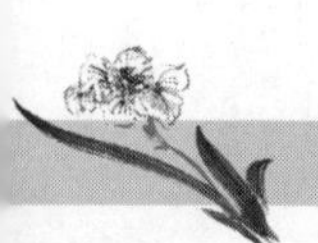

第一节　平抑肝阳药

本类药物多为质重之介类或矿石类药物，性偏寒凉，主入肝经，以平抑或潜镇肝阳为主要功效。适用于肝阳上亢之头晕目眩、头痛、耳鸣及肝火上攻之面红、目赤、口苦、烦躁易怒、头痛头昏等症。亦可用治肝阳化风之痉挛抽搐及肝阳上扰之烦躁失眠。

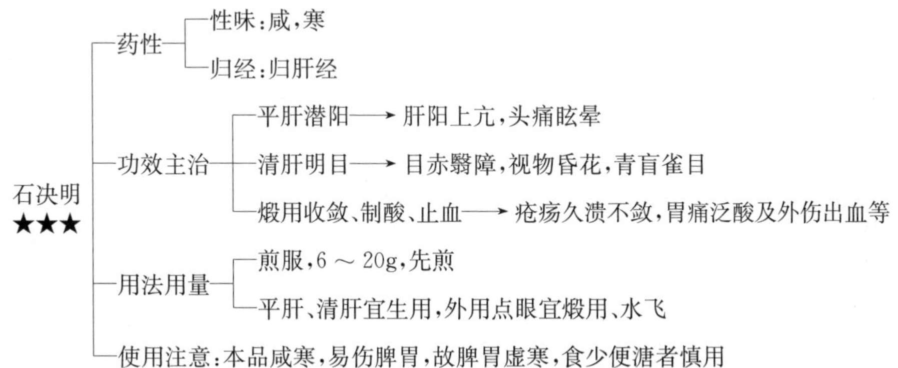
石决明
★★★
药性
性味：咸，寒
归经：归肝经
功效主治
平肝潜阳——肝阳上亢，头痛眩晕
清肝明目——目赤翳障，视物昏花，青盲雀目
煅用收敛、制酸、止血——疮疡久溃不敛，胃痛泛酸及外伤出血等
用法用量
煎服，6～20g，先煎
平肝、清肝宜生用，外用点眼宜煅用、水飞
使用注意：本品咸寒，易伤脾胃，故脾胃虚寒，食少便溏者慎用

石决明与草决明皆性寒凉，均能清肝明目。都可用治肝火上炎的目赤肿痛，目生翳障；风热上攻的目赤肿痛、翳膜遮睛；阴虚血少的目暗不明、视物昏花、青盲雀目等多种眼科病证。二者均为明目的良药。不同之处在于，石决明为贝壳类药物。本品咸寒质重，为重镇平肝、凉肝泄热的要药。其平肝潜阳之力较强，肝阳上亢的头痛眩晕、烦躁易怒者，石决明尤为多用。草决明（又称决明子）为植物的种子入药。本品质润多脂，又能润肠通便，也常用于内热津伤，肠燥便秘。

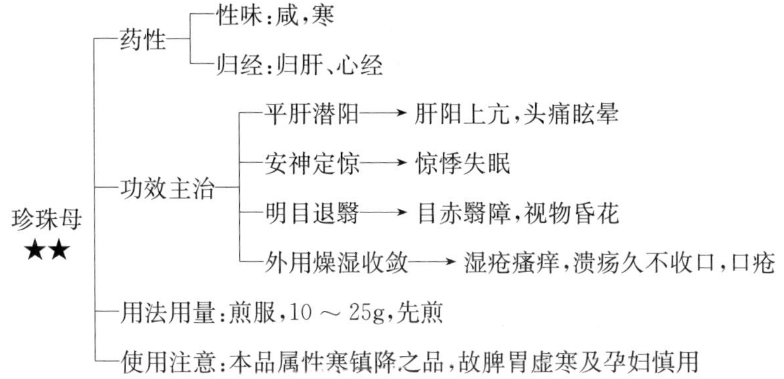
珍珠母
★★
药性
性味：咸，寒
归经：归肝、心经
功效主治
平肝潜阳——肝阳上亢，头痛眩晕
安神定惊——惊悸失眠
明目退翳——目赤翳障，视物昏花
外用燥湿收敛——湿疮瘙痒，溃疡久不收口，口疮
用法用量：煎服，10～25g，先煎
使用注意：本品属性寒镇降之品，故脾胃虚寒及孕妇慎用

石决明与珍珠母皆味咸性寒，归肝经。都能平肝潜阳，清肝明目退翳。同可用治肝阳上亢的头痛眩晕、烦躁易怒等症；肝火上炎或风热上攻的目赤肿痛、目

生翳障，以及肝虚血少的目暗不明、视物昏花、青盲雀目，尤宜于肝火上炎的目赤肿痛。不同之处在于，石决明作用较强，为重镇平肝、凉肝的要药，为治疗目疾的良药。此外，煅石决明还有收敛、制酸止痛、止血等作用，可用于疮疡久溃不敛，胃痛泛酸，研末外敷治外伤出血。珍珠母作用较石决明为缓，又能安神定惊（镇惊安神），也可用治心神不宁、惊悸失眠。煅后研细末外用，可燥湿敛疮，用治湿疮湿疹瘙痒，溃疡久不收口，口疮。

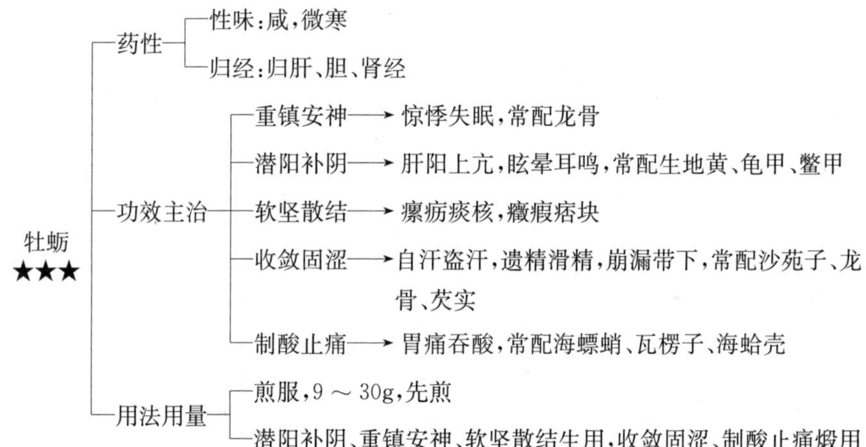
牡蛎
★★★
药性
性味：咸，微寒
归经：归肝、胆、肾经
功效主治
重镇安神→惊悸失眠，常配龙骨
潜阳补阴→肝阳上亢，眩晕耳鸣，常配生地黄、龟甲、鳖甲
软坚散结→瘰疬痰核，癥瘕痞块
收敛固涩→自汗盗汗，遗精滑精，崩漏带下，常配沙苑子、龙骨、芡实
制酸止痛→胃痛吞酸，常配海螵蛸、瓦楞子、海蛤壳
用法用量
煎服，9 ～ 30g，先煎
潜阳补阴、重镇安神、软坚散结生用，收敛固涩、制酸止痛煅用

龙骨与牡蛎皆归肝、肾经。生用均能平肝潜阳，重镇安神，煅用都可收敛固涩。同可用治肝阳上亢所致的头晕目眩、烦躁易怒等症；心神不宁，心悸失眠，健忘多梦，惊痫癫狂；遗精、滑精、遗尿、尿频、崩漏、带下、自汗、盗汗等多种正虚不固、滑脱不禁之证。二者临床常相须为用。不同之处在于，龙骨甘涩平，又归心经，镇惊安神、收敛固涩之力较强，故心神不安，正虚滑脱不禁之证，龙骨尤为多用，且煅龙骨外用，有收湿敛疮生肌之效，可用治湿疮痒疹、疮疡久溃不敛；牡蛎咸微寒，长于补阴潜阳（育阴潜阳），软坚散结，制酸止痛，常用治热病日久，灼烁真阴，虚风内动，四肢抽搐，痰火郁结之瘿瘤瘰疬痰核，以及气滞血瘀之癥瘕痞块，近代常用治肝脾肿大，尚用于胃痛吞酸。

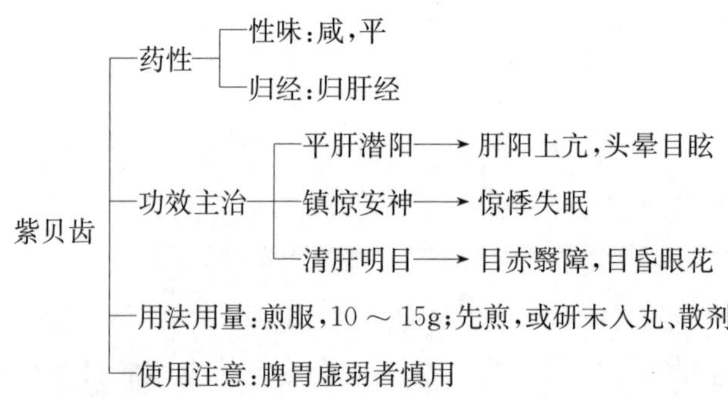
紫贝齿
药性
性味：咸，平
归经：归肝经
功效主治
平肝潜阳→肝阳上亢，头晕目眩
镇惊安神→惊悸失眠
清肝明目→目赤翳障，目昏眼花
用法用量：煎服，10 ～ 15g；先煎，或研末入丸、散剂
使用注意：脾胃虚弱者慎用

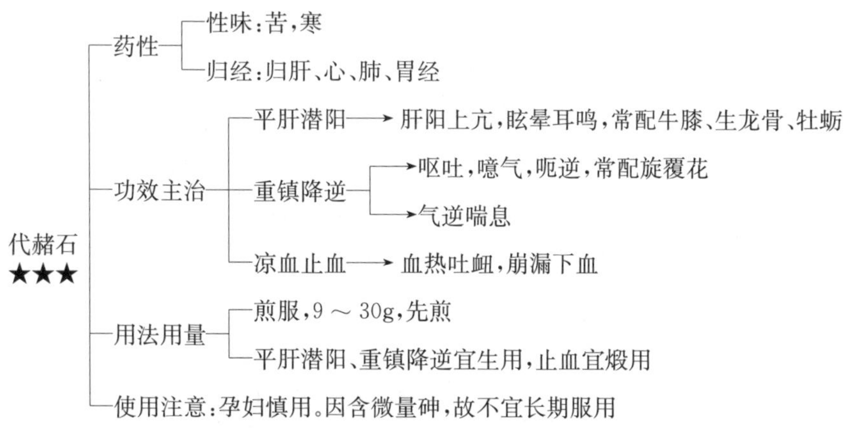
代赭石
★★★
药性
性味:苦,寒
归经:归肝、心、肺、胃经
功效主治
平肝潜阳
肝阳上亢,眩晕耳鸣,常配牛膝、生龙骨、牡蛎
重镇降逆
呕吐,噫气,呃逆,常配旋覆花
气逆喘息
凉血止血
血热吐衄,崩漏下血
用法用量
煎服,9 ～ 30g,先煎
平肝潜阳、重镇降逆宜生用,止血宜煅用
使用注意:孕妇慎用。因含微量砷,故不宜长期服用

代赭石与磁石均为铁矿石类重镇之品,皆性寒,均能平肝潜阳,降逆平喘。都可用治肝阳上亢的头痛眩晕、烦躁易怒等症;气逆喘息。不同之处在于,代赭石味苦,主入肝经,长于平肝潜阳,凉血止血,善降肺胃之逆气而止呕、止呃、止噫。也可用治胃气上逆的呕吐、呃逆、噫气不止;血热妄行之吐血衄血、崩漏下血。磁石味辛咸,主入肾经,偏于益肾阴而镇浮阳、纳气平喘、镇惊安神,善治肾不纳气之虚喘,阴虚阳亢,扰动心神,或惊恐气乱,神不守舍所致之心神不宁,恐怯怔忡,心悸失眠,以及惊风癫痫等症。且磁石又能聪耳明目,可用治肾虚耳鸣、耳聋,肝肾不足之目暗不明。

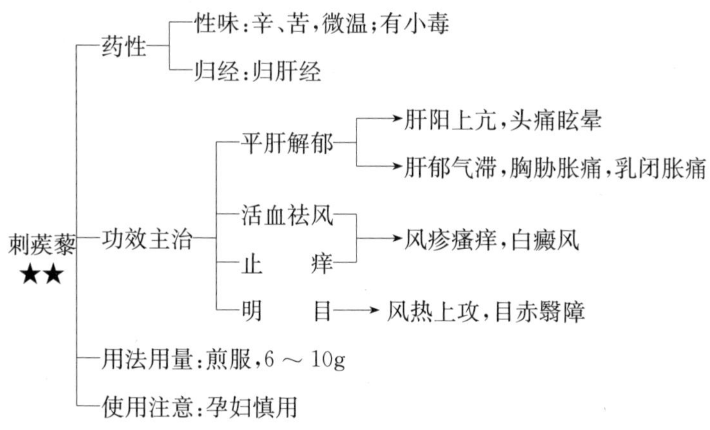
刺蒺藜
★★
药性
性味:辛、苦,微温;有小毒
归经:归肝经
功效主治
平肝解郁
肝阳上亢,头痛眩晕
肝郁气滞,胸胁胀痛,乳闭胀痛
活血祛风
止　　痒
风疹瘙痒,白癜风
明　　目
风热上攻,目赤翳障
用法用量:煎服,6 ～ 10g
使用注意:孕妇慎用

代赭石与刺蒺藜均能平肝阳,都可用治肝阳上亢的头痛眩晕、耳鸣目胀、烦躁易怒等症。不同之处在于,代赭石苦寒,质重沉降,平肝潜阳之力较强,为重镇潜阳常用之品,又善于重镇降逆,为重镇降逆要药,并能凉血止血。也常用于胃气上逆之呕吐、呃逆、噫气不止;气逆喘息;血热妄行之吐血、衄血、崩漏下血。刺蒺藜辛苦微温、有小毒,既能平抑肝阳,又能疏肝解郁,活血祛风,明目,止痒。也

可用治肝郁气滞，胸胁胀痛，乳汁不通，乳房胀痛；风热上攻，目赤肿痛，多泪，翳膜遮睛；风疹瘙痒，白癜风。

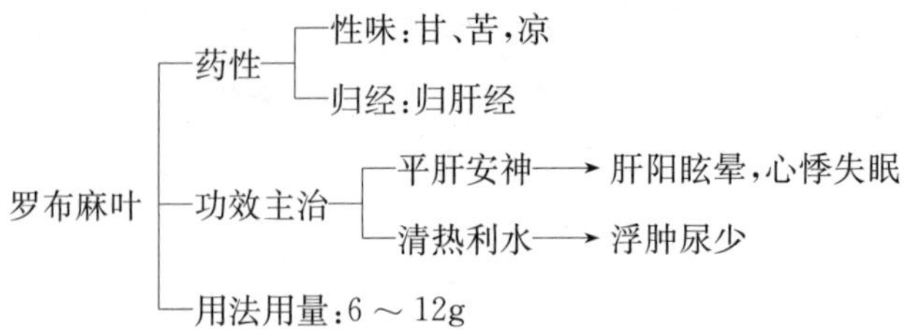

罗布麻叶
药性
性味：甘、苦，凉
归经：归肝经
功效主治
平肝安神
肝阳眩晕，心悸失眠
清热利水
浮肿尿少
用法用量：6 ～ 12g

第二节　息风止痉药

本类药物多为虫类药，主入肝经，以平息肝风、制止痉挛抽搐为主要功效。适用于温热病热极动风、肝阳化风及血虚生风等所致之眩晕欲仆、项强肢颤、痉挛抽搐，以及风阳夹痰，痰热上扰之癫痫、惊风，或风毒侵袭，引动内风之破伤风，痉挛抽搐、角弓反张等症。部分药兼有平肝潜阳、清泻肝火、祛风通络之功，亦可用治肝阳上亢之头晕目眩、肝火上攻之目赤头痛以及风邪中经络之口眼㖞斜、肢麻痉挛、头痛、风湿痹痛等症。

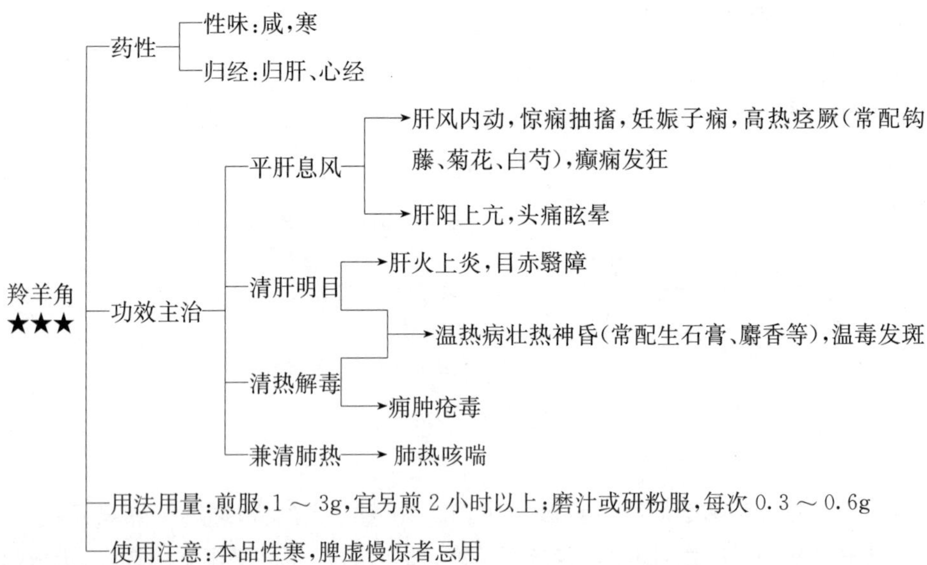

羚羊角
★★★
药性
性味：咸，寒
归经：归肝、心经
功效主治
平肝息风
肝风内动，惊痫抽搐，妊娠子痫，高热痉厥（常配钩藤、菊花、白芍），癫痫发狂
肝阳上亢，头痛眩晕
清肝明目
肝火上炎，目赤翳障
温热病壮热神昏（常配生石膏、麝香等），温毒发斑
清热解毒
痈肿疮毒
兼清肺热
肺热咳喘
用法用量：煎服，1 ～ 3g，宜另煎 2 小时以上；磨汁或研粉服，每次 0.3 ～ 0.6g
使用注意：本品性寒，脾虚慢惊者忌用

附药：山羊角　性味咸，寒；归肝经。功能平肝，镇惊。适用于肝阳上亢、头晕目眩，肝火上炎、目赤肿痛，惊风抽搐。效用与羚羊角相似而药力较弱，可作为羚羊角的代用品。煎服，10～15g。

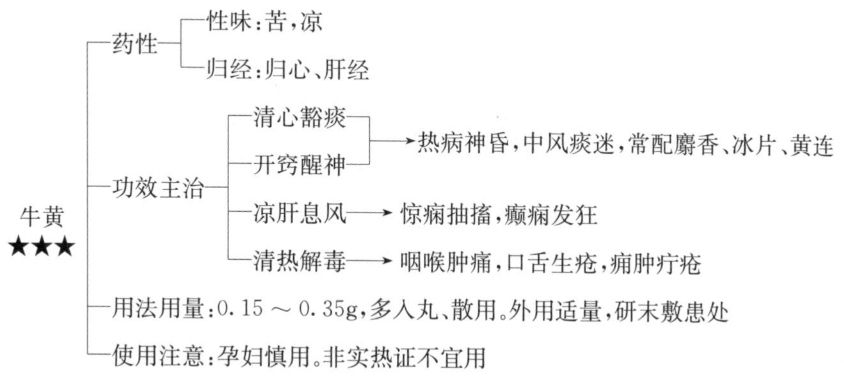
牛黄
★★★
药性
性味：苦，凉
归经：归心、肝经
功效主治
清心豁痰
开窍醒神
热病神昏，中风痰迷，常配麝香、冰片、黄连
凉肝息风
惊痫抽搐，癫痫发狂
清热解毒
咽喉肿痛，口舌生疮，痈肿疔疮
用法用量：0.15～0.35g，多入丸、散用。外用适量，研末敷患处
使用注意：孕妇慎用。非实热证不宜用

附药

1. 体外培育牛黄　性味归经、功能主治、用法用量、使用注意与牛黄相同。偶有轻度消化道不适。

2. 人工牛黄　性味苦，凉；归心、肝经。功能清热解毒，化痰定惊。适用于痰热谵狂，神昏不语，小儿急惊风，咽喉肿痛，口舌生疮，痈肿疔疮。一次0.15～0.35g，多入配方用。外用适量敷患处。孕妇慎用，非实热证不宜用。

牛黄与熊胆粉均来源于动物的胆汁，皆味苦性寒凉，同归肝、心经，都具有清热解毒、凉肝息风止痉之功。都可用治热毒所致之疮疡痈疽，咽喉肿痛；热极生风，惊痫抽搐。二者皆为贵重药材，均不宜入煎剂，宜入丸散剂。不同之处在于，牛黄为牛的胆结石。其清热解毒又用于口舌生疮、小儿胎毒等症。且牛黄又善于清心豁痰、开窍醒神，也常用治温热病热入心包及中风、惊风、癫痫等痰热阻闭心窍所致神昏谵语、高热烦躁、口噤舌謇、痰涎壅盛等症。熊胆粉为棕熊或黑熊的干燥胆汁，以人工养殖熊无管造瘘引流取胆汁干燥后入药。其清热解毒又用于痔疮肿痛。且熊胆粉又能清肝明目，外用或内服用治肝热目赤肿痛，目生翳障。

羚羊角与牛黄皆属常用的名贵中药。二者皆性寒凉，归心、肝经，均能凉肝息风止痉，清热解毒。都可用治温热病热极生风、小儿急惊风，以及壮热神昏、惊厥抽搐等症。不同之处在于，羚羊角清热解毒之功也常用治温毒发斑，且本品又善于平肝潜阳，清肝明目。也常用治肝阳上亢所致的头痛眩晕、烦躁易怒；肝火上炎所致的头痛眩晕、目赤肿痛、羞明流泪、目生翳障等症。牛黄清热解毒之功也常用治咽喉肿痛、口舌生疮、牙龈肿痛，以及痈肿疔疮等热毒壅滞郁结之证。同时，本品又善于清心豁痰、开窍醒神，也常用治温热病热入心包，以及中风、惊风、癫痫等痰热阻闭心窍所致的神昏谵语、高热烦躁、口噤舌謇，痰涎壅盛等症。

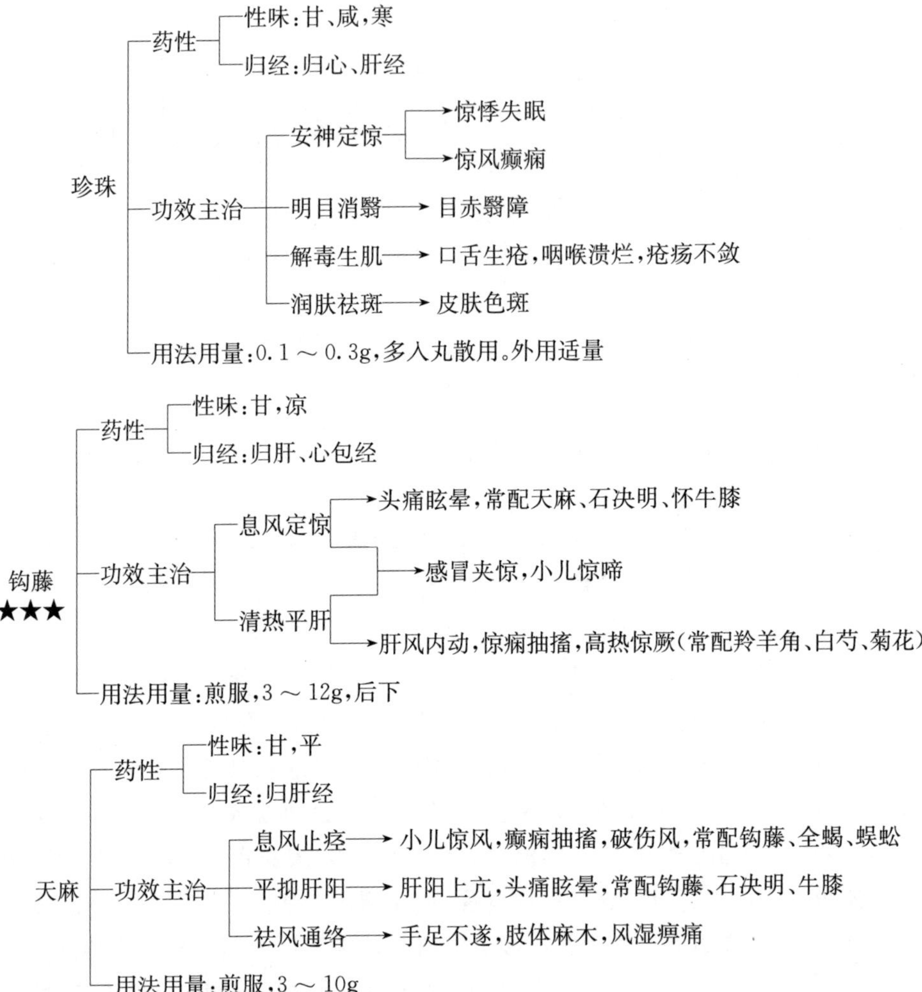
珍珠
药性
性味:甘、咸,寒
归经:归心、肝经
功效主治
安神定惊
惊悸失眠
惊风癫痫
明目消翳
目赤翳障
解毒生肌
口舌生疮,咽喉溃烂,疮疡不敛
润肤祛斑
皮肤色斑
用法用量:0.1 ～ 0.3g,多入丸散用。外用适量
钩藤
★★★
药性
性味:甘,凉
归经:归肝、心包经
功效主治
息风定惊
头痛眩晕,常配天麻、石决明、怀牛膝
感冒夹惊,小儿惊啼
清热平肝
肝风内动,惊痫抽搐,高热惊厥(常配羚羊角、白芍、菊花)
用法用量:煎服,3 ～ 12g,后下
天麻
药性
性味:甘,平
归经:归肝经
功效主治
息风止痉
小儿惊风,癫痫抽搐,破伤风,常配钩藤、全蝎、蜈蚣
平抑肝阳
肝阳上亢,头痛眩晕,常配钩藤、石决明、牛膝
祛风通络
手足不遂,肢体麻木,风湿痹痛
用法用量:煎服,3 ～ 10g

附药:密环菌　具有与天麻相似的药理作用和临床疗效,故可用密环菌制剂代替天麻药用,以治疗眩晕、头痛、半身不遂、肢体麻木等。

羚羊角、钩藤与天麻皆归肝经,均能平肝潜阳(平抑肝阳),息风止痉。同可用治肝阳上亢所致的头痛眩晕、烦躁易怒等症;肝风内动,惊痫抽搐。不同之处在于,羚羊角咸寒,又归心经,清热的力量强,善于清肝火而息肝风、平肝阳,最宜于温热病热邪炽盛,热极动风之高热神昏、痉厥抽搐,以及肝热阳亢者。本品为平肝息风之要药,为治疗肝风内动、惊痫抽搐之要药。同时,羚羊角又善于清肝明目,清热解毒。也可用治肝火上炎之头痛眩晕、目赤肿痛、羞明流泪、目生翳障;温热病壮热神昏,温毒发斑;痈肿疮毒。钩藤甘凉,也能清热,长于清心包之火,泻肝经之热而起息风止痉作用,但清热息风定惊、平肝之力不如羚羊角。主治热极生风、四肢抽搐，尤多用治小儿急惊风，壮热不退，手足抽搐。为治疗肝风内动，惊痫抽搐之常用药。取其清肝热之功，也可用治肝火上攻之头痛眩晕。天麻甘平。本品甘润不烈，作用平和，对于肝风内动，惊痫抽搐，不论寒热虚实，各种原因所致者，皆可配伍应用，为“治内风之圣药”。同时，天麻为止眩晕头痛之良药，可用治肝阳上亢之眩晕、头痛，风痰上扰之眩晕头痛、痰多胸闷，血虚肝旺之眩晕头痛，头风头痛等多种眩晕头痛。此外，天麻又能祛风通络，也可用治风中经络，手足不遂、肢体麻木，以及风湿痹痛，关节屈伸不利者。

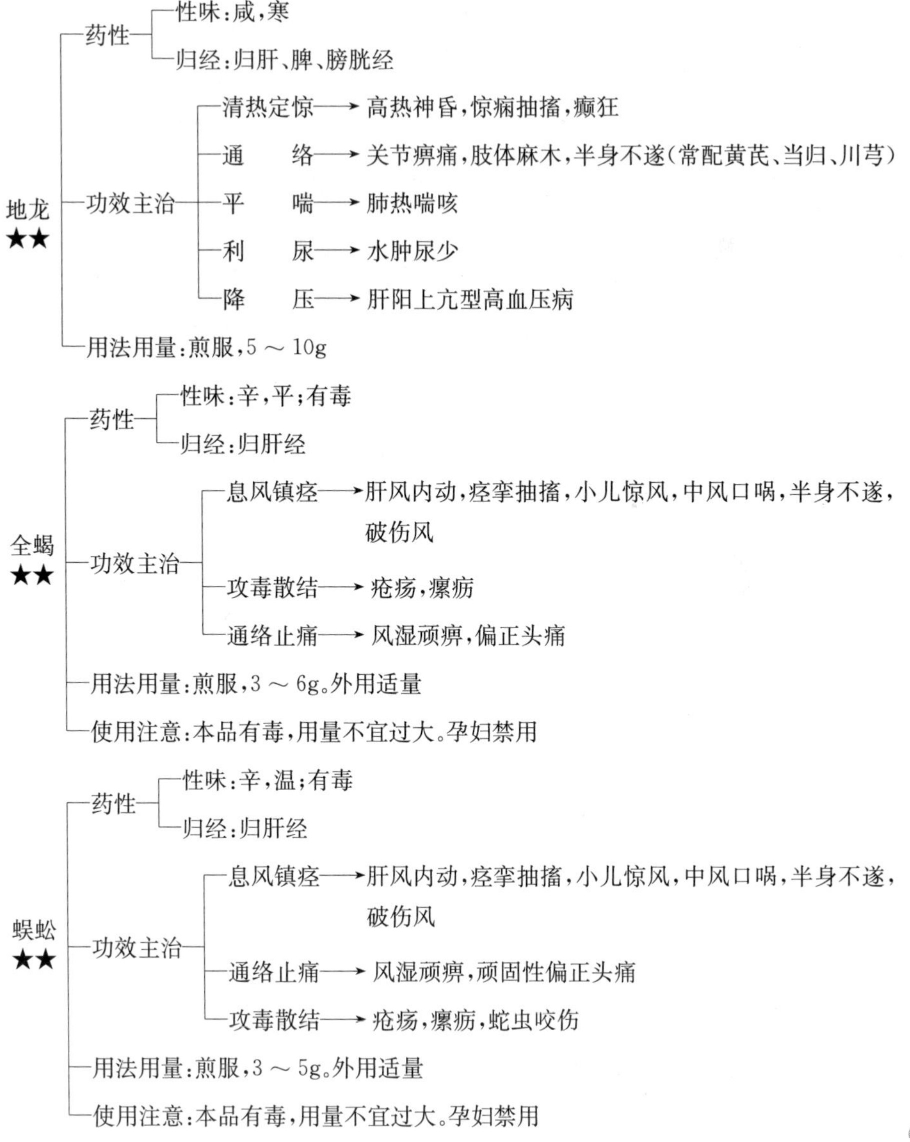
地龙
★★
药性
性味：咸，寒
归经：归肝、脾、膀胱经
功效主治
清热定惊→高热神昏，惊痫抽搐，癫狂
通　络→关节痹痛，肢体麻木，半身不遂（常配黄芪、当归、川芎）
平　喘→肺热喘咳
利　尿→水肿尿少
降　压→肝阳上亢型高血压病
用法用量：煎服，5 ～ 10g
全蝎
★★
药性
性味：辛，平；有毒
归经：归肝经
功效主治
息风镇痉→肝风内动，痉挛抽搐，小儿惊风，中风口㖞，半身不遂，破伤风
攻毒散结→疮疡，瘰疬
通络止痛→风湿顽痹，偏正头痛
用法用量：煎服，3 ～ 6g。外用适量
使用注意：本品有毒，用量不宜过大。孕妇禁用
蜈蚣
★★
药性
性味：辛，温；有毒
归经：归肝经
功效主治
息风镇痉→肝风内动，痉挛抽搐，小儿惊风，中风口㖞，半身不遂，破伤风
通络止痛→风湿顽痹，顽固性偏正头痛
攻毒散结→疮疡，瘰疬，蛇虫咬伤
用法用量：煎服，3 ～ 5g。外用适量
使用注意：本品有毒，用量不宜过大。孕妇禁用

全蝎与蜈蚣皆为虫类药，味辛有毒，性善走窜，归肝经。均能息风镇痉(息风止痉)，通络止痛，攻毒散结。都可用治肝风内动，痉挛抽搐，小儿惊风，中风口㖞，半身不遂，破伤风，为治各种原因之所致的惊风、痉挛抽搐之要药；风湿顽痹，筋脉拘挛，甚则关节变形；顽固性偏正头痛；疮疡肿毒，瘰疬痰核。二者临床常相须为用。不同之处在于，全蝎性平，息风镇痉、攻毒散结之力不及蜈蚣；蜈蚣力猛性温燥，尤善走窜通达，息风镇痉、攻毒散结之功优于全蝎。

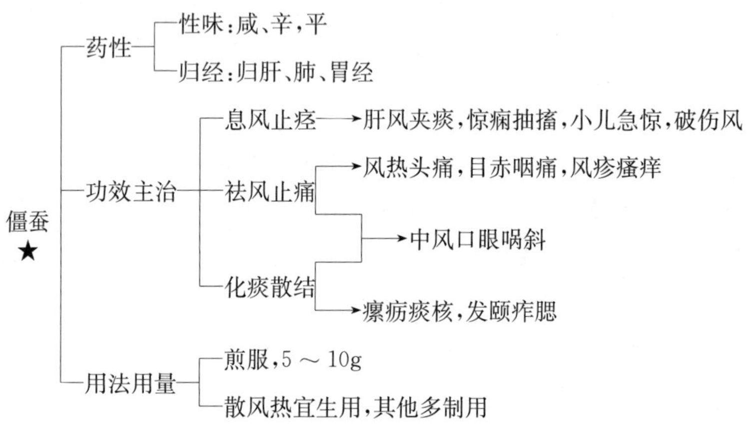
僵蚕
★
药性
性味：咸、辛，平
归经：归肝、肺、胃经
功效主治
息风止痉
肝风夹痰，惊痫抽搐，小儿急惊，破伤风
祛风止痛
风热头痛，目赤咽痛，风疹瘙痒
中风口眼㖞斜
化痰散结
瘰疬痰核，发颐痄腮
用法用量
煎服，5 ～ 10g
散风热宜生用，其他多制用

附药

1. 僵蛹　药理实验和临床观察证明，僵蛹与僵蚕的功用相近而药力较缓，可代替僵蚕药用。现已制成片剂用于临床，治疗癫痫、腮腺炎、慢性支气管炎等疾病。

2. 雄蚕蛾　性味咸、温，归肝、肾经。功能补肝益肾，壮阳涩精。用于阳痿、遗精、白浊、尿血、创伤、溃疡及烫伤等症。药理和临床研究表明，雄蚕蛾提取液具有雄性激素样作用，雄蚕蛾含有对成年雄性大鼠精子数量与活动有正向调节的活性成分，并能抗疲劳、延缓衰老。

地龙与僵蚕皆为虫类药，均能息风定惊止痉，二者皆无毒而作用较全蝎、蜈蚣为缓。都可用治肝风内动，惊痫抽搐。不同之处在于，地龙咸寒，善于清热定惊、息风止痉，善治热极生风所致的神昏谵语、痉挛抽搐以及小儿惊风、癫狂。且地龙又能通络，平喘，利尿。也可用治气虚血滞，经络不利，中风半身不遂、口眼㖞斜；热痹关节红肿热痛、屈伸不利；肺热喘咳；湿热水肿，以及热结膀胱，小便不利，甚则尿闭不通。白僵蚕咸辛平，对于肝风内动，惊痫抽搐，无论急慢惊风，中风口眼㖞斜，破伤风等痉挛抽搐均可使用。因其兼能化痰，故对惊风、癫痫夹有痰热者尤为适宜。且本品又能祛风止痛止痒，化痰软坚散结。也可用治风热上攻之头痛，目赤肿痛，咽喉肿痛、声音嘶哑；风疹瘙痒；瘰疬痰核，发颐痄腮。

平肝息风药功用归纳小结见下表(表 22-1)：

表 22-1　平肝息风药功用归纳小结表

<table>
<tr><th rowspan="2">药名</th><th rowspan="2" colspan="3">共　性</th><th colspan="2">个　性</th></tr>
<tr><th>作用特点</th><th>其他功效</th></tr>
<tr><td>石决明</td><td rowspan="7" colspan="2">平抑肝阳药，平抑肝阳，主治肝阳上亢的病证</td><td rowspan="2">清肝明目退翳</td><td>作用较强，为重镇平肝、凉肝的要药，为治疗目疾的良药</td><td>煅用收敛、制酸止痛、止血</td></tr>
<tr><td>珍珠母</td><td></td><td>安神定惊，煅后可燥湿敛疮</td></tr>
<tr><td>牡蛎</td><td></td><td colspan="2">长于补阴潜阳(育阴潜阳)，又能重镇安神，软坚散结，煅用制酸止痛</td></tr>
<tr><td>代赭石</td><td></td><td colspan="2">重镇降逆，凉血止血</td></tr>
<tr><td>刺蒺藜</td><td></td><td colspan="2">疏肝解郁，活血祛风，明目，止痒</td></tr>
<tr><td>紫贝齿</td><td></td><td colspan="2">镇惊安神，清肝明目</td></tr>
<tr><td>罗布麻叶</td><td></td><td colspan="2">清热利尿</td></tr>
<tr><td>羚羊角</td><td rowspan="9">息风止痉药，息风止痉，主治肝风内动的病证</td><td rowspan="3">平肝潜阳</td><td rowspan="2">清热，主治热极生风</td><td>清热的力量强，为平肝息风之要药</td><td>清肝明目，清热解毒</td></tr>
<tr><td>钩藤</td><td>清热息风定痉、平肝之力不如羚羊角，为治疗肝风内动，惊痫抽搐之常用药</td><td></td></tr>
<tr><td>天麻</td><td></td><td>药性平和，对于肝风内动，惊痫抽搐，不论寒热虚实，各种原因所致者皆宜，为“治内风之圣药”，并为止眩晕头痛之良药</td><td>祛风通络</td></tr>
<tr><td>全蝎</td><td rowspan="2" colspan="2">有毒，性善走窜，通络止痛，攻毒散结</td><td>息风镇痉、攻毒散结之力不及蜈蚣</td><td></td></tr>
<tr><td>蜈蚣</td><td>尤善走窜通达，息风镇痉、攻毒散结之功优于全蝎</td><td></td></tr>
<tr><td>牛黄</td><td rowspan="2" colspan="2">清热，主治热极生风</td><td colspan="2">又善于清热解毒，清心豁痰，开窍醒神</td></tr>
<tr><td>地龙</td><td colspan="2">通络，平喘，利尿</td></tr>
<tr><td>僵蚕</td><td colspan="2"></td><td>兼能化痰，故惊风、癫痫夹有痰热者尤宜</td><td>祛风止痛止痒，化痰软坚散结</td></tr>
<tr><td>珍珠</td><td colspan="2"></td><td colspan="2">安神定惊，明目消翳，消毒生肌</td></tr>
</table>

平肝息风药功效及主治背记见下表(表 22-2,表 22-3):

表 22-2　平肝息风药功效背记表

药名 功效	石决明	珍珠母	牡蛎	代赭石	刺蒺藜	罗布麻叶	羚羊角	牛黄	钩藤	天麻	地龙	全蝎	蜈蚣	僵蚕
平肝潜阳 (平抑肝阳)														
清热平肝														
补阴潜阳														
息风止痉														
平肝息风														
清肝明目														
祛风明目														
镇心安神 (镇惊安神)														
重镇降逆														
凉血止血														
清热利尿														
疏肝														
清热解毒														
清心豁痰														
开窍醒神														
通络														
平喘														
通络止痛														
祛风通络														
祛风止痛														
收敛固涩														
软坚散结														
攻毒散结														
化痰散结														

表 22-3　平肝息风药主治病证背记表

药名 主治病证	石决明	珍珠母	牡蛎	代赭石	刺蒺藜	罗布麻叶	羚羊角	牛黄	钩藤	天麻	地龙	全蝎	蜈蚣	僵蚕
肝阳上亢														
肝风内动 惊痫抽搐														
热病神昏抽搐														
惊悸失眠 心神不宁														
瘰疬痰核														
癥瘕积聚														
滑脱诸症														
胃痛泛酸														
呕吐呃逆														
噫气														
气逆喘息														
血热出血														
胸胁胀痛														
乳闭胀痛														
水肿、小便不利														
热毒发斑														
肺热咳喘														
肝热目赤肿痛														
翳膜遮睛														
视物昏花														
咽喉肿痛														
小儿夜啼														
风湿痹痛														
肝火头痛														
顽固性偏正头痛														
风热头痛														
风热目赤肿痛														
风疹瘙痒														
疮疡肿毒														

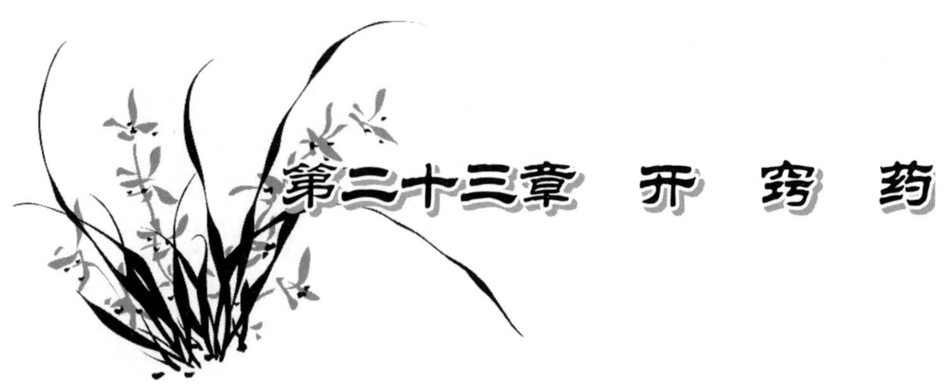

第二十三章　开　窍　药

含义：凡以开窍醒神为主要功效，常用以治疗闭证神昏的药物，称为开窍药。因具辛香走窜之性，又称芳香开窍药。

性能功效：心藏神，主神明，心窍开通则神明有主，神志清醒，思维敏捷。若心窍被阻，清窍被蒙，则神明内闭，神志昏迷，人事不省，治疗须用辛香开通心窍之品。本类药物辛香走窜，皆入心经，具有通关开窍、醒脑回苏的作用。部分开窍药兼有活血、行气、止痛、解毒等功效。

适用范围：开窍药主要用治温病热陷心包、痰浊蒙蔽清窍之神昏谵语，以及惊风、癫痫、中风等猝然昏厥、痉挛抽搐。部分开窍药兼治血瘀气滞，心腹疼痛，经闭癥瘕，目赤咽肿，痈疽疔疮等。

配伍方法：神志昏迷有虚实之别，虚证即脱证，实证即闭证。脱证治当补虚固脱，非本章药物所宜；闭证治当通关开窍、醒神回苏，宜用本类药物治疗。然而闭证又有寒闭、热闭之分，面青、身凉、苔白、脉迟之寒闭，须施“温开”之法，宜选用辛温的开窍药，配伍温里祛寒之品；面红、身热、苔黄、脉数之热闭，当用“凉开”之法，宜选用性寒凉的开窍药，配伍清热泻火解毒之品。若闭证神昏兼惊厥抽搐者，还须配伍息风止痉药；若见烦躁不安者，须配伍安神定惊药；若痰浊壅盛者，须配伍化湿、祛痰药。

使用注意：开窍药辛香走窜，为救急、治标之品，且能耗伤正气，故只宜暂服，不可久用；其药性辛香，有效成分易于挥发，内服多不宜入煎剂，宜入丸剂、散剂服用。

药理作用：现代药理研究证明，开窍药的醒脑回苏功效与其主要作用于中枢神经系统有关，对中枢神经系统有兴奋作用，亦与镇静、抗惊厥、抗心脑损伤等药理作用有关。多数开窍药可透过血脑屏障，发挥兴奋中枢或双向调节中枢神经作用。部分开窍药尚有抗炎、镇痛、改善学习记忆、抗生育等作用。

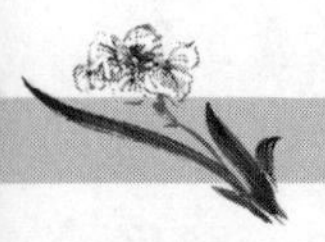

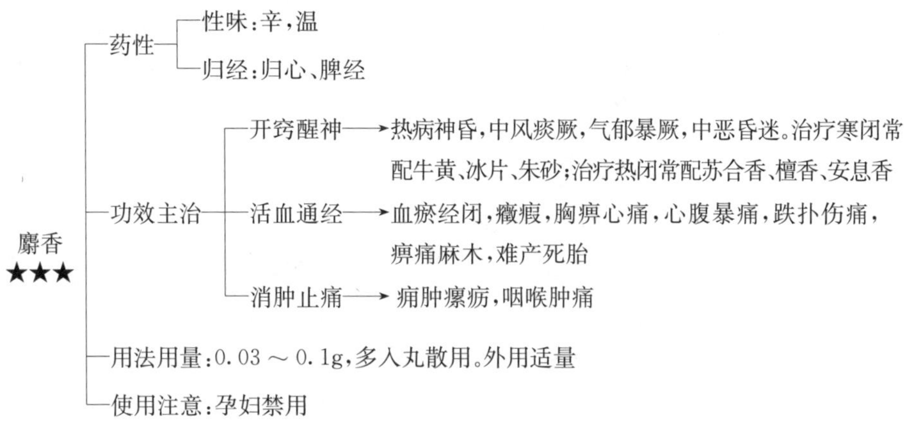
麝香
★★★
药性
性味：辛，温
归经：归心、脾经
功效主治
开窍醒神→热病神昏，中风痰厥，气郁暴厥，中恶昏迷。治疗寒闭常配牛黄、冰片、朱砂；治疗热闭常配苏合香、檀香、安息香
活血通经→血瘀经闭，癥瘕，胸痹心痛，心腹暴痛，跌扑伤痛，痹痛麻木，难产死胎
消肿止痛→痈肿瘰疬，咽喉肿痛
用法用量：0.03～0.1g，多入丸散用。外用适量
使用注意：孕妇禁用

麝香与牛黄皆为名贵中药，均能开窍醒神，同可用治热闭神昏，牙关紧闭、两手握固、不省人事、面赤身热、苔黄脉数等症，二者常相须为用。不同之处在于，麝香辛散温通，气极香，走窜之性甚烈，有极强的开窍通闭醒神作用，为醒脑回苏之要药，既可用治热闭神昏，又可用治寒闭神昏。同时，本品又能活血通经，消肿止痛，催产。也可用治血瘀经闭，癥瘕，心腹暴痛，跌仆伤痛，痹痛麻木；难产死胎，胞衣不下；疮痈肿毒，瘰疬痰核，咽喉肿痛。牛黄苦凉，善于清心豁痰、开窍醒神，尤宜于温病热入心包以及中风、惊风、癫痫等痰热阻闭心窍所致的热闭神昏。且本品又能凉肝息风止痉，清热解毒。又可用治温热病热极生风、小儿急惊风之壮热神昏，惊厥抽搐；咽喉肿痛，口舌生疮，痈疽疔疮等热毒壅滞郁结之证。

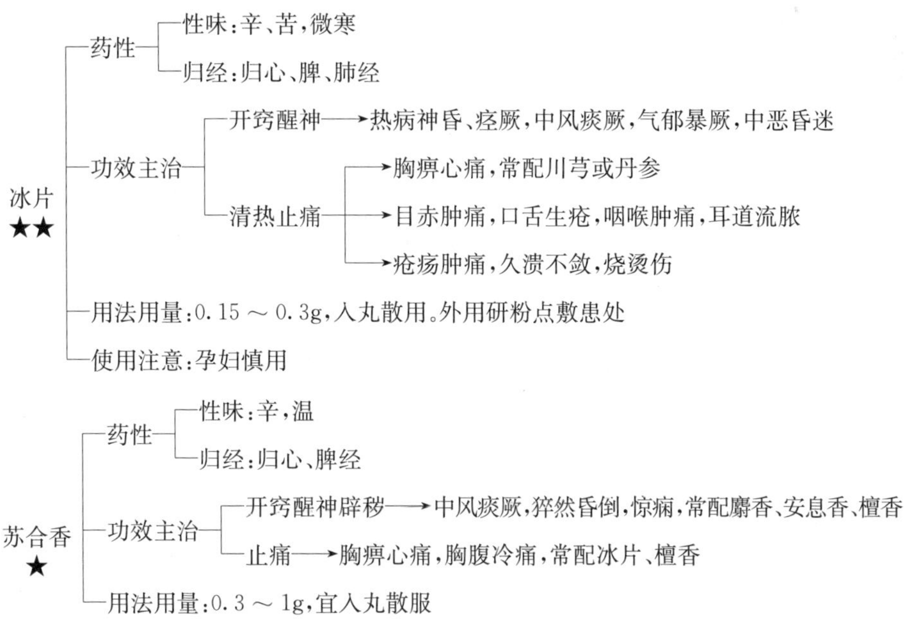
冰片
★★
药性
性味：辛、苦，微寒
归经：归心、脾、肺经
功效主治
开窍醒神→热病神昏、痉厥，中风痰厥，气郁暴厥，中恶昏迷
清热止痛
→胸痹心痛，常配川芎或丹参
→目赤肿痛，口舌生疮，咽喉肿痛，耳道流脓
→疮疡肿痛，久溃不敛，烧烫伤
用法用量：0.15～0.3g，入丸散用。外用研粉点敷患处
使用注意：孕妇慎用
苏合香
★
药性
性味：辛，温
归经：归心、脾经
功效主治
开窍醒神辟秽→中风痰厥，猝然昏倒，惊痫，常配麝香、安息香、檀香
止痛→胸痹心痛，胸腹冷痛，常配冰片、檀香
用法用量：0.3～1g，宜入丸散服

附药：安息香　性味辛、苦，平；归心、脾经。功能开窍醒神，行气活血，止痛。适用于中风痰厥，气郁暴厥，中恶昏迷，心腹疼痛，产后血晕，小儿惊风。0.6～1.5g，多入丸散用。

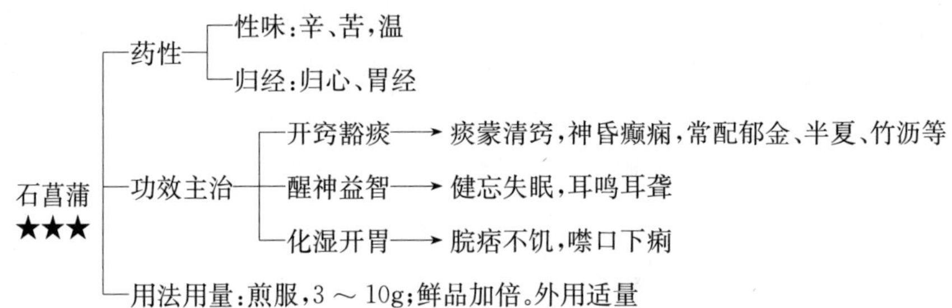
石菖蒲
★★★
药性
性味：辛、苦，温
归经：归心、胃经
功效主治
开窍豁痰→痰蒙清窍，神昏癫痫，常配郁金、半夏、竹沥等
醒神益智→健忘失眠，耳鸣耳聋
化湿开胃→脘痞不饥，噤口下痢
用法用量：煎服，3～10g；鲜品加倍。外用适量

附药：九节菖蒲　性味辛，温；归心、肝、脾经。功能化痰开窍，安神，宣湿醒脾，解毒。适用于热病神昏，癫痫，气闭耳聋，多梦健忘，胸闷腹胀，食欲不振，风湿痹痛，痈疽，疥癣。煎服，1.5～6g；或入丸、散，或鲜品捣汁服。外用适量，煎水洗；或鲜品捣敷；或研末调敷。阴虚阳亢，烦躁汗多，滑精者慎服。

麝香、冰片、苏合香与石菖蒲皆味辛、气香走窜，均能开窍醒神。都可用治神昏窍闭证。此外，前三者现代临床常用治胸痹心痛（冠心病心绞痛）。不同之处在于，麝香辛散温通，气极香，走窜之性甚烈，有极强的开窍通闭醒神作用，可用于各种原因所致的闭证神昏，为醒脑回苏之要药。无论是温病热陷心包、痰热蒙蔽心窍、小儿惊风及中风痰厥等热闭神昏，或中风猝昏、中恶胸腹满闷胀痛等寒浊痰湿阻闭气机、蒙蔽神明之寒闭神昏，用之皆效，尤宜于寒闭神昏。同时，本品又能活血通经，消肿止痛，催产。也可用治血瘀经闭，癥瘕，心腹暴痛，跌仆伤痛，痹痛麻木；难产死胎，胞衣不下；疮痈肿毒，瘰疬痰核，咽喉肿痛。冰片味辛苦、性微寒，其开窍醒神之功类似于麝香而药力较缓，治疗窍闭神昏证，二者常相须为用。然冰片性偏寒凉，为凉开之品，故最宜于热病神昏、痰热内闭、暑热猝厥、小儿惊风等热闭神昏。若与温里祛寒及性偏温热的开窍药配伍，也可以治疗寒闭神昏。同时，本品又能清热止痛。也常用治目赤肿痛，口舌生疮，咽喉肿痛，耳道流脓，为五官科常用药；疮疡肿痛，久溃不敛，烧烫伤。苏合香辛散温通，芳香辟秽，其开窍醒神之功类似于麝香而药力较逊，而长于温通、辟秽，为温开代表药。主治中风痰厥，猝然昏倒，惊痫等属于寒邪、痰浊内闭者，为治面青、身凉、苔白、脉迟之寒闭神昏的要药。同时，苏合香又有良好的温通止痛作用。也可用治寒凝痰浊、气滞血瘀所致的胸腹痞满冷痛。石菖蒲辛散苦燥温通，开窍醒神之力较缓，善于化湿浊、除痰浊、辟秽浊而开窍豁痰、醒神益智、宁心安神。主治痰湿秽浊之邪蒙蔽清窍所致神志昏乱，癫狂痴呆，以及头晕嗜睡，健忘失眠，耳鸣耳聋等症。同时，石菖蒲又善于化湿开胃（化湿和胃）。也可用治湿阻中焦，脘痞不饥，胀闷疼痛；湿热毒盛，蕴结肠中所致水谷不纳，痢疾后重之噤口痢。

此外，古代本草文献称石菖蒲以“一寸九节者良”，故石菖蒲亦称九节菖蒲。但现代商品药材所用之九节菖蒲为毛茛科植物阿尔泰银莲花 *Anemone altaica* Fisch. ex C. A. Mey 的根茎。其性味辛，温；归心、肝、脾经。功能化痰开窍，安神，宣湿醒脾，解毒。适用于热病神昏，癫痫，气闭耳聋，多梦健忘，胸闷腹胀，食欲不振，风湿痹痛，痈疽，疥癣。实验研究表明现代商品药材所用之九节菖蒲有一定毒性，故临床使用时二者不可混淆。

石菖蒲与远志均能化痰开窍，宁心安神。都可用治痰湿秽浊蒙蔽清窍之神志昏乱，癫狂痴呆；痰浊内扰之心神不安，健忘失眠，二者常相须为用。不同之处在于，石菖蒲气味芳香，偏于化湿，并能和胃，也常用于湿阻中焦，脘腹痞满不饥，胀闷疼痛，以及湿热毒盛、蕴结肠中所致水谷不纳，痢疾后重之噤口痢。远志善于交通心肾而宁心安神益智，主治心肾不交之心神不宁、健忘惊悸、失眠多梦、神志恍惚。且偏于祛痰，兼能止咳，也可用治咳痰不爽者。并能消散痈肿，用治疮疡肿毒，乳房肿痛。

开窍药功用归纳小结见下表（表 23-1）：

表 23-1　开窍药功用归纳小结表

药名	共性	个　性	
		作用特点	其他功效
麝香	开窍醒神	辛散温通，气极香，走窜之性甚烈，有极强的开窍通闭醒神作用，为醒脑回苏之要药。无论寒闭神昏、热闭神昏皆宜，而尤宜于寒闭神昏	活血通经，消肿止痛，催产
冰片		味辛苦、性微寒，其开窍醒神之功类似于麝香而药力较缓，为凉开之品，故最宜于热闭神昏	清热止痛
苏合香		辛散温通，芳香辟秽，其开窍醒神之功类似于麝香而药力较逊。长于温通、辟秽，主治寒闭神昏，为温开代表药	温通止痛
石菖蒲		辛散苦燥温通，开窍之力较缓，善于化湿浊、除痰浊、辟秽浊而开窍豁痰、醒神益智、宁心安神。主治痰湿秽浊之邪蒙蔽清窍所致神志昏乱，癫狂痴呆，以及头晕、嗜睡、健忘、耳鸣、耳聋等症	化湿开胃（化湿和胃）

开窍药功效及主治背记见下表(表 23-2,表 23-3)：

表 23-2　开窍药功效背记表

药名 功效	麝香	冰片	苏合香	石菖蒲
开窍醒神				
开窍豁痰				
醒神益智				
宁心安神				
活血通经				
催生下胎				
消肿止痛				
清热止痛				
辟秽				
化湿开胃 (化湿和胃)				

表 23-3　开窍药主治病证背记表

药名 主治病证	麝香	冰片	苏合香	石菖蒲
闭证神昏				
热闭神昏				
寒闭神昏				
痰湿蒙蔽清窍之神昏				
血瘀经闭				
心腹暴痛				
胸痹心痛				
胸腹冷痛满闷				
湿阻中焦、脘痞不饥				
噤口痢				
风湿痹证				
难产死胎				

续表

药名 主治病证	麝香	冰片	苏合香	石菖蒲
健忘失眠				
耳鸣耳聋				
耳道流脓				
口舌生疮				
咽喉肿痛				
牙龈肿痛				
目赤肿痛				
跌打损伤				
疮疡肿痛				
疮疡久溃不敛				

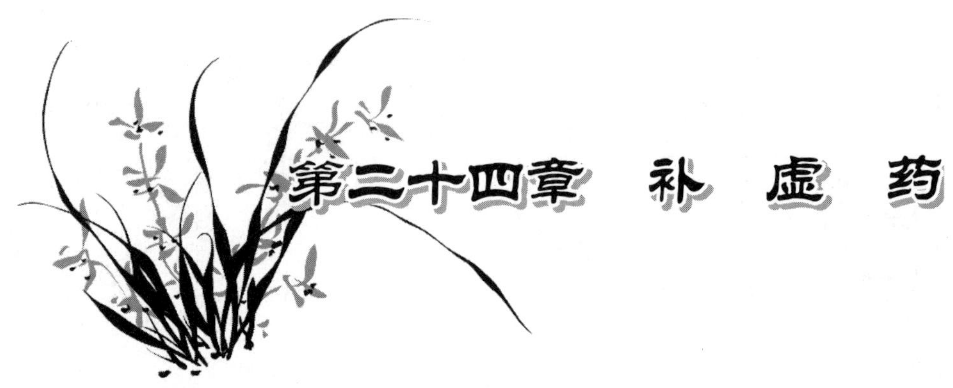

第二十四章 补虚药

含义：凡以补虚扶弱，纠正人体气血阴阳的不足为主要功效，常用以治疗虚证的药物，称为补虚药，也称补益药或补养药。

性能：本类药物能够扶助正气，补益精微，根据“甘能补”的理论，故一般具有甘味。各类补虚药的药性和归经等性能，互有差异，其具体内容将分别在各节概述中介绍。

功效、适用范围：补虚药具有补虚扶弱功效，可以主治人体正气虚弱、精微物质亏耗引起的精神萎靡、体倦乏力、面色淡白或萎黄、心悸气短、脉象虚弱等症。具体地讲，补虚药的补虚作用又有补气、补阳、补血、补阴的不同，分别主治气虚证、阳虚证、血虚证、阴虚证。此外，有的药物还分别兼有祛寒、润燥、生津、清热及收涩等作用，故又有其相应的主治病证。

分类：根据补虚药在性能、功效及主治方面的不同，一般又分为补气药、补阳药、补血药、补阴药四类。

配伍方法：使用补虚药，首先应因证选药，必须根据气虚、阳虚、血虚、阴虚的证候不同，选择相应的对证药物。一般来说，气虚证主要选用补气药，阳虚证主要选用补阳药，血虚证主要选用补血药，阴虚证主要选用补阴药。其次，应考虑到人体气血阴阳之间，在生理上相互联系、相互依存，在病理上也常常相互影响，故临床治疗时常需将两类或两类以上的补虚药配伍使用。如气虚可发展为阳虚，阳虚者其气必虚，故补气药常与补阳药同用。有形之血生于无形之气，气虚生化无力，可致血虚；血为气之宅，血虚则气无所依，血虚亦可导致气虚，故补气药常与补血药同用。气能生津，津能载气，气虚可影响津液的生成，而致津液不足；津液大量亏耗，亦可导致气随津脱。热病不仅容易伤阴，而且“壮火食气”，以致气阴两虚，故补气药亦常与补阴药同用。津血同源，津液是血液的重要组成部分，血亦属于阴的范畴；失血血虚可导致阴虚，阴津大量耗损又可导致津枯血燥，血虚与阴亏并呈之证颇为常见，故补血药常与补阴药同用。阴阳互根互用，无阴则阳无由生，无阳则阴无由长，故阴或阳虚损到一定程度，可出现阴损及阳或阳损及阴的情况，以致最后形成阴阳两虚的证候，则需要滋阴药与补阳药同用。

补虚药在临床上除用于虚证以补虚扶弱外，还常常与其他药物配伍以扶正祛邪，或与容易损伤正气的药物配伍应用以保护正气，顾护其虚。

使用注意：一要防止不当补而误补。若邪实而正不虚者，误用补虚药有“误补益疾”之弊。补虚药是以补虚扶弱为主要作用，其作用主要在于以其偏性纠正人体气血阴阳虚衰的病理偏向。如不恰当地依赖补虚药强身健体、延年益寿，则可能会破坏机体阴阳之间的相对平衡，导致新的病理变化。二要避免当补而补之不当。如不分气血，不别阴阳，不辨脏腑，不明寒热，盲目使用补虚药，不仅不能收到预期的疗效，而且还有可能导致不良后果。如阴虚有热者误用温热的补阳药，会助热伤阴；阳虚有寒者误用寒凉的补阴药，会助寒伤阳。三是补虚药用于扶正祛邪，不仅要分清主次，处理好祛邪与扶正的关系，而且应避免使用可能妨碍祛邪的补虚药，使祛邪不伤正，补虚不留邪。四是应注意补而兼行，使补而不滞。部分补虚药药性滋腻，不易消化，过用或用于脾运不健者可能妨碍脾胃运化功能，应掌握好用药分寸，或适当配伍健脾消食药顾护脾胃。五是补虚药如作汤剂，一般宜适当久煎，使药味尽出。虚弱证一般病程较长，补虚药宜采用蜜丸、煎膏（膏滋）、口服液等便于保存、服用，并可增效的剂型。

药理作用：现代药理研究表明，补虚药可增强机体的非特异性免疫功能和细胞免疫、体液免疫功能，产生扶正祛邪的作用。在物质代谢方面，补虚药能促进核酸代谢和蛋白质合成，或改善脂质代谢、降低血脂，或降血糖。对神经系统的作用，主要是提高学习记忆能力。对内分泌系统的作用，表现在可增强下丘脑-垂体-肾上腺皮质轴和下丘脑-垂体-性腺轴的功能，调节下丘脑-垂体-甲状腺轴的功能，改善虚证患者的内分泌功能减退。本类药还有延缓衰老、抗氧化、强心、升压、抗休克、抗心肌缺血、抗心律失常、促进和改善造血功能、改善消化功能、抗应激及抗肿瘤等多方面作用。

第一节　补　气　药

本类药物性味多属甘温或甘平，主归脾、肺经，部分药物又归心、肾经，以补气为主要功效，能补益脏气以纠正脏气的虚衰。补气又包括补脾气、补肺气、补心气、补肾气、补元气等具体功效。因此，补气药的主治有：脾气虚证，症见食欲不振，脘腹胀满，食后胀甚，大便溏薄，肢体倦怠，神疲乏力，面色萎黄，形体消瘦或一身虚浮，甚或脏器下垂，血失统摄，舌淡，脉缓或弱等；肺气虚证，症见咳嗽无力，气短而喘，动则尤甚，声低懒言，咳痰清稀，或有自汗、畏风，易于感冒，神疲体倦，舌淡，脉弱等；心气虚证，症见心悸怔忡，胸闷气短，活动后加剧，脉虚等；肾气虚证，症见腰膝酸软，尿频或尿后余沥不尽，或遗尿，或夜尿频多，或小便失禁，或男子遗精早泄，或女子月经淋漓不尽、带下清稀量多，甚或短气虚喘，呼多吸少，动则喘甚汗出等；元气藏于肾，赖三焦而通达全身，周身脏腑器官组织得到元气的激发和推动，才能发挥各自的功能，脏腑之气的产生有赖元气的资助，故元气虚之轻者，常表现为某些脏气虚，若元气虚极欲脱者，可见气息微弱，汗出不止，目开口合，全身瘫软，神志朦胧，二便失禁，脉微欲绝等。此外，某些药物分别兼有养阴、生津、养血等不同功效，还可用治阴虚津亏证或血虚证，尤宜于气阴（津）两伤或气血俱虚之证。

使用本类药物治疗各种气虚证时，除应结合其兼有功效综合考虑外，补益脾气之品用于脾虚食滞证，还常与消食药同用，以消除消化功能减弱而停滞的宿食；用于脾虚湿滞证，多配伍化湿、燥湿或利水渗湿的药物，以消除脾虚不运而停滞的水湿；用于脾虚中气下陷证，多配伍能升阳的药物，以升举下陷的清阳之气；用于脾虚久泻证，还常与涩肠止泻药同用；用于脾不统血证，则常与止血药同用；补肺气之品用于肺虚喘咳有痰之证，多配伍化痰、止咳、平喘的药物，以利痰咳、痰喘的消除；用于脾肺气虚自汗证，多配伍能固表止汗的药物；用于心气不足，心神不安证，多配伍宁心安神的药物；若气虚兼见阳虚里寒、血虚或阴虚证者，又需分别与补阳药、温里药、补血药或补阴药同用。补气药用于扶正祛邪时，还需分别与解表药、清热药或泻下药等同用。

部分补气药味甘壅中，碍气助湿，故对湿盛中满者应慎用，必要时应辅以理气除湿之药。

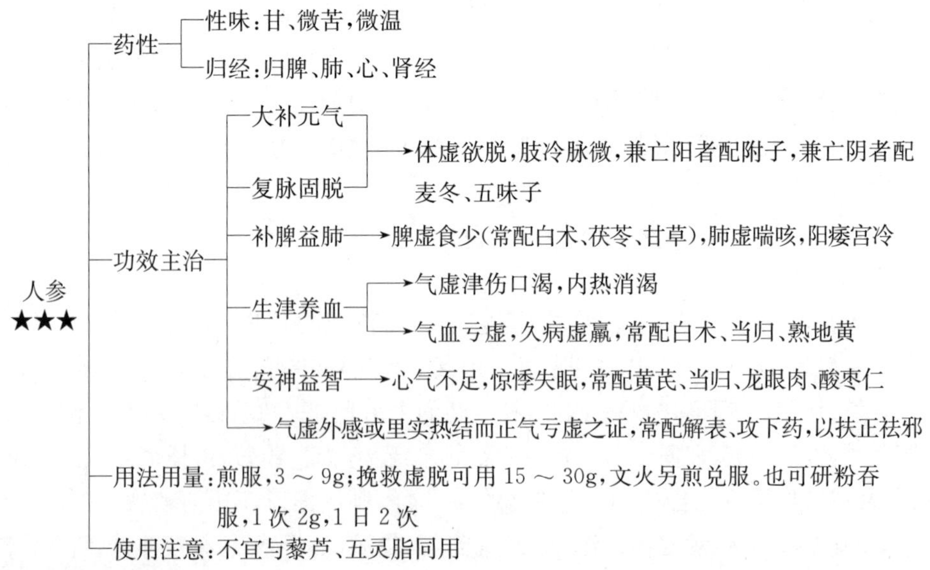
人参
★★★
药性
性味：甘、微苦，微温
归经：归脾、肺、心、肾经
功效主治
大补元气
复脉固脱
体虚欲脱，肢冷脉微，兼亡阳者配附子，兼亡阴者配麦冬、五味子
补脾益肺
脾虚食少（常配白术、茯苓、甘草），肺虚喘咳，阳痿宫冷
生津养血
气虚津伤口渴，内热消渴
气血亏虚，久病虚羸，常配白术、当归、熟地黄
安神益智
心气不足，惊悸失眠，常配黄芪、当归、龙眼肉、酸枣仁
气虚外感或里实热结而正气亏虚之证，常配解表、攻下药，以扶正祛邪
用法用量：煎服，3 ～ 9g；挽救虚脱可用 15 ～ 30g，文火另煎兑服。也可研粉吞服，1 次 2g，1 日 2 次
使用注意：不宜与藜芦、五灵脂同用

附药

1. 红参　性味甘、微苦，微温；归脾、肺、心、肾经。功能大补元气，复脉固脱，益气摄血，适用于体虚欲脱，肢冷脉微，气不摄血，崩漏下血。煎服，3～9g，另煎兑服。不宜与藜芦、五灵脂同用。

2. 人参叶　性味苦、甘，寒；归肺、胃经。功能补气，益肺，祛暑，生津。适用于气虚咳嗽，暑热烦躁，津伤口渴，头目不清，四肢倦乏。煎服，3～9g。不宜与藜芦、五灵脂同用。

传统中医认为，野山参补益的力量强，但货少价贵，临床少用；园参补力不如野山参，但药源充足，价格比较便宜，临床多用。高丽参较国产红参药力稍强而价贵。生晒参、红参药力较强，其中生晒参适用于气阴不足者，而红参适用于气弱阳虚者；糖参功同生晒参而药力较缓；参须药力最缓，尤宜于虚不受补者，且价格较便宜。

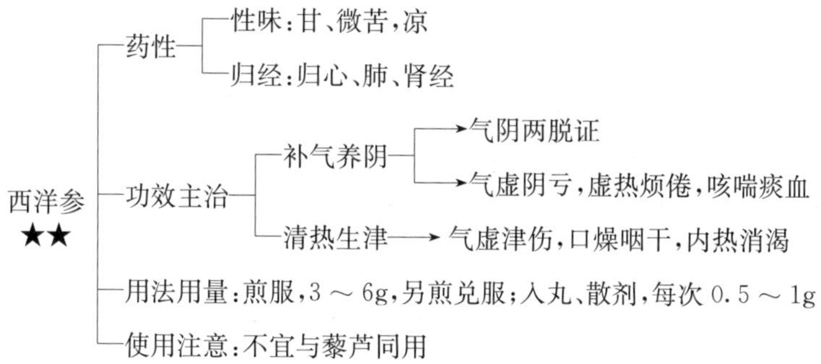
西洋参
★★
药性
性味：甘、微苦，凉
归经：归心、肺、肾经
功效主治
补气养阴
气阴两脱证
气虚阴亏，虚热烦倦，咳喘痰血
清热生津
气虚津伤，口燥咽干，内热消渴
用法用量：煎服，3～6g，另煎兑服；入丸、散剂，每次0.5～1g
使用注意：不宜与藜芦同用

人参与西洋参同属常用名贵中药，均为五加科多年生草本植物的根。均能补益元气，补益脾肺之气，生津止渴。都可用治大汗、大吐、大泻、大失血或大病、久病所致元气虚极欲脱，气短神疲、脉细无力等症；脾气不足，倦怠乏力，食少等症；肺气虚弱的咳嗽，短气喘促，懒言声微，脉虚等症；热伤气津，烦倦口渴，以及消渴证。不同之处在于，人参为五加科多年生草本植物人参的根。本品甘微苦微温，善于大补元气，补脾益肺。其益气救脱的力量强，单用即可收效。主治气虚欲脱，脾气不足、肺气亏虚的病证。同时，人参又能补益心肾之气，安神益智，也可用治心气不足，气血亏虚的惊悸失眠，多梦健忘；肾不纳气之短气虚喘，或喘促日久，肺肾两虚者，以及肾虚阳痿宫冷等症。本品为补虚扶正、拯危救脱之要药，治疗虚劳内伤第一品药。西洋参为五加科多年生草本植物西洋参的根。本品甘微苦凉，补气之力不及人参，而长于养阴清热（火）生津，为补气药中一味清补之品，较宜于热病或大汗、大泻、大失血等，耗伤元气及阴津所致的神疲乏力、气短息促、自汗热黏、心烦口渴、尿短赤涩、大便干结、舌燥、脉细数无力等的气阴两脱证,以及气虚阴亏,虚热烦倦,咳喘痰血等症。本品尤宜于气阴两虚而有火热者。

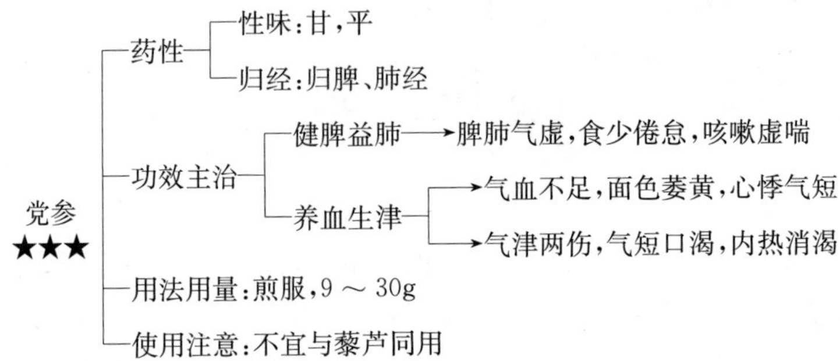
党参
★★★
药性
性味:甘,平
归经:归脾、肺经
功效主治
健脾益肺
脾肺气虚,食少倦怠,咳嗽虚喘
养血生津
气血不足,面色萎黄,心悸气短
气津两伤,气短口渴,内热消渴
用法用量:煎服,9 ～ 30g
使用注意:不宜与藜芦同用

附药:明党参　性味甘、微苦,微寒;归肺、脾、肝经。功能润肺化痰,养阴和胃,平肝,解毒。适用于肺热咳嗽,呕吐反胃,食少口干,目赤眩晕,疔毒疮疡。煎服,6～12g。

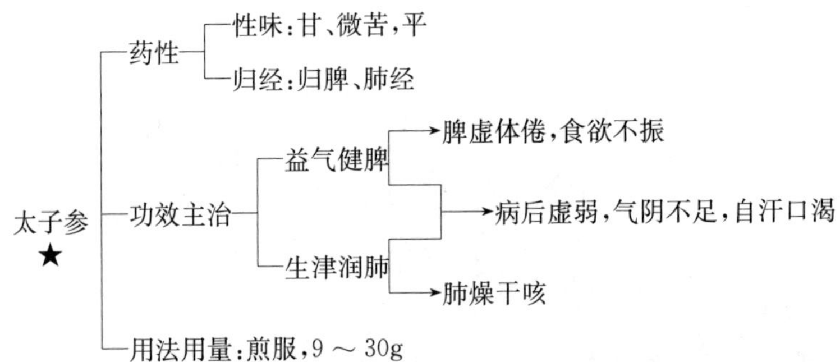
太子参
★
药性
性味:甘、微苦,平
归经:归脾、肺经
功效主治
益气健脾
脾虚体倦,食欲不振
病后虚弱,气阴不足,自汗口渴
生津润肺
肺燥干咳
用法用量:煎服,9 ～ 30g

人参、党参与太子参皆味甘,归脾、肺经。均能补脾益肺(补益脾肺之气),生津止渴。同可用治脾气不足的倦怠乏力、食少便溏等症;肺气虚弱的咳嗽、短气喘促、懒言声微、自汗脉虚等症;气津两伤的气短口渴等症。其中,人参、党参皆能养血,用治气血不足,面色萎黄,心悸气短。不同之处在于,人参甘微苦微温,又归心经,补益的力量强,善于大补元气、复脉固脱,为补虚扶正的要药,治疗虚劳内伤第一品药,凡气血津液不足之证人参均可使用。现代临床主要用于急救虚脱和正虚久病重证的患者。凡大汗、大吐、大泻、大失血或大病、久病所致元气虚极欲脱,气息微弱,汗出不止,脉微欲绝的危重证候,单用人参大量(15～30g)浓煎服,为拯危救脱之要药。若气虚欲脱兼见汗出、四肢逆冷等亡阳征象者,可配附子以补气固脱、回阳救逆;若气虚欲脱兼见汗出身暖,渴喜冷饮,舌红干燥等亡阴征象者,可配麦冬、五味子以补气养阴,敛汗固脱。同时,人参又能补益心肾之气,安神益智。也可用治心悸怔忡、胸闷气短、脉虚等心气虚弱者;气血不足或心肾两虚，阴血不足之惊悸失眠、多梦健忘；肾不纳气的短气虚喘，或喘促日久，肺肾两虚者，以及肾阳虚衰，肾精亏虚，阳痿宫冷者。此外，人参对气不摄血的失血病证，能益气摄血；若与解表药、攻下药等祛邪药配伍，可用于气虚外感或里实热结而正气亏虚之证，有扶正祛邪之效。党参味甘性平，健脾益肺（补益脾肺之气）、养血生津之功与人参相似而药力较缓，为补中益气之良药。多用于脾胃气虚、中气不足，肺气亏虚、气津两伤、气血双亏，以及气虚外感、正虚邪实之证。在一般的补益脾肺之气的中多用党参代替人参，以治疗脾肺气虚的轻证。但党参没有大补元气、复脉救脱之功，治疗气虚欲脱不能用党参代替人参。太子参性平偏凉，补益脾肺之气之力不如党参，而兼能养阴润肺，为补气药中一味清补之品。常用治病后气津两伤，气阴不足而不宜温补者，以及肺燥干咳。

西洋参与太子参均为气阴双补之品，均具有益脾肺之气、补脾肺之阴、生津止渴之功。都可用治气津两伤，气阴不足的病证。不同之处在于，西洋参补气养阴、清热生津的力量强，气津两伤、气阴两伤而火热盛者多用之。太子参则补气养阴、清热生津之力较弱，气津两伤、气阴不足之轻证且火不盛者以及小儿多用之。

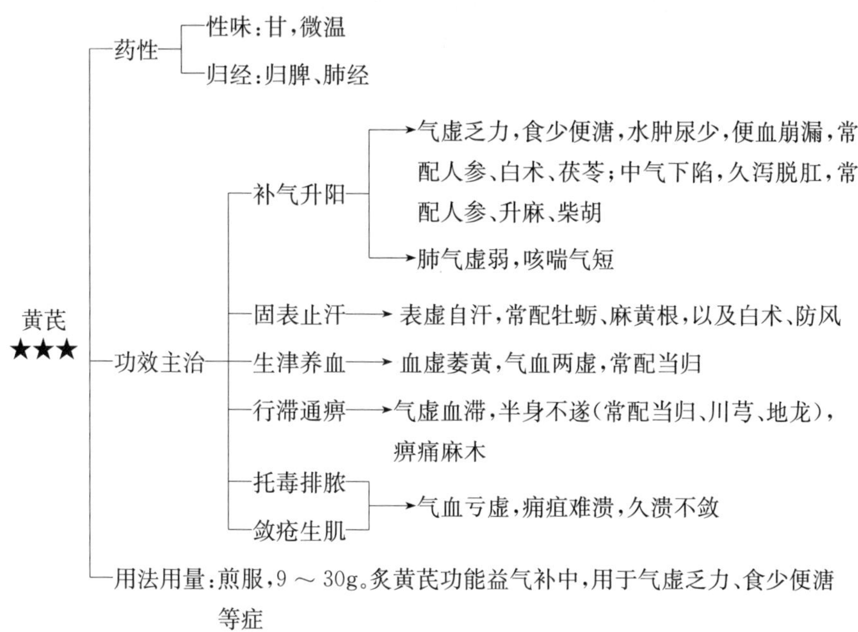
黄芪
★★★
药性
性味：甘，微温
归经：归脾、肺经
功效主治
补气升阳
气虚乏力，食少便溏，水肿尿少，便血崩漏，常配人参、白术、茯苓；中气下陷，久泻脱肛，常配人参、升麻、柴胡
肺气虚弱，咳喘气短
固表止汗
表虚自汗，常配牡蛎、麻黄根，以及白术、防风
生津养血
血虚萎黄，气血两虚，常配当归
行滞通痹
气虚血滞，半身不遂（常配当归、川芎、地龙），痹痛麻木
托毒排脓
敛疮生肌
气血亏虚，痈疽难溃，久溃不敛
用法用量：煎服，9 ～ 30g。炙黄芪功能益气补中，用于气虚乏力、食少便溏等症

附药：红芪　性味甘，微温；归肺、脾经。功能补气升阳，固表止汗，利水消肿，生津养血，行滞通痹，托毒排脓，敛疮生肌。适用于气虚乏力，食少便溏，中气下陷，久泻脱肛，便血崩漏，表虚自汗，气虚水肿，内热消渴，血虚萎黄，半身不遂，痹痛麻木，痈疽难溃，久溃不敛。煎服，9～30g。炙红芪功能益气补中，用于气

虚乏力，食少便溏。

人参与黄芪皆味甘、性微温，均能补脾益肺（补益脾肺之气），以及益气而养血、摄血、生津止渴。都可用治脾气虚弱、中气不足的倦怠乏力、食少便溏；肺气虚弱的短气喘促、懒言声微、自汗脉虚；气血不足，面色苍白或萎黄，乏力，头晕，心悸；气虚不能摄血的便血、崩漏；气津两伤的短气口渴，内热消渴。不同之处在于，人参作用力量强，善于大补元气，复脉固脱，用治气虚欲脱，肢冷、脉微欲绝者。并能安神益智，益气助阳，用治心气不足，气血亏虚的惊悸失眠，多梦健忘；肾不纳气之短气虚喘，或喘促日久，肺肾两虚者，以及肾虚阳痿宫冷。本品为补虚扶正、拯危救脱的要药，治疗虚劳内伤第一品药。黄芪则补气之力不及人参，而升阳的作用好，为补气升阳的要药，善治脾虚中气下陷所致的久泻脱肛、子宫下垂、胃下垂等内脏下垂。并能益卫固表止汗，利水消肿，行滞通痹，托毒排脓，敛疮生肌，常用治表虚自汗；脾虚水湿失运所致的浮肿、尿少，为治气虚水肿之要药；气虚血滞，肌肤、筋脉失养所致的痹痛麻木，中风半身不遂；气血亏虚，痈疽难溃，久溃不敛。

黄芪与党参皆味甘，归脾、肺经，均能补益脾肺之气（补脾益肺），以及补气生津、补气养血（生血）。二者皆为补中益气之要药。都可用治脾气虚弱，中气不足的倦怠乏力、食少便溏等症；肺气虚弱的咳嗽、短气喘促、懒言声微、自汗、脉虚等症；气津两伤，短气口渴；气血亏虚的面色苍白或萎黄、乏力、头晕、心悸等症。不同之处在于，黄芪长于补气升阳，为治气虚下陷之要药。并能益卫固表止汗，利水消肿，行滞通痹，托毒排脓，敛疮生肌，益气而摄血。也常用治表虚自汗；脾虚水湿失运的浮肿、尿少；气虚血滞，肌肤、筋脉失养所致的痹痛麻木，中风半身不遂；气血亏虚，痈疽难溃，久溃不敛；脾虚不能统血所致的失血证。党参专于补益脾肺之气，兼能养血生津。在一般的补益脾肺之气中多用党参代替人参，以治疗脾肺气虚的轻证。

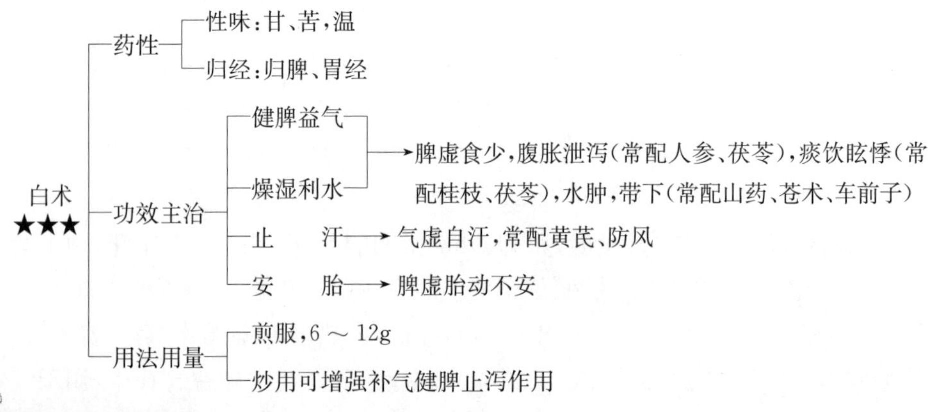
白术
★★★
药性
性味：甘、苦，温
归经：归脾、胃经
功效主治
健脾益气
燥湿利水
脾虚食少，腹胀泄泻（常配人参、茯苓），痰饮眩悸（常配桂枝、茯苓），水肿，带下（常配山药、苍术、车前子）
止　汗
气虚自汗，常配黄芪、防风
安　胎
脾虚胎动不安
用法用量
煎服，6 ～ 12g
炒用可增强补气健脾止泻作用

白术与苍术一类两种,《本经》中只有术而无苍、白术之分,《名医别录》始分赤术、白术,《名医别录》所说的赤术即今之苍术,至宋代《经史证类备急本草》始有苍术的名称。二者皆味苦性温,主归脾、胃经,均能燥湿健脾。都可用治脾湿偏盛的大便溏泄、水肿、带下、痰饮等证。若脾虚湿盛者,二者常相须为用。不同之处在于,白术味又甘,长于益气健脾,燥性不及苍术。故补脾益不足,治疗脾虚湿困而偏于虚证者(脾弱的虚证)多用白术。且白术又能利水,固表止汗,安胎。也常用治脾虚气弱、肌表不固而自汗(气虚自汗);脾虚气弱、胎动不安等症。苍术味又辛,长于运脾,燥性过于白术,故运脾泻有余,治疗湿浊内阻而偏于实证者(湿盛的实证)多用苍术。且苍术又能祛风散寒,明目。也常用治风湿痹证,脚气痿躄;外感风寒夹湿之表证;夜盲症、眼目昏涩。

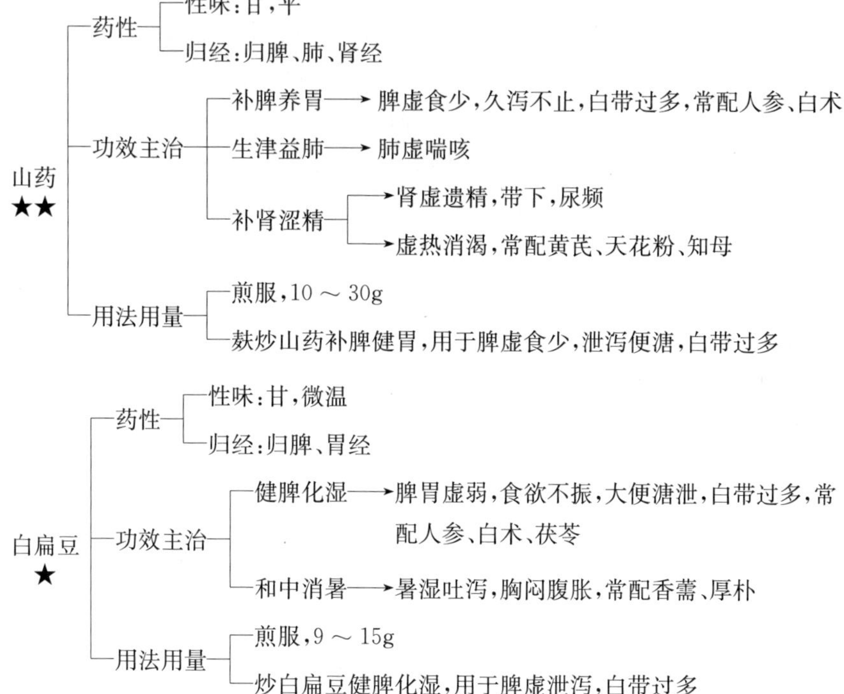
山药
★★
药性
性味:甘,平
归经:归脾、肺、肾经
功效主治
补脾养胃
脾虚食少,久泻不止,白带过多,常配人参、白术
生津益肺
肺虚喘咳
补肾涩精
肾虚遗精,带下,尿频
虚热消渴,常配黄芪、天花粉、知母
用法用量
煎服,10 ～ 30g
麸炒山药补脾健胃,用于脾虚食少,泄泻便溏,白带过多
白扁豆
★
药性
性味:甘,微温
归经:归脾、胃经
功效主治
健脾化湿
脾胃虚弱,食欲不振,大便溏泄,白带过多,常配人参、白术、茯苓
和中消暑
暑湿吐泻,胸闷腹胀,常配香薷、厚朴
用法用量
煎服,9 ～ 15g
炒白扁豆健脾化湿,用于脾虚泄泻,白带过多

附药

1. 扁豆衣　性能功效与扁豆相似而健脾之力略逊,但无壅滞之弊,偏于化湿。主治脾虚有湿或暑湿所致的吐泻及脚气浮肿。煎服,5～10g。

2. 扁豆花　性味甘、淡,平。归脾、胃经。功能消暑化湿。多用于暑湿泄泻及湿热带下。煎服,5～10g。

白术、山药与白扁豆皆味甘,归脾经,均能补气健脾以止泻、止带。都可用治脾虚泄泻，大便溏薄，食少腹胀，体倦，以及脾虚不运，湿浊下注之妇女带下。不同之处在于，白术苦甘温，主归脾胃经，善于益气健脾，燥湿利水，为益气健脾燥湿之要药，凡脾虚湿盛者，白术均可使用。临床广泛用于脾气虚弱，运化失职，水湿内生的食少、便溏或泄泻、痰饮、水肿、带下诸证，对于脾虚湿滞证有标本兼顾之效，被前人誉为“脾脏补气健脾第一要药”。取其健脾益气之功，通过配伍还常用于脾虚中气下陷、脾不统血及气血两虚等证。同时，白术又能固表止汗，安胎。也常用治脾虚气弱、肌表不固而自汗（气虚自汗）；脾虚气弱、胎动不安等证。山药甘平，既能补益脾肺之气，又能滋养脾肺之阴，故脾肺气阴两虚者皆宜，为平补脾、肺、肾三经的良药。且兼涩性，又能涩精。也可用治肺虚喘咳；肾气虚之腰膝酸软，夜尿频多或遗尿，滑精早泄，女子带下清稀；肾阴虚之形体消瘦，腰膝酸软，遗精等症；消渴病气阴两虚者。需要注意的是，白术甘苦温燥，适用于中焦有湿的病证，对于阴虚内热的病证不宜使用；而山药养阴助湿，可用于阴虚内热的病证，对于湿盛中满者不宜使用。白扁豆甘微温，补脾之力较弱，兼能化湿，为健脾化湿之良药，且甘温补脾而不滋腻，芳香化湿而不燥烈，多用治脾虚湿盛之便溏泄泻、白带过多，唯其“味轻气薄，单用无功，必须同补气之药共用为佳”。并能和中消暑，也可用治暑湿伤中、脾胃失和之呕吐泄泻，胸闷腹胀。

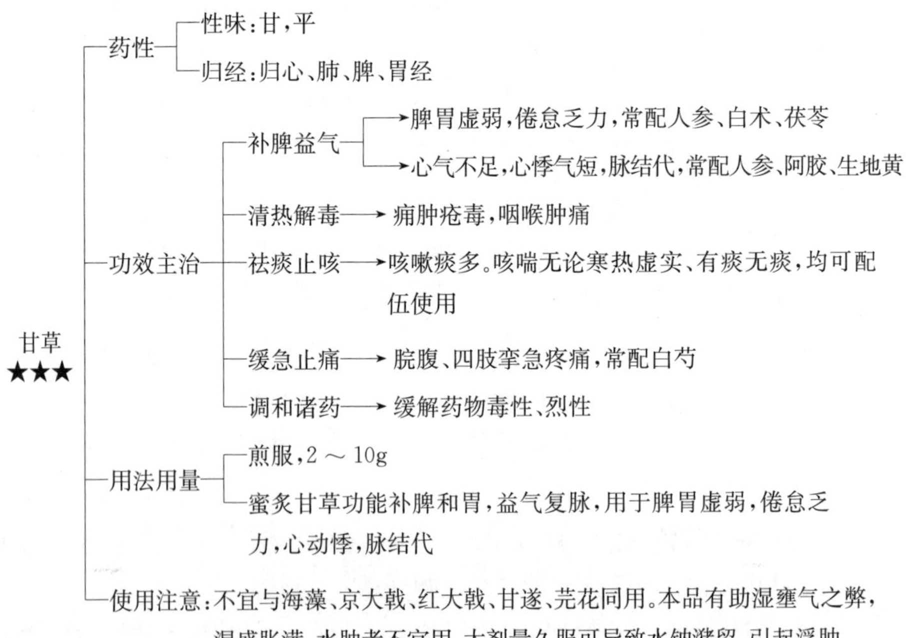
甘草
★★★
药性
性味：甘，平
归经：归心、肺、脾、胃经
功效主治
补脾益气
脾胃虚弱，倦怠乏力，常配人参、白术、茯苓
心气不足，心悸气短，脉结代，常配人参、阿胶、生地黄
清热解毒
痈肿疮毒，咽喉肿痛
祛痰止咳
咳嗽痰多。咳喘无论寒热虚实、有痰无痰，均可配伍使用
缓急止痛
脘腹、四肢挛急疼痛，常配白芍
调和诸药
缓解药物毒性、烈性
用法用量
煎服，2 ～ 10g
蜜炙甘草功能补脾和胃，益气复脉，用于脾胃虚弱，倦怠乏力，心动悸，脉结代
使用注意：不宜与海藻、京大戟、红大戟、甘遂、芫花同用。本品有助湿壅气之弊，湿盛胀满、水肿者不宜用。大剂量久服可导致水钠潴留，引起浮肿

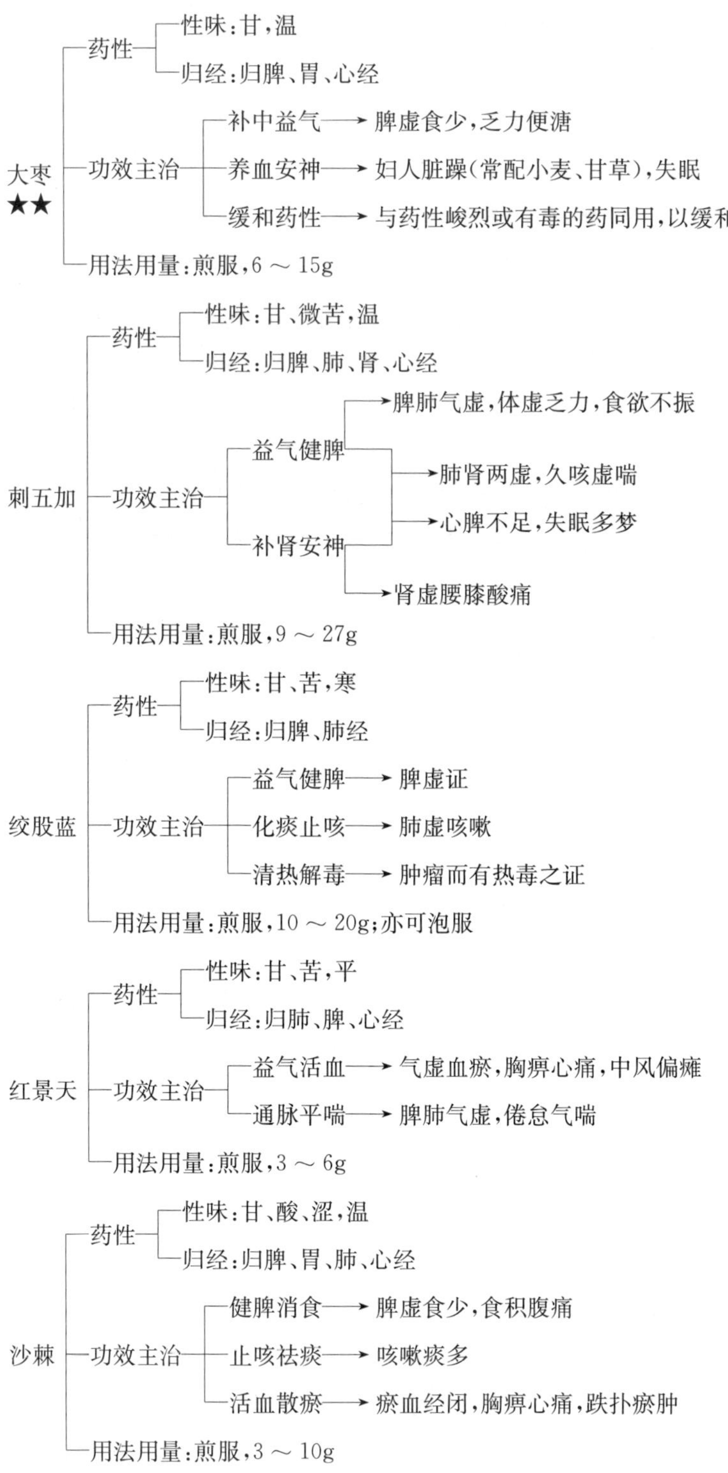
大枣
★★
药性
性味：甘，温
归经：归脾、胃、心经
功效主治
补中益气→脾虚食少，乏力便溏
养血安神→妇人脏躁（常配小麦、甘草），失眠
缓和药性→与药性峻烈或有毒的药同用，以缓和其毒烈药性
用法用量：煎服，6 ～ 15g
刺五加
药性
性味：甘、微苦，温
归经：归脾、肺、肾、心经
功效主治
益气健脾
补肾安神
→脾肺气虚，体虚乏力，食欲不振
→肺肾两虚，久咳虚喘
→心脾不足，失眠多梦
→肾虚腰膝酸痛
用法用量：煎服，9 ～ 27g
绞股蓝
药性
性味：甘、苦，寒
归经：归脾、肺经
功效主治
益气健脾→脾虚证
化痰止咳→肺虚咳嗽
清热解毒→肿瘤而有热毒之证
用法用量：煎服，10 ～ 20g；亦可泡服
红景天
药性
性味：甘、苦，平
归经：归肺、脾、心经
功效主治
益气活血→气虚血瘀，胸痹心痛，中风偏瘫
通脉平喘→脾肺气虚，倦怠气喘
用法用量：煎服，3 ～ 6g
沙棘
药性
性味：甘、酸、涩，温
归经：归脾、胃、肺、心经
功效主治
健脾消食→脾虚食少，食积腹痛
止咳祛痰→咳嗽痰多
活血散瘀→瘀血经闭，胸痹心痛，跌扑瘀肿
用法用量：煎服，3 ～ 10g

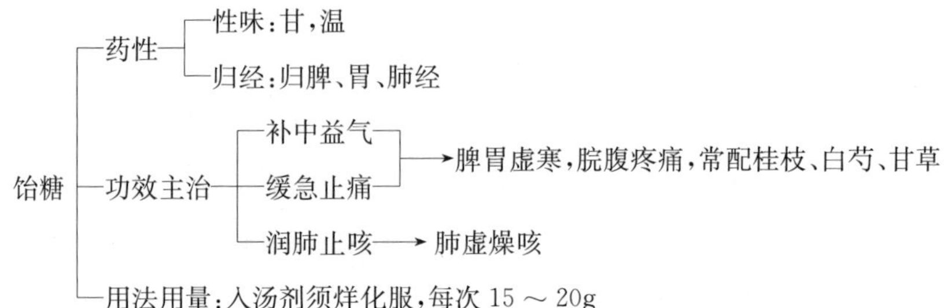
饴糖
药性
性味：甘，温
归经：归脾、胃、肺经
功效主治
补中益气
缓急止痛
脾胃虚寒，脘腹疼痛，常配桂枝、白芍、甘草
润肺止咳
肺虚燥咳
用法用量：入汤剂须烊化服，每次 15 ～ 20g

大枣与饴糖皆甘温，归脾、胃经，均能补中益气。都可用治劳倦内伤，脾胃虚弱，中气不足所致的体倦乏力、短气食少、大便溏泄等症。在一般的补益剂中可以起到增强补脾胃的作用。不同之处在于，大枣又能养血安神，缓和药性。也可用于血虚萎黄，妇女脏躁、神志不安，心悸失眠；与葶苈子、甘遂、大戟、芫花等药性峻烈或有毒的药物同用，本品有保护胃气、缓和其毒烈药性之效。饴糖又能缓急止痛，润肺止咳。也可用治脾胃虚寒（中虚里急）、脘腹疼痛；肺虚燥咳。

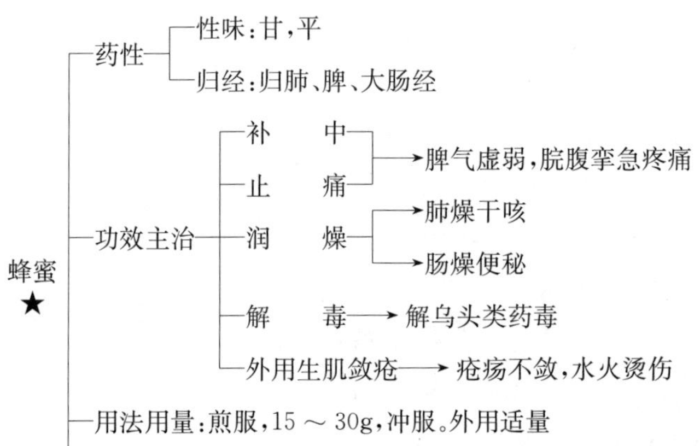
蜂蜜
★
药性
性味：甘，平
归经：归肺、脾、大肠经
功效主治
补　中
止　痛
脾气虚弱，脘腹挛急疼痛
润　燥
肺燥干咳
肠燥便秘
解　毒
解乌头类药毒
外用生肌敛疮
疮疡不敛，水火烫伤
用法用量：煎服，15 ～ 30g，冲服。外用适量
使用注意：本品有助湿满中之弊，又能滑肠，故湿阻中满、湿热痰滞、便溏泄泻者慎用

附药：蜂胶　性味苦、辛，寒；归脾、胃经。功能补虚弱，化浊脂，止消渴；外用解毒消肿，收敛生肌。适用于体虚早衰，高脂血症，消渴；外治皮肤皲裂，烧烫伤。0.2～0.6g，多入丸散服，或加蜂蜜适量冲服。外用适量。

甘草与蜂蜜均为甘平之品。均能补脾益气，缓急止痛，润肺止咳，清热解毒，和解药性。都可用治脾气虚弱，脘腹挛急作痛；肺虚久咳；痈肿疮毒；缓解某些药物的毒性、烈性。不同之处在于，甘草缓急止痛作用较好，常与白芍同用（芍药甘草汤）为基础，随证配伍用于血虚、血瘀、寒凝等多种原因所致的脘腹、四肢挛急作痛。且本品又善于调和百药，在许多方剂中与寒热补泻各类药物同用，能缓和烈性或减轻毒副作用，发挥调和药性的作用，故有“国老”之称。如通过解毒，可降低方中某些药（如附子、大黄）的毒烈之性；通过缓急止痛，可缓解方中某些药

(如大黄)刺激胃肠引起的腹痛;其甜味浓郁,可矫正方中药物的滋味。并能补益心气,祛痰止咳。也可用治心气不足之心动悸、脉结代、气短,以及血虚脏躁证。尚能用于咳嗽气喘,随证配伍用于寒热虚实多种咳喘,无论有痰无痰均宜;咽喉肿痛,以及药物、食物中毒。蜂蜜为富含营养成分的补脾益气药,适用于脾气虚弱,营养不良者,可作食品服用。尤多作为滋补的丸剂、膏剂的赋形剂,或作为炮炙某些补益药的辅料,不仅取其矫味和黏性,还主要取其补养和缓和药性的作用。且本品质润,又能润肠通便,也可用治津枯肠燥便秘。

第二节 补 阳 药

本类药物味多甘辛咸,药性多温热,主入肾经。以补肾阳为主要作用,肾阳之虚得补,其他脏腑得以温煦,从而消除或改善全身阳虚诸症。主要适用于肾阳不足,畏寒肢冷,腰膝酸软,性欲淡漠,阳痿早泄,精寒不育或宫冷不孕,尿频遗尿;脾肾阳虚,五更泄泻,或阳虚水泛之水肿;肝肾不足,精血亏虚之眩晕耳鸣,须发早白,筋骨痿软或小儿发育不良,囟门不合,齿迟行迟;肺肾两虚,肾不纳气之虚喘;肾阳亏虚,下元虚冷,崩漏带下等症。

使用本类药物,若以其助心阳、温脾阳,多配伍温里祛寒药;若兼见气虚,多配伍补脾益肺之品;精血亏虚者,多与养阴补血益精药配伍,使"阳得阴助,生化无穷"。

补阳药性多燥烈,易助火伤阴,故阴虚火旺者忌用。

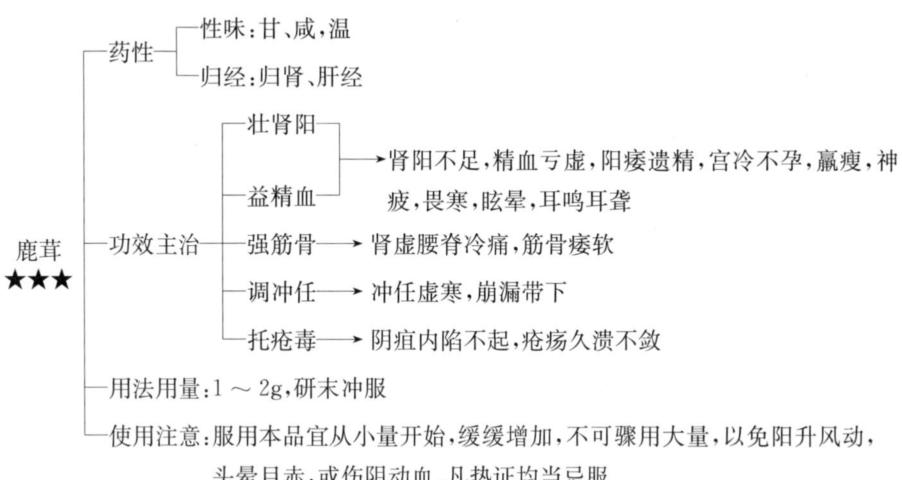
鹿茸
★★★
药性
性味:甘、咸,温
归经:归肾、肝经
功效主治
壮肾阳
益精血
肾阳不足,精血亏虚,阳痿遗精,宫冷不孕,羸瘦,神疲,畏寒,眩晕,耳鸣耳聋
强筋骨
肾虚腰脊冷痛,筋骨痿软
调冲任
冲任虚寒,崩漏带下
托疮毒
阴疽内陷不起,疮疡久溃不敛
用法用量:1～2g,研末冲服
使用注意:服用本品宜从小量开始,缓缓增加,不可骤用大量,以免阳升风动,头晕目赤,或伤阴动血。凡热证均当忌服

附药

1. 鹿角　性味咸、温;归肾、肝经。功能温肾阳,强筋骨,行血消肿。适用于肾阳不足,阳痿遗精,腰脊冷痛,阴疽疮疡,乳痈初起,瘀血肿痛。煎服,6～15g。

阴虚火旺者忌服。

2. 鹿角胶　性味甘、咸，温；归肾、肝经。功能温补肝肾，益精养血。适用于肝肾不足所致的腰膝酸冷，阳痿遗精，虚劳羸瘦，崩漏下血，便血尿血，阴疽肿痛。3～6g，烊化兑服。阴虚火旺者忌服。

3. 鹿角霜　性味咸、涩，温；归肝、肾经。功能温肾助阳，收敛止血。适用于脾肾阳虚，白带过多，遗尿尿频，崩漏下血，疮疡不敛。煎服，9～15g，先煎。阴虚火旺者忌服。

鹿茸、鹿角、鹿角胶与鹿角霜同出一物，都来源于鹿科动物梅花鹿或马鹿等雄鹿头上的角。皆味咸性温，归肾、肝经，均能补肾助阳。都可用治肾阳不足所致的阳痿早泄，遗精滑精，宫寒不孕，尿频不禁，头晕耳鸣，腰脊冷痛，神疲畏寒等症。不同之处在于，鹿茸为鹿科动物梅花鹿或马鹿等雄鹿头上尚未骨化、密生茸毛的幼角。本品味甘，补肾阳、益精血的力量强，为补肾壮阳、益精血的要药。凡肾阳不足，精血亏虚所致的病证，鹿茸均可使用。并能强筋骨，调冲任，托疮毒。也可用治肝肾亏虚，精血不足的筋骨痿软、腰膝无力，小儿五迟；妇女冲任虚寒，带脉不固的崩漏不止，带下过多；阴疽内陷不起，疮疡久溃不敛。鹿角为雄鹿头上已成长骨化的角。本品温肾阳、强筋骨的作用与鹿茸相似而药力薄弱，可以作为鹿茸的代用品。兼能行血消肿，也可用治阴疽疮疡，乳痈初起，瘀血肿痛。鹿角胶为鹿角经水煎煮、浓缩制成的固体胶。本品甘咸温，其温补肝肾、益精养血的作用虽不如鹿茸之峻猛，但较鹿角为佳，又具有良好的止血作用。既可用治肝肾不足所致的腰膝酸冷，阳痿遗精，虚劳羸瘦者，又常用治吐血衄血、便血尿血、崩漏下血等属于虚寒者，亦可用于阴疽肿痛。鹿角霜为鹿角熬膏后所存残渣。本品温肾助阳之力虽不如鹿角，但具收敛之性，又能收敛止血、敛疮生肌。适用于脾肾阳虚，白带过多，遗尿尿频，崩漏下血，以及疮疡不敛。

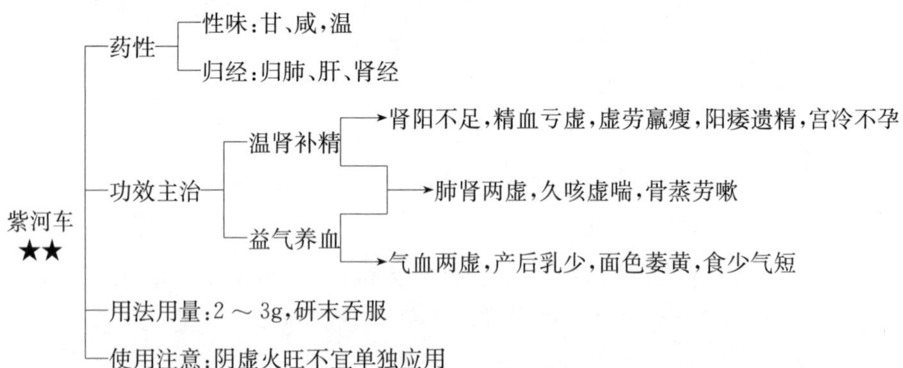
紫河车
★★
药性
性味:甘、咸,温
归经:归肺、肝、肾经
功效主治
温肾补精
益气养血
肾阳不足,精血亏虚,虚劳羸瘦,阳痿遗精,宫冷不孕
肺肾两虚,久咳虚喘,骨蒸劳嗽
气血两虚,产后乳少,面色萎黄,食少气短
用法用量:2 ～ 3g,研末吞服
使用注意:阴虚火旺不宜单独应用

附药：脐带　性味甘、咸，温；归肾经。功能补肾，纳气，敛汗。主治肾虚喘咳、盗汗。煎服，1～2 条；研末服，1.5～3g。

鹿茸与紫河车皆能补肾阳，益精血，均为滋补强壮之良药。都可用治肾阳不足，精血亏虚所致的阳痿遗精、宫冷不孕、虚劳羸瘦、腰酸腿软、眩晕、耳鸣、耳聋等症。不同之处在于，鹿茸补阳力强，为峻补肾阳之品，用于肾阳虚之重证；且使阳生阴长，而用于精血亏虚诸证。并能强筋骨，调冲任，托疮毒。也可用治肝肾亏虚，精血不足的筋骨痿软、腰膝无力，小儿五迟；妇女冲任虚寒，带脉不固的崩漏不止，带下过多；阴疽内陷不起，疮疡久溃不敛。紫河车养阴力强，且使阴长阳生，而用于精血亏虚诸证。并能益气养血，也可用治气血两虚，产后乳少、面色萎黄、食少气短、体倦乏力等症；肺肾两虚，久咳虚喘，骨蒸劳嗽。

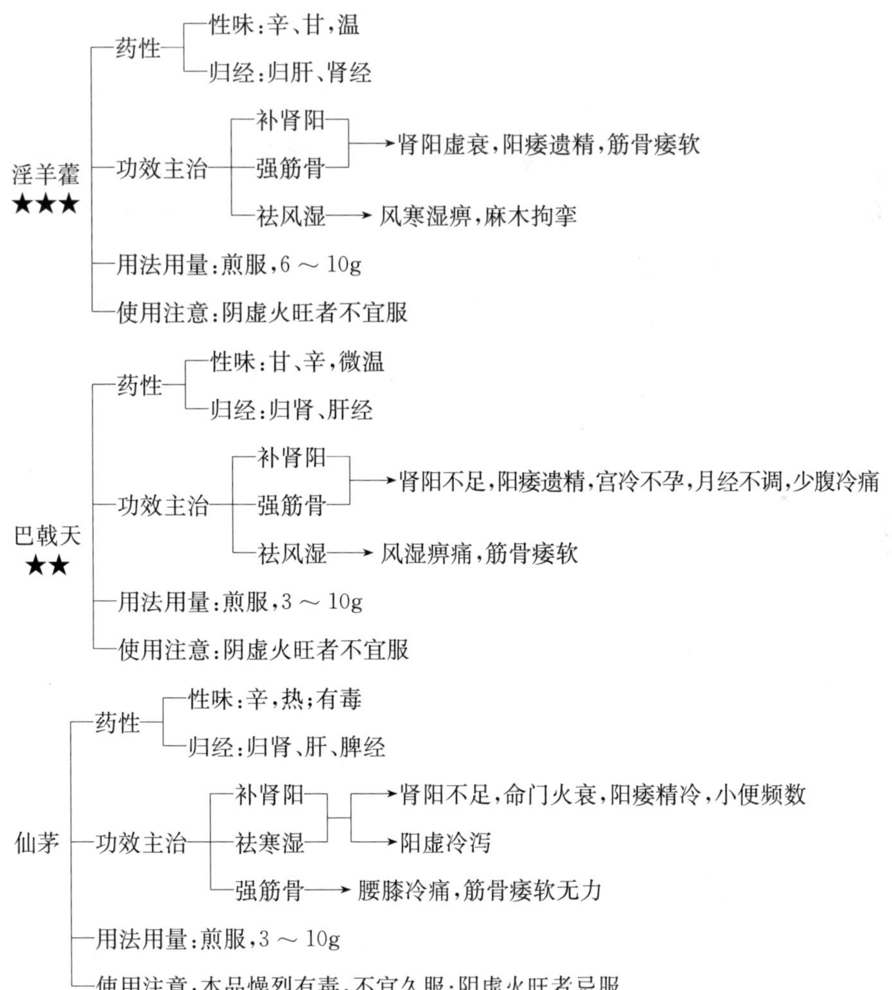
淫羊藿
★★★
药性
性味：辛、甘，温
归经：归肝、肾经
功效主治
补肾阳
强筋骨
肾阳虚衰，阳痿遗精，筋骨痿软
祛风湿
风寒湿痹，麻木拘挛
用法用量：煎服，6～10g
使用注意：阴虚火旺者不宜服
巴戟天
★★
药性
性味：甘、辛，微温
归经：归肾、肝经
功效主治
补肾阳
强筋骨
肾阳不足，阳痿遗精，宫冷不孕，月经不调，少腹冷痛
祛风湿
风湿痹痛，筋骨痿软
用法用量：煎服，3～10g
使用注意：阴虚火旺者不宜服
仙茅
药性
性味：辛，热；有毒
归经：归肾、肝、脾经
功效主治
补肾阳
祛寒湿
肾阳不足，命门火衰，阳痿精冷，小便频数
阳虚冷泻
强筋骨
腰膝冷痛，筋骨痿软无力
用法用量：煎服，3～10g
使用注意：本品燥烈有毒，不宜久服；阴虚火旺者忌服

淫羊藿、巴戟天与仙茅皆味辛性温热，归肾、肝经，均能补肾阳，强筋骨，祛风湿。都可用治肾阳不足之阳痿遗精、宫冷不孕、遗尿尿频、筋骨痿软等症；风寒湿

痹日久兼肾虚，腰膝酸痛或筋骨痿软无力等症。三者常相须为用。不同之处在于，淫羊藿辛甘温，补肾壮阳的力量强，长于壮阳起痿，尤宜于肾阳虚衰之男子阳痿不育，单用或复方配伍均可。也可用治中风偏枯不遂。此外，现代用于治疗肾阳虚的喘咳及妇女更年期的高血压病等，亦有较好疗效。巴戟天甘辛微温，补肾助阳之力较逊而兼能益精血。也可用治下元虚冷，精血亏虚之宫冷不孕，月经不调，少腹冷痛。仙茅辛热有毒，祛寒湿之力较强，其燥热之性也较巴戟天、淫羊藿为强。此外，也可用治阳虚冷泻，能补命门之火以温煦脾阳而止冷泻。但本品有伤阴之弊，久服令人唇焦口燥，应当注意。

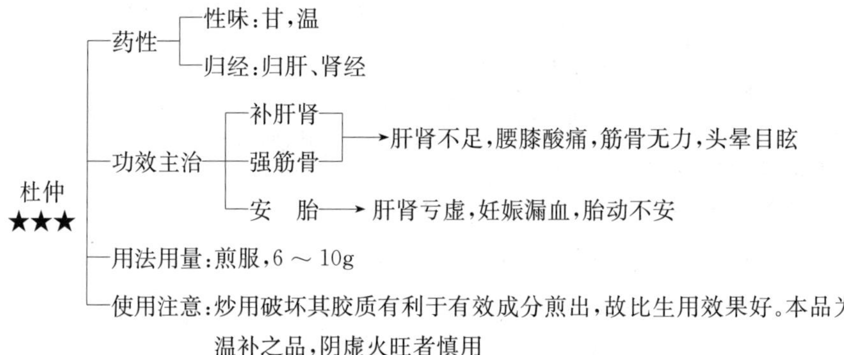
杜仲
★★★
药性
性味：甘，温
归经：归肝、肾经
功效主治
补肝肾
强筋骨
肝肾不足，腰膝酸痛，筋骨无力，头晕目眩
安　胎
肝肾亏虚，妊娠漏血，胎动不安
用法用量：煎服，6～10g
使用注意：炒用破坏其胶质有利于有效成分煎出，故比生用效果好。本品为温补之品，阴虚火旺者慎用

附药：杜仲叶　性味微辛，温；归肝、肾经。功能补肝肾，强筋骨。适用于肝肾不足，头晕目眩，腰膝酸痛，筋骨痿软。煎服，10～15g。

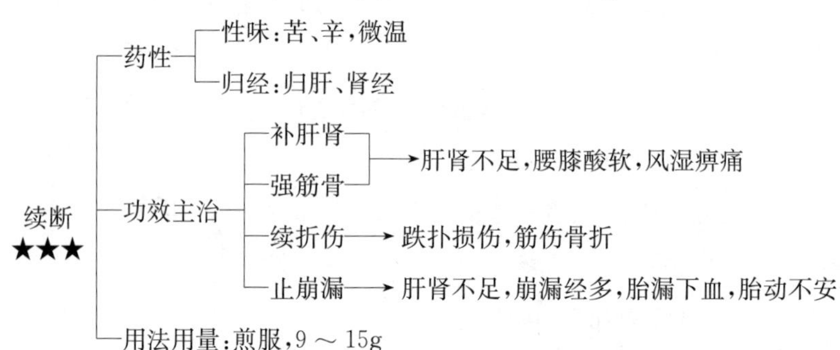
续断
★★★
药性
性味：苦、辛，微温
归经：归肝、肾经
功效主治
补肝肾
强筋骨
肝肾不足，腰膝酸软，风湿痹痛
续折伤
跌扑损伤，筋伤骨折
止崩漏
肝肾不足，崩漏经多，胎漏下血，胎动不安
用法用量：煎服，9～15g

杜仲与续断皆甘温，归肝、肾经，均能补肝肾，强筋骨，安胎。都可用治肝肾不足之腰膝酸痛，筋骨无力；肝肾亏虚，胎元不固之妊娠胎漏下血，胎动不安，或习惯性流产。二者临床常相须为用。不同之处在于，杜仲补益、安胎之力较强，为治肾虚腰痛的要药。其他腰痛用之，均有扶正固本之效。同时，本品兼暖下元，可用治肾阳不足，下元虚冷，阳痿不举，遗精滑精，遗尿尿频等症。此外，现代临床用于高血压病头晕目眩，有可靠的降血压作用，兼肝肾不足者尤为适宜。续断味兼苦辛，补益、安胎之力虽不及杜仲，但补而不滞，又善于行血脉，续折伤（疗

伤续折），又常用治跌扑损伤，筋伤骨折，为中医骨伤科之常用药。并能止崩漏，也可用治肝肾不足，冲任不固之崩漏、月经过多。

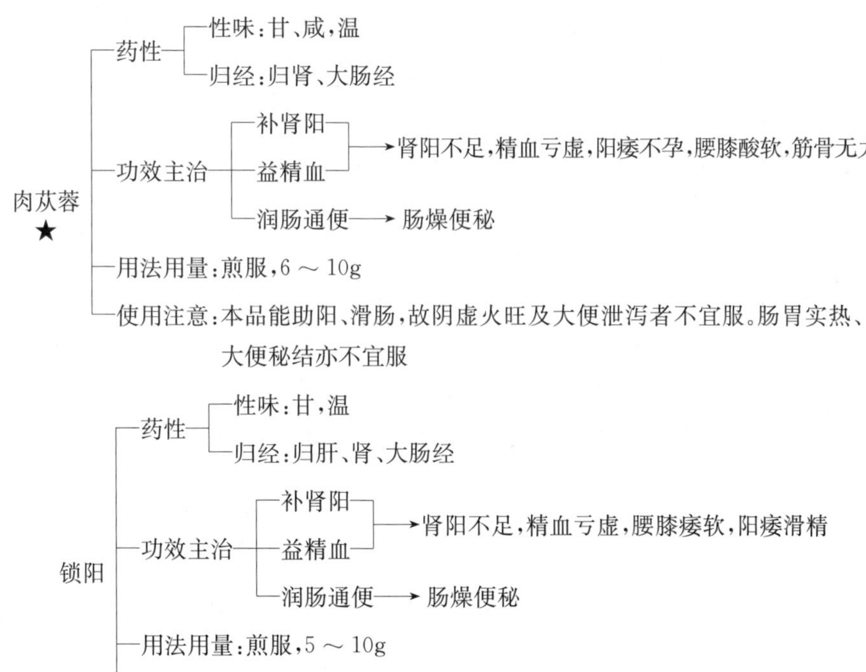
肉苁蓉
★
药性
性味：甘、咸，温
归经：归肾、大肠经
功效主治
补肾阳
益精血
肾阳不足，精血亏虚，阳痿不孕，腰膝酸软，筋骨无力
润肠通便
肠燥便秘
用法用量：煎服，6～10g
使用注意：本品能助阳、滑肠，故阴虚火旺及大便泄泻者不宜服。肠胃实热、大便秘结亦不宜服
锁阳
药性
性味：甘，温
归经：归肝、肾、大肠经
功效主治
补肾阳
益精血
肾阳不足，精血亏虚，腰膝痿软，阳痿滑精
润肠通便
肠燥便秘
用法用量：煎服，5～10g
使用注意：阴虚阳亢、脾虚泄泻、实热便秘均忌服

肉苁蓉与锁阳皆甘温质润，归肾、大肠经，均能补肾阳，益精血，润肠通便。同可用治肾阳不足，精血亏虚之阳痿不孕、腰膝酸软、筋骨无力；肠燥便秘。对于老人肾阳不足，精血亏虚之肠燥便秘者尤为适宜。二者常相须为用。不同之处在于，肉苁蓉药力从容平和，难求速效，为补肾阳、益精血之良药。锁阳兼能"润燥养筋"（《本草从新》），肝肾不足，腰膝痿软，筋骨无力，行步艰难者尤为多用。

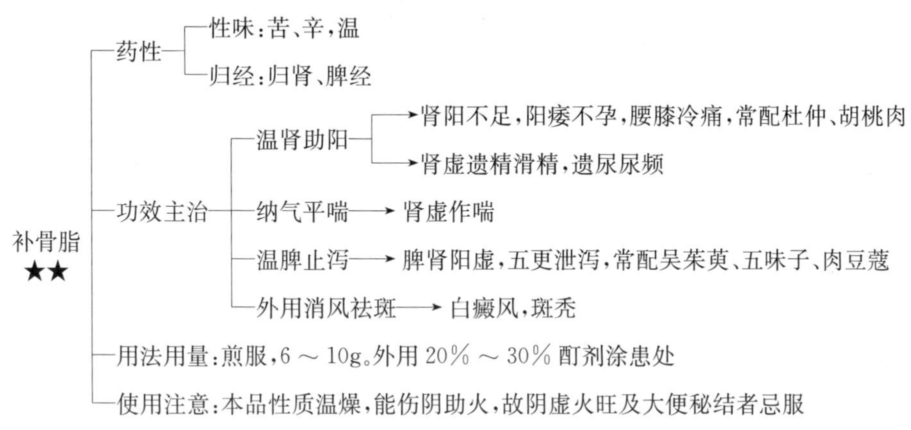
补骨脂
★★
药性
性味：苦、辛，温
归经：归肾、脾经
功效主治
温肾助阳
肾阳不足，阳痿不孕，腰膝冷痛，常配杜仲、胡桃肉
肾虚遗精滑精，遗尿尿频
纳气平喘
肾虚作喘
温脾止泻
脾肾阳虚，五更泄泻，常配吴茱萸、五味子、肉豆蔻
外用消风祛斑
白癜风，斑秃
用法用量：煎服，6～10g。外用20%～30%酊剂涂患处
使用注意：本品性质温燥，能伤阴助火，故阴虚火旺及大便秘结者忌服

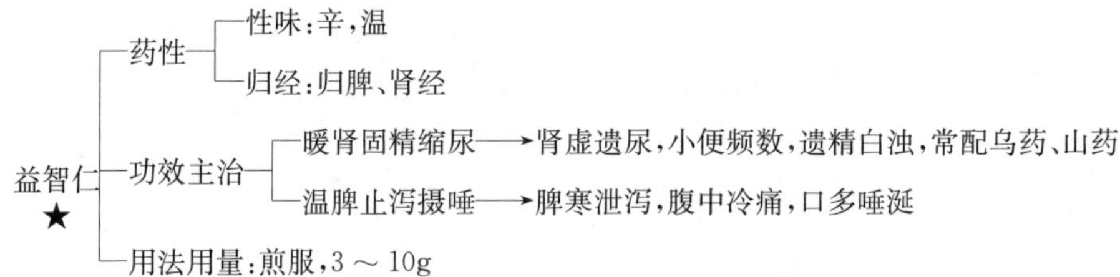
益智仁
★
药性
性味：辛，温
归经：归脾、肾经
功效主治
暖肾固精缩尿——→肾虚遗尿，小便频数，遗精白浊，常配乌药、山药
温脾止泻摄唾——→脾寒泄泻，腹中冷痛，口多唾涎
用法用量：煎服，3～10g

补骨脂与益智仁味辛性温热，归肾、脾经，均能补肾助阳，固精缩尿，温脾止泻。都可用治肾阳不足之遗精滑精，遗尿尿频；脾肾阳虚之五更泄泻或久泻不止。二者常相须为用。不同之处在于，补骨脂辛苦温燥，助阳的力量较强，作用偏于肾，长于温肾壮阳。故肾阳不足，命门火衰之阳痿不孕、腰膝冷痛等症，补骨脂多用。此外，本品又能纳气平喘，也可用治肾不纳气之虚喘。外用能消风祛斑，用治白癜风，斑秃。益智仁辛温，助阳之力较补骨脂为弱，作用偏于脾，长于温脾开胃摄唾。故脾胃虚寒，腹中冷痛，食少，口多唾涎者，益智仁多用。

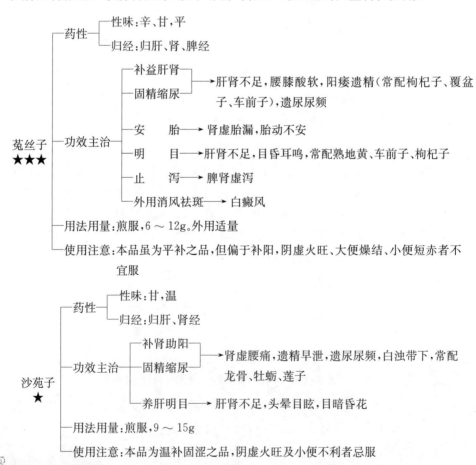

菟丝子 ★★★

- 药性
  - 性味：辛、甘，平
  - 归经：归肝、肾、脾经
- 功效主治
  - 补益肝肾、固精缩尿——→肝肾不足，腰膝酸软，阳痿遗精（常配枸杞子、覆盆子、车前子），遗尿尿频
  - 安　胎——→肾虚胎漏，胎动不安
  - 明　目——→肝肾不足，目昏耳鸣，常配熟地黄、车前子、枸杞子
  - 止　泻——→脾肾虚泻
  - 外用消风祛斑——→白癜风
- 用法用量：煎服，6～12g。外用适量
- 使用注意：本品虽为平补之品，但偏于补阳，阴虚火旺、大便燥结、小便短赤者不宜服

沙苑子 ★

- 药性
  - 性味：甘，温
  - 归经：归肝、肾经
- 功效主治
  - 补肾助阳、固精缩尿——→肾虚腰痛，遗精早泄，遗尿尿频，白浊带下，常配龙骨、牡蛎、莲子
  - 养肝明目——→肝肾不足，头晕目眩，目暗昏花
- 用法用量：煎服，9～15g
- 使用注意：本品为温补固涩之品，阴虚火旺及小便不利者忌服

菟丝子与沙苑子皆味甘，归肝、肾经，均能补肾助阳，固精缩尿，养肝明目。都可用治肾虚腰痛，阳痿不孕，遗精滑精，遗尿尿频，白带过多；肝肾不足，头晕目眩，目暗不明，视物昏花，耳鸣耳聋。二者常相须为用。不同之处在于，菟丝子性平不燥，既能补肾阳，又能益肾精，为平补阴阳之品。并能安胎，止泻，外用消风祛斑。也可用治肝肾不足，胎元不固之胎漏下血、胎动不安；脾肾两虚之便溏泄泻；肾虚消渴；白癜风。菟丝子为平补肝、肾、脾三经之良药。沙苑子补益肝肾之力不如菟丝子，而以收涩见长，故固精、缩尿、止带沙苑子多用。

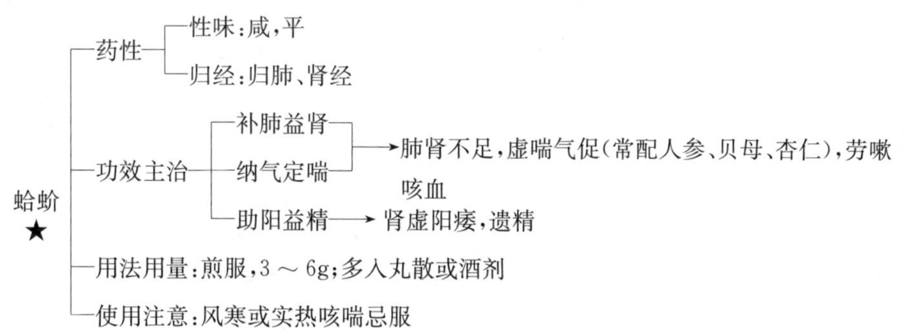
蛤蚧
★
药性
性味：咸，平
归经：归肺、肾经
功效主治
补肺益肾
纳气定喘
肺肾不足，虚喘气促（常配人参、贝母、杏仁），劳嗽咳血
助阳益精
肾虚阳痿，遗精
用法用量：煎服，3～6g；多入丸散或酒剂
使用注意：风寒或实热咳喘忌服

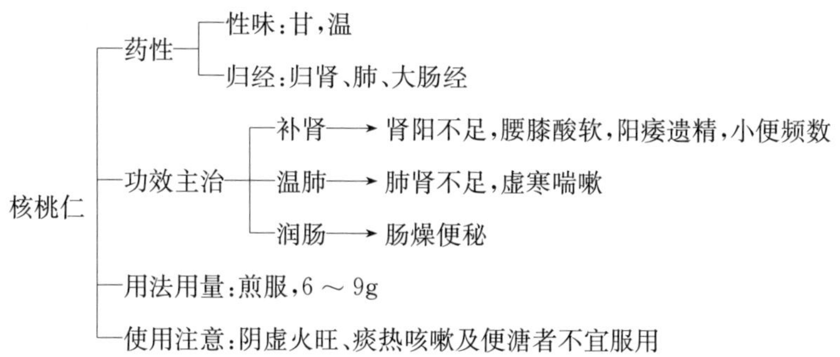
核桃仁
药性
性味：甘，温
归经：归肾、肺、大肠经
功效主治
补肾
肾阳不足，腰膝酸软，阳痿遗精，小便频数
温肺
肺肾不足，虚寒喘嗽
润肠
肠燥便秘
用法用量：煎服，6～9g
使用注意：阴虚火旺、痰热咳嗽及便溏者不宜服用

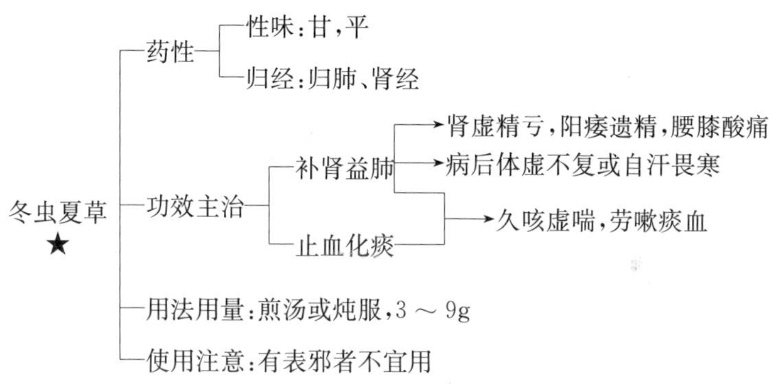
冬虫夏草
★
药性
性味：甘，平
归经：归肺、肾经
功效主治
补肾益肺
肾虚精亏，阳痿遗精，腰膝酸痛
病后体虚不复或自汗畏寒
止血化痰
久咳虚喘，劳嗽痰血
用法用量：煎汤或炖服，3～9g
使用注意：有表邪者不宜用

蛤蚧、核桃仁、冬虫夏草与紫河车皆归肺、肾经，均能补肺肾而定喘嗽。都常用治肺肾不足，摄纳无权，久咳虚喘。为治疗虚证喘咳之常用药。且均可用治肾阳不足所致的阳痿遗精，腰膝酸痛等症。不同之处在于，蛤蚧咸平，补肺益肾、纳气定喘之力较强，尤为治虚证喘咳之要药。本品既能助肾阳，又能益精血，故肾阳不足，精血亏虚者较为适宜。核桃仁甘温质润，又能润肠通便，也可用治津亏肠燥便秘。冬虫夏草甘平，既能补肾阳、益肺阴(补阳益阴)，又能止血化痰，故肺阴不足、劳嗽痰血者尤为多用，为平补肺肾之佳品和平补阴阳之品。此外，对于病后体虚不复，自汗畏寒者，本品有补肾固本、补肺益卫之功。紫河车甘咸温，既能温肾阳，又能补精血，肾阳不足、精血亏虚的不孕、阳痿证尤为适宜。且紫河车又能益气养血，也可用治气血两虚，产后乳少，面色萎黄，食少气短，消瘦乏力。

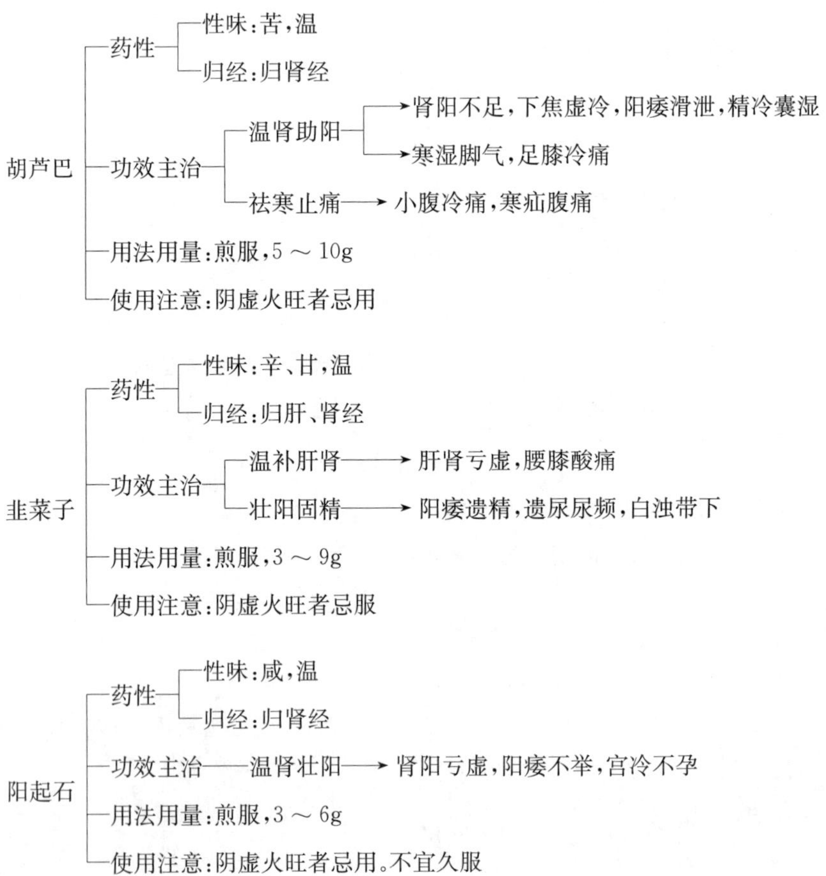
胡芦巴
药性
性味:苦,温
归经:归肾经
功效主治
温肾助阳
肾阳不足,下焦虚冷,阳痿滑泄,精冷囊湿
寒湿脚气,足膝冷痛
祛寒止痛
小腹冷痛,寒疝腹痛
用法用量:煎服,5 ～ 10g
使用注意:阴虚火旺者忌用
韭菜子
药性
性味:辛、甘,温
归经:归肝、肾经
功效主治
温补肝肾
肝肾亏虚,腰膝酸痛
壮阳固精
阳痿遗精,遗尿尿频,白浊带下
用法用量:煎服,3 ～ 9g
使用注意:阴虚火旺者忌服
阳起石
药性
性味:咸,温
归经:归肾经
功效主治
温肾壮阳
肾阳亏虚,阳痿不举,宫冷不孕
用法用量:煎服,3 ～ 6g
使用注意:阴虚火旺者忌用。不宜久服

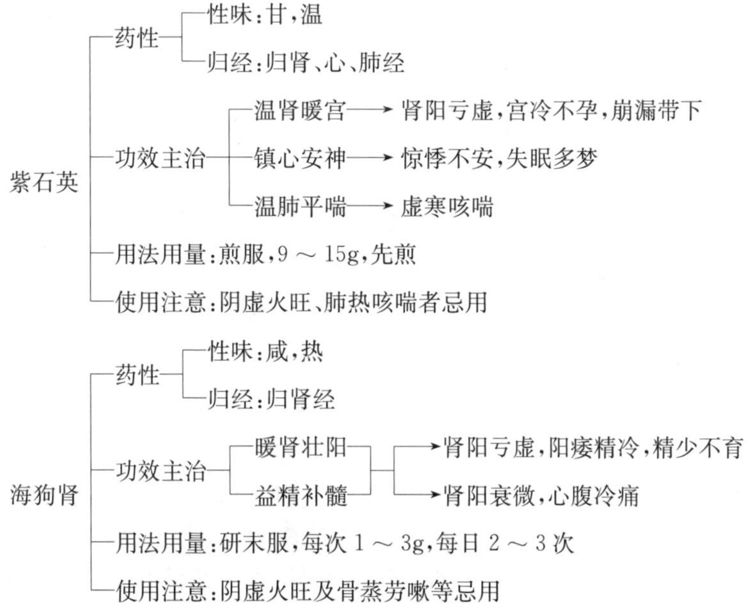
紫石英
药性
性味：甘，温
归经：归肾、心、肺经
功效主治
温肾暖宫→肾阳亏虚，宫冷不孕，崩漏带下
镇心安神→惊悸不安，失眠多梦
温肺平喘→虚寒咳喘
用法用量：煎服，9～15g，先煎
使用注意：阴虚火旺、肺热咳喘者忌用
海狗肾
药性
性味：咸，热
归经：归肾经
功效主治
暖肾壮阳
益精补髓
→肾阳亏虚，阳痿精冷，精少不育
→肾阳衰微，心腹冷痛
用法用量：研末服，每次1～3g，每日2～3次
使用注意：阴虚火旺及骨蒸劳嗽等忌用

附药：黄狗肾　性味咸，温；归肾经。功能壮阳益精。适用于肾虚精亏，阳痿宫冷，健忘耳鸣，神思恍惚，腰酸足软。研粉冲服或入丸、散剂服，1～3g。鲜品可加调料煮熟服食。阴虚火旺者不宜用。

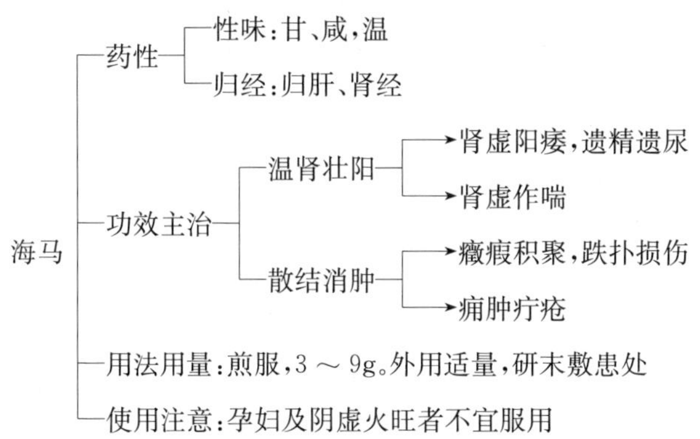
海马
药性
性味：甘、咸，温
归经：归肝、肾经
功效主治
温肾壮阳
→肾虚阳痿，遗精遗尿
→肾虚作喘
散结消肿
→癥瘕积聚，跌扑损伤
→痈肿疔疮
用法用量：煎服，3～9g。外用适量，研末敷患处
使用注意：孕妇及阴虚火旺者不宜服用

附药：海龙　性味甘、咸，温；归肝、肾经。功能温肾壮阳，散结消肿。适用于肾阳不足，阳痿遗精，癥瘕积聚，瘰疬痰核，跌扑损伤；外治痈肿疔疮。煎服，3～9g。外用适量，研末敷患处。

海狗肾与海马皆为贵重药材，均能温肾壮阳，都可用治肾阳亏虚，阳痿精冷，精少不育，宫冷不孕，腰膝酸软，遗精遗尿等症。不同之处在于，海狗肾作用单纯而暖肾壮阳、益精补髓之力较强。此外，黄狗肾的功用与海狗肾相似而药力较弱，但药源多、价较廉，故临床可用黄狗肾代替海狗肾使用。海马又能活血散结，消肿止痛，可用治癥瘕积聚，跌扑损伤。此外，尚可用以治疗肾虚作喘，及外治痈肿疔疮、外伤出血等。

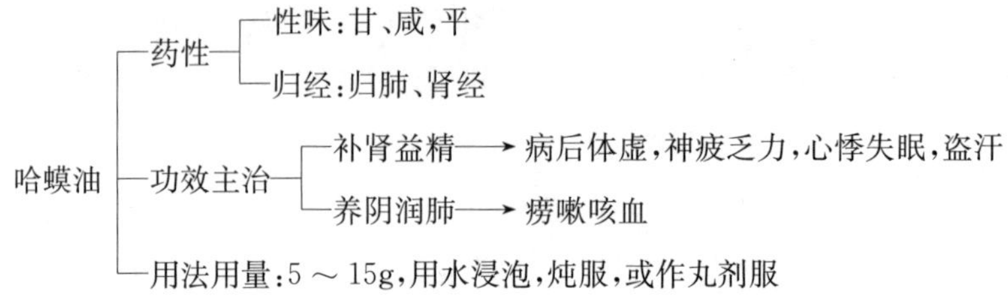
哈蟆油
药性
性味：甘、咸，平
归经：归肺、肾经
功效主治
补肾益精
病后体虚，神疲乏力，心悸失眠，盗汗
养阴润肺
痨嗽咳血
用法用量：5～15g，用水浸泡，炖服，或作丸剂服

第三节 补 血 药

本类药物大多甘温质润，主入心肝血分。具有补血的功效，主治血虚证，症见面色苍白或萎黄，唇爪苍白，眩晕耳鸣，心悸怔忡，失眠健忘，或月经愆期，量少色淡，甚则闭经，舌淡脉细等。有的兼能滋养肝肾，也可用治肝肾精血亏虚所致的眩晕耳鸣，腰膝酸软，须发早白等。

使用补血药常配伍补气药，即所谓“有形之血不能自生，生于无形之气”。若兼见阴虚者，可配补阴药或选用兼有补阴作用的补血药；脾为气血生化之源，脾的运化功能衰弱，补血药就不能充分发挥作用，故应适当配伍健运脾胃之品。

补血药多滋腻黏滞，故脾虚湿阻，气滞食少者慎用。必要时，可配伍化湿、行气、消食药，以助运化。

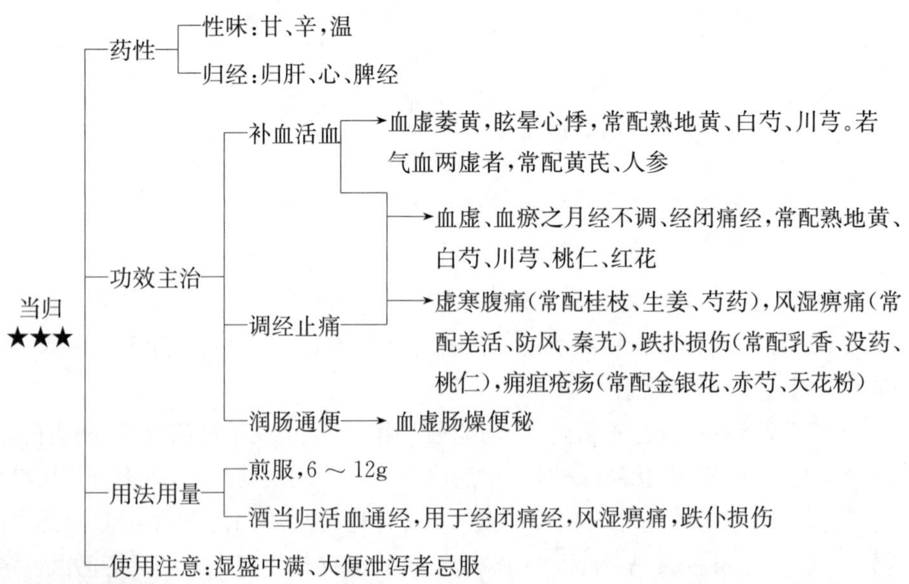
当归
★★★
药性
性味：甘、辛，温
归经：归肝、心、脾经
功效主治
补血活血
血虚萎黄，眩晕心悸，常配熟地黄、白芍、川芎。若气血两虚者，常配黄芪、人参
血虚、血瘀之月经不调、经闭痛经，常配熟地黄、白芍、川芎、桃仁、红花
调经止痛
虚寒腹痛（常配桂枝、生姜、芍药），风湿痹痛（常配羌活、防风、秦艽），跌扑损伤（常配乳香、没药、桃仁），痈疽疮疡（常配金银花、赤芍、天花粉）
润肠通便
血虚肠燥便秘
用法用量
煎服，6～12g
酒当归活血通经，用于经闭痛经，风湿痹痛，跌仆损伤
使用注意：湿盛中满、大便泄泻者忌服

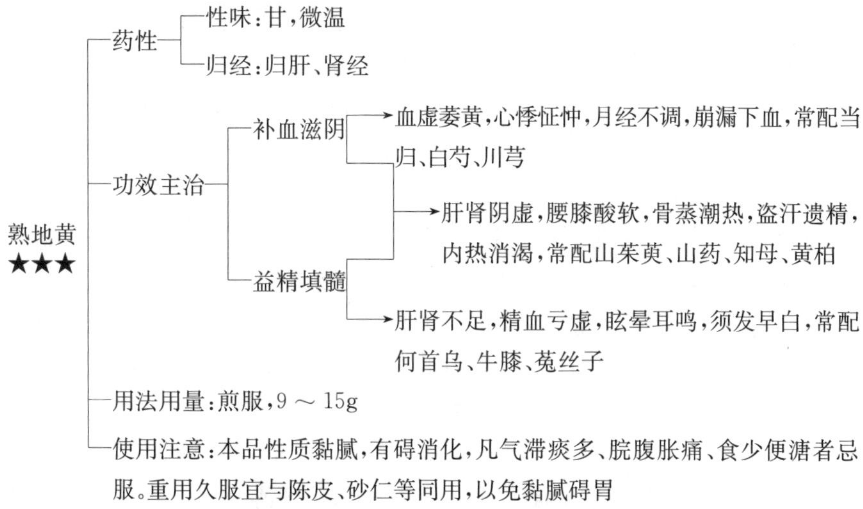
熟地黄
★★★
药性
性味：甘，微温
归经：归肝、肾经
功效主治
补血滋阴
血虚萎黄，心悸怔忡，月经不调，崩漏下血，常配当归、白芍、川芎
肝肾阴虚，腰膝酸软，骨蒸潮热，盗汗遗精，内热消渴，常配山茱萸、山药、知母、黄柏
益精填髓
肝肾不足，精血亏虚，眩晕耳鸣，须发早白，常配何首乌、牛膝、菟丝子
用法用量：煎服，9～15g
使用注意：本品性质黏腻，有碍消化，凡气滞痰多、脘腹胀痛、食少便溏者忌服。重用久服宜与陈皮、砂仁等同用，以免黏腻碍胃

地黄始见于《本经》，现临床使用有鲜、生、熟三种。鲜地黄、生地黄（干地黄）与熟地黄同出一物，均来源于玄参科植物地黄的根，因加工方法不同而分为三种药物。鲜地黄是指新采挖的根洗净后直接入药；生地黄即鲜地黄烘干后入药；熟地黄为生地黄经加黄酒等辅料炖或蒸后晒干而成。三种地黄均味甘，具有不同程度的补益作用，都能养阴生津，皆可用治阴虚津亏者。但性能功用有别，鲜地黄甘苦大寒，多液，滋阴之力虽弱，但滋腻性较小，长于清热凉血、生津止渴。多用治血热妄行之多种出血；热病伤阴、舌绛烦渴，以及阴虚津亏之消渴。生地黄甘苦性寒，质润，清热凉血之力不及鲜地黄，但长于养阴生津，滋腻性亦较小，除用治血热出血，热病伤阴的病证外，也常用治温热病热入营血，温毒发斑；阴虚发热，骨蒸劳热；阴虚津伤，肠燥便秘。熟地黄甘微温，滋腻性较大，长于补血滋阴，益精填髓。常用治血虚萎黄，心悸怔忡，月经不调，崩漏下血；肝肾阴虚，腰膝酸软，骨蒸潮热，盗汗遗精，内热消渴；肝肾不足，精血亏虚，眩晕耳鸣，须发早白。凡真阴不足，精髓亏虚者，熟地黄皆可用之。

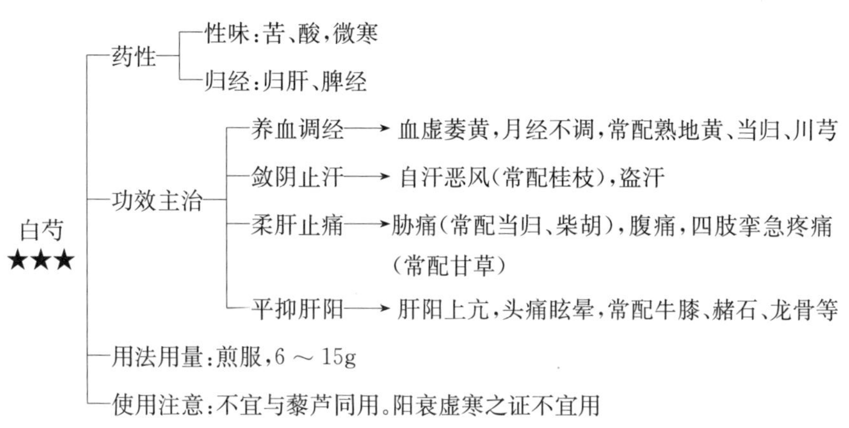
白芍
★★★
药性
性味：苦、酸，微寒
归经：归肝、脾经
功效主治
养血调经——血虚萎黄，月经不调，常配熟地黄、当归、川芎
敛阴止汗——自汗恶风（常配桂枝），盗汗
柔肝止痛——胁痛（常配当归、柴胡），腹痛，四肢挛急疼痛（常配甘草）
平抑肝阳——肝阳上亢，头痛眩晕，常配牛膝、赭石、龙骨等
用法用量：煎服，6～15g
使用注意：不宜与藜芦同用。阳衰虚寒之证不宜用

当归与白芍皆为常用的补血药，归肝脾经，均能补血调经。都可用治血虚面色萎黄，眩晕心悸，月经不调，经闭痛经等症，二者常相须为用，并常配伍熟地黄、川芎。同时，二者均能止痛，都可用治疼痛的病证。不同之处在于，当归味甘辛，性温，又归心经。本品既能补血，又能活血，兼能散寒，故血虚、血瘀、血寒的月经不调，经闭痛经，均可使用，血虚、血瘀有寒者（血虚寒滞者）尤为适宜，为补血之圣药和妇科调经之要药。且当归止痛是善于补血活血，散寒止痛，故当归主治血虚、血瘀、寒凝的疼痛，如虚寒性腹痛，风湿痹痛，跌扑损伤、瘀滞肿痛，以及痈疽疮疡肿痛；同时，当归又能润肠通便（补血以润肠通便），也常用治血虚肠燥便秘。白芍味苦酸，性微寒，善于养血敛阴（收敛肝阴以养血），故血虚、阴虚有热者最为适宜。且白芍止痛善于收敛肝阴，养血柔肝，缓急止痛，故白芍主治肝阴不足，血虚肝旺，肝气不舒，肝脾不和所致的胁肋疼痛，脘腹、四肢挛急疼痛。同时，白芍又能敛阴止汗，平抑肝阳，也常用治外感风寒、营卫不和之汗出恶风，以及阴虚盗汗；肝阳上亢所致的头痛眩晕、烦躁易怒等症。

白芍与赤芍《本经》不分，通称芍药，唐末宋初，始将二者区分。二者虽同出一物而性微寒，但前人谓“白补赤泻，白收赤散”，一语而道破二者的主要区别。一般认为在功效方面，白芍长于养血调经，敛阴止汗，柔肝止痛，平抑肝阳；赤芍长于清热凉血，活血散瘀，清泄肝火。在应用方面，白芍主治血虚阴亏，肝阳偏亢诸证。如血虚萎黄、月经不调、经闭痛经，阴虚盗汗，营卫不和的表虚自汗，肝阳上亢、眩晕耳鸣、烦躁易怒等症；赤芍主治血热、血瘀、肝火所致诸证。如热入营血，温毒发斑，血热吐衄，血热瘀滞的经闭癥瘕、痈肿疮疡，肝火上炎的目赤肿痛等症。又，白芍、赤芍皆能止痛，均可用治疼痛的病证。但白芍长于养血柔肝，缓急止痛。主治肝阴不足，血虚肝旺，肝气不舒，肝脾不和所致的胁肋疼痛、脘腹四肢挛急疼痛；而赤芍则长于活血祛瘀止痛，主治瘀血阻滞所致的痛经、心腹胁肋疼痛、跌打损伤瘀滞肿痛，以及疮疡肿痛等症。因能清热凉血，故血热瘀滞者尤为适宜。

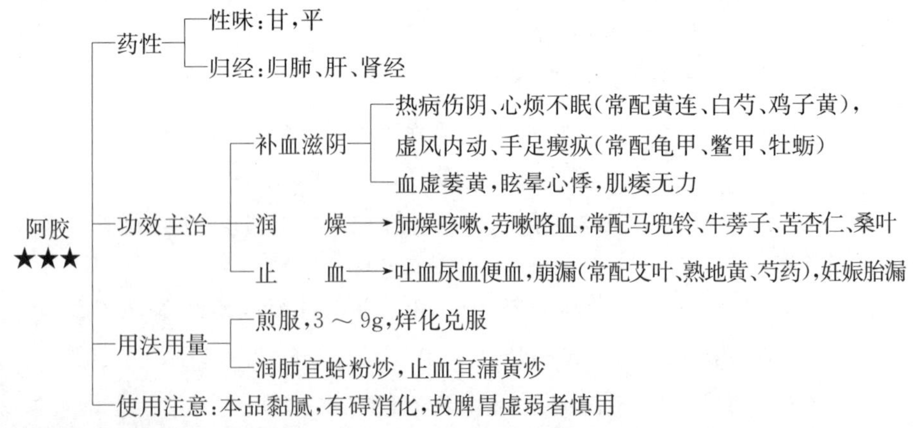
阿胶
★★★
药性
性味：甘，平
归经：归肺、肝、肾经
功效主治
补血滋阴
热病伤阴、心烦不眠（常配黄连、白芍、鸡子黄），
虚风内动、手足瘈疭（常配龟甲、鳖甲、牡蛎）
血虚萎黄，眩晕心悸，肌痿无力
润　燥
肺燥咳嗽，劳嗽咯血，常配马兜铃、牛蒡子、苦杏仁、桑叶
止　血
吐血尿血便血，崩漏（常配艾叶、熟地黄、芍药），妊娠胎漏
用法用量
煎服，3 ～ 9g，烊化兑服
润肺宜蛤粉炒，止血宜蒲黄炒
使用注意：本品黏腻，有碍消化，故脾胃虚弱者慎用

熟地黄与阿胶均能补血，滋阴，皆为补血要药。都可用治血虚所致的面色萎黄，头晕目眩，心悸失眠，神疲乏力，月经不调，崩漏不止，以及阴亏的病证。不同之处在于，熟地黄甘微温，取其滋补肝肾之阴的功效，临床常用治肝肾阴虚，腰膝酸软、骨蒸潮热、遗精盗汗、耳鸣耳聋以及内热消渴等。且熟地黄又能补肝肾，益精血，也常用治肝肾不足，精血亏虚所致的眩晕耳鸣，须发早白，五迟五软。阿胶甘平质润，为血肉有情之品，善于滋阴润肺，常用治肺热阴虚，燥咳痰少，咽喉干燥，痰中带血，或燥热伤肺，干咳无痰，心烦口渴，鼻燥咽干；热病伤阴，肾水亏损而心火亢盛，心烦不眠；温热病后期，真阴欲竭，虚风内动，手足瘈疭。且阿胶质黏，又具有良好的止血作用，为止血要药，可用治吐血、衄血、咯血、尿血、便血、崩漏下血、妊娠胎漏下血等多种出血证，对出血而兼见阴虚、血虚证者尤为适宜。

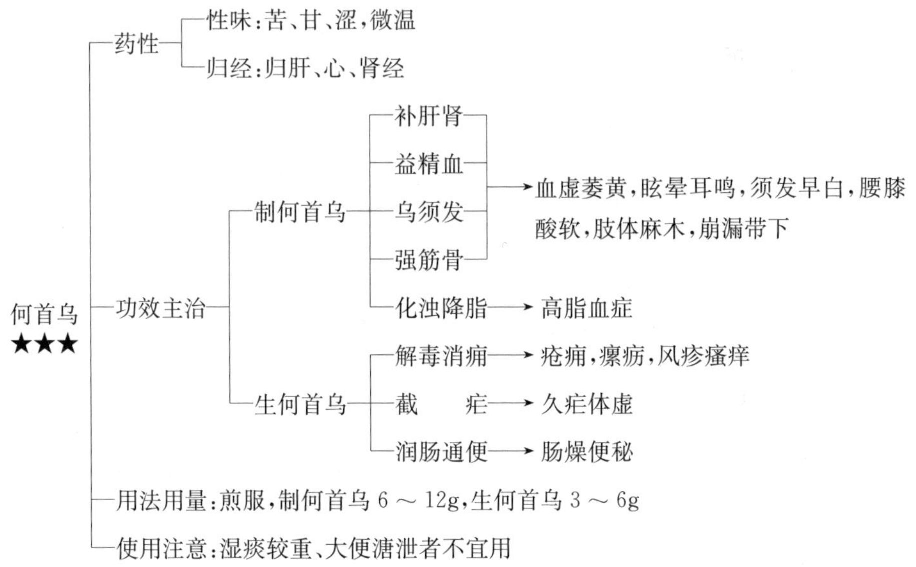
何首乌
★★★
药性
性味：苦、甘、涩，微温
归经：归肝、心、肾经
功效主治
制何首乌
补肝肾
益精血
乌须发
强筋骨
血虚萎黄，眩晕耳鸣，须发早白，腰膝酸软，肢体麻木，崩漏带下
化浊降脂
高脂血症
生何首乌
解毒消痈
疮痈，瘰疬，风疹瘙痒
截　疟
久疟体虚
润肠通便
肠燥便秘
用法用量：煎服，制何首乌 6 ～ 12g，生何首乌 3 ～ 6g
使用注意：湿痰较重、大便溏泄者不宜用

熟地黄与制首乌皆味甘、性微温，同归肝、肾经，均能补益精血(补肝肾、益精血)。都可用治血虚所致的面色萎黄，头晕目眩，心悸怔忡，失眠多梦，月经不调，崩漏下血；肝肾不足，精血亏虚所致的眩晕耳鸣、须发早白、腰膝酸软等症。不同之处在于，熟地黄补益之力较强，功长补血滋阴，益精填髓，为养血补虚之要药和滋补肝肾之阴的主药(为治疗血虚证和肝肾阴虚证之要药)。又常用治肝肾阴虚，腰膝酸软、骨蒸潮热、遗精盗汗、耳鸣耳聋，以及内热消渴等，常配伍山茱萸、山药等。但本品性质黏腻，有碍消化，重用久服宜与陈皮、砂仁等行气健脾药同用，以防滋腻碍胃。何首乌制用补肝肾、益精血之力虽不及熟地黄，但能乌须发，

强筋骨，化浊降脂，味涩又兼能收敛固肾，且不寒、不燥、不腻，虚不受补者尤为适宜，为滋补之良药。肝肾不足，精血亏虚之须发早白、腰膝酸软、肢体麻木，以及高脂血症，制何首乌尤为多用。同时，何首乌生用补力较弱而能行散，具有解毒、消痈、截疟、润肠通便之功。生首乌常用治疮痈，瘰疬，风疹瘙痒；疟疾日久，气血虚弱；年老体弱，精血亏虚之肠燥便秘。

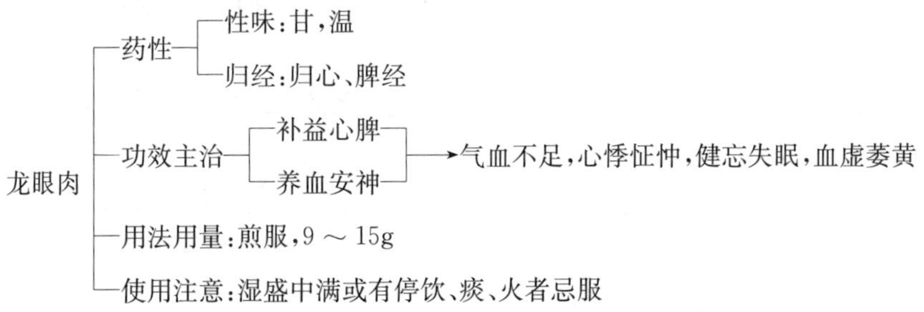
龙眼肉
药性
性味：甘，温
归经：归心、脾经
功效主治
补益心脾
养血安神
气血不足，心悸怔忡，健忘失眠，血虚萎黄
用法用量：煎服，9 ～ 15g
使用注意：湿盛中满或有停饮、痰、火者忌服

第四节　补　阴　药

本类药物药性大多味甘性寒凉质润，具有滋养阴液、生津润燥之功，兼能清热，主治阴虚津亏证。补阴包括补肺阴、补胃（脾）阴、补肝阴、补肾阴、补心阴等，分别主治肺阴虚、胃（脾）阴虚、肝阴虚、肾阴虚、心阴虚证。阴虚证主要表现为：一是阴液不足，不能滋润脏腑组织，出现皮肤、咽喉、口鼻、眼目干燥或肠燥便秘；二是阴虚生内热，出现午后潮热、盗汗、五心烦热、两颧发红；或阴虚阳亢，出现头晕目眩。不同脏腑的阴虚证还各有其症状：肺阴虚，可见干咳少痰、咯血或声音嘶哑；胃阴虚，可见口干咽燥、胃脘隐痛、饥不欲食，或脘痞不舒，或干呕呃逆等；脾阴虚大多是脾之气阴两虚，可见食纳减少、食后腹胀、便秘、唇干少津、干呕、呃逆、舌干苔少等；肝阴虚可见头晕耳鸣、两目干涩，或肢麻筋挛、爪甲不荣等；肾阴虚可见头晕目眩、耳鸣耳聋、牙齿松动、腰膝酸痛、遗精等；心阴虚可见心悸怔忡、失眠多梦等。

使用本类药物治疗热邪伤阴或阴虚内热证，常与清热药配伍，以利阴液的固护或阴虚内热的消除。用于不同脏腑的阴虚证，还应针对各种阴虚证的不同见症，分别配伍止咳化痰、降逆和中、润肠通便、健脾消食、平肝、固精、安神等类药物，以标本兼顾。如阴虚兼血虚或气虚者，又需与补血药或补气药同用。

本类药大多有一定滋腻性，故脾胃虚弱，痰湿内阻，腹满便溏者慎用。

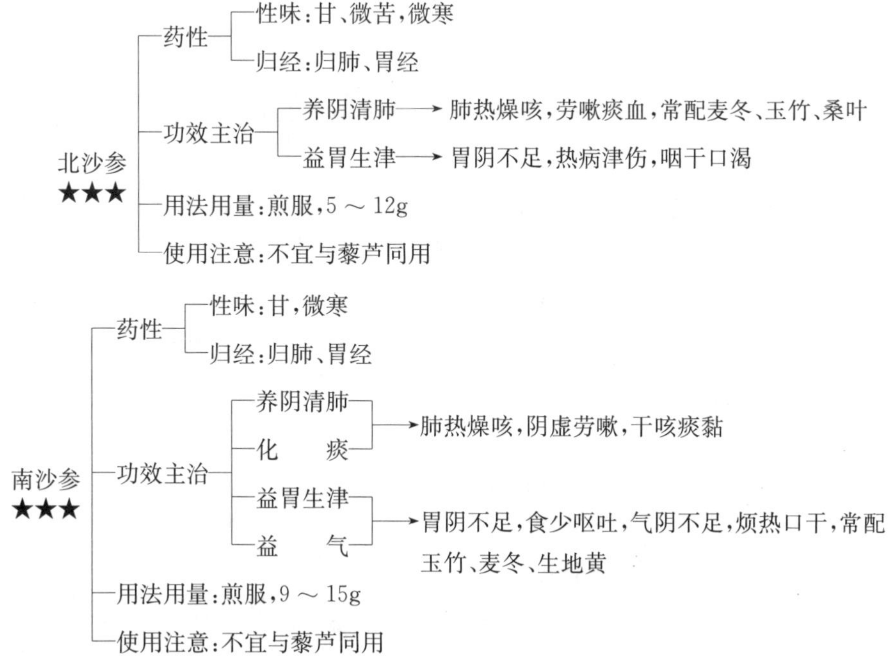
北沙参
★★★
药性
性味：甘、微苦，微寒
归经：归肺、胃经
功效主治
养阴清肺 → 肺热燥咳，劳嗽痰血，常配麦冬、玉竹、桑叶
益胃生津 → 胃阴不足，热病津伤，咽干口渴
用法用量：煎服，5 ～ 12g
使用注意：不宜与藜芦同用
南沙参
★★★
药性
性味：甘，微寒
归经：归肺、胃经
功效主治
养阴清肺
化 痰
→ 肺热燥咳，阴虚劳嗽，干咳痰黏
益胃生津
益 气
→ 胃阴不足，食少呕吐，气阴不足，烦热口干，常配玉竹、麦冬、生地黄
用法用量：煎服，9 ～ 15g
使用注意：不宜与藜芦同用

沙参有北沙参、南沙参两种，二者皆味甘、性微寒，归肺、胃经，均具有养阴清肺、益胃生津（或补肺胃之阴，清肺胃之热）的功效。都可用治阴虚肺燥有热之干咳少痰、久咳劳嗽痰血或咽干音哑等症；胃阴虚有热之口干多饮、饥不欲食、大便干结、舌苔光剥或舌红少津，或胃脘隐痛、干呕、嘈杂，或热病津伤，咽干口渴。不同之处在于，北沙参为伞形科多年生草本植物珊瑚菜的干燥根入药，其清养肺胃作用（滋阴作用）稍强，肺胃阴虚有热之证尤为多用。南沙参为桔梗科多年生草本植物轮叶沙参或沙参的干燥根入药，其清养肺胃之力（滋阴作用）虽不及北沙参，但兼有益气（补益脾肺之气）、化痰作用，能气阴双补，故较宜于肺脾或脾胃气阴两伤以及燥咳痰黏，咯痰不利者。

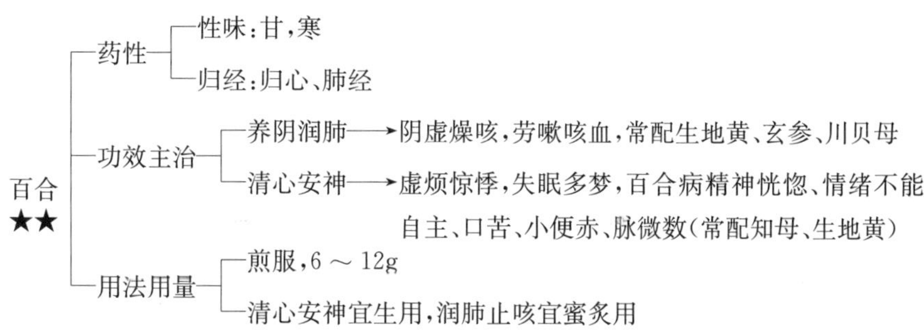
百合
★★
药性
性味：甘，寒
归经：归心、肺经
功效主治
养阴润肺 → 阴虚燥咳，劳嗽咳血，常配生地黄、玄参、川贝母
清心安神 → 虚烦惊悸，失眠多梦，百合病精神恍惚、情绪不能自主、口苦、小便赤、脉微数（常配知母、生地黄）
用法用量
煎服，6 ～ 12g
清心安神宜生用，润肺止咳宜蜜炙用

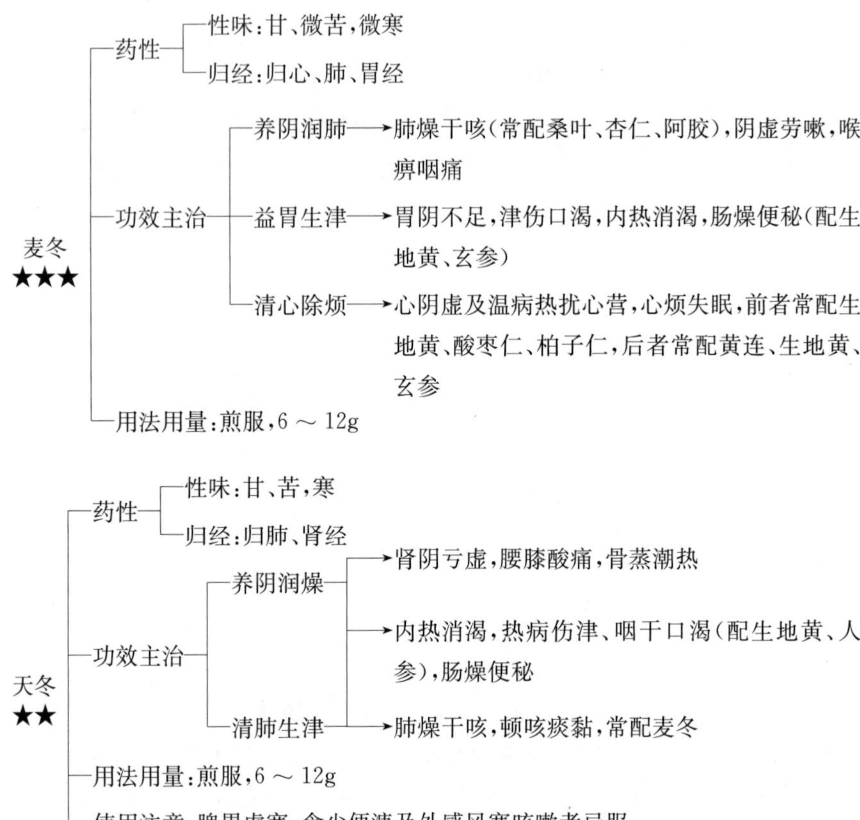
麦冬
★★★
药性
性味：甘、微苦，微寒
归经：归心、肺、胃经
功效主治
养阴润肺→肺燥干咳（常配桑叶、杏仁、阿胶），阴虚劳嗽，喉痹咽痛
益胃生津→胃阴不足，津伤口渴，内热消渴，肠燥便秘（配生地黄、玄参）
清心除烦→心阴虚及温病热扰心营，心烦失眠，前者常配生地黄、酸枣仁、柏子仁，后者常配黄连、生地黄、玄参
用法用量：煎服，6 ～ 12g
天冬
★★
药性
性味：甘、苦，寒
归经：归肺、肾经
功效主治
养阴润燥
清肺生津
→肾阴亏虚，腰膝酸痛，骨蒸潮热
→内热消渴，热病伤津、咽干口渴（配生地黄、人参），肠燥便秘
→肺燥干咳，顿咳痰黏，常配麦冬
用法用量：煎服，6 ～ 12g
使用注意：脾胃虚寒，食少便溏及外感风寒咳嗽者忌服

麦冬与天冬同属百合科多年生草本植物的干燥块根入药，均味甘苦，性寒凉，归肺经，都具有养阴润燥、清肺生津之功。二者皆既能滋肺阴、润肺燥、清肺热，又能养胃阴、清胃热、生津止渴，并能增液润肠以通便（增液行舟）。都可用治阴虚肺燥有热的鼻燥咽干、干咳痰少、咳血、咽痛音哑等症；热病伤津，咽干口渴，以及内热消渴；热病伤津劫液之肠燥便秘，常配伍生地黄、玄参。二者临床常相须为用。不同之处在于，麦冬甘微苦微寒，滋阴润燥、清热生津作用较天冬为弱，滋腻性也较小。且麦冬又能益胃生津，清心除烦（养心阴、清心热而除烦安神），也可用治胃阴虚有热之舌干口渴，胃脘隐痛，呕吐，大便干结等症；心阴虚有热之心烦、失眠多梦等症，以及温病热伤心营而见神烦少寐者。天冬甘润苦寒之性较甚，滋阴润燥、清火生津之力较强，滋腻性也大。且本品又能滋肾阴、降虚火，也可用治肾阴亏虚之眩晕耳鸣、腰膝酸痛及阴虚火旺之骨蒸潮热、遗精等症。

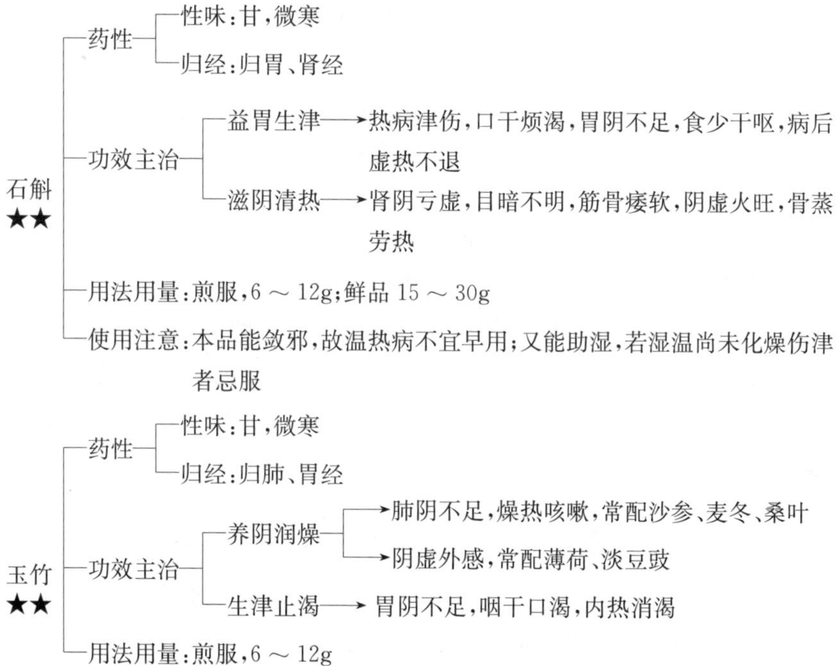
石斛
★★
药性
性味:甘,微寒
归经:归胃、肾经
功效主治
益胃生津
热病津伤,口干烦渴,胃阴不足,食少干呕,病后虚热不退
滋阴清热
肾阴亏虚,目暗不明,筋骨痿软,阴虚火旺,骨蒸劳热
用法用量:煎服,6 ~ 12g;鲜品 15 ~ 30g
使用注意:本品能敛邪,故温热病不宜早用;又能助湿,若湿温尚未化燥伤津者忌服
玉竹
★★
药性
性味:甘,微寒
归经:归肺、胃经
功效主治
养阴润燥
肺阴不足,燥热咳嗽,常配沙参、麦冬、桑叶
阴虚外感,常配薄荷、淡豆豉
生津止渴
胃阴不足,咽干口渴,内热消渴
用法用量:煎服,6 ~ 12g

玉竹与石斛皆甘微寒,归胃经,均能益胃生津止渴,都可用治热病津伤,低热烦渴,口燥咽干,舌干苔黑,以及胃阴不足,咽干口渴,食少呕逆,胃脘嘈杂、隐痛或灼痛,舌光少苔等症。不同之处在于,石斛清热之力较好,热病伤阴津、病后虚热不退者多选用。且石斛尚归肾经,又能滋肾阴,兼能明目、强腰膝、降虚火。也可用治肾阴亏虚之目暗不明、筋骨痿软;阴虚火旺,骨蒸劳热。玉竹尚归肺经,又善于养阴润肺。也可用治阴虚肺燥有热的干咳少痰、咳血、声音嘶哑等症。且玉竹养阴而不滋腻恋邪,阴虚外感者玉竹常选用。

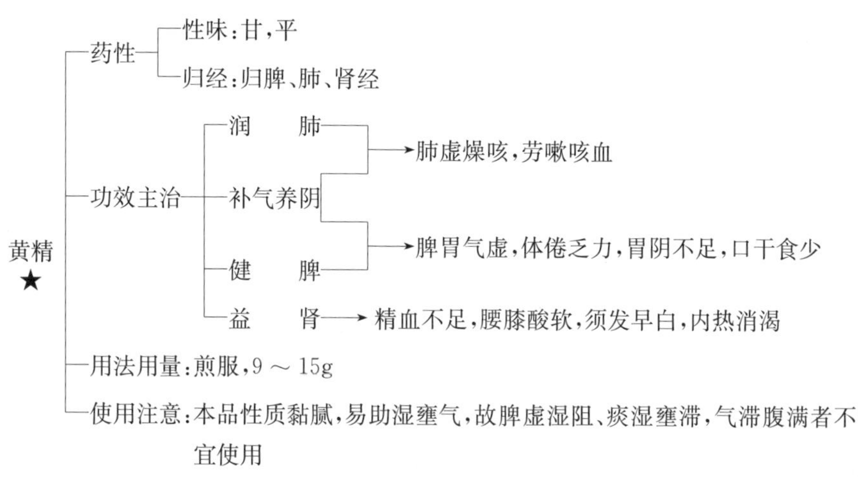
黄精
★
药性
性味:甘,平
归经:归脾、肺、肾经
功效主治
润 肺
补气养阴
健 脾
益 肾
肺虚燥咳,劳嗽咳血
脾胃气虚,体倦乏力,胃阴不足,口干食少
精血不足,腰膝酸软,须发早白,内热消渴
用法用量:煎服,9 ~ 15g
使用注意:本品性质黏腻,易助湿壅气,故脾虚湿阻、痰湿壅滞,气滞腹满者不宜使用

百合、玉竹与黄精均为百合科植物，皆味甘，归肺经，均能养阴润肺，都可用治阴虚肺燥有热之干咳少痰、咳血或咽干音哑等症。其中，玉竹、黄精又能益胃阴，用治胃阴不足或脾胃阴伤，咽干口渴，食欲不振，胃脘隐痛，大便燥结，舌红少苔，以及内热消渴者。不同之处在于，百合性微寒，养阴润肺清肺之力虽不及北沙参、麦冬、黄精、玉竹等药，但兼有一定的祛痰止咳作用。同时，又善于清心安神（养心肺之阴、清心肺之热而安神）。也常用治阴虚有热之失眠心悸，以及百合病心肺阴虚内热，症见神志恍惚，情绪不能自主，口苦，小便赤，脉微数等。玉竹养阴润燥、生津止渴，常用治胃热津伤之消渴。且玉竹养阴而不滋腻恋邪，治疗阴虚外感，玉竹常选用。黄精甘平，既能养阴润肺，又能补气健脾（补益肺脾之气），益肾（补益肾精），能气阴双补，为平补肺、脾、肾三经之良药。也可用治肺肾阴虚之劳嗽咳血；脾胃气虚，体倦乏力，食欲不振，脉象虚软者；肝肾亏虚，精血不足，头晕、腰膝酸软、须发早白等早衰症状。

山药与黄精皆味甘性平，主归肺、脾、肾三经，均能益气养阴，为气阴双补之品，平补肺、脾、肾三经之良药。都可用治肺虚咳嗽；脾虚食少、倦怠乏力；肾虚腰痛、足软，以及消渴等证。不同之处在于，山药作用偏于补气健脾，且兼涩性，较宜于肺虚喘咳，脾虚溏泄、白带过多。且本品又能固精缩尿止带，可用治肾虚不固，遗精滑精、遗尿尿频、白带过多。黄精则养阴润肺、益肾之力胜于山药，阴虚燥咳，以及脾胃阴伤之口干食少、大便燥结、舌红无苔者多用。但黄精性质滋腻，故脾虚溏泄、白带过多者忌用。

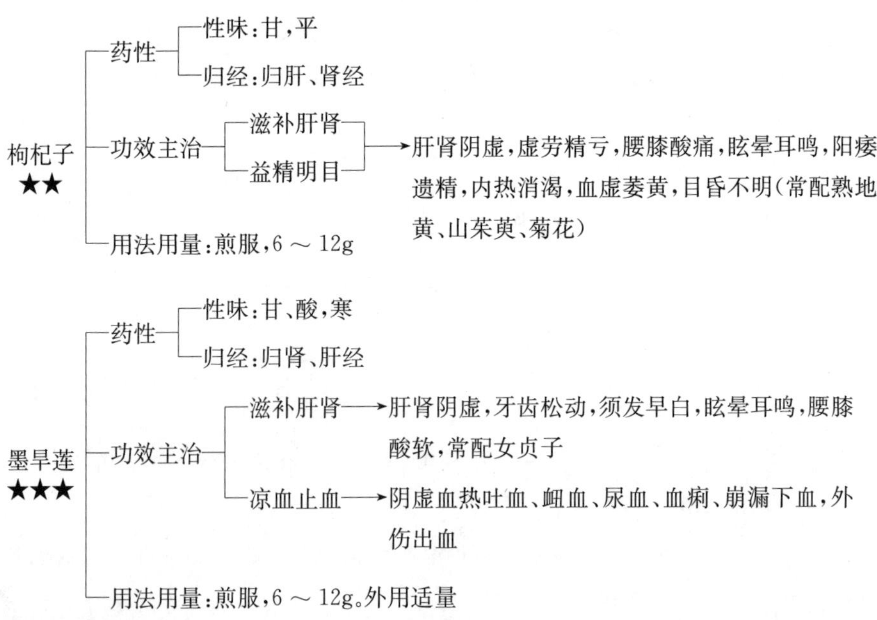
枸杞子
★★
药性
性味：甘，平
归经：归肝、肾经
功效主治
滋补肝肾
益精明目
肝肾阴虚，虚劳精亏，腰膝酸痛，眩晕耳鸣，阳痿遗精，内热消渴，血虚萎黄，目昏不明（常配熟地黄、山茱萸、菊花）
用法用量：煎服，6～12g
墨旱莲
★★★
药性
性味：甘、酸，寒
归经：归肾、肝经
功效主治
滋补肝肾
肝肾阴虚，牙齿松动，须发早白，眩晕耳鸣，腰膝酸软，常配女贞子
凉血止血
阴虚血热吐血、衄血、尿血、血痢、崩漏下血，外伤出血
用法用量：煎服，6～12g。外用适量

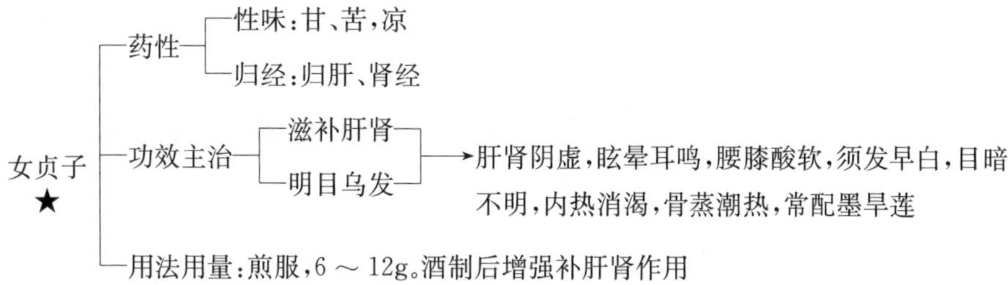
女贞子
★
药性
性味：甘、苦，凉
归经：归肝、肾经
功效主治
滋补肝肾
明目乌发
肝肾阴虚，眩晕耳鸣，腰膝酸软，须发早白，目暗不明，内热消渴，骨蒸潮热，常配墨旱莲
用法用量：煎服，6 ～ 12g。酒制后增强补肝肾作用

枸杞子、墨旱莲与女贞子皆味甘，归肝、肾经，均能滋补肝肾、乌须发。都可用治肝肾阴虚之牙齿松动，眩晕耳鸣，须发早白，腰膝酸软，阳痿遗精，内热消渴，常相须为用。其中，枸杞子与女贞子又能明目，常用治肝肾阴虚之目暗不明，视力减退。不同之处在于，枸杞子性平，又能益精血（滋肾精、补肝血），为平补肾精肝血之品，尤多用于肝肾阴虚或精亏血虚之两目干涩，内障目昏者，常与熟地黄、菊花等同用。墨旱莲味酸性寒，又能凉血止血，也可用治阴虚血热的多种出血。女贞子性凉，兼能清虚热，补中有清。也可用治阴虚内热之骨蒸潮热，五心烦热者。

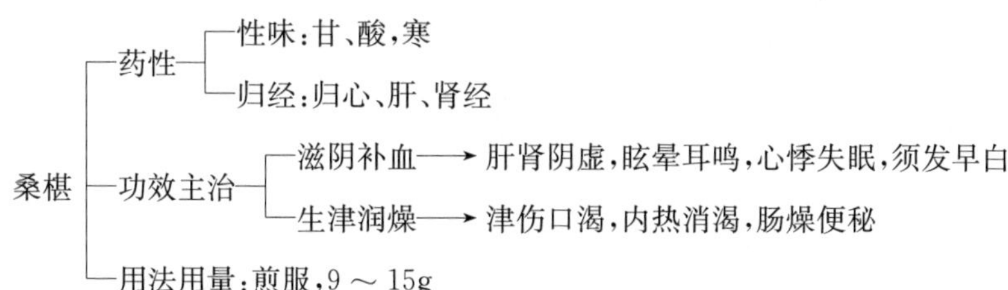
桑椹
药性
性味：甘、酸，寒
归经：归心、肝、肾经
功效主治
滋阴补血→肝肾阴虚，眩晕耳鸣，心悸失眠，须发早白
生津润燥→津伤口渴，内热消渴，肠燥便秘
用法用量：煎服，9 ～ 15g

枸杞子与桑椹皆味甘，归肝、肾经，均能补肝肾、益精血。都可用治肝肾不足，精血亏虚所致的头晕目眩，耳鸣耳聋，须发早白，失眠遗精，腰膝酸痛，内热消渴等症。不同之处在于，枸杞子性平，明目的作用好，常用治肝肾阴虚或精血亏虚的目暗不明，视力减退，为补肝肾明目的要药。桑椹又能生津，润肠，可用治津伤口渴以及阴血亏虚的肠燥便秘等。

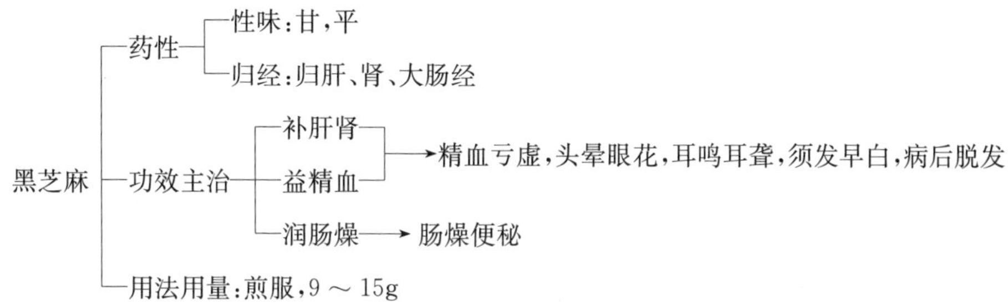
黑芝麻
药性
性味：甘，平
归经：归肝、肾、大肠经
功效主治
补肝肾
益精血
精血亏虚，头晕眼花，耳鸣耳聋，须发早白，病后脱发
润肠燥→肠燥便秘
用法用量：煎服，9 ～ 15g

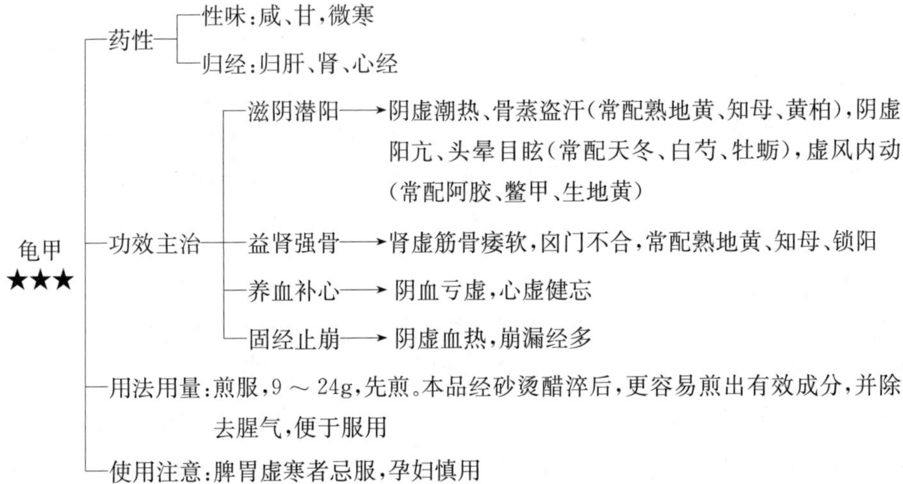
龟甲
★★★
药性
性味：咸、甘，微寒
归经：归肝、肾、心经
功效主治
滋阴潜阳——阴虚潮热、骨蒸盗汗（常配熟地黄、知母、黄柏），阴虚阳亢、头晕目眩（常配天冬、白芍、牡蛎），虚风内动（常配阿胶、鳖甲、生地黄）
益肾强骨——肾虚筋骨痿软，囟门不合，常配熟地黄、知母、锁阳
养血补心——阴血亏虚，心虚健忘
固经止崩——阴虚血热，崩漏经多
用法用量：煎服，9～24g，先煎。本品经砂烫醋淬后，更容易煎出有效成分，并除去腥气，便于服用
使用注意：脾胃虚寒者忌服，孕妇慎用

附药：龟甲胶　性味咸、甘，凉；归肝、肾、心经。功能滋阴，养血，止血。适用于阴虚潮热，骨蒸盗汗，腰膝酸软，血虚萎黄，崩漏带下。3～9g，烊化兑服。

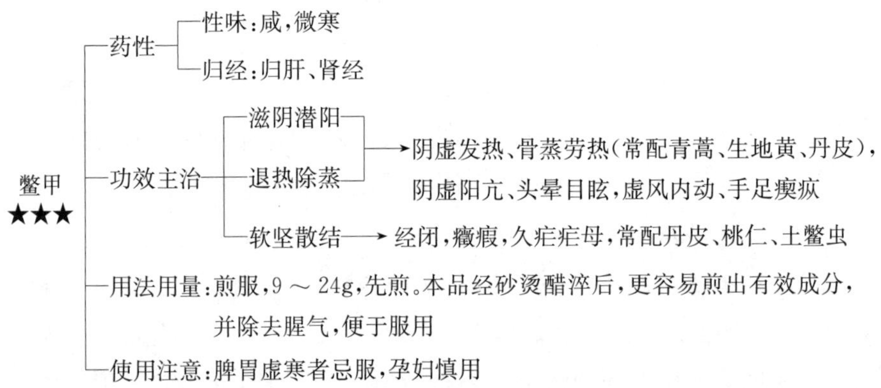
鳖甲
★★★
药性
性味：咸，微寒
归经：归肝、肾经
功效主治
滋阴潜阳
退热除蒸
阴虚发热、骨蒸劳热（常配青蒿、生地黄、丹皮），阴虚阳亢、头晕目眩，虚风内动、手足瘈疭
软坚散结——经闭，癥瘕，久疟疟母，常配丹皮、桃仁、土鳖虫
用法用量：煎服，9～24g，先煎。本品经砂烫醋淬后，更容易煎出有效成分，并除去腥气，便于服用
使用注意：脾胃虚寒者忌服，孕妇慎用

龟甲与鳖甲均为动物的甲壳入药，皆味咸性微寒，归肝、肾经，既能滋补肝肾之阴以退虚热，又能滋阴潜降肝阳而息内风，都具有滋阴潜阳息风、退虚热之功。都可用治肝阴不足，肝阳上亢之头痛、眩晕；肾阴不足，虚火亢旺之骨蒸潮热、盗汗、遗精；热病伤阴，虚风内动，手足瘈疭，舌干红绛等症。二者临床常相须为用。不同之处在于，龟甲味又甘，又归心经，滋阴之力较强。又能益肾健骨，养血补心，固经止崩，也可用治肾虚之腰膝痿软，筋骨不健，小儿鸡胸、龟背、囟门不合、齿迟、行迟；阴血亏虚，心肾失养之惊悸、失眠、健忘；阴虚血热，冲任不固之崩漏、月经过多。鳖甲清虚热（退热除蒸）的力量强，为治阴虚发热的要药。又长于软坚散结，也常用治经闭癥瘕、久疟疟母、肝脾大者。

补虚药功用归纳小结见下表（表24-1至表24-4）：

表 24-1 补气药功用归纳小结表

<table>
<tr><th rowspan="2">药名</th><th rowspan="2">共　性</th><th colspan="2">个　性</th></tr>
<tr><th>作用特点</th><th>其他功效</th></tr>
<tr><td>人参</td><td rowspan="3">三者均能补益脾肺之气，生津止渴。其中人参、党参皆能养血</td><td>补益的力量强，善于大补元气、复脉固脱，为补虚扶正的要药、治疗虚劳内伤第一品药，凡气血津液不足之证，人参均可使用</td><td>补益心肾之气，安神增智</td></tr>
<tr><td>党参</td><td colspan="2">补益脾肺之气、养血生津之功与人参相似而药力较缓，为补中益气之良药，在一般的补益脾肺之气的方剂中多用党参代替人参</td></tr>
<tr><td>太子参</td><td colspan="2">补益脾肺之气之力不如党参，而兼能养阴润肺，为补气药中一味清补之品</td></tr>
<tr><td>西洋参</td><td></td><td colspan="2">药性偏寒凉，补气之力不及人参，而长于养阴清热生津，尤宜于气阴虚而有火热的病证，为补气药中一味清补之品</td></tr>
<tr><td>黄芪</td><td></td><td>补气之力不及人参而与党参相似，长于升阳举陷，为治气虚下陷之要药</td><td>益卫固表，利尿消肿，行滞通痹，托毒排脓，敛疮生肌</td></tr>
<tr><td>白术</td><td rowspan="3">补气健脾以止泻、止带</td><td>善于益气健脾，燥湿利尿，为益气健脾燥湿之要药，尤宜于脾虚湿盛者</td><td>固表止汗，安胎</td></tr>
<tr><td>山药</td><td>既补益脾肺之气，又滋养脾肺之阴，脾肺气阴两虚者皆宜。为平补脾、肺、肾三经的良药</td><td>涩精止遗</td></tr>
<tr><td>白扁豆</td><td>补脾之力较弱，兼能化湿，为健脾化湿之良药，且甘温补脾而不滋腻，芳香化湿而不燥烈</td><td>和中消暑</td></tr>
<tr><td>甘草</td><td rowspan="2">补脾益气，缓急止痛，润肺止咳，清热解毒，和解药性</td><td>缓急止痛作用较好，善于调和百药</td><td>补益心气，祛痰止咳</td></tr>
<tr><td>蜂蜜</td><td></td><td>润肠通便</td></tr>
<tr><td>大枣</td><td rowspan="2">补中益气</td><td colspan="2">养血安神，缓和药性</td></tr>
<tr><td>饴糖</td><td colspan="2">缓急止痛，润肺止咳</td></tr>
<tr><td>刺五加</td><td rowspan="3">益气健脾</td><td colspan="2">补肾安神</td></tr>
<tr><td>胶股蓝</td><td colspan="2">化痰止咳，清热解毒</td></tr>
<tr><td>红景天</td><td colspan="2">清肺止咳，活血化瘀</td></tr>
<tr><td>沙棘</td><td></td><td colspan="2">健脾消食，祛痰止咳，活血祛瘀</td></tr>
</table>

表 24-2　补阳药功用归纳小结表

药名	共性	个性	
		作用特点	其他功效
鹿茸		善于补肾壮阳、益精血，为补阳之要药	强筋骨，调冲任，托疮毒
淫羊藿	补肾阳，强筋骨，祛风湿	补肾壮阳的力量强，长于壮阳起痿	
巴戟天		补肾助阳之力较逊而兼能益精血	
仙茅		有毒，祛寒湿之力较强，燥热之性也较巴戟天、淫羊藿为强，久服有伤阴之弊	
杜仲	补肝肾，强筋骨，安胎	补益、安胎之力较强，为治肾虚腰痛的要药，兼暖下元	降血压
续断		补益、安胎之力虽不及杜仲，但补而不滞，又善于行血脉，续折伤，为中医骨伤科之常用药	止崩漏
肉苁蓉	补肾助阳，益精血，润肠通便	药力从容平和，为补肾阳、益精血之良药	
锁阳		兼能"润燥养筋"，肝肾不足，腰膝痿软，筋骨无力，行步艰难者尤为多用	
补骨脂	补肾助阳，固精缩尿，温脾止泻	助阳的力量较强，作用偏于肾，长于补肾壮阳	纳气平喘。外用消风祛斑
益智		助阳之力较补骨脂为弱，作用偏于脾，长于温脾开胃摄唾	
菟丝子	补肾助阳，固精缩尿，养肝明目	性平不燥，既能补肾阳，又能益肾精，为平补阴阳之品	安胎，止泻。外用消风祛斑
沙苑子		补益肝肾之力不如菟丝子，而以收涩见长，故固精、缩尿、止带多用	
蛤蚧	补肺肾而定喘嗽	补肺益肾、纳气定喘之力较强，尤为治虚证喘咳之要药。又能益精血	
核桃仁		润肠通便	
冬虫夏草		既补肾阳、益肺阴，又止血化痰，为平补肺肾之佳品	
紫河车		既温肾阳，又补精血，并能益气养血	
海狗肾	温肾壮阳	作用单纯而暖肾壮阳、益精补髓之力较强	
海马		活血散结，消肿止痛	
胡芦巴	温肾助阳	散寒止痛	
阳起石		作用单纯而力较强	
韭菜子		又能补肝，固精、缩尿、止带	
紫石英		又能镇心安神，温肺平喘	
哈蟆油		功能补肾益精，养阴润肺	

表 24-3 补血药功用归纳小结表

药名	共 性	个 性	
		作用特点	其他功效
当归	补血调经，止痛	既补血，又活血，兼散寒，故血虚、血瘀、血寒的月经不调、经闭痛经，均可使用，为补血之圣药和妇科调经之要药。其止痛机制是善于补血活血，散寒止痛	润肠通便
白芍		善于养血敛阴，血虚、阴虚有热者最为适宜。其止痛机制是善于收敛肝阴，养血柔肝，缓急止痛	敛阴止汗，平抑肝阳
熟地黄	补益精血（补肝肾、益精血）	补肝肾、益精血之力较强，功长补血滋阴，益精填髓，为养血补虚之要药和滋补肝肾之阴的主药，但本品性质黏腻，有碍消化	
何首乌		制用补益之力虽不及熟地黄，但能乌须发，强筋骨，化浊降脂，味涩兼能收敛固肾，且不寒、不燥、不腻，虚不受补者尤为适宜，为滋补之良药。生用补力较弱而能行散，具有解毒、消痈、截疟、润肠通便之功	
阿胶	补血	力强，为补血要药	滋阴润肺，止血
龙眼肉		补益心脾，安神	

表 24-4 补阴药功用归纳小结表

药名	共 性	个 性	
		作用特点	其他功效
北沙参	养阴清肺、益胃生津	清养肺胃作用（滋阴作用）稍强，肺胃阴虚有热之证尤为多用	
南沙参		兼有益气、化痰作用，能气阴双补，故较宜于肺脾或脾胃气阴两伤以及肺燥痰黏，咯痰不利者	
百合	三者均能养阴润肺。其中玉竹、黄精皆能益胃阴	养阴润肺清肺之力较弱，兼有一定的祛痰止咳作用	清心安神
玉竹		功长养阴润燥、生津止渴，且养阴而不滋腻敛邪，阴虚外感者常选用	养心阴、清心热
黄精		既能养阴润肺，又能补气健脾，益肾，能气阴双补，为平补肺、脾、肾三经之良药	

续表

<table>
<tr><th rowspan="2">药名</th><th rowspan="2">共　性</th><th colspan="3">个　性</th></tr>
<tr><th colspan="2">作用特点</th><th>其他功效</th></tr>
<tr><td>麦冬</td><td rowspan="2">养阴润燥，清肺生津。并能增液润肠以通便</td><td colspan="2">滋阴润燥、清热生津作用较天冬为弱，滋腻性也较小。并能益胃生津</td><td>清心除烦</td></tr>
<tr><td>天冬</td><td colspan="2">滋阴润燥、清火生津之力较强，滋腻性也大。并能滋肾阴、降虚火</td><td></td></tr>
<tr><td>石斛</td><td></td><td colspan="2">长于滋养胃阴，生津止渴，兼清胃热</td><td>滋肾阴，明目，强腰膝，降虚火</td></tr>
<tr><td>枸杞子</td><td rowspan="3">滋补肝肾，乌须发</td><td rowspan="2">明目</td><td colspan="2">又能益精血，为平补肾精肝血之品，明目作用较好</td></tr>
<tr><td>女贞子</td><td colspan="2">兼能清虚热</td></tr>
<tr><td>墨旱莲</td><td></td><td colspan="2">凉血止血</td></tr>
<tr><td>龟甲</td><td rowspan="2">滋阴潜阳息风，退虚热</td><td colspan="2">滋阴之力较强</td><td>益肾健骨，养血补心，固经止崩</td></tr>
<tr><td>鳖甲</td><td colspan="2">清虚热的力量较强，为治阴虚发热的要药</td><td>软坚散结</td></tr>
<tr><td>桑椹</td><td rowspan="2">补益肝肾精血，润肠通便</td><td colspan="3">生津润燥</td></tr>
<tr><td>黑芝麻</td><td colspan="3">为具有营养作用的益精养血药</td></tr>
</table>

补虚药功效及主治背记见下表（表 24-5 至表 24-15）：

表 24-5　补气药功效背记表

药名 功效	人参	西洋参	党参	太子参	黄芪	白术	山药	白扁豆	甘草	大枣	饴糖	蜂蜜
大补元气复脉固脱												
补益元气												
补脾气												
补肺气												
益气补中												
补气健脾												
补中缓急												
补脾肺肾												
健脾化湿												

续表

功效＼药名	人参	西洋参	党参	太子参	黄芪	白术	山药	白扁豆	甘草	大枣	饴糖	蜂蜜
养血												
补气养阴												
生津												
清火生津												
补气升阳												
益卫固表止汗												
利水消肿												
燥湿利水												
行滞通痹												
安神益智												
养血安神												
安胎												
固精止带												
和中消暑												
清热解毒												
祛痰止咳												
缓急止痛												
调和诸药（调和药性）												
缓和药性												
润肺止咳												
润肠通便												
托毒排脓												
敛疮生肌												
解毒												

表 24-6　补阳药功效背记表(一)

功效＼药名	鹿茸	巴戟天	淫羊藿	仙茅	补骨脂	益智	海狗肾	肉苁蓉	锁阳	蛤蚧	冬虫夏草	紫河车
补肾壮阳												
补肾助阳												
温肾补精												
益气养血												
补肺气												
益精补髓												
益精血												
强筋骨												
调冲任												
祛风湿												
祛寒湿												
固精缩尿												
暖脾止泻												
纳气平喘												
温脾摄唾												
润肠通便												
定喘嗽												
止血化痰												
托疮毒												
外用消风祛斑												

表 24-7　补阳药功效背记表(二)

功效＼药名	海马	菟丝子	沙苑子	杜仲	续断	韭菜子	阳起石	胡芦巴	核桃仁
补肾助阳									
补肾固精									
养肝明目									
温肾壮阳									
温肾									
温肺									
补肝肾									

续表

功效＼药名	海马	菟丝子	沙苑子	杜仲	续断	韭菜子	阳起石	胡芦巴	核桃仁
强筋骨									
止泻									
安胎									
止血									
疗伤续折									
祛寒									
活血散结									
消肿止痛									
润肠通便									
止痛									
外用消风祛斑									

表 24-8 补血药功效背记表

功效＼药名	当归	熟地黄	白芍	何首乌	阿胶	龙眼肉
补血						
止血						
活血						
滋阴						
滋阴润燥						
补益精血						
益精填髓						
止痛						
养血调经						
补益心脾						
养血安神						
平肝止痛						
敛阴止汗						
乌须发						
截疟						
润肠通便						
化浊降脂						
解毒						
消痈						

表 24-9　补阴药功效背记表

功效＼药名	北沙参	南沙参	百合	麦冬	天冬	石斛	玉竹	黄精	枸杞子	墨旱莲	女贞子	桑椹	黑芝麻	龟甲	鳖甲
养阴清肺															
养阴润肺															
益胃生津															
滋阴补血															
生津															
养阴清热															
滋肾润肺															
补脾益气															
滋补肝肾															
化痰															
益气															
益精血															
滋阴潜阳															
养血补心															
益肾健骨															
清心安神															
清心除烦															
清火															
明目															
凉血止血															
润肠通便															
退虚热															
固经止崩															
软坚散结															

表 24-10 补气药主治病证背记表

药名 主治病证	人参	西洋参	党参	太子参	黄芪	白术	山药	白扁豆	甘草	大枣	饴糖	蜂蜜
气虚欲脱												
肺气虚弱												
脾气不足												
气津两伤												
气血亏虚												
劳嗽痰血												
心气不足，心动悸，气短，脉结代												
心气不足，惊悸失眠												
中气下陷												
表虚自汗												
气虚水肿												
气虚胎动不安												
肺肾虚弱												
阴虚内热												
内热消渴												
咳嗽痰多												
肺虚燥咳												
肠燥便秘												
血虚萎黄												
暑湿吐泻，胸闷腹胀												
气虚血滞，半身不遂												
气虚血滞，痹痛麻木												
脾虚湿盛，便溏泄泻，水肿，带下												
痰饮眩悸												
妇人脏躁证												
脾胃虚寒，脘腹疼痛												
脘腹挛急作痛												
四肢拘挛作痛												
咽喉肿痛												
缓解药物毒性、烈性												

续表

药名 主治病证	人参	西洋参	党参	太子参	黄芪	白术	山药	白扁豆	甘草	大枣	饴糖	蜂蜜
食物中毒												
水火烫伤												
热毒疮疡												
气血亏虚，痈疽难溃或久溃不敛												

表 24-11 补阳药主治病证背记表(一)

药名 主治病证	鹿茸	巴戟天	淫羊藿	仙茅	补骨脂	益智	蛤蚧	冬虫夏草	紫河车
肾阳不足，阳痿遗精，宫冷不孕									
肾阳不足，精血亏虚									
肾虚骨弱，腰脊冷痛，筋骨痿软									
肾虚小儿发育不良									
肾虚小儿囟门不合、齿迟、行迟									
冲任虚寒，崩漏带下									
疮疡久溃不敛									
下元虚冷，月经不调，少腹冷痛									
阴疽内陷不起									
风湿久痹、步履艰难									
脾肾阳虚之泄泻									
肾不纳气之虚喘									
脾胃虚寒之泄泻、口多涎唾									
小儿流涎不止									
肺肾两虚，久咳虚喘									
肾虚不固，遗精滑精，遗尿尿频									

续表

主治病证＼药名	鹿茸	巴戟天	淫羊藿	仙茅	补骨脂	益智	蛤蚧	冬虫夏草	紫河车
肠燥便秘									
气血不足，产后乳少，面色萎黄，食少气短									
白癜风									
斑秃									

表 24-12 补阳药主治病证背记表（二）

主治病证＼药名	核桃仁	肉苁蓉	锁阳	菟丝子	沙苑子	杜仲	续断	韭菜子	胡芦巴
肾阳不足，阳痿早泄，宫冷不孕									
肾虚遗精滑精，遗尿尿频									
肝肾不足，腰膝酸痛，筋骨无力									
肠燥便秘									
肺肾不足，虚寒喘嗽									
肝肾不足，目暗昏花									
脾肾虚泻									
肝肾亏虚，妊娠漏血，胎动不安									
肾虚消渴									
风湿痹痛兼肝肾亏虚者									
跌仆损伤，筋伤骨折									
肝肾不足，崩漏经多									
寒疝腹痛									
经寒少腹冷痛									
寒湿脚气，足膝冷痛									
白癜风									

表 24-13　补血药主治病证背记表

主治病证＼药名	当归	熟地黄	白芍	何首乌	阿胶	龙眼肉
血虚萎黄、眩晕心悸						
月经不调						
经闭痛经						
崩漏下血						
气血不足，心悸怔忡，健忘失眠						
肝肾阴虚						
肝肾不足，精血亏虚						
虚风内动，手足瘛疭						
热病伤阴，心烦失眠						
阴虚燥咳，劳嗽咯血						
阴血亏虚，筋脉失养，四肢挛急作痛						
内热消渴						
血虚肝郁，胁肋疼痛						
肝阳上亢，头痛眩晕						
肠燥便秘						
自汗盗汗						
多种出血证						
久疟体虚						
高脂血症						
痈疽疮疡						
瘰疬						
风疹瘙痒						

表 24-14　补阴药主治病证背记表(一)

主治病证＼药名	北沙参	南沙参	百合	麦冬	天冬	石斛	玉竹	黄精	枸杞子
阴虚肺热燥咳									
劳嗽痰血									
胃阴不足									
热病伤津，咽干口渴									
热病余热未清，虚烦惊悸，失眠多梦									

续表

药名 主治病证	北沙参	南沙参	百合	麦冬	天冬	石斛	玉竹	黄精	枸杞子
肠燥便秘									
内热消渴									
阴虚火旺，骨蒸劳热									
肾阴亏虚，腰膝酸痛									
肾阴亏虚或肝肾阴虚，目暗不明									
脾胃气虚，体倦乏力，食欲不振									

表 24-15 补阴药主治病证背记表（二）

药名 主治病证	墨旱莲	女贞子	桑椹	黑芝麻	龟甲	鳖甲
肝肾阴虚，头晕目眩，须发早白，腰酸酸软，眩晕耳鸣						
阴虚发热，骨蒸劳热						
阴虚阳亢，头晕目眩						
虚风内动，手足瘈疭						
阴虚血热出血证						
肾虚筋骨痿软，小儿囟门不合						
阴血不足，惊悸失眠健忘						
内热消渴						
肠燥便秘						
津伤口渴						
癥瘕积聚						
血滞经闭						
久疟疟母						
肝脾肿大						

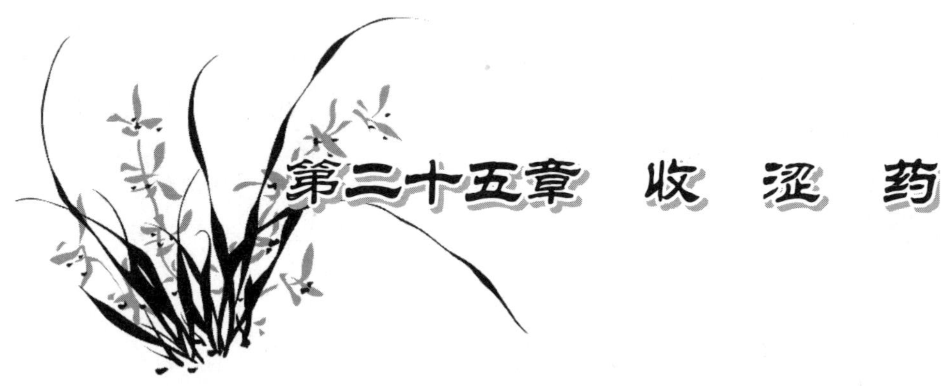

第二十五章 收 涩 药

含义：凡以收敛固涩为主要功效，常用以治疗各种滑脱病证的药物，称为收涩药，又称固涩药。

性能功效：本类药物味多酸涩，性温或平，主入肺、脾、肾、大肠经。具有收敛固涩之功，以敛耗散、固滑脱，即陈藏器所谓“涩可固脱”、李时珍所谓“脱则故而不收，故用酸涩药，以敛其耗散”之意。本类药物分别具有固表止汗、敛肺止咳、涩肠止泻、固精缩尿、收敛止血、收涩止带等作用。

适用范围：收涩药主要用于久病体虚、正气不固、脏腑功能衰退所致的自汗、盗汗、久咳虚喘、久泻久痢、遗精滑精、遗尿尿频、崩漏不止、带下不止等滑脱不禁的病证。

配伍方法：滑脱病证的根本原因是正气虚弱，故应用收涩药治疗乃属于治病之标，因此临床应用本类药时，须与相应的补益药配伍，以标本兼顾。如治气虚自汗、阴虚盗汗者，则分别配伍补气药、补阴药；脾肾阳虚之久泻不止者，应配伍温补脾肾药；肾虚遗精滑精、遗尿尿频者，当配伍补肾药；冲任不固，崩漏不止者，当配伍补肝肾、固冲任药；肺肾虚损，久咳虚喘者，宜配伍补肺益肾、纳气平喘药等。总之，应根据具体证候，寻求根本，适当配伍，标本兼治，才能收到较好的疗效。

使用注意：收涩药性涩敛邪，故凡表邪未解，湿热所致之泻痢、带下，血热出血，以及郁热未清者，均不宜用，误用有“闭门留寇”之弊。但某些收涩药除收涩作用之外，兼有清湿热、解毒等功效，则又当分别对待。

分类：收涩药根据其药性及临床应用的不同，可分为固表止汗药、敛肺涩肠药、固精缩尿止带药三类。但某些药物具有多种功用，临床应用应全面考虑。

药理作用：现代药理研究表明，本类药物多含大量鞣质。鞣质味涩，是收敛作用的主要成分，有止泻、止血、使分泌细胞干燥、减少分泌作用。此外，尚有抑菌、消炎、防腐、吸收肠内有毒物质等作用。

第一节 固表止汗药

本类药物性味多甘平，性收敛。肺主皮毛，司汗孔开合；汗为心之液，故其多入肺、心二经。能行肌表，调节卫分，顾护腠理而有固表止汗之功。临床常用于气虚肌表不固，腠理疏松，津液外泄而自汗；阴虚不能制阳，阳热迫津外泄而盗汗。

本类药物治疗自汗，当配补气固表药同用；治疗盗汗，宜配滋阴除蒸药同用，以治病求本。

凡实邪所致汗出，应以祛邪为主，非本类药物所宜。

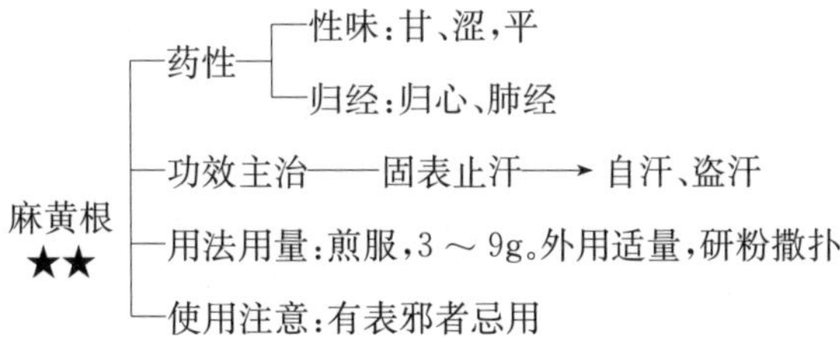
麻黄根
★★
药性
性味：甘、涩，平
归经：归心、肺经
功效主治——固表止汗——→自汗、盗汗
用法用量：煎服，3 ～ 9g。外用适量，研粉撒扑
使用注意：有表邪者忌用

麻黄与麻黄根均来源于麻黄科多年生草本状小灌木植物草麻黄或中麻黄，但入药部位不同，作用相反。麻黄为草质茎入药，长于发汗解表，主治外感风寒，恶寒无汗、发热头痛、脉浮紧等风寒表实证。且麻黄又善于宣肺平喘，利水消肿，又常用治肺气壅遏的喘咳胸闷、风水浮肿（水肿兼有表证者）。麻黄根则为根及根茎入药，长于固表止汗，主治气虚自汗、阴虚盗汗、产后虚汗等症。二者一发汗，一止汗，作用不同，应区别使用。

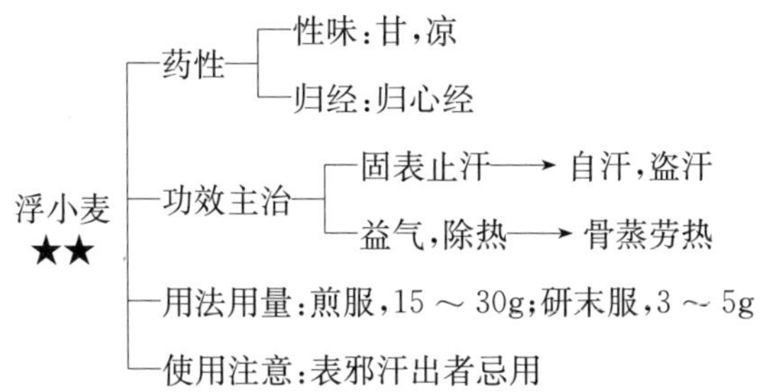
浮小麦
★★
药性
性味：甘，凉
归经：归心经
功效主治
固表止汗——→自汗，盗汗
益气，除热——→骨蒸劳热
用法用量：煎服，15 ～ 30g；研末服，3 ～ 5g
使用注意：表邪汗出者忌用

附药：小麦　性味甘，微寒；归心经。功能养心除烦。主治心神不宁、烦躁失眠及妇人脏躁证。煎服，30～60g。

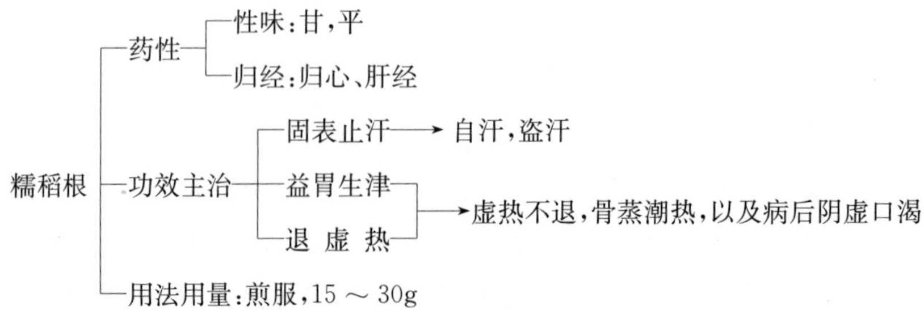
糯稻根
药性
性味：甘，平
归经：归心、肝经
功效主治
固表止汗
自汗，盗汗
益胃生津
退 虚 热
虚热不退，骨蒸潮热，以及病后阴虚口渴
用法用量：煎服，15 ～ 30g

麻黄根、浮小麦与糯稻根皆能固表止汗(收敛止汗)。都可用治气虚自汗、阴虚盗汗，常与补益药同用。其中，浮小麦与糯稻根又能退虚热(除热)，也可用治虚热不退，骨蒸劳热。不同之处在于，麻黄根作用单纯而药力较强，为敛肺固表止汗之要药(为临床止汗专品)，内服、外扑(研粉撒扑)均能止汗；浮小麦又兼能益气；糯稻根又能益胃生津，各种虚汗兼有口渴者尤为适宜，也可用于病后阴虚口渴。

第二节　敛肺涩肠药

本类药物酸涩收敛，主入肺经或大肠经。分别具有敛肺止咳喘、涩肠止泻痢作用。前者主要用于肺虚喘咳，久治不愈或肺肾两虚，摄纳无权的虚喘证；后者用于大肠虚寒不能固摄或脾肾虚寒所致的久泻、久痢。

本类药物治久咳虚喘者，如为肺虚，则加补肺益气药；如为肾虚，则加补肾纳气药同用。治久泻、久痢兼脾肾阳虚者，则配温补脾肾药；若兼气虚下陷者，则宜配补气升提药；若兼脾胃气虚者，则配补益脾胃药。

本类药酸涩收敛。属敛肺止咳之品，对痰多壅肺所致的咳喘不宜用；属涩肠止泻之品，对泻痢初起，邪气方盛，或伤食腹泻者不宜用。

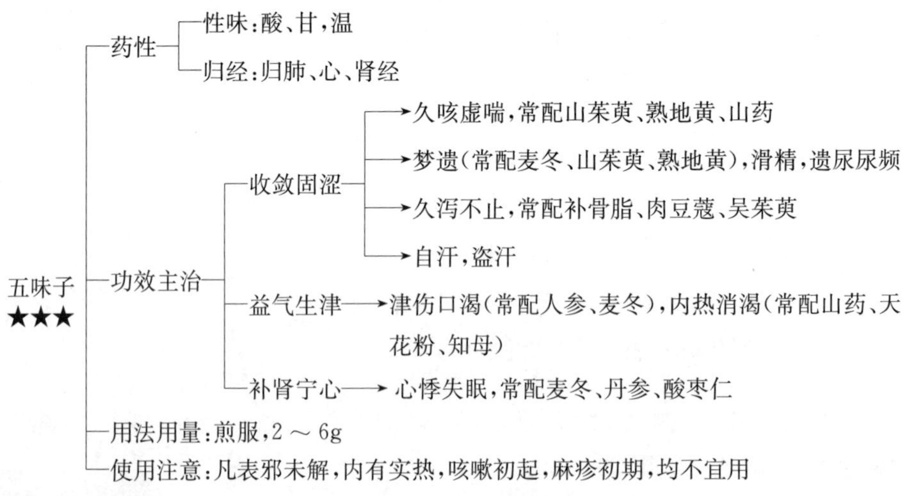
五味子
★★★
药性
性味：酸、甘，温
归经：归肺、心、肾经
功效主治
收敛固涩
久咳虚喘，常配山茱萸、熟地黄、山药
梦遗(常配麦冬、山茱萸、熟地黄)，滑精，遗尿尿频
久泻不止，常配补骨脂、肉豆蔻、吴茱萸
自汗，盗汗
益气生津
津伤口渴(常配人参、麦冬)，内热消渴(常配山药、天花粉、知母)
补肾宁心
心悸失眠，常配麦冬、丹参、酸枣仁
用法用量：煎服，2 ～ 6g
使用注意：凡表邪未解，内有实热，咳嗽初起，麻疹初期，均不宜用

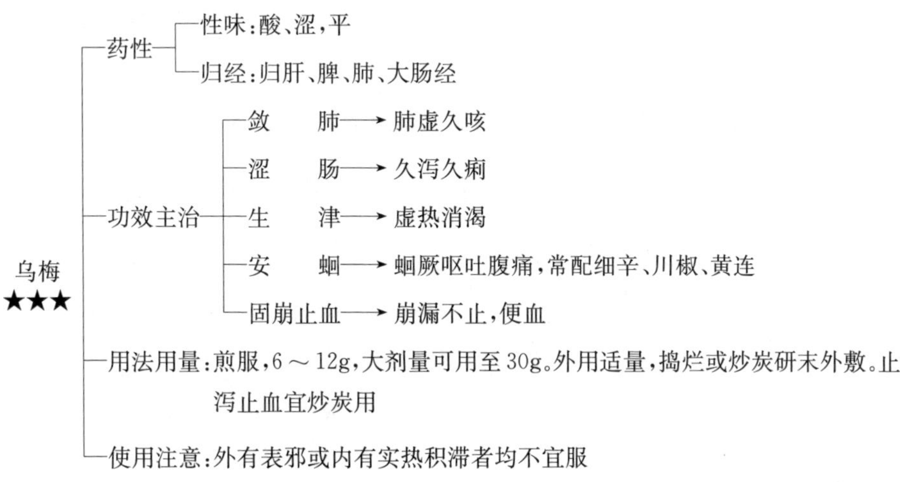
乌梅
★★★
药性
性味：酸、涩，平
归经：归肝、脾、肺、大肠经
功效主治
敛 肺 → 肺虚久咳
涩 肠 → 久泻久痢
生 津 → 虚热消渴
安 蛔 → 蛔厥呕吐腹痛，常配细辛、川椒、黄连
固崩止血 → 崩漏不止，便血
用法用量：煎服，6～12g，大剂量可用至30g。外用适量，捣烂或炒炭研末外敷。止泻止血宜炒炭用
使用注意：外有表邪或内有实热积滞者均不宜服

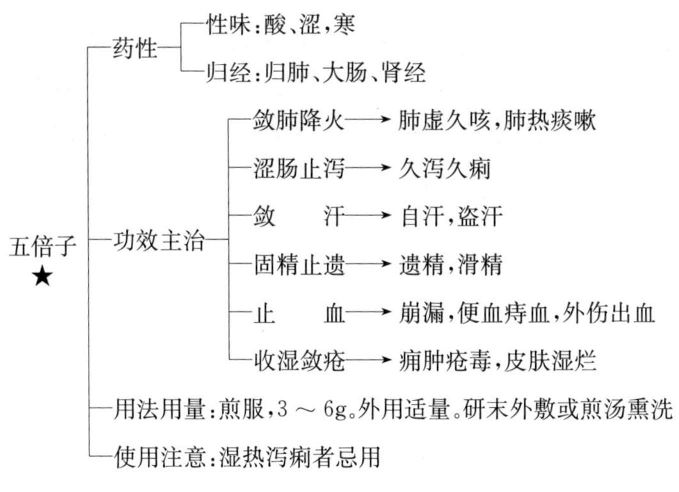
五倍子
★
药性
性味：酸、涩，寒
归经：归肺、大肠、肾经
功效主治
敛肺降火 → 肺虚久咳，肺热痰嗽
涩肠止泻 → 久泻久痢
敛 汗 → 自汗，盗汗
固精止遗 → 遗精，滑精
止 血 → 崩漏，便血痔血，外伤出血
收湿敛疮 → 痈肿疮毒，皮肤湿烂
用法用量：煎服，3～6g。外用适量。研末外敷或煎汤熏洗
使用注意：湿热泻痢者忌用

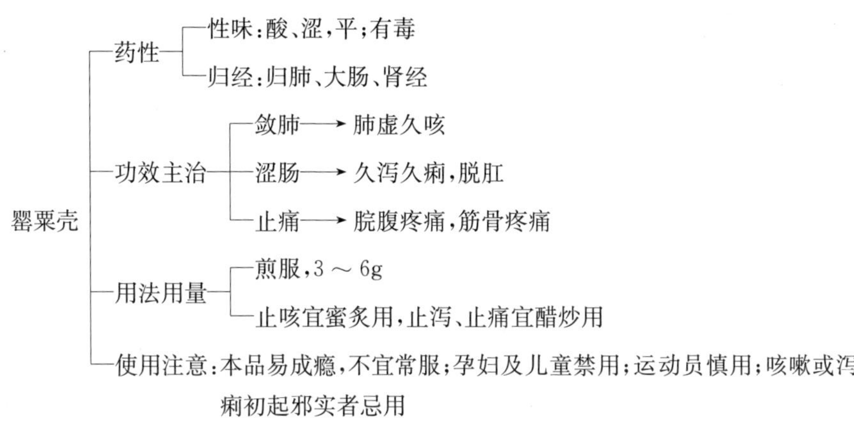
罂粟壳
药性
性味：酸、涩，平；有毒
归经：归肺、大肠、肾经
功效主治
敛肺 → 肺虚久咳
涩肠 → 久泻久痢，脱肛
止痛 → 脘腹疼痛，筋骨疼痛
用法用量
煎服，3～6g
止咳宜蜜炙用，止泻、止痛宜醋炒用
使用注意：本品易成瘾，不宜常服；孕妇及儿童禁用；运动员慎用；咳嗽或泻痢初起邪实者忌用

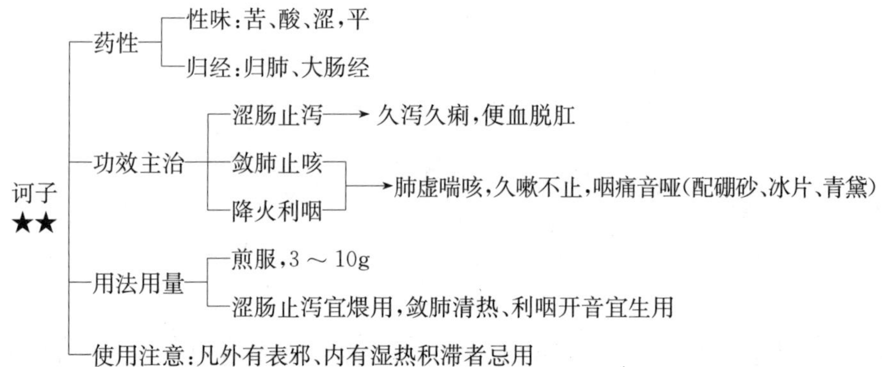
诃子
★★
药性
性味:苦、酸、涩,平
归经:归肺、大肠经
功效主治
涩肠止泻
久泻久痢,便血脱肛
敛肺止咳
降火利咽
肺虚喘咳,久嗽不止,咽痛音哑(配硼砂、冰片、青黛)
用法用量
煎服,3～10g
涩肠止泻宜煨用,敛肺清热、利咽开音宜生用
使用注意:凡外有表邪、内有湿热积滞者忌用

五味子、乌梅、五倍子、罂粟壳与诃子皆上能敛肺,下能涩肠,均具有敛肺止咳、涩肠止泻之功。都可用治肺虚久咳、久泻久痢。其中,五味子与乌梅又皆能生津止渴,用治内热消渴(虚热消渴)。而五味子与五倍子又皆能固精止遗,止汗(敛汗)。也可用治肾虚精关不固之遗精滑精,自汗、盗汗等症。不同之处在于,五味子味酸甘,性温而润,收敛固涩之力较强,上能敛肺气,下能滋肾阴(既能敛肺,又能滋肾),又可用治肺肾两虚之喘咳,为治疗久咳虚喘之要药。若配伍辛温宣散的麻黄、细辛、干姜等药,也可用治寒饮喘咳者。且五味子又能益气,补肾宁心,也常用治津伤口渴。治疗热伤气阴,汗多口渴,常配伍人参、麦冬;阴血亏损,心神失养,或心肾不交之虚烦心悸、失眠多梦。乌梅酸涩性平,又能安蛔止痛,固崩止血。也可用治蛔厥腹痛、呕吐,古人谓"蛔得酸则静",本品极酸,能安蛔止痛,和胃止呕,为安蛔之良药;也可用于崩漏下血。五倍子酸涩性寒,又能降火,收敛止血,外用收湿敛疮。也可用治肺热痰嗽,因本品又能止血,故尤宜于咳嗽咯血者;崩漏下血,便血痔血,外伤出血;痈肿疮毒,皮肤湿烂。罂粟壳酸涩性平,有毒,又具有良好的止痛作用。也可用治脘腹疼痛、筋骨疼痛。需要注意的是,罂粟壳易成瘾,不宜常服,孕妇及儿童禁用,运动员慎用。诃子苦酸涩平,又能下气降火、利咽开音,常用治肺虚久咳失音,以及痰热郁肺,久咳失音、咽痛音哑者,为治疗失音之要药。

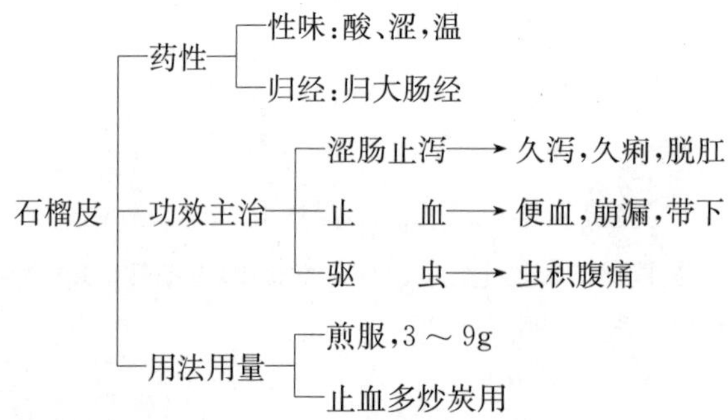
石榴皮
药性
性味:酸、涩,温
归经:归大肠经
功效主治
涩肠止泻
久泻,久痢,脱肛
止 血
便血,崩漏,带下
驱 虫
虫积腹痛
用法用量
煎服,3～9g
止血多炒炭用

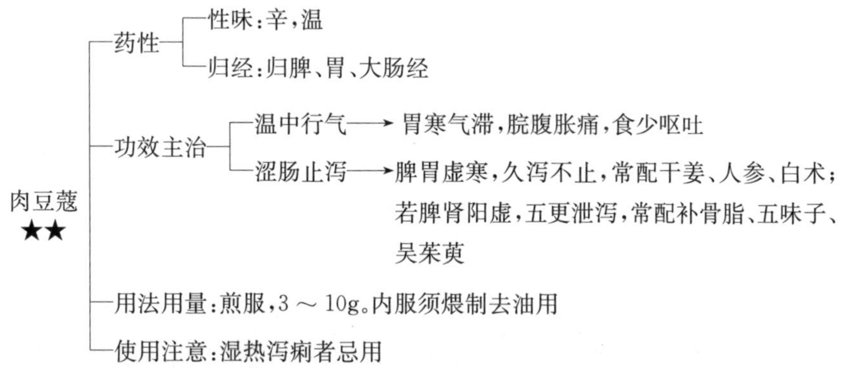
肉豆蔻
★★
药性
性味：辛，温
归经：归脾、胃、大肠经
功效主治
温中行气
胃寒气滞，脘腹胀痛，食少呕吐
涩肠止泻
脾胃虚寒，久泻不止，常配干姜、人参、白术；
若脾肾阳虚，五更泄泻，常配补骨脂、五味子、
吴茱萸
用法用量：煎服，3～10g。内服须煨制去油用
使用注意：湿热泻痢者忌用

肉豆蔻与诃子均能涩肠止泻，都可用治肠滑不禁，久泻久痢。二者常相须为用。不同之处在于，肉豆蔻辛行温通，长于温中行气，又常用治胃寒气滞(中焦虚寒气滞)，脘腹胀痛、食少呕吐，以及脾肾阳虚，五更泄泻者。本品内服须煨熟去油用。诃子苦酸涩平，又能敛肺止咳，下气降火、利咽开音，也常用治肺虚喘咳、失音，痰热郁肺、久咳失音，咽痛音哑者。

肉豆蔻与白豆蔻皆以豆蔻命名，味辛性温，归脾、胃经，均能温中行气。都可用治中焦虚寒(胃寒)气滞、脘腹胀痛、食少呕吐。但二者科属来源不同，作用有别。不同之处在于，肉豆蔻为肉豆蔻科高大乔木植物肉豆蔻的成熟种仁。又归大肠经。本品固涩之力较强，长于涩肠止泻，又常用治脾胃虚寒、久泻不止，以及脾肾阳虚、五更泄泻，治疗后者常配伍补骨脂、吴茱萸、五味子。白豆蔻为姜科多年生草本植物白豆蔻的成熟果实，又归肺经。本品行气之力较强，又长于化湿，温胃止呕，开胃消食。也常用治湿阻中焦，脘腹痞满，不思饮食，以及脾胃气滞，食积不消，胸腹胀痛；湿温初起，胸闷不饥；胃寒湿阻气滞之呕吐。

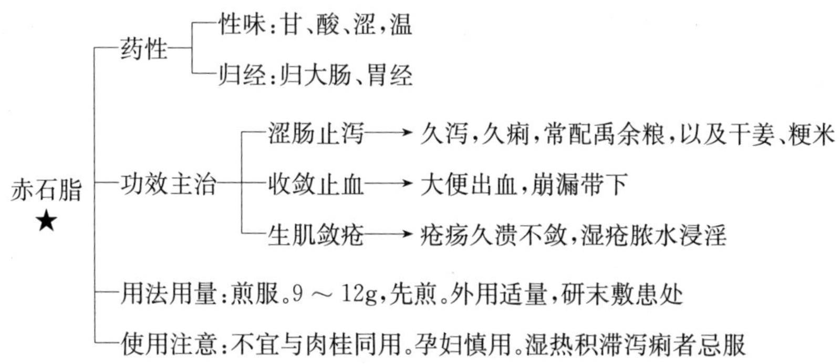
赤石脂
★
药性
性味：甘、酸、涩，温
归经：归大肠、胃经
功效主治
涩肠止泻
久泻，久痢，常配禹余粮，以及干姜、粳米
收敛止血
大便出血，崩漏带下
生肌敛疮
疮疡久溃不敛，湿疮脓水浸淫
用法用量：煎服。9～12g，先煎。外用适量，研末敷患处
使用注意：不宜与肉桂同用。孕妇慎用。湿热积滞泻痢者忌服

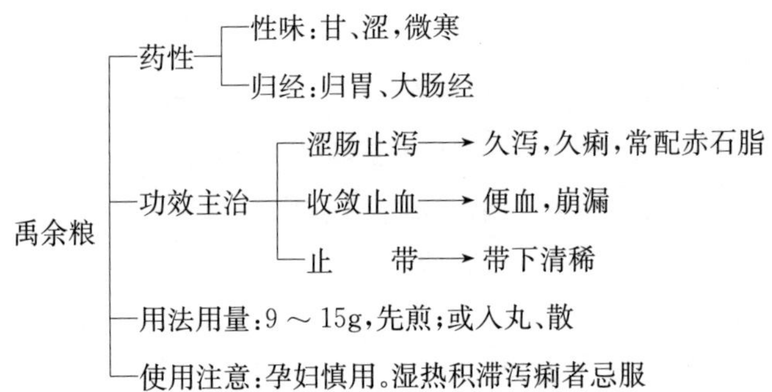
禹余粮
药性
性味：甘、涩，微寒
归经：归胃、大肠经
功效主治
涩肠止泻 → 久泻，久痢，常配赤石脂
收敛止血 → 便血，崩漏
止　带 → 带下清稀
用法用量：9～15g，先煎；或入丸、散
使用注意：孕妇慎用。湿热积滞泻痢者忌服

赤石脂与禹余粮皆为矿物药，味甘涩，均能涩肠止泻，收敛止血，止带。都可用治下焦不固，肠滑不禁之久泻久痢、便血脱肛，以及妇女崩漏、带下清稀。二者常相须为用。不同之处在于，赤石脂性温，外用又具有收湿敛疮生肌之功，也可用于疮疡久溃不敛，湿疮流水浸淫，外伤出血。禹余粮性平，质重沉降，功专固涩下焦，主治下焦滑脱不禁的证候。

第三节　固精缩尿止带药

本类药物酸涩收敛，主入肾、膀胱经。具有固精、缩尿、止带作用。某些药物甘温，还兼有补肾之功。适用于肾虚不固所致的遗精滑精、遗尿尿频、带下清稀等症，常与补肾药配伍同用，宜标本兼治。

本类药酸涩收敛，对外邪内侵，湿热下注所致的遗精、尿频等不宜用。

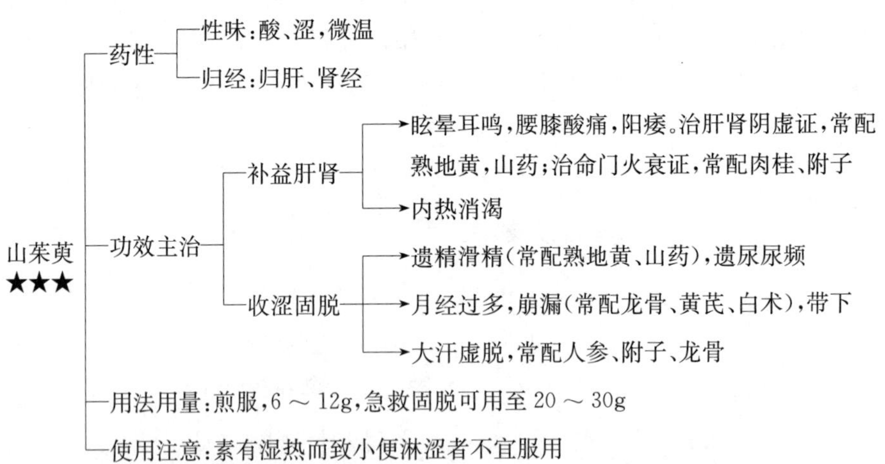
山茱萸
★★★
药性
性味：酸、涩，微温
归经：归肝、肾经
功效主治
补益肝肾
→ 眩晕耳鸣，腰膝酸痛，阳痿。治肝肾阴虚证，常配熟地黄，山药；治命门火衰证，常配肉桂、附子
→ 内热消渴
收涩固脱
→ 遗精滑精（常配熟地黄、山药），遗尿尿频
→ 月经过多，崩漏（常配龙骨、黄芪、白术），带下
→ 大汗虚脱，常配人参、附子、龙骨
用法用量：煎服，6～12g，急救固脱可用至20～30g
使用注意：素有湿热而致小便淋涩者不宜服用

山茱萸与吴茱萸均以茱萸命名，皆性温，归肝、肾经，但二者科属来源不同，功用相差很大。山茱萸为山茱萸科落叶小乔木植物山茱萸的成熟果肉，本品酸涩微温质润，其性温而不燥，补而不峻，功善补益肝肾。既能补肾益精，又能温肾

助阳；既能补阴，又能补阳，为补益肝肾之要药。常用治肝肾阴虚，头晕目眩、腰酸耳鸣；肾阳不足，命门火衰，阳痿早泄、腰膝冷痛、小便不利等症。且山茱萸既能补益肝肾，又能收敛固涩，也常用治肾虚不固所致的遗精滑精、遗尿尿频，肝肾亏损，冲任不固所致的崩漏下血、月经过多，以及大汗不止、体虚欲脱或久病虚脱者。此外，本品亦可用治内热消渴。吴茱萸为芸香科落叶灌木或小乔木植物吴茱萸、石虎或疏毛吴茱萸接近成熟的果实，本品辛散苦泄，性热祛寒，主入肝经，既散肝经之寒邪，又疏肝气之郁滞，功善散寒止痛，疏肝下气，常用治肝胃虚寒、浊阴上逆所致的厥阴巅顶头痛、呕吐涎沫，寒凝气滞之脘腹胀痛，寒疝腹痛，为治寒滞肝脉诸痛证之要药。并能燥湿，降逆止呕，助阳止泻，又常用治寒湿脚气肿痛，或上冲入腹；胃寒呕吐，肝郁化火之呕吐吞酸；脾肾阳虚，五更泄泻。此外，本品研末醋调敷足心（涌泉穴），可治口疮，现代临床并用以治疗高血压病。

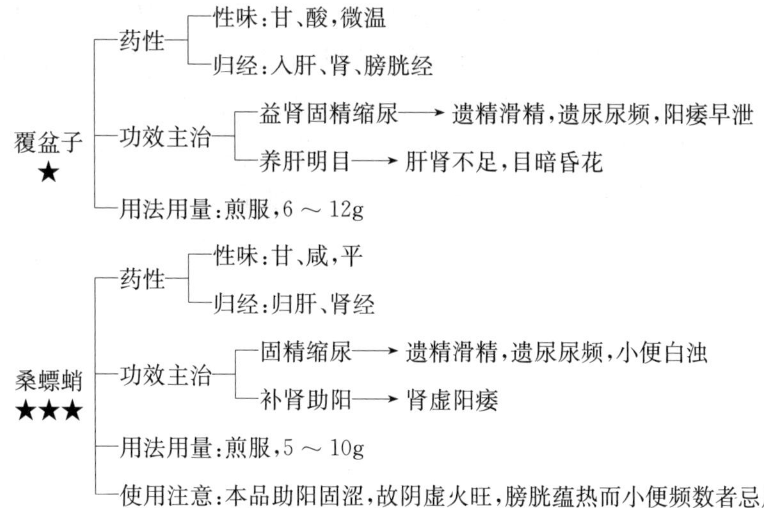
覆盆子
★
药性
性味：甘、酸，微温
归经：入肝、肾、膀胱经
功效主治
益肾固精缩尿——→遗精滑精，遗尿尿频，阳痿早泄
养肝明目——→肝肾不足，目暗昏花
用法用量：煎服，6～12g
桑螵蛸
★★★
药性
性味：甘、咸，平
归经：归肝、肾经
功效主治
固精缩尿——→遗精滑精，遗尿尿频，小便白浊
补肾助阳——→肾虚阳痿
用法用量：煎服，5～10g
使用注意：本品助阳固涩，故阴虚火旺，膀胱蕴热而小便频数者忌用

桑螵蛸与覆盆子皆味甘，归肝、肾经，均能补肾助阳，固精缩尿。都可用治肾虚不固所致的遗精、滑精、遗尿、尿频；肾虚阳痿早泄。二者常相须为用。不同之处在于，桑螵蛸甘咸平，尤宜于遗尿尿频，兼治白带过多。覆盆子甘酸温，又能益肝肾明目，也可用治肝肾不足之目暗昏花。

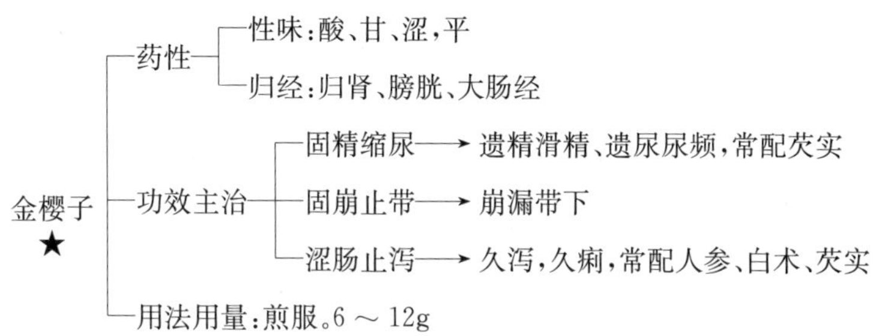
金樱子
★
药性
性味：酸、甘、涩，平
归经：归肾、膀胱、大肠经
功效主治
固精缩尿——→遗精滑精、遗尿尿频，常配芡实
固崩止带——→崩漏带下
涩肠止泻——→久泻，久痢，常配人参、白术、芡实
用法用量：煎服。6～12g

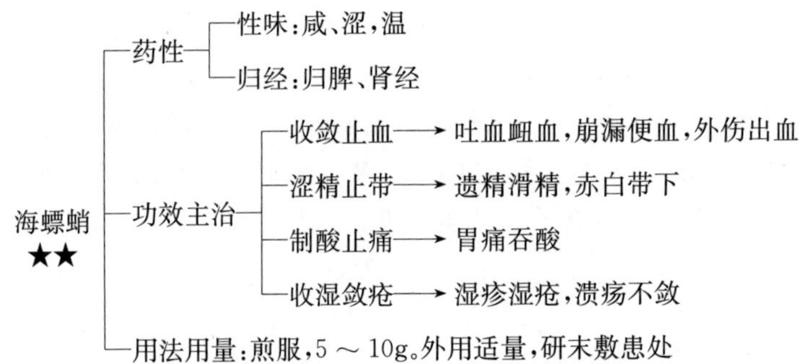
海螵蛸
★★
药性
性味:咸、涩,温
归经:归脾、肾经
功效主治
收敛止血——吐血衄血,崩漏便血,外伤出血
涩精止带——遗精滑精,赤白带下
制酸止痛——胃痛吞酸
收湿敛疮——湿疹湿疮,溃疡不敛
用法用量:煎服,5～10g。外用适量,研末敷患处

桑螵蛸与海螵蛸皆以螵蛸命名。同归肝、肾经,均能固精缩尿止带。都可用治遗精滑精、遗尿尿频、白带过多等症。但二者来源不同,功用有别。不同之处在于,桑螵蛸为螳螂科昆虫大刀螂、小刀螂或巨斧螳螂的干燥卵鞘入药,本品甘咸平,又能补肾助阳,用于肾虚阳衰所致的上述病证,尤宜于遗尿尿频,也可用治肾虚阳痿。海螵蛸(即乌贼骨)为乌贼科动物无针乌贼或金乌贼的干燥内壳入药,本品咸涩温,固涩之力较强,而无补益之功,多用于遗精滑精、赤白带下。又能收敛止血,制酸止痛,(外用)收湿敛疮。也可用治吐血衄血,崩漏便血,外伤出血;胃痛吞酸,本品为治疗胃酸过多、胃痛吞酸之佳品;外用治湿疹湿疮,溃疡不敛。

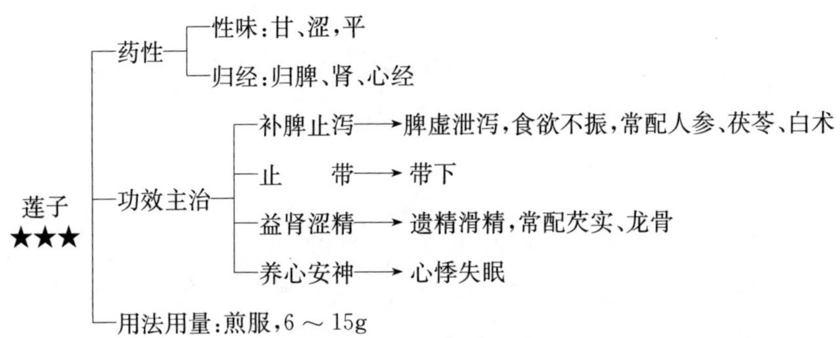
莲子
★★★
药性
性味:甘、涩,平
归经:归脾、肾、心经
功效主治
补脾止泻——脾虚泄泻,食欲不振,常配人参、茯苓、白术
止　带——带下
益肾涩精——遗精滑精,常配芡实、龙骨
养心安神——心悸失眠
用法用量:煎服,6～15g

附药

1. 莲须　性味甘、涩,平;归心、肾经。功能固肾涩精。适用于遗精滑精,带下,尿频。煎服,3～5g。

2. 莲房　性味苦、涩,温;归肝经。功能化瘀止血。适用于崩漏,尿血,痔疮出血,产后瘀阻,恶露不尽。煎服,5～10g。炒炭用。

3. 莲子心　性味苦,寒;归心、肾经。功能清心安神,交通心肾,涩精止血。适用于热入心包,神昏谵语,心肾不交,失眠遗精,血热吐血。煎服,2～5g。

4. 荷叶　性味苦，平；归肝、脾、胃经。功能清暑化湿，升发清阳，凉血止血。适用于暑热烦渴，暑湿泄泻，脾虚泄泻，血热吐衄，便血崩漏。煎服，3～10g。荷叶炭收涩化瘀止血，适用于出血证和产后血晕，煎服，3～6g。

5. 荷梗　性味苦，平；归肺、脾、胃经。功能通气宽胸，和胃安胎。主治外感暑湿、胸闷不畅、妊娠呕吐、胎动不安。煎服，10～15g。

6. 石莲子　性味甘、涩、微苦，寒；归脾、胃、心经。功能清湿热，开胃进食，清心宁神，涩精止遗。适用于噤口痢，呕吐不食，心烦失眠，遗精，尿浊，带下。煎服，9～12g。虚寒久痢忌服。

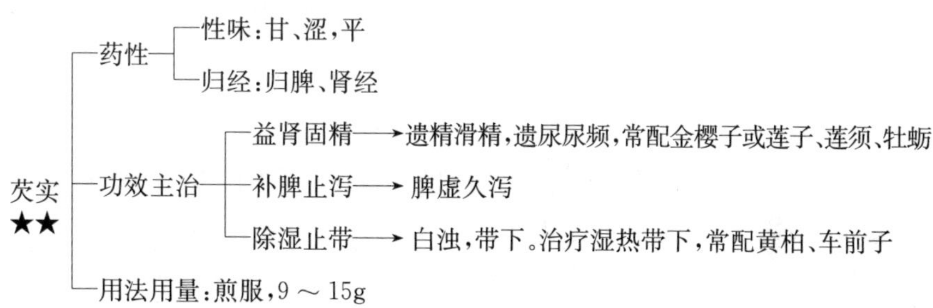
芡实
★★
药性
性味：甘、涩，平
归经：归脾、肾经
功效主治
益肾固精——→遗精滑精，遗尿尿频，常配金樱子或莲子、莲须、牡蛎
补脾止泻——→脾虚久泻
除湿止带——→白浊，带下。治疗湿热带下，常配黄柏、车前子
用法用量：煎服，9～15g

莲子与芡实皆为睡莲科水生草本植物的干燥成熟种子或种仁入药。二者均味甘涩性平，归脾、肾经，都能益肾固精，补脾止泻，止带。同可用治肾虚不固，遗精滑精，遗尿尿频，常配伍龙骨、牡蛎等药；脾虚久泻，食欲不振等症；脾虚白带过多，或脾肾两虚的带下清稀。二者常相须为用。不同之处在于，莲子作用偏于补脾而补力较芡实为强，习称"脾果"。同时，莲子又归心经，又能养心安神，交通心肾。也可用治心肾不交之虚烦、心悸、失眠。芡实作用偏于肾，虽补力不及莲子，但能除湿；虽收涩，但不燥、不腻、不敛湿邪，脾虚湿盛的久泻不止、白带过多者芡实尤为多用。若与清热燥湿、利湿之黄柏、车前子等配伍，也可用治湿热带下。

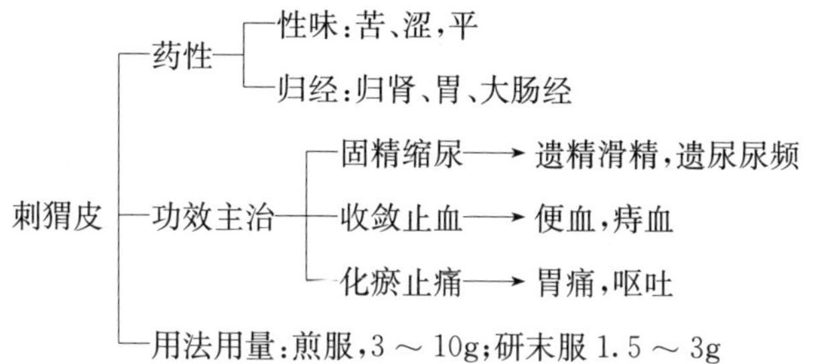
刺猬皮
药性
性味：苦、涩，平
归经：归肾、胃、大肠经
功效主治
固精缩尿——→遗精滑精，遗尿尿频
收敛止血——→便血，痔血
化瘀止痛——→胃痛，呕吐
用法用量：煎服，3～10g；研末服1.5～3g

金樱子与刺猬皮皆味涩，均能固精缩尿，功专固涩下焦而无补益之功，都可用治遗精滑精，遗尿尿频。不同之处在于，金樱子酸涩性平，固涩之力较强，又能

固崩止带，涩肠止泻。也可用治崩漏，带下；久泻久痢。刺猬皮苦涩平，又能收敛止血，化瘀止痛，可用治便血痔血以及气滞血瘀之胃痛、呕吐。

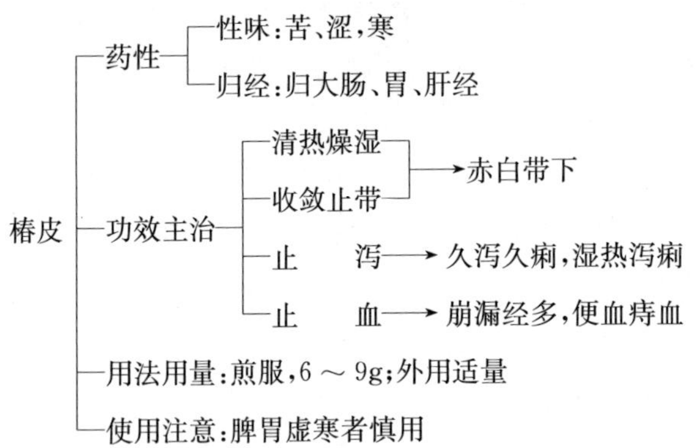
椿皮
药性
性味：苦、涩，寒
归经：归大肠、胃、肝经
功效主治
清热燥湿
收敛止带
赤白带下
止　泻
久泻久痢，湿热泻痢
止　血
崩漏经多，便血痔血
用法用量：煎服，6～9g；外用适量
使用注意：脾胃虚寒者慎用

秦皮、椿皮皆味苦涩性寒，均能清热燥湿，收涩止痢、止带，都可用治湿热蕴结，腹痛泄泻、下痢脓血，以及湿热下注、赤白带下等证。不同之处在于，秦皮又能清热解毒而止泻痢，又可用于热毒泻痢，下痢脓血。同时，本品又能清肝泻火而明目退翳，又可用于肝经郁火，目赤肿痛、目生翳膜等症。椿皮既能清热燥湿而止泻、止带，用治湿热泻痢、赤白带下；又可收涩止泻、止带，又常用于肠滑不禁、久泻久痢，以及脾肾虚弱、带下日久不止等证。同时，椿皮又能清热燥湿，收敛止血，又可用于血热崩漏，月经过多，便血体虚，痔漏下血等症。此外，兼能杀虫，也治蛔虫腹痛、疥癣瘙痒。

椿皮与石榴皮皆味涩，均能涩肠止泻，收敛止血，止带，驱虫（杀虫）。都可用治久泻久痢；便血痔血、崩漏；白带过多；虫积腹痛。此外，外用均能杀虫止痒，用治疥癣瘙痒。不同之处在于，椿皮苦涩性寒，又善于清热燥湿。也常用治湿热泻痢、带下黄稠，血热崩漏、月经过多等症。石榴皮酸涩性温，以涩肠止泻为长，多用治久泻久痢、脱肛。此外，本品兼能涩精，亦可用于遗精滑精。

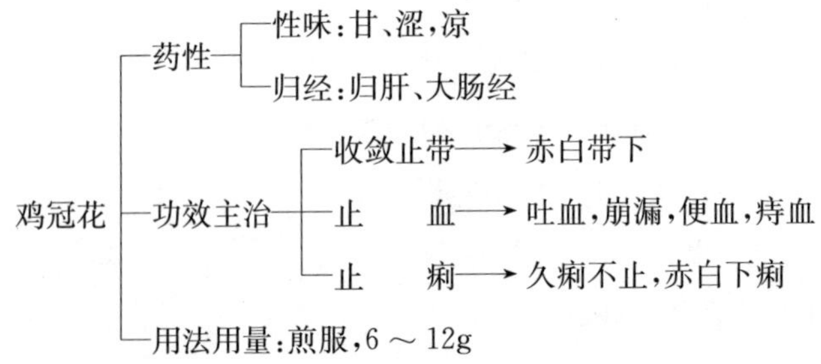
鸡冠花
药性
性味：甘、涩，凉
归经：归肝、大肠经
功效主治
收敛止带
赤白带下
止　血
吐血，崩漏，便血，痔血
止　痢
久痢不止，赤白下痢
用法用量：煎服，6～12g

收涩药功用归纳小结见下表（表25-1）：

表 25-1 收涩药功用归纳小结表

<table>
<tr><th rowspan="2">药名</th><th rowspan="2" colspan="2">共 性</th><th colspan="2">个 性</th></tr>
<tr><th>作用特点</th><th>其他功效</th></tr>
<tr><td>麻黄根</td><td rowspan="3">固表止汗药，固表止汗，主治自汗、盗汗证</td><td></td><td>作用单纯而药力较强，内服、外扑均能止汗</td><td></td></tr>
<tr><td>浮小麦</td><td rowspan="2">退虚热（除热）</td><td></td><td>益气</td></tr>
<tr><td>糯稻根</td><td></td><td>益胃生津</td></tr>
<tr><td>五味子</td><td rowspan="9">敛肺涩肠药</td><td rowspan="5">五者均能敛肺止咳，涩肠止泻。其中五味子、五倍子皆能固精止遗，止汗；五味子、乌梅皆能生津止渴</td><td>收敛固涩之力较强，为治疗久咳虚喘之要药</td><td>益气，补肾宁心</td></tr>
<tr><td>五倍子</td><td></td><td>降火，收敛止血，外用收湿敛疮</td></tr>
<tr><td>乌梅</td><td></td><td>安蛔止痛，固崩止血</td></tr>
<tr><td>诃子</td><td></td><td>下气降火，利咽开音，为治疗失音之要药</td></tr>
<tr><td>罂粟壳</td><td></td><td>有良好的止痛作用</td></tr>
<tr><td>石榴皮</td><td rowspan="2">涩肠止泻</td><td>收敛止血</td><td>杀虫</td></tr>
<tr><td>肉豆蔻</td><td></td><td>温中行气</td></tr>
<tr><td>赤石脂</td><td rowspan="2">涩肠止泻，收敛止血，止带</td><td colspan="2">外用收湿敛疮生肌</td></tr>
<tr><td>禹余粮</td><td colspan="2">质重沉降，功专固涩下焦</td></tr>
<tr><td>山茱萸</td><td rowspan="10">固精缩尿止带药</td><td></td><td colspan="2">既补益肝肾，又收敛固涩，其性温而不燥，补而不峻，为平补阴阳和固精止遗之要药</td></tr>
<tr><td>桑螵蛸</td><td rowspan="2">补肾助阳，固精缩尿</td><td>尤宜于遗尿尿频，兼治白带过多</td><td></td></tr>
<tr><td>覆盆子</td><td></td><td>益肝肾明目</td></tr>
<tr><td>海螵蛸</td><td rowspan="2">固精止带</td><td>又能收敛止血，收湿敛疮</td><td>制酸止痛</td></tr>
<tr><td>金樱子</td><td>又能固崩缩尿，涩肠止泻</td><td></td></tr>
<tr><td>莲子</td><td rowspan="2">益肾固精，补脾止泻，止带</td><td>作用偏于补脾而补力较芡实为强</td><td>养心安神</td></tr>
<tr><td>芡实</td><td>作用偏于肾，虽补力不及莲子，但能除湿；虽收涩，但不燥、不腻、不敛湿邪，脾虚湿盛的久泻不止、白带过多者芡实尤为多用</td><td></td></tr>
<tr><td>椿皮</td><td rowspan="2">收敛止带，止血，止泻痢</td><td colspan="2">善于清热燥湿，也常用治湿热泻痢、赤白带下</td></tr>
<tr><td>鸡冠花</td><td colspan="2">多用治带下过多</td></tr>
<tr><td>刺猬皮</td><td></td><td colspan="2">固精缩尿，收敛止血，化瘀止痛</td></tr>
</table>

收涩药功效及主治背记见下表(表 25-2 至表 25-5)：

表 25-2　收涩药功效背记表(一)

功效＼药名	五味子	乌梅	五倍子	罂粟壳	诃子	石榴皮	肉豆蔻	赤石脂	禹余粮
止血									
收敛止血									
收湿敛疮生肌									
止带									
敛汗									
敛肺止咳									
涩肠止泻									
安蛔止痛									
敛肺降火									
固精止遗									
补肾									
生津止渴									
止痛									
利咽开音									
驱虫									
宁心安神									
温中行气									

表 25-3　收涩药功效背记表(二)

功效＼药名	山茱萸	覆盆子	桑螵蛸	海螵蛸	金樱子	莲子	芡实	椿皮	刺猬皮	麻黄根	浮小麦	糯稻根
固精止带												
收敛止血												
制酸止痛												
收湿敛疮												
补益肝肾												
收敛固涩												
益肾												
固精缩尿												
补肾助阳												
涩肠止泻												
益气												

续表

功效 \ 药名	山茱萸	覆盆子	桑螵蛸	海螵蛸	金樱子	莲子	芡实	椿皮	刺猬皮	麻黄根	浮小麦	糯稻根
除热												
退虚热												
益肾固精												
补脾止泻												
止带												
养心												
健脾止泻												
除湿止带												
敛汗												
化瘀止痛												

表 25-4 收涩药主治病证背记表(一)

主治病证 \ 药名	五味子	乌梅	五倍子	罂粟壳	诃子	石榴皮	肉豆蔻	赤石脂	禹余粮
肺虚久咳									
肺肾两虚之喘咳									
津伤口渴									
内热消渴									
自汗盗汗									
遗精滑精									
久泻不止									
心悸失眠多梦									
蛔厥腹痛呕吐									
崩漏下血									
便血痔血									
疮疖肿毒									
湿疮流水									
心腹筋骨疼痛									
蛔虫、蛲虫、绦虫病									
胃寒胀痛食少呕吐									
疮疡久溃不敛									
失音									
脱肛									
带下过多									

表 25-5　收涩药主治病证背记表（二）

主治病证＼药名	山茱萸	覆盆子	桑螵蛸	海螵蛸	金樱子	莲子	芡实	椿皮	刺猬皮	麻黄根	浮小麦	糯稻根
肝肾不足 目暗不明												
肝肾亏虚 头晕目眩												
肾虚腰酸耳鸣												
肾虚阳痿												
遗精遗尿												
崩漏下血												
月经过多												
大汗虚脱												
内热消渴												
白浊带下												
吐血												
便血												
痔疮出血												
外伤出血												
胃痛吐酸												
湿疮湿疹												
溃疡不敛												
久泻久痢												
湿热泻痢												
脾虚食少												
心肾不交，虚烦心悸失眠												
自汗盗汗												
骨蒸劳热												

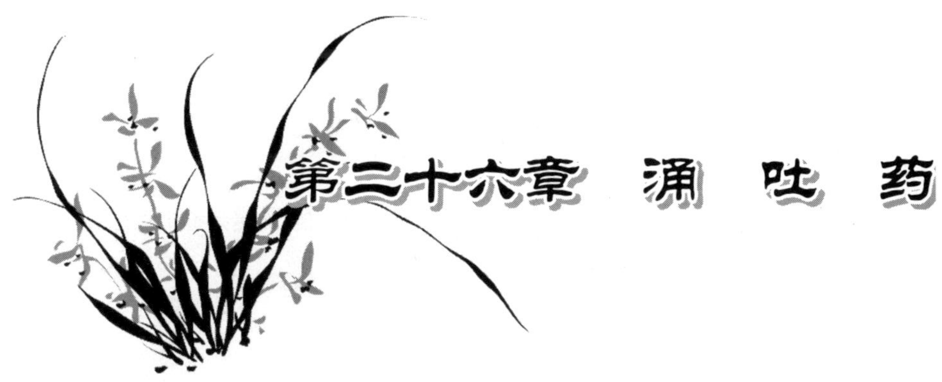

第二十六章 涌吐药

含义：凡以促使呕吐为主要功效，常用以治疗毒物、宿食、痰涎等停滞在胃脘或胸膈以上所致病证的药物，称为涌吐药，也称催吐药。

性能功效：本类药物味多酸苦辛，归胃经，具有涌吐毒物、宿食、痰涎的作用。

适用范围：适用于误食毒物，停留胃中，未被吸收；或宿食停滞不化，尚未入肠，胃脘胀痛；或痰涎壅盛，阻于胸膈或咽喉，呼吸急促；或痰浊上涌，蒙蔽清窍，癫痫发狂等症。涌吐药物的运用，属于“八法”中的吐法，旨在因势利导，祛邪外出，以达到治疗疾病的目的。

使用注意：涌吐药作用强烈，且多具毒性，易伤胃损正，故仅适用于形证俱实者。为了确保临床用药的安全、有效，宜采用“小量渐增”的使用方法，切忌骤用大量；同时要注意“中病即止”，只可暂投，不可连服或久服，谨防中毒或涌吐太过，导致不良反应。若用药后不吐或未达到必要的呕吐程度，可饮热开水以助药力，或用翎毛探喉以助涌吐。若药后呕吐不止，应立即停药，并积极采取措施，及时抢救。

吐后应适当休息，不宜马上进食。待胃肠功能恢复后，再进流质或易消化的食物，以养胃气，忌食油腻辛辣及不易消化之物。凡年老体弱、小儿、妇女胎前产后，以及素患失血、头晕、心悸、劳嗽喘咳等，均当忌用。

因本类药物作用峻猛，药后患者反应强烈而痛苦不堪，故现代临床已少用。

药理作用：现代药理研究表明，本类药物具有催吐的作用，主要是通过刺激胃黏膜的感受器，反射性地引起呕吐中枢兴奋所致。

常山 ★★

- 药性
  - 性味：苦、辛，寒；有毒
  - 归经：归肺、肝、心经
- 功效主治
  - 涌吐痰涎 → 痰饮停聚，胸膈痞塞
  - 截　疟 → 各种疟疾
- 用法用量：煎服，5～9g。涌吐可生用，截疟宜酒制用。治疗疟疾宜在寒热发作前半天或2小时服用。
- 使用注意：本品有催吐副作用，用量不宜过大；孕妇及体虚者慎用

瓜蒂 ★★

- 药性
  - 性味：苦，寒；有毒
  - 归经：归胃经
- 功效主治
  - 涌吐痰食 → 风痰、宿食停滞，食物中毒
  - 祛湿退黄 → 湿热黄疸
- 用法用量：煎服，2.5～5g；入丸散服，每次0.3～1g；外用适量；研末吹鼻，待鼻中流出黄水即可停药
- 使用注意：孕妇、体虚、吐血、咯血、胃弱及上部无实邪者忌用

胆矾 ★★

- 药性
  - 性味：酸、涩、辛，寒。有毒
  - 归经：归肝、胆经
- 功效主治
  - 涌吐痰涎 → 风痰壅塞，喉痹，癫痫，误食毒物
  - 解毒收湿 → 风眼赤烂，口疮，牙疳
  - 祛腐蚀疮 → 胬肉，疮疡不溃
- 用法用量：温水化服，0.3～0.6g。外用适量，研末撒或调敷，或以水溶化后外洗
- 使用注意：体虚者忌服

藜芦

- 药性
  - 性味：苦、辛，寒；有毒
  - 归经：归肺、肝、胃经
- 功效主治
  - 涌吐风痰 → 中风、癫痫、喉痹、误食毒物
  - 杀　虫
    - → 疥癣，白秃，头虱，体虱
    - → 对蚊蝇及其幼虫有杀灭作用，也可作农作物杀虫剂使用
- 用法用量：内服0.3～0.6g，入丸、散，温水送服以催吐；外用适量，研末，油调涂
- 使用注意：本品体虚及孕妇禁服；不宜与人参、党参、西洋参、南沙参、北沙参、丹参、玄参、苦参、细辛、白芍、赤芍同用；因其治疗量与中毒量接近，内服易产生毒性反应，现代临床已不作为涌吐药使用，而主要作为农作物及蚊蝇的杀虫剂

常山、瓜蒂、胆矾与藜芦皆有毒，均能涌吐毒物、宿食或痰涎。都可用治痰涎壅盛，阻于咽喉或胸膈，喉痹喘息；风痰内扰、上蒙清窍，中风不语、癫痫发狂；误食毒物不久，尚停留于胃中，未被吸收；宿食停滞胃脘，尚未入肠，胸脘痞硬胀痛。不同之处在于，常山善于涌吐痰涎，主治痰饮停聚胸中，胸膈壅塞，不欲饮食，欲吐而不能吐者。且常山又善于祛痰而截疟，适用于各种疟疾，尤其治疗间日疟和三日疟效果明显，为治疟之要药。瓜蒂善于涌吐风痰、宿食、毒物，凡风痰内扰，上蒙清窍，发为癫痫，发狂欲走，或痰涎涌喉，喉痹喘息，以及宿食停滞胃脘，胸脘痞硬，气逆上冲者，或误食毒物不久，尚停留于胃者，皆可使用。且瓜蒂又善于祛湿退黄，用治湿热黄疸，可单用研末吹鼻，令鼻中黄水出，引去湿热之邪，而达退黄之效；或单用本品煎汤内服，或研末送服，均能退黄。胆矾善于涌吐痰涎、毒物，主治风痰壅塞，喉痹，癫痫，或误食毒物。外用又能解毒收湿，祛腐蚀疮，用治风眼赤烂，口疮，牙疳，以及胬肉疼痛或疮疡不溃。藜芦内服催吐作用强，善于涌吐风痰，用治中风、癫痫、喉痹诸证见痰涎壅盛者，以及误食毒物。外用能杀虫止痒，用治疥癣、白秃、头虱、体虱。此外，对蚊蝇及其幼虫有杀灭作用，也可作农作物杀虫剂使用。需要注意的是，因藜芦的治疗量与中毒量接近，内服易产生毒性反应，现代临床基本上已不作为涌吐药使用，而主要作为农作物及蚊蝇的杀虫剂。

涌吐药功用归纳小结见下表（表 26-1）：

表 26-1　涌吐药功用归纳小结表

药名	共　性	个　性	
		作用特点	其他功效
常山	有毒，涌吐毒物、宿食或痰涎	善于涌吐痰涎	截疟
瓜蒂		善于涌吐风痰、宿食、毒物	外用祛湿退黄
胆矾		善于涌吐痰涎、毒物	外用解毒收湿，祛腐蚀疮
藜芦		内服催吐作用强，善于涌吐风痰	外用杀虫止痒。此外，对蚊蝇及其幼虫有杀灭作用，也可作农作物杀虫剂使用

涌吐药功效及主治背记见下表（表 26-2，表 26-3）：

表 26-2 涌吐药功效背记表

功效＼药名	常山	瓜蒂	胆矾	藜芦
涌吐痰涎				
涌吐风痰				
截疟				
涌吐痰食				
祛湿退黄				
解毒收湿				
祛腐蚀疮				
杀虫止痒				
对蚊蝇及其幼虫有杀灭作用				

表 26-3 涌吐药主治病证背记表

主治病证＼药名	常山	瓜蒂	胆矾	藜芦
胸中痰饮				
疟疾				
痰热郁胸				
宿食停胃				
湿热黄疸				
风痰癫痫惊狂				
喉痹梗塞				
风眼赤烂				
口疮、牙疳				
肿毒不溃				
胬肉				
疥癣				
白秃				
头虱体虱				
农作物杀虫剂				

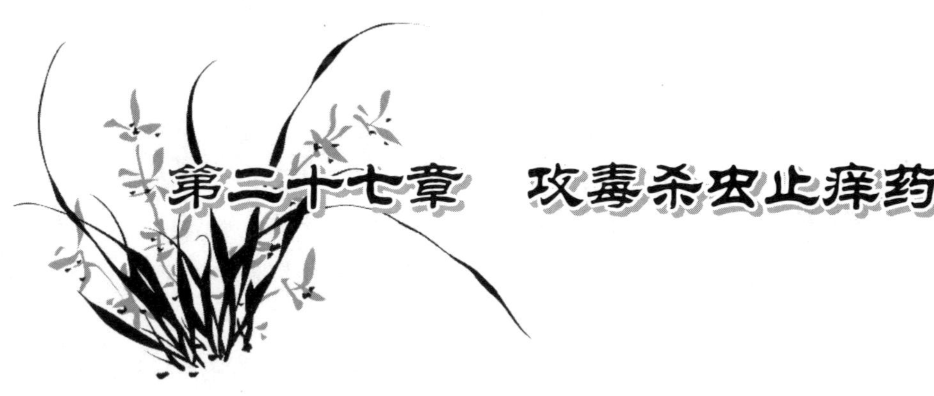

第二十七章　攻毒杀虫止痒药

含义：凡以攻毒疗疮、杀虫止痒为主要功效的药物，称为攻毒杀虫止痒药。

性能功效：本类药物大多有毒，以外用为主，兼可内服。具有攻毒疗疮、解毒杀虫、燥湿止痒的功效。

适用范围：主要适用于外科、皮肤科、五官科病证，如痈肿疔毒，疥癣，湿疹湿疮，聤耳，梅毒，虫蛇咬伤等。

使用注意：本类药物的外用方法因病因药而异，如研末外撒，或煎汤洗渍及热敷、浴泡、含漱，或用油脂、水调敷，或制成软膏涂抹，或做成药捻、栓剂栓塞等。

本类药物内服使用时，宜作丸散剂用，使其缓慢溶解吸收，且便于掌握剂量。本类药物多具不同程度的毒性，所谓"攻毒"即有以毒制毒之意，无论外用或内服，均应严格掌握剂量及用法，不可过量或持续使用，以防发生不良反应。制剂时应严格遵守炮制和制剂法度，以减低毒性而确保用药安全。

药理作用：现代药理研究证明，本类药物大都具有杀菌消炎作用，可杀灭细菌、真菌、疥虫、螨虫、滴虫等。且在局部外用后能形成薄膜以保护创面，减轻炎症反应与刺激；部分药物有收敛作用，能凝固表面蛋白质，收缩局部血管，减少充血与渗出，促进伤口愈合。

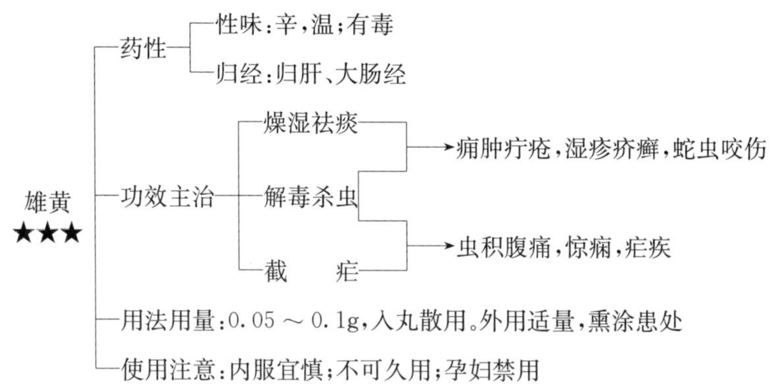
雄黄
★★★
药性
性味：辛，温；有毒
归经：归肝、大肠经
功效主治
燥湿祛痰
解毒杀虫
截　疟
痈肿疔疮，湿疹疥癣，蛇虫咬伤
虫积腹痛，惊痫，疟疾
用法用量：0.05～0.1g，入丸散用。外用适量，熏涂患处
使用注意：内服宜慎；不可久用；孕妇禁用

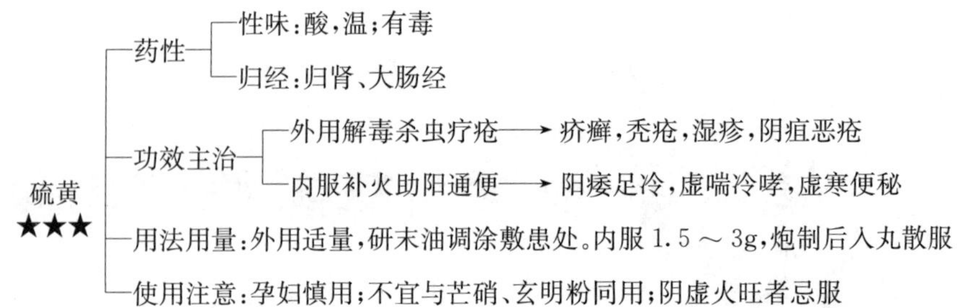
硫黄
★★★
药性
性味：酸，温；有毒
归经：归肾、大肠经
功效主治
外用解毒杀虫疗疮——→疥癣，秃疮，湿疹，阴疽恶疮
内服补火助阳通便——→阳痿足冷，虚喘冷哮，虚寒便秘
用法用量：外用适量，研末油调涂敷患处。内服1.5～3g，炮制后入丸散服
使用注意：孕妇慎用；不宜与芒硝、玄明粉同用；阴虚火旺者忌服

雄黄与硫黄皆为以毒攻毒的攻毒杀虫止痒药，均能解毒杀虫疗疮，常外用于疥癣湿疹，阴疽恶疮。不同之处在于，雄黄解毒杀虫疗疮力强，主治痈疽疔疮以及毒蛇咬伤。且本品内服又能杀虫，燥湿祛痰，截疟。传统用治虫积腹痛，哮喘，惊痫，疟疾，但现代临床已较少使用。硫黄外用杀虫止痒力强，多用治疥癣、湿疹、皮肤瘙痒，尤为疥疮要药。且硫黄内服能补火助阳通便。也可用治肾阳不足，下元虚冷而致虚喘冷哮；肾虚阳痿足冷，小便频数；老年人肾阳不足，虚寒便秘等症。

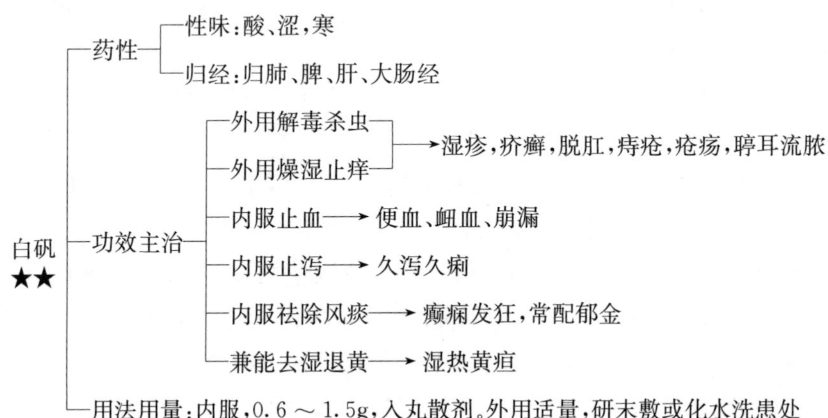
白矾
★★
药性
性味：酸、涩，寒
归经：归肺、脾、肝、大肠经
功效主治
外用解毒杀虫
外用燥湿止痒
——→湿疹，疥癣，脱肛，痔疮，疮疡，聤耳流脓
内服止血——→便血、衄血、崩漏
内服止泻——→久泻久痢
内服祛除风痰——→癫痫发狂，常配郁金
兼能去湿退黄——→湿热黄疸
用法用量：内服，0.6～1.5g，入丸散剂。外用适量，研末敷或化水洗患处

附药：皂矾（绿矾）　性味酸，凉；归肝、脾经。功能解毒燥湿，杀虫补血。适用于黄肿胀满，疳积久痢，肠风便血，血虚萎黄，湿疮疥癣，喉痹口疮。煎服，0.8～1.6g；外用适量。孕妇慎用。

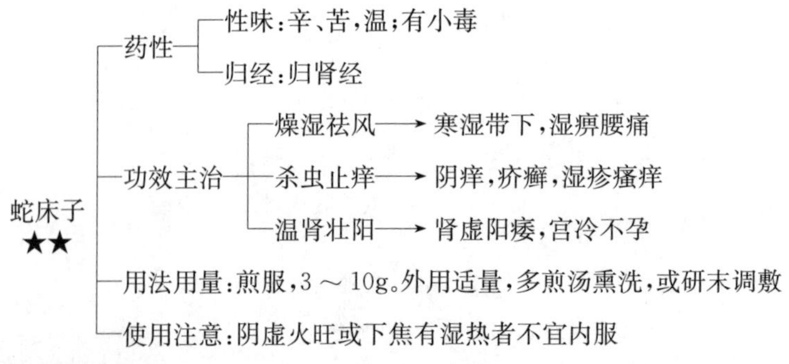
蛇床子
★★
药性
性味：辛、苦，温；有小毒
归经：归肾经
功效主治
燥湿祛风——→寒湿带下，湿痹腰痛
杀虫止痒——→阴痒，疥癣，湿疹瘙痒
温肾壮阳——→肾虚阳痿，宫冷不孕
用法用量：煎服，3～10g。外用适量，多煎汤熏洗，或研末调敷
使用注意：阴虚火旺或下焦有湿热者不宜内服

白矾与蛇床子，外用均能燥湿杀虫止痒，用治湿疹湿疮、疥癣阴痒等症。不同之处在于，白矾外用解毒杀虫，燥湿止痒，内服又能收敛止血，涩肠止泻，祛除风痰（清热化痰）。也可用治便血，衄血，崩漏，金疮出血；久泻久痢；痰壅心窍，癫痫发狂；湿热黄疸，脱肛、子宫脱垂。蛇床子既能燥湿祛风，杀虫止痒，又能温肾壮阳。也可用治寒湿带下，湿痹腰痛；肾虚阳痿，宫冷不孕。

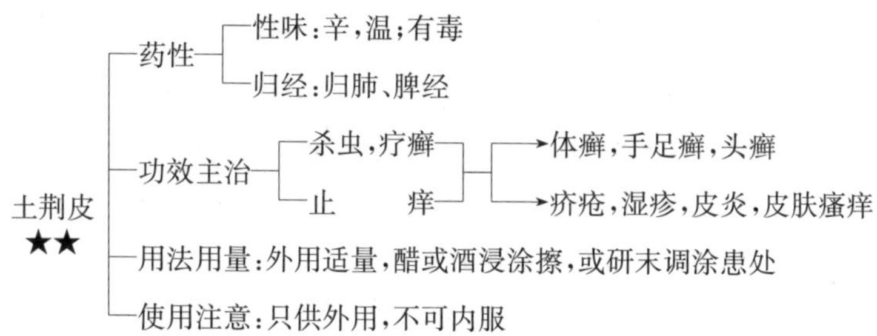
土荆皮
★★
药性
性味：辛，温；有毒
归经：归肺、脾经
功效主治
杀虫，疗癣
止　　痒
体癣，手足癣，头癣
疥疮，湿疹，皮炎，皮肤瘙痒
用法用量：外用适量，醋或酒浸涂擦，或研末调涂患处
使用注意：只供外用，不可内服

附药：木槿皮　性味甘、苦，微寒；归大肠、肝、脾经。功能清热利湿，杀虫止痒。适用于湿热泻痢，肠风下血，脱肛，痔疮，赤白带下，阴道滴虫病，皮肤疥癣，阴囊湿疹。外用适量，酒浸涂搽或煎水熏洗；煎服，3～9g。无湿热者慎服。

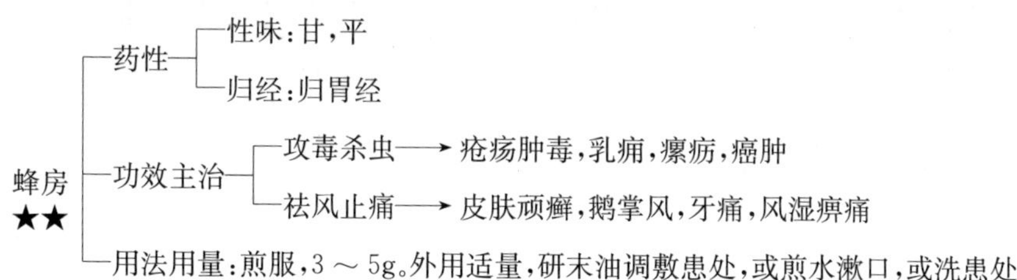
蜂房
★★
药性
性味：甘，平
归经：归胃经
功效主治
攻毒杀虫→疮疡肿毒，乳痈，瘰疬，癌肿
祛风止痛→皮肤顽癣，鹅掌风，牙痛，风湿痹痛
用法用量：煎服，3～5g。外用适量，研末油调敷患处，或煎水漱口，或洗患处

附药：蜂蜡　性味甘，微温；归脾经。功能解毒，敛疮，生肌，止痛。外用于溃疡不敛，臁疮糜烂，外伤破溃，烧烫伤。外用适量，熔化敷患处；常做成药赋形剂及油膏基质。

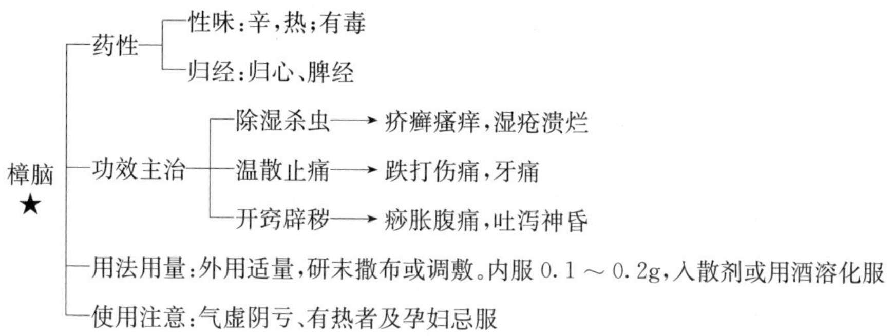
樟脑
★
药性
性味：辛，热；有毒
归经：归心、脾经
功效主治
除湿杀虫→疥癣瘙痒，湿疮溃烂
温散止痛→跌打伤痛，牙痛
开窍辟秽→痧胀腹痛，吐泻神昏
用法用量：外用适量，研末撒布或调敷。内服0.1～0.2g，入散剂或用酒溶化服
使用注意：气虚阴亏、有热者及孕妇忌服

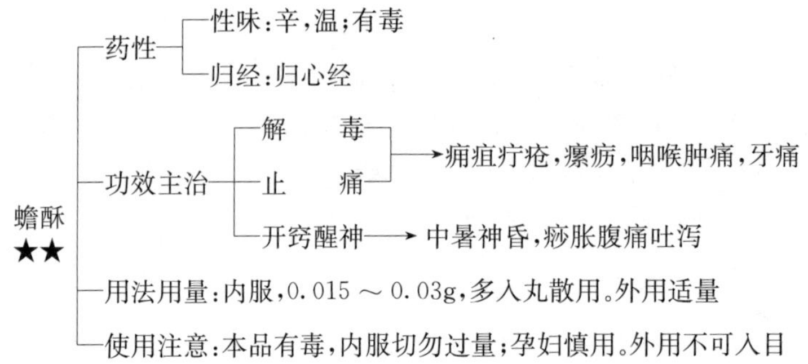
蟾酥
★★
药性
性味:辛,温;有毒
归经:归心经
功效主治
解　毒
止　痛
痈疽疔疮,瘰疬,咽喉肿痛,牙痛
开窍醒神
中暑神昏,痧胀腹痛吐泻
用法用量:内服,0.015～0.03g,多入丸散用。外用适量
使用注意:本品有毒,内服切勿过量;孕妇慎用。外用不可入目

附药:蟾皮　味辛,性凉,有小毒。功能清热解毒,利水消胀。适用于痈疽疮毒、疳积腹胀、瘰疬肿瘤等病证。煎服,3～6g;研末入丸散服,每次0.3～0.9g。外用适量,可研末调敷患处,或以新鲜蟾皮外贴患处。

樟脑与蟾酥味辛、性温热,有毒,性善走窜,均具开窍醒神辟秽之功,都可用治夏伤暑湿秽浊不正之气以及饮食不洁所致的痧胀腹痛,吐泻不止,甚则神昏之症。不同之处在于,樟脑又能除湿杀虫,温散止痛,用治疥癣瘙痒,湿疮溃烂,跌打伤痛,牙痛等。蟾酥又有良好的解毒消肿、麻醉止痛作用,也可用于痈疽疔疮、瘰疬、咽喉肿痛、牙痛等症。此外,近年取蟾酥攻毒抗癌、消肿止痛之功,治疗多种癌肿,如肝癌、肠癌、白血病、皮肤癌等,内服或外用,均取得一定的疗效。

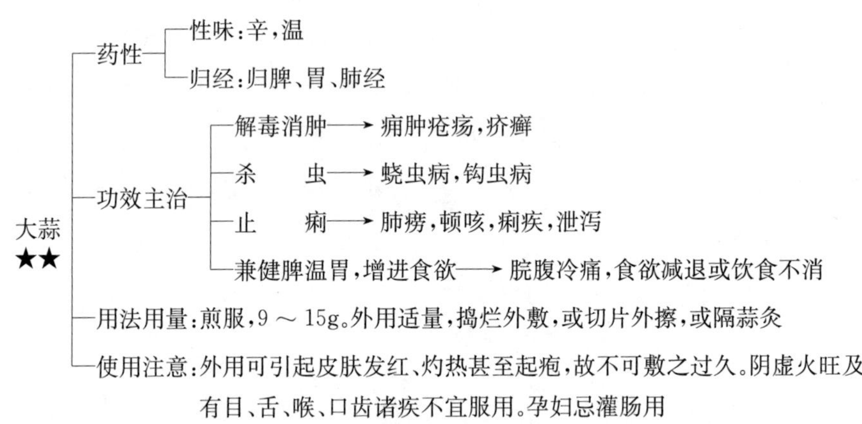
大蒜
★★
药性
性味:辛,温
归经:归脾、胃、肺经
功效主治
解毒消肿
痈肿疮疡,疥癣
杀　虫
蛲虫病,钩虫病
止　痢
肺痨,顿咳,痢疾,泄泻
兼健脾温胃,增进食欲
脘腹冷痛,食欲减退或饮食不消
用法用量:煎服,9～15g。外用适量,捣烂外敷,或切片外擦,或隔蒜灸
使用注意:外用可引起皮肤发红、灼热甚至起疱,故不可敷之过久。阴虚火旺及有目、舌、喉、口齿诸疾不宜服用。孕妇忌灌肠用

蜂房与大蒜均能解毒杀虫,用治痈肿疮疡、疥癣等症。不同之处在于,蜂房既能攻毒杀虫,又能祛风止痛,也可用治乳痈,瘰疬,癌肿,鹅掌风,牙痛,风湿痹痛。大蒜既能解毒消肿,杀虫,又能止痢。也可用治肺痨,顿咳(百日咳),泄泻,痢疾;蛲虫病,钩虫病。

攻毒杀虫止痒药功用归纳小结见下表(表27-1):

表 27-1　攻毒杀虫止痒药功用归纳小结表

药名	共　　性	个　　性	
		作用特点	其他功效
雄黄	解毒杀虫疗疮	解毒杀虫疗疮力强	内服杀虫，燥湿祛痰，截疟
硫黄		外用杀虫止痒力强，多用治疥癣、湿疹、皮肤瘙痒，尤为治疗疥疮之要药	内服补火助阳通便
白矾	燥湿杀虫止痒	收敛止血，涩肠止泻，祛除风痰	
蛇床子		温肾壮阳，散寒祛风	
蟾酥	开窍醒神辟秽	解毒消肿，麻醉止痛	
樟脑		除湿杀虫，温散止痛	
蜂房	解毒杀虫	祛风止痛、止痒	
大蒜		解毒消肿，杀虫，止痢	
土荆皮		功专杀虫止痒，主治多种癣病	

攻毒杀虫止痒药功效及主治背记见下表（表 27-2，表 27-3）：

表 27-2　攻毒杀虫止痒药功效背记表

药名 功效	雄黄	硫黄	白矾	蛇床子	大风子	土荆皮	樟脑	蟾酥	蜂房	大蒜
解毒										
杀虫										
解毒杀虫止痒										
补火助阳通便										
祛除风痰										
止血										
止泻										
杀虫止痒										
温肾壮阳										
攻毒杀虫										
除湿杀虫										
祛风燥湿										
祛风止痛										
温散止痛										

续表

功效＼药名	雄黄	硫黄	白矾	蛇床子	大风子	土荆皮	樟脑	蟾酥	蜂房	大蒜
麻醉止痛										
开窍醒神										
辟秽化浊										
解毒										
消肿										
止痢										

表 27-3　攻毒杀虫止痒药主治病证背记表

主治病证＼药名	雄黄	硫黄	白矾	蛇床子	大风子	土荆皮	蟾酥	樟脑	蜂房	大蒜
痈肿疔疮										
湿疹										
疥癣										
蛇虫咬伤										
虫积腹痛										
虚喘冷哮										
肾虚阳痿										
虚寒便秘										
久泻久痢										
便血崩漏										
创伤出血										
风痰癫痫惊狂										
宫冷不孕										
阴部湿痒										
麻风、梅毒										
头癣体癣 手足癣										
瘰疬										

续表

药名 主治病证	雄黄	硫黄	白矾	蛇床子	大风子	土荆皮	蟾酥	樟脑	蜂房	大蒜
风湿痹痛										
痧胀腹痛，吐泻神昏										
癌肿										
咽喉肿痛										
牙痛										
泄泻痢疾										
肺痨顿咳										
钩虫、蛲虫病										

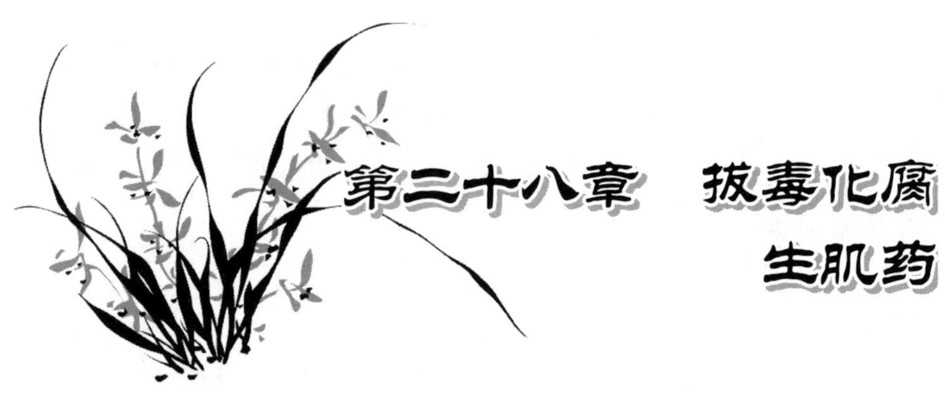

第二十八章 拔毒化腐生肌药

含义：凡以拔毒化腐、生肌敛疮为主要功效的药物，称为拔毒化腐生肌药。

性能功效：本类药物多具毒性，以外用为主，具有拔毒化腐排脓、收湿生肌敛疮的功效。

适用范围：主要适用于痈疽疮疡溃后脓出不畅，或溃后腐肉不去，新肉难生，伤口难以生肌愈合之证，以及癌肿、梅毒。部分药物还可用于湿疹瘙痒，咽喉肿痛，口舌生疮，目赤翳障等。

使用注意：本类药物的外用方法，可根据病情和用途而定，如研末外撒，加油脂、水调敷，或制成药捻，或外用膏药敷贴，或点眼、吹喉、滴耳等。

本类药物多为矿石类，且多具毒性，故使用时应严格控制剂量和用法，外用也不可过量或持续使用，有些药不宜在头面及黏膜上使用，以防发生不良反应。其中含砷、汞、铅等重金属类的药物毒副作用甚强，更应严加注意。使用时，应严格遵守炮制规范及制剂法度，以确保临床用药安全。

药理作用：现代药理研究证明，本类药物对多种细菌及皮肤真菌有抑制作用，有些则具防腐、收敛、保护和促进伤口愈合作用。

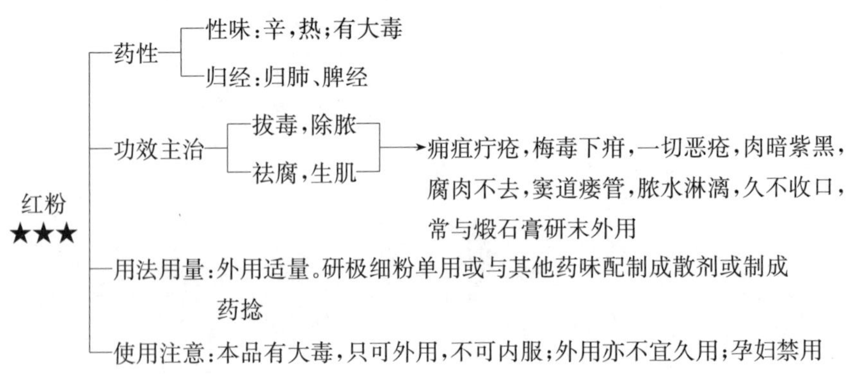
红粉
★★★
药性
性味：辛，热；有大毒
归经：归肺、脾经
功效主治
拔毒，除脓
祛腐，生肌
痈疽疔疮，梅毒下疳，一切恶疮，肉暗紫黑，腐肉不去，窦道瘘管，脓水淋漓，久不收口，常与煅石膏研末外用
用法用量：外用适量。研极细粉单用或与其他药味配制成散剂或制成药捻
使用注意：本品有大毒，只可外用，不可内服；外用亦不宜久用；孕妇禁用

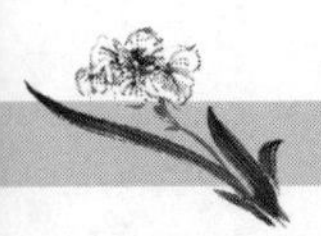

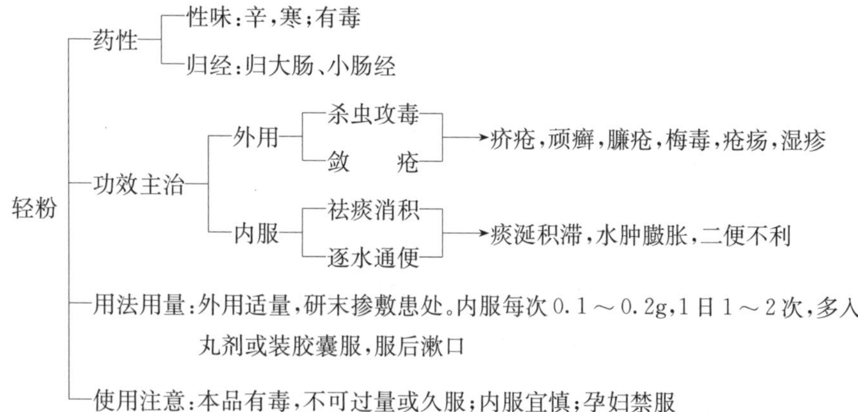
轻粉
药性
性味：辛，寒；有毒
归经：归大肠、小肠经
功效主治
外用
杀虫攻毒
敛　　疮
疥疮，顽癣，臁疮，梅毒，疮疡，湿疹
内服
祛痰消积
逐水通便
痰涎积滞，水肿臌胀，二便不利
用法用量：外用适量，研末掺敷患处。内服每次0.1～0.2g，1日1～2次，多入丸剂或装胶囊服，服后漱口
使用注意：本品有毒，不可过量或久服；内服宜慎；孕妇禁服

红粉与轻粉均为水银制剂类药物，但功用有别。不同之处在于，红粉辛热，有大毒，功善拔毒，除脓，祛腐，生肌，主治痈疽疔疮，梅毒下疳，一切恶疮，肉黯紫黑，腐肉不去，窦道瘘管，脓水淋漓，久不收口，为外科要药。常与煅石膏研末外用治疗上述病证，且根据病情不同而调整两药的用量比例。需要注意的是，本品只作外用，不可内服。轻粉辛寒，有毒，外用有较强的杀虫、攻毒、敛疮作用，用治疥疮，顽癣，臁疮，梅毒，疮疡，湿疹。内服能祛痰消积，逐水通便，用治痰涎积滞，水肿臌胀，二便不利。

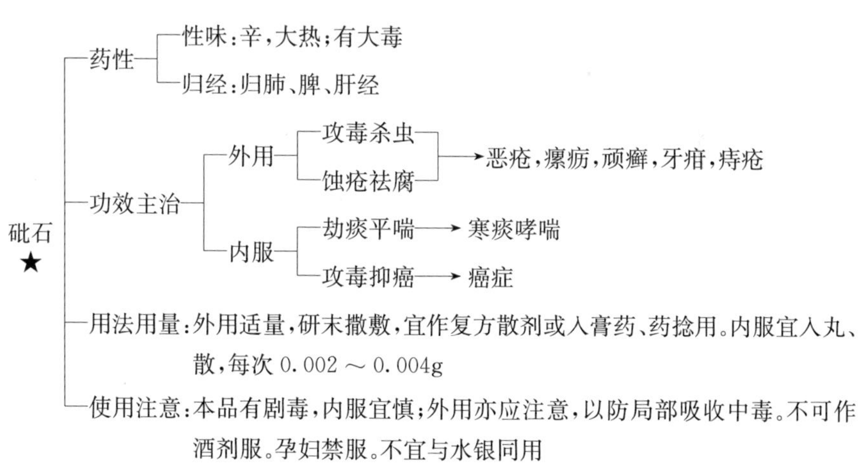
砒石
★
药性
性味：辛，大热；有大毒
归经：归肺、脾、肝经
功效主治
外用
攻毒杀虫
蚀疮祛腐
恶疮，瘰疬，顽癣，牙疳，痔疮
内服
劫痰平喘
寒痰哮喘
攻毒抑癌
癌症
用法用量：外用适量，研末撒敷，宜作复方散剂或入膏药、药捻用。内服宜入丸、散，每次0.002～0.004g
使用注意：本品有剧毒，内服宜慎；外用亦应注意，以防局部吸收中毒。不可作酒剂服。孕妇禁服。不宜与水银同用

砒石、雄黄皆为含砷的矿石类中药，味辛、性温热，有毒。但功用有别。不同之处在于，砒石辛大热，有大毒，外用攻毒杀虫，蚀疮祛腐；内服劫痰平喘，攻毒抑癌。主治恶疮，瘰疬，顽癣，牙疳，痔疮；寒痰哮喘；多种癌症。雄黄辛温，有毒，功能解毒杀虫，燥湿祛痰，截疟。主治痈肿疔疮，湿疹疥癣，蛇虫咬伤；虫积腹痛；惊痫，疟疾，哮喘等症。

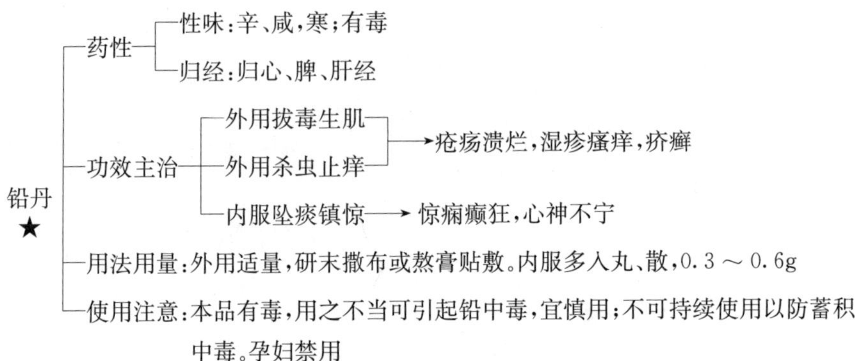
铅丹
★
药性
性味:辛、咸,寒;有毒
归经:归心、脾、肝经
功效主治
外用拔毒生肌
外用杀虫止痒
疮疡溃烂,湿疹瘙痒,疥癣
内服坠痰镇惊
惊痫癫狂,心神不宁
用法用量:外用适量,研末撒布或熬膏贴敷。内服多入丸、散,0.3～0.6g
使用注意:本品有毒,用之不当可引起铅中毒,宜慎用;不可持续使用以防蓄积中毒。孕妇禁用

附药:密陀僧　性味咸、辛,平;有毒;归肝、脾经。外用杀虫收敛,内服祛痰镇惊。外用治疗痔疮,湿疹湿疮,溃疡不敛,疥癣,狐臭;内服用于风痰惊痫。内服,入丸散,0.2～0.5g;外用适量,研末撒或调涂,或制成膏药、软膏、油剂等外用。本品用之不当可引起铅中毒,不可持续使用以防蓄积中毒,内服宜慎;孕妇、儿童应禁用;不宜与狼毒同用。

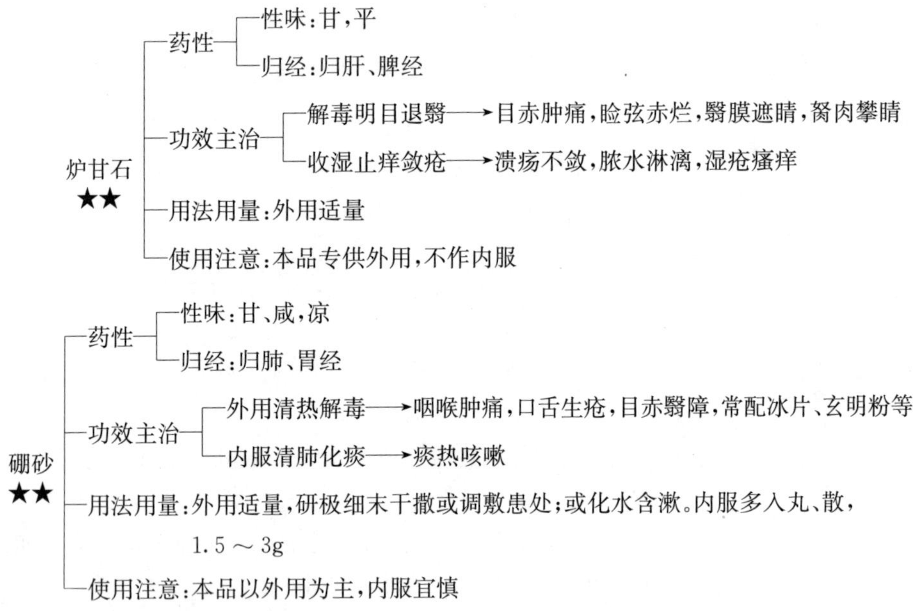
炉甘石
★★
药性
性味:甘,平
归经:归肝、脾经
功效主治
解毒明目退翳
目赤肿痛,睑弦赤烂,翳膜遮睛,胬肉攀睛
收湿止痒敛疮
溃疡不敛,脓水淋漓,湿疮瘙痒
用法用量:外用适量
使用注意:本品专供外用,不作内服
硼砂
★★
药性
性味:甘、咸,凉
归经:归肺、胃经
功效主治
外用清热解毒
咽喉肿痛,口舌生疮,目赤翳障,常配冰片、玄明粉等
内服清肺化痰
痰热咳嗽
用法用量:外用适量,研极细末干撒或调敷患处;或化水含漱。内服多入丸、散,1.5～3g
使用注意:本品以外用为主,内服宜慎

炉甘石与硼砂均能解毒防腐,刺激性小,为眼科所常用。皆可用治目赤肿痛,目生翳障。不同之处在于,炉甘石性平力缓,解毒力小,专供外用,功擅解毒明目退翳,收湿止痒,生肌敛疮。主治目赤肿痛,睑弦赤烂,翳膜遮睛,胬肉攀睛;溃疡不敛,脓水淋漓,湿疮瘙痒等症,为眼科、外科常用要药。硼砂性凉,外用清热解毒作用较好,主治咽喉肿痛,口舌生疮,目赤翳障,为喉科、眼科常用要药。

且硼砂内服能清肺化痰，用治痰热咳嗽，痰黄黏稠，咳吐不利，咽喉肿痛者。

拔毒化腐生肌药功用归纳小结见下表(表 28-1)：

表 28-1　拔毒化腐生肌药功用归纳小结表

药名	共　性	个　性	
		外用	内服
红粉(升药)	水银制剂类药物	有大毒，功擅拔毒，除脓，祛腐，生肌，为外科要药	专供外用，不能内服
轻粉		有大毒，有较强的杀虫、攻毒、敛疮作用	祛痰消积，逐水退肿
炉甘石	解毒防腐，刺激性小，为眼科所常用	力缓，解毒力小，专供外用，功擅解毒明目退翳，收湿生肌敛疮	专供外用，不作内服
硼砂		清热解毒作用较好，为喉科、眼科常用要药	清肺化痰
砒石		有大毒，攻毒杀虫，蚀疮祛腐	劫痰平喘，攻毒抑癌
铅丹		拔毒生肌，杀虫止痒	坠痰镇惊

拔毒化腐生肌药功效及主治背记见下表(表 28-2，表 28-3)：

表 28-2　拔毒化腐生肌药功效背记表

药名 功效	红粉 (升药)	轻粉	砒石	铅丹	炉甘石	硼砂
拔毒除脓						
祛腐生肌						
攻毒						
杀虫						
敛疮						
蚀疮祛腐						
攻毒抑癌						
劫痰平喘						
祛痰消积						
逐水通便						

续表

功效＼药名	红粉（升药）	轻粉	砒石	铅丹	炉甘石	硼砂
拔毒生肌						
杀虫止痒						
解毒明目退翳						
收湿生肌敛疮						
坠痰镇惊						
清热解毒						
清肺化痰						

表 28-3　拔毒化腐生肌药主治病证背记表

主治病证＼药名	红粉（升药）	轻粉	砒石	铅丹	炉甘石	硼砂
痈疽溃后脓出不畅						
疥癣						
梅毒						
恶疮						
瘰疬						
牙疳						
痔疮						
溃疡腐肉不脱						
寒痰哮喘						
皮肤湿疮						
惊痫癫狂						
心神不宁						
癌症						
水肿臌胀、二便不利						
目赤翳障						
烂弦风眼						
咽喉肿痛						
口舌生疮						
痰热咳嗽						

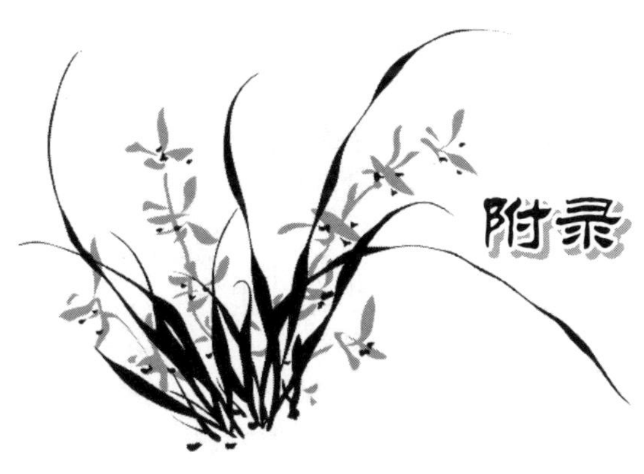

附录　药名拼音索引

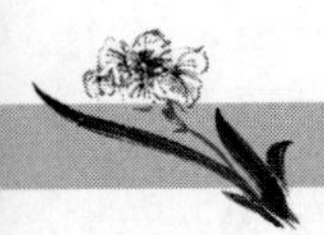